AF338633

ÉTUDES HISTORIQUES

sur

La Pharmacie en Bourgogne

avant 1803

PAR

A. BAUDOT

DOCTEUR DE L'UNIVERSITÉ DE PARIS

PHARMACIEN DE PREMIÈRE CLASSE

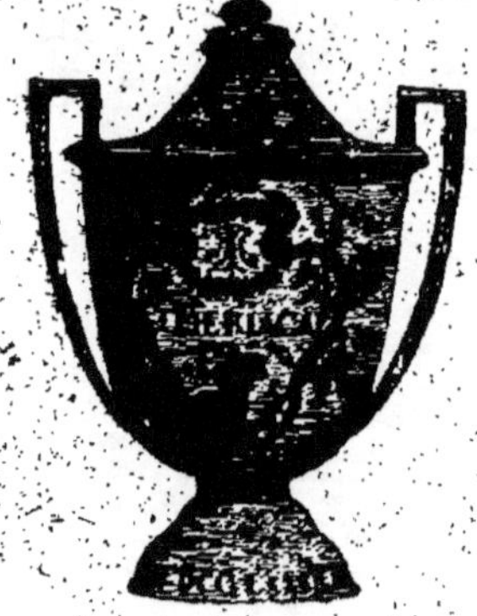

PARIS

LIBRAIRIE A. MALOINE

25-27, rue de l'École de Médecine

—

1905

LA

PHARMACIE EN BOURGOGNE

AVANT 1803

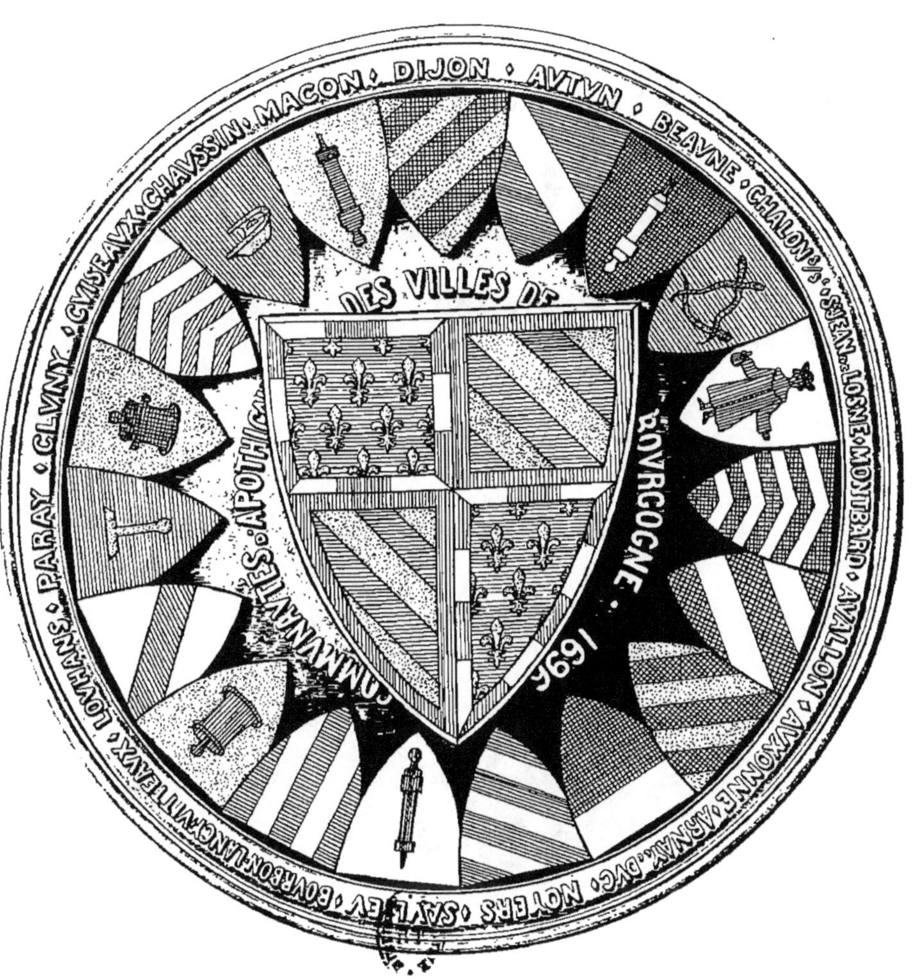

DES VILLES DE
BOVRGOGNE 1696
DIJON AVTVN
BEAVNE CHALON S. IEAN LOSNE MONTBARD AVALLON ARNAY DVC NOYERS SAVL EV BOVRBON LANCY VITTEAVX LOVHANS PARAY CLVNY CVISEAVX CHAVSSIN MACON
COMMVNAVTES APOTH

ÉTUDES HISTORIQUES

sur

La Pharmacie en Bourgogne

avant 1803

PAR

A. BAUDOT

DOCTEUR DE L'UNIVERSITÉ DE PARIS

PHARMACIEN DE PREMIÈRE CLASSE

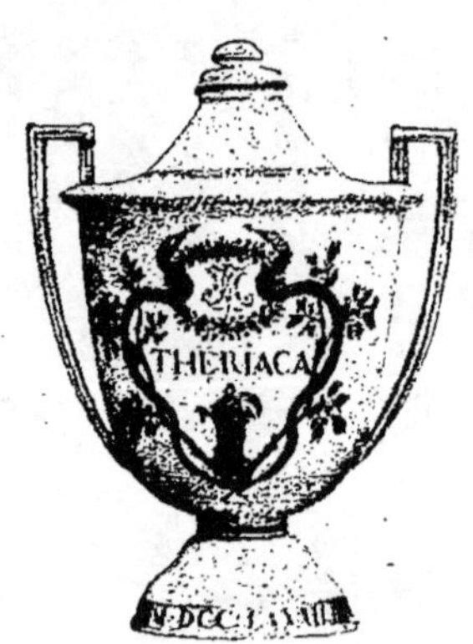

PARIS

LIBRAIRIE A. MALOINE

25-27, rue de l'École de Médecine

—

1905

A Monsieur le Professeur GUIGNARD, Membre de l'Institut et de l'Académie de Médecine, Directeur de l'École supérieure de pharmacie de Paris.

A Monsieur le Docteur DORVEAUX, Bibliothécaire de l'École de pharmacie de Paris.

A Monsieur J. D'ARBAUMONT, ancien Président de l'Académie des Sciences, Arts et Belles-Lettres de Dijon et de la Commission des Antiquités de la Côte-d'Or.

Hommage reconnaissant.

Première Période

Antérieure au XIIIe siècle

CHAPITRE PREMIER

Temps celtiques

Les Éduens. — Les Druides. — Les Simples et les Médicaments composés.
Les Sources salutifères populaires.

Aux temps celtiques deux peuples parmi les plus puissants des Gaules se partageaient presque seuls la domination dans toute l'étendue du vaste territoire qui prit plus tard le nom de Bourgogne[1].

A l'ouest, le peuple éduen occupait tout le massif du Morvan dominé par l'oppidum du Beuvray[2] et s'étendait de là, d'une part jusqu'à la Loire, de l'autre jusqu'à la Saône, borné au nord par cette petite partie du territoire des Lingons où devait s'élever par la suite Dijon, la capitale[3] du duché de Bourgogne. A l'est de la Saône, les Séquanais régnaient en maîtres jusqu'au Rhin supérieur, peuplant les vallées du Jura avec Vesuntio[4] pour cité principale, région qui répond à l'ancienne Franche-Comté ou comté de Bourgogne, et doit par conséquent rester en dehors de cette étude. Nous ne nous occuperons que du seul pays Éduen.

Le peuple gaulois n'était pas seulement, comme ses vainqueurs se sont plu à le dépeindre, cette nation aux instincts barbares, avide de sang, de pillage et de gloire, dont la population trop dense se déversait de temps à autre, dans son ardeur

---

(1) Bibliographie : THIERRY (Amédée), *Histoire des Gaulois*.

(2) Mont Beuvray. *Bibracte*, près d'Autun.

(3) DIJON, que domine le mont Afrique. Certains auteurs ont voulu faire d'*Affrique* (division, limite), nom de la cité gauloise, la traduction celtique de *Divio*, la ville romaine.

(4) *Vesuntio*, Besançon.

de conquêtes, sur les contrées voisines, ou même, poussant plus loin ses incursions, s'en allait, assiégeant Rome, échouant au temple de Delphes ou formant des établissements stables jusqu'au sein de l'Asie Mineure.

L'érudition moderne, s'inspirant des féconds résultats des fouilles archéologiques, nous a révélé derrière ce débordement de force brutale et d'expansion militaire, l'existence d'une nation sédentaire, industrieuse, commerçante et instruite. Chez les Éduens notamment, l'une des plus avancées des nations gauloises dans les voies de cette civilisation relative, on constate que, dès lors, la métallurgie[1], par exemple, pouvait soutenir sans trop de désavantage la comparaison avec ce que nous savons de la fabrication du fer, il y a trois siècles[2] à peine. Et de même les produits retrouvés de la bijouterie, de l'art du monnayeur, de l'émaillerie et de la poterie nous montrent, à cette époque reculée, ces diverses industries pratiquées par de véritables artistes. Déjà, le vigneron savait cercler ses tonneaux de fer ; l'agriculteur se servait dans ses travaux de certaines machines, assurément peu perfectionnées, et connaissait pour l'amendement des terres infertiles l'emploi de la marne et de la chaux[3].

Possédant, à ces époques reculées, des facultés industrielles dont on ne saurait méconnaître la valeur, les artisans de diverses sortes devaient nécessairement abriter leur labeur derrière une organisation sociale présentant certaines garanties de stabilité, et qui ne se peut concevoir sans un élément régulateur, spécialement adonné aux études d'ordre intellectuel, sans souci immédiat et trop absorbant des préoccupations purement matérielles.

C'est à la classe des Druides qu'était dévolu l'emploi de ce suprême magistère, auquel ressortissaient spécialement les affaires de la religion, l'administration de la haute justice, la surveillance des manifestations industrielles, et la pratique de la médecine.

Probablement confondues au début dans un exercice com-

---

(1) BULLIOT, Fouilles du Mont Beuvray. (*Mémoires de la Société Éduenne*, t. I).

(2) *Ibid.*, t. XXIV, p. 33.

(3) Note sur l'emploi de la chaux, de la marne et des phosphates en agriculture chez les Gaulois. (*Mém. de la Société Éduenne*, t. VII).

mun et simultané, ces diverses attributions se délimitèrent par la suite selon les aptitudes et les talents de chacun, et l'on est amené à supposer que, parmi ceux des Druides qui s'appliquaient spécialement à l'art de guérir, les uns s'occupaient de médecine et de chirurgie, tandis que d'autres s'adonnaient à la recherche des simples et à la préparation des remèdes.

Deux éléments sont prédominants dans cette pharmacie primitive, mais intelligente, éléments qui jouent encore aujourd'hui un rôle de premier ordre dans l'art de guérir : les plantes et les eaux, les simples et les sources.

I. Les simples. — Dès les premiers âges, les simples avaient attiré l'attention de l'homme aux prises avec les difficultés de l'existence. Dans son cercle primitif d'investigations forcément très étroit, il s'était bien vite rendu compte des avantages ou des inconvénients provenant pour lui de l'emploi de chacun des végétaux dont il faisait usage.

Perfectionnant peu à peu ses moyens de recherches, l'homme élargit le cercle où évoluaient ses facultés, et, prenant conscience de la partie immatérielle de son être, il se plut à y rechercher de sensibles analogies avec ce que lui offrait l'image des objets matériels dont il était entouré. De là, la détermination des propriétés mystiques que nos pères attribuaient à certaines plantes dont les allures spéciales, sortant de l'ordinaire, avaient surtout frappé leur imagination.

Ainsi, observation, imitation, mysticisme concoururent ensemble ou séparément à l'élaboration de la première matière médicale. Concevant à merveille l'utilité ou le profit qu'ils pouvaient tirer de ces connaissances variées, les Druides n'hésitèrent pas à se les approprier, y ajoutant sans doute, et au besoin en faisant sortir cette sorte de science médicale, mi-partie empirique et rationnelle, où leur imagination suppléait bien souvent à l'insuffisance des données exactes.

Citons, dans le travail d'un de nos distingués confrères dijonnais, la liste de quelques plantes faisant partie de la matière médicale des Druides[1].

---

(1) L. Kauffeisen, La matière médicale chez les Druides. (*Bulletin de la Société des Pharmaciens de la Côte-d'Or*, n° 20).

La Sélage (*Lycopodium Selago* L.), aux propriétés nettement purgatives. Plante peu commune aujourd'hui dans notre département, si ce n'est aux étangs bourbeux de Saint-Léger-de-Fourches et de Saint-Germain-de-Modéon [1]. Elle est signalée sur les pentes de Saint-Cyr et de Villers-Coterets.

La Jusquiame (*Hyoscyamus niger* L.), calmante et antinévralgique [1]. Les Gaulois l'appelaient *Belen* [2] et célébraient en son honneur la fête d'Été, *Belinuncia*, conservée jusqu'au XIe siècle. Son aspect étrange avec ses feuilles livides à duvet visqueux, la couleur triste et sombre de ses fleurs, son odeur repoussante devaient forcément attirer l'attention. Nous remarquerons surtout son activité médicale réelle et son inflorescence en crosse qui la destinaient à jouer le rôle à la fois matériel et mystique nécessaire aux remèdes efficaces.

Le Samolus (*Samolus Valerandi* L.), stomachique et antiscorbutique, commun dans les étangs et les lieux très humides de notre région [1].

La Verveine (*Verbena officinalis* L.), appelée par les Druides chêne de terre, employée par eux pour guérir la pierre, les maux d'yeux, les maux de tête, etc.

La Primevère (*Primula officinalis* Jacq.), contre les nerfs et les céphalalgies des Gauloises.

Le Trèfle (*Trifolium arvense* L.), souverain dans les cours de ventre.

Le Gui (*Viscum album* L.), panacée universelle. Le meilleur gui, le gui de chêne, amollissait les gonflements, desséchait les écrouelles, fermait les ulcères et faisait disparaître les épilepsies. Pris en boisson, il était spécialement efficace contre le poison et la stérilité. Ses propriétés, loin d'être complètement inertes, on les dit purgatives, s'amplifiaient du symbole de l'immortalité en raison de la verdure éternelle de cette plante née sur le chêne, *sacrivi* (arbre sacré), symbole de la force physique. La cueillette, entourée de cérémonies compliquées, où l'on démêle difficilement les raisons capables d'augmenter ses vertus médicales, coïncidait avec la fête de l'Hiver, vers les mois de janvier et février.

La Sauge [3] (*Salvia officinalis* L.), employée dans les cas de paralysie; son nom nous dit assez toute son utilité (*Salvia*, bonne santé). Par analogie avec ses propriétés médicales, on lui attribua plus tard la vertu de rompre les enchantements.

L'Angélique, la Myrtille [4], la Circée (*Circea lutetiana* L.), les herbes nombreuses connues plus tard sous le patronage de Saint-Roch, Saint-Saulge [5], Saint-Jean, retrouveraient facilement l'origine de leurs propriétés médicinales dans la science druidique.

Beaucoup d'autres plantes [6], objets de rites ou de cérémonies de formes modernisées, prendraient place encore dans cette herboristerie médicale d'antan, si, en parcourant nos campagnes, on pouvait soulever un à un les voiles d'oubli

---

(1) Viallanes et d'Arbaumont, *Flore de la Côte-d'Or*. Dijon, 1889.
(2) Génie de la santé.
(3) *Mém. de la Société Éduenne*, t. I.
(4) Jacques Léauté (1650). — Dr Guyton, *Recherches hist. sur.... la médecine à Autun.* (*Ibid.*, t. I).
(5) Saint-Saulge (salut, santé). (*Mém. de la Société Éduenne*, t. I).
(6) *Mém. de la Société Éduenne*, t. X.

qui les couvrent depuis plus de vingt siècles. A cette distance,
il nous reste encore tant de brindilles à glaner, que nous ne
saurions mettre en doute une organisation médicale importante et raisonnable à cette lointaine époque.

Les simples du pays n'étaient pas seuls employés dans la médication gauloise. Les courses des guerriers à travers le monde,
les échanges commerciaux avec les peuples étrangers avaient
apporté les drogues salutifères, nées de même façon dans les
climats les plus divers. Mêlées aux substances indigènes, elles
étaient devenues entre les mains des Druides, préparateurs
de remèdes, ces formes médicamenteuses que l'on attribua de
préférence aux nations dont l'histoire écrite contait les origines fabuleuses. Cependant les noms de certaines d'entre elles
peuvent révéler une origine celtique, tels ces quelques médicaments à terminaison *iac* si chère aux Éduens[1]. Pline lui-même
attribue l'invention de la Thériaque (thériac) au médecin
gaulois Crinès[2], et les recherches de l'avenir nous livreront
peut-être les noms de médicaments de la pharmacopée druidique, inscrits sur les fragments de poterie que l'on exhume
si abondants à chaque fouille des oppidums détruits.

II. Les Sources. — Lorsque dans les montagnes éduennes,
aux forêts immenses coupées de nombreux ruisseaux, une
foire, un concilium, une réunion politique, des bruits de
guerre réveillaient l'activité sociale, c'était au bord d'une
source claire que les Éduens se réunissaient pour discuter les
questions, objets de leurs préoccupations.

Mais ce peuple était trop religieux pour ne pas voir dans
ces lieux ombragés et fertiles, où bêtes et gens pouvaient se
reposer, se nourrir et se désaltérer, la protection d'une divinité bienfaisante, ou même l'image de l'Être Suprême, producteur éternel. On conçoit de plus que la crainte de la fièvre
des basses régions et la nécessité d'une protection stratégique
efficace aient obligé les hommes à choisir de préférence,
pour leurs demeures, les sommets des montagnes. Leur
robuste constitution et l'accoutumance aux climats leur per-

---

(1) Bulliot, *Les Loges des Fondeurs nomades à la foire de Bibracte.* (*Mém. de la Société Éduenne,* t. VII).

(2) Rossignol, *Histoire de Beaune.* Beaune, 1854.

mettaient d'en affronter les brumes, les pluies, les neiges et les froids.

Tout concourait donc à faire des sources de montagne des lieux choisis où l'utilité s'unissait à l'agrément, à l'hygiène et à la religion. Le Morvan, admirablement placé à l'intersection de trois versants aux altitudes moyennes, devait, en raison du nombre et de la variété de ses sources, provoquer et développer particulièrement le culte religieux et médical, voué aux fontaines par ses habitants[1].

De même que dans la recherche des simples, les idées mystiques qui imprégnaient l'esprit de ce peuple contribuèrent, ainsi que l'observation, à la naissance de cette pharmacopée hydrothérapique, dont les Druides et les Druidesses devinrent naturellement les pontifes et les médecins. Les noms de fées, de Déesses-Mères et notamment de « Douix », restés attachés à la plupart des sources salutifères, expriment bien cette double fonction.

Le spiritualisme de l'Éduen, à quelque classe qu'il appartînt, avait besoin de cet accord permanent entre ses conceptions du surnaturel et la réalité : le peuple artisan, attaché de préférence aux petites divinités familiales qui présidaient à tous les actes de son existence, s'en va au sanctuaire populaire, à la source d'importance secondaire placée sous le patronage d'un prêtre rural. Les Gaulois notables ou instruits se tiennent au contraire en réunions considérables auprès des sources aux allures particulièrement étranges. Là, en effet, le Haut Druidisme, expression de l'Unité Divine essentiellement Esprit, donne à ses disciples un enseignement religieux plus élevé et, en même temps, y pratique une médecine plus rationnelle.

Ces dernières sources, en raison même de leur réputation plus étendue, de leur valeur médicale souvent réelle, sont malheureusement impuissantes à nous donner des témoignages nombreux et utiles ; tombées en quelque sorte dans le domaine public, les traditions celtiques s'y rattachant se sont fondues avec les attributions qui leur étaient données par les Romains, et aussi avec les légendes du moyen âge. Leur aspect

---

(1) Bulliot, Le Culte des Eaux sur les plateaux éduens. (*Sorbonne, 1867*).

même a été changé par les travaux dus aux générations successives; nous y reviendrons, d'ailleurs, au chapitre suivant.
Bien plus précieuses pour cette étude sont les petites sources
humbles, ignorées, populaires, dont la légende est restée
vivante dans le pays, et qui ont gardé leur état primitif, peut-
être un peu déformé, mais non pas transformé. Elles vont,
ces petites fontaines, nous permettre, en les suivant une à
une, de nous rendre compte de l'importance que les Éduens
attachaient au culte et à la thérapeutique des eaux[1].

Tous les cours d'eau tributaires de la Seine étaient divinisés. Émergeant
du calcaire, parfois de grottes, de creux de rocher, de vallons pittoresques
ou de collines abruptes, ces eaux prêtaient à la légende. Aussi, chaque fontaine avait son génie, sa dame, sa douix[2]. Citons-en quelques-unes :

Fontaine-Sauve (près de Cernois)[3] est entourée de silex votifs, confirmation
de l'opinion d'après laquelle le culte des eaux était déjà pratiqué dans ces
pays à l'époque de la pierre polie, donc, avant même l'arrivée des Celtes.

Une source de *Massingy-lez-Villeaux*[4], guérissait les maladies des enfants;
celle de Beurey-Bauguay[5] faisait perdre la fièvre. Là, on demandait des
guérisons et des oracles au génie de l'endroit. A La Motte-Ternant[6], on re-
courait à une source curative ferrugineuse.

La *Grotte des Fées*[7] servit de berceau au creux Saint-Martin de Magny-
Lambert. Des pèlerinages très nombreux et très accrédités se rendaient dès
l'époque gauloise au ruisseau du Val-des-Choux[8]. Les femmes qui désiraient
la fécondité se rendaient à Vanvey-sur-l'Ource.

Près d'Avallon, on voit, dans la vigne des Fées, deux sources, dont l'une
s'appelle *Fontaine-Belle*[9], de Belen, dieu des eaux curatives. Courtépée
signale dans le voisinage une fontaine salée, et une autre, la *Bredelaine*[10],
rappelle un nom d'apparence celtique, le Breda (Isère).

Des pierres à bassin, monuments ordinaires des pratiques du paganisme
gaulois voisinent, à Saint-Germain-de-Modéon, avec la fontaine où on venait
encore, il y a peu d'années, laisser la fièvre[11].

A Chaumard[12], les traditions druidiques et les croyances attachées aux
fontaines sont encore conservées. Un propriétaire de Vauclaix[13] voulant,

---

(1) Bibliographie : BULLIOT, La Mission et le Culte de saint Martin. (*Mém. de la
Société Éduenne*, t. XVII-XIX).

(2) *Mém. de la Société Éduenne*, t. XVII, p. 84.

(3) Hameau de Vic-de-Chassenay (Côte-d'Or). (*Ibid.*, t. XVII, p. 91).

(4) BRUZARD, Notice sur la source de Massingy. (*Bulletin de la Société des Sciences
de Semur*).

(5) Beurey-Bauguay (Côte-d'Or). (*Mém. de la Société Éduenne*, t. XVIII, p. 323).

(6) Source ferrugineuse, à La Motte-Ternant (Côte-d'Or). (*Ibid.*, t. XVIII, p. 319).

(7) Magny-Lambert (Côte-d'Or). (*Ibid.*, t. XVII, p. 106).

(8) *Vallis caulium.*

(9) Coule du Mont-Marte, près d'Avallon. (*Mém. de la Société Éduenne*, t. XVII, p. 74).

(10) Coule au pied des remparts d'Avallon. (*Ibid.*, t. XVII, p. 77).

(11) Près d'un hameau de Saint-Germain de Modéon (Côte-d'Or). (*Mém. de la Société
Éduenne*, t. XVII, p. 82).

(12) Nièvre.

(13) Entre Montsauche et Corbigny (Nièvre). (*Ibid.*, t. XIX, p. 76).

dans un de ses prés, transformer une fontaine salutifère en un réservoir de pisciculture, n'étonna personne lorsqu'il raconta, le lendemain, que tous ses poissons avaient péri.

Les nourrices qui manquaient de lait se rendaient à Chitry[1], à Bazolles[2], à la *Maison-Dru*[3], à la Petite-Verrière[4], etc..., elles en rapportaient l'abondance et la santé.

Si, du bassin de la Seine, nous passons à celui de la Saône, nous trouvons à Poncey[5], la *Douix* de l'Ignon sur le versant opposé de la montagne d'où sort la Seine.

Plus à l'est, les fontaines abondantes de Vernot[6], celle curative de Tanay[7], et à Ruffey une source d'eau chaude qui atteint 17° malgré l'affusion d'eau froide. Courtépée signale aussi à Velars, à Plombières des eaux thermales. La fontaine chaude de *Courtavaux*[8], près de Premeaux, la fontaine froide de Savigny[9], la fontaine chaude de Bouilland[10] (*Bullientes, Bolientus*) ont leurs propriétés thérapeutiques, celle de Saint-Romain[11] guérit les enfants chétifs, sans oublier les vertus miraculeuses de la source de Sainte-Sabine.

Dans le bassin de la Loire, c'est à Voudenay, sur l'Arroux, la fontaine de *Guarau*[12]. A Thury[13], au milieu d'un pré, on obtenait la guérison de la fièvre. La rivière de l'Arroux[14] elle-même faisait perdre la fièvre si on l'invoquait avant le lever du soleil, il en était de même pour tous ses affluents. A Chissey[15], à Saint-Martin-de-la-Mer[16], des fontaines guérissant de la fièvre attiraient les foules. A Saint-Firmin[17], les pèlerins essayaient d'échanger la guérison de leurs infirmités contre un mouchoir, une jarretière, un bonnet, etc., additionnés d'une offrande. A La Perrière, on portait[18] aux sources sacrées le linge des enfants atteints de méningite pour obtenir leur guérison.

La *Certenue*[19] est restée le sanctuaire du culte essentiellement populaire des sources. Les pierres à bassin, les pierres croulantes, les pierres à légendes, les grottes et les fontaines des *Dames* y fournissent les accessoires du culte. La cueillette des herbes de la Saint-Jean, les offrandes aux *Trois-Dames*, toute la thérapeutique druidique y est encore en honneur. Les

---

(1) Près Corbigny (Nièvre). (*Ibid.*, t. XIX, p. 142).

(2) Près Châtillon-en-Bazois (Nièvre). (*Ibid.*, t. XIX, p. 137).

(3) Fontaine de la Maison-Dru (Druides), près de Saint-Symphorien-de-Marmagne (Saône-et-Loire). (*Ibid.*, t. XIX, p. 33).

(4) Près Lucenay (Saône-et-Loire). (*Ibid.*, t. XIX, p. 70).

(5) Côte-d'Or.

(6) Côte-d'Or. (*Ibid.*, t. XVII, p. 129).

(7)   —   (*Ibid.*, t. XVII, p. 133).

(8)   —   (*Ibid.*, t. XVII, p. 141).

(9)   —   (*Ibid.*, t. XVII, p. 145).

(10)   —   (*Ibid.*, t. XVII, p. 146).

(11)   —   (*Ibid.*, t. XVII, p. 166).

(12) Guarau (guérison). Voudenay (Côte-d'Or). (*Ibid.*, t. XVIII, p. 280).

(13) Côte-d'Or. (*Ibid.*, t. XVIII, p. 281).

(14) Côte-d'Or et Saône-et-Loire. (*Ibid.*, t. XVIII, p. 288).

(15) Saône-et-Loire. (*Ibid.*, t. XVIII, p. 315).

(16) Côte-d'Or : au hameau de la Mère (Déesse-Mère). (*Ibid.*, t. XVIII, p. 318).

(17) Saône-et-Loire. (*Ibid.*, t. XIX, p. 18 et 68).

(18) Commune d'Étang-sur-Arroux (Saône-et-Loire). (*Ibid.*, t. XVII, p. 94, et t. XIX, p. 1 à 10).

(19) On y retrouve les traces d'un petit oppidum, sans doute satellite du Beuvray, où se répètent les traditions celtiques du grand oppidum éduen. (*Ibid.*, t. XIX, p. 19; voir note 6, p. 17).

aveugles et les estropiés y vont avec confiance tenter une guérison et implorer l'aumône, les malades y viennent boire, se laver, se baigner les yeux et remplir leurs bouteilles.

Une eau renommée à l'égal de la Certenue guérit la fièvre à Dettey[1]. Elle active le dénouement dans les accouchements si l'on a soin de faire prendre à la malade une infusion des plantes qui tapissent les pierres de cette source.

A Cressy[2], à 12 kilomètres de Bourbon-Lancy, on guérit du mal de tête. A Roussillon[3], la fièvre abandonnait les malades en échange d'un œuf ou d'un sou. La fontaine de Glux[4] guérissait le mal de tête.

A Villapourçon[5], nous rencontrons, à la lisière d'une forêt hantée, une source sacrée où s'accomplissent encore les incantations druidiques. La médecine des descendants des sorciers trouve là cette mise en scène mystérieuse des prédictions, des injonctions médicales, des sortilèges, en un mot, l'exercice complet de cette profession redoutée. Toutes ces opérations avaient lieu la nuit ou de grand matin : un œuf, un fromage, une pièce de monnaie, des plantes magiques étaient le prix de la guérison. Ces braves Druides, tout à leur science, devaient bien toucher leurs honoraires, et charger leurs clients d'entretenir leur magasin d'herboristerie.

Près de Saint-Honoré, on cite une source thermale, le *Creux-Chaud*[6]. A Onlay[7], une fontaine où les malades demandaient souvent la santé avait disparu brusquement, tandis qu'un boucher y lavait ses mains ensanglantées.

Une vieille femme, à Montigny-sur-Canne[8], reçoit les pèlerins, les accompagne à une cuvette remplie de l'eau pluviale, et là, récite avec une gravité de magicienne dans un jargon inconnu, des formules pour obtenir la guérison de certaines maladies. Pour sa peine, elle accepte les offrandes des visiteurs.

Chacune de ces sources avait ses adeptes fervents. Rares sont les villages de nos montagnes qui ne possèdent pas leur petit pèlerinage, traces de l'origine celtique, retrouvées malgré les bouleversements, les invasions, les révolutions. Les fièvres et les maux de tête, les maux d'yeux, les maladies infantiles semblent être les trois groupes de souffrances qui affligeaient le plus nos ancêtres gaulois.

Ces forêts vierges et ces vallées marécageuses, ces habitations de bois à moitié enfouies dans la terre, cette vie souvent errante, soumise aux influences extérieures les plus excessives, étaient la négation même de toute hygiène. Dès lors, la cure

---

(1) Entre Mesvres et Toulon-sur-Arroux (Saône-et-Loire). (*Ibid.*, t. XIX, p. 19 et 48).
(2) Cressy-sur-Somme (Saône-et-Loire). (*Ibid.*, t. XIX, p. 53).
(3) Saône-et-Loire. (*Ibid.*, t. XIX, p. 67).
(4) Nièvre : près de Saint-Léger-du-Beuvray. (*Ibid.*, t. XIX, p. 91).
(5) Nièvre. (*Ibid.*, t. XIX, p. 95).
(6) Nièvre. (*Ibid.*, t. XIX, p. 110).
(7) Entre Moulins-Engilbert et le Beuvray (Nièvre). (*Ibid.*, t. XIX, p. 118).
(8) Nièvre. (*Ibid.*, t. XIX, p. 123).

des sources, abstraction faite des autres qualités qui leur furent prêtées ou supposées, constituait la médication par excellence. Le caractère populaire de cette médication s'accorde encore avec ce que nous constatons aujourd'hui, car la condition primordiale de l'existence moderne de toute agglomération est l'alimentation en eau de source : une véritable prescience l'avait révélé à nos ancêtres.

Ce sont là les petites sources familières ; mais si, après ces eaux dont la seule activité était la pureté, nous envisageons celles dont nous comprenons à l'heure actuelle l'action curative, nous trouvons leur aspect naturel primitif, bouleversé et transformé par les générations successives. En étudiant à ses différentes phases le travail humain qui ballotta leurs destinées, nous sentirons, sous les ruines amoncelées, l'importance des grands centres druidiques d'hydrothérapie. Ceci, avec l'étude de la pharmacie naissant des basses couches de la nouvelle société, constituera les deux principaux sujets du chapitre suivant.

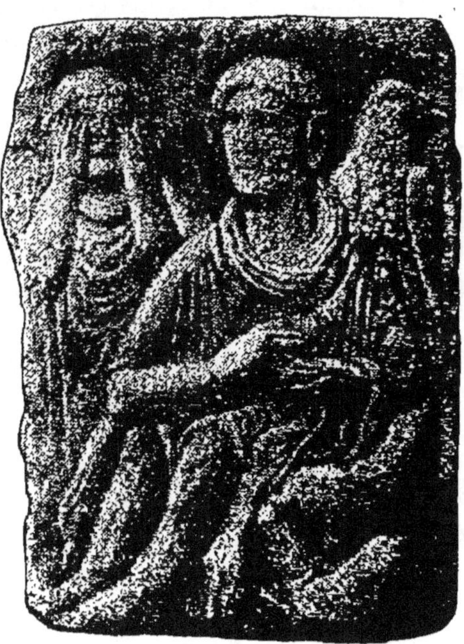

Fig. 1. — Pierre de Mavilly (page 17).

CHAPITRE II

Temps Gallo-Romains

Les Romains. — Les Temples et les Prêtres gallo-romains.
Transformation du Druidisme. — La Pharmacie d'importation romaine.
Cachets d'Oculistes.

ROME par les armes de César et l'expansion de sa civilisation mieux centralisée arracha les Gaules, quelque cinquante ans avant notre ère, aux rivalités intestines qui avaient si fort contribué à en faciliter la conquête.

La lutte fut acharnée, mais grand le résultat. César, après avoir traîné les chefs vaincus à la suite de son char de triomphe, ouvrait, quelques années après, aux notables Gaulois l'entrée des situations et des fonctions les plus honorables de son pays. Dernières venues dans l'agrégation romaine, les Gaules avaient participé aussitôt à cette unification de l'Italie avec les provinces conquises, qui fut la naissance de l'Impérialisme romain. Moins de soixante-dix ans après la chute d'Alise, les Gaulois concouraient à l'administration, aux charges, aux honneurs de l'empire, dans les mêmes conditions et au même titre que les Romains de Rome.

C'était dans le rôle de Rome d'étendre peu à peu et de proche en proche autour d'elle les bienfaits comme les charges de sa civilisation, et, si les peuples celtiques n'avaient pas été rattachés brutalement par la guerre à l'œuvre commune, l'assimilation n'en eût pas moins été certaine, bien que plus lente : avant la conquête, les Éduens n'étaient-ils pas déjà alliés et amis du peuple romain, premier pas vers l'absorption ? Car la Gaule, civilisatrice à son tour, devait compléter l'œuvre de Rome parmi les tribus barbares des frontières.

Mais si, en raison de cette faculté d'adaptation qui lui était propre, le Gaulois reçut du Romain impression et influence, de même, par ses qualités personnelles, il réagit contre les excès de son vainqueur. Ainsi, non seulement les guerriers et les notables concoururent au développement de la civilisation, mais les artisans eux-mêmes, le peuple, toutes les parties vives de la nation apportèrent leur concours à l'œuvre commune : les Druides, à la fois prêtres, juges, éducateurs, durent plier leur exclusivisme national à l'impérialisme universel.

Beaucoup de ces prêtres adoptèrent cette sorte de religion gallo-romaine où les génies locaux, entités issues de conceptions plus ou moins spiritualisées, durent s'identifier aux divinités matérielles de Rome. Leurs autres attributions subirent les mêmes transformations et il en fut ainsi de leur médecine et de leur pharmacie.

Pourtant cette adaptation fut loin d'être universellement agréée par la classe supérieure. Druides et Druidesses réfugiés dans les grottes, près des sources sacrées, se transmettant pendant de longues années encore les traditions de leur science, devinrent, dans les légendes populaires, les fées et les enchanteurs : fées puissantes, mais souvent soumises à des forces supérieures, enchanteurs guérissant les malades ou les assujettissant à des ordres mystérieux qui enchaînaient leur volonté.

Nombreux furent ceux qui gardèrent leur indépendance, cachant dans les forêts les secrets de leurs connaissances et leur opposition irréductible au nouvel état de choses; ils se refusaient d'abaisser à des idoles de pierre les conceptions élevées qu'ils s'étaient faites de la Divinité, et ce fut une lutte sourde et ardente où les empereurs romains noyèrent dans le sang le haut Druidisme réfractaire. Malgré ces exécutions, il n'en resta pas moins, en dehors des villes, un esprit traditionnel, sans chef positif, mais nettement hostile à certaines obligations de l'impérialisme. Ainsi, tandis que parmi eux, les uns devenaient les prêtres ou médecins des temples nouvellement construits, ou les professeurs des écoles fondées à Autun (*Augustodunum*), les autres disparaissaient avec leur organisation exclusive, laissant l'âme populaire sans guide, unir dans ses conceptions bornées la doctrine druidique amoindrie et déformée au polythéisme légal.

Ce désordre eut sa répercussion dans les autres branches de leur science, c'est alors que naquirent, au sein de l'art médical, les types étranges des sorciers, des magiciens et autres proféssionnels de fantaisie occulte.

Le culte des eaux[1] était trop dans les habitudes des populations éduennes, et les Romains goûtaient trop bien l'utilité des bains luxueux et des sources thérapeutiques, pour que, sous l'influence impérialiste, une période hydrothérapique florissante n'ait pas régné sur nos montagnes.

Des temples richement ornés furent bâtis aux lieux de pèlerinage les plus courus. Certains d'entre eux nous ont laissé des ruines suffisantes pour les reconstituer dans leur ensemble. Tels ceux du Mont-Marte près d'Avallon, d'Essarois[2] dans les collines du Châtillonnais, du Mont-de-Sene[3] près de Santenay, et de la Seine[4] au centre de la Côte-d'Or. L'archéologie moderne nous en montre l'analogie avec ceux que l'art romain avait déjà semés en Italie : les mêmes constructions devaient nécessairement abriter les mêmes usages.

Le temple de la Seine, situé au centre du pays qui nous occupe, très complètement étudié par H. Baudot en 1842[5], va nous permettre d'apprécier la raison d'être de ces édifices placés en plein bois, loin des villes et des grandes voies. Citons de lui ces quelques extraits :

« Les sources de la Seine jaillissent dans le fond d'un étroit vallon qui
« offre à la fois un aspect mélancolique et sauvage. Éloigné de toute habita-
« tion, le regard ne peut s'y étendre au-delà des bois qui garnissent ses
« flancs et du tapis de verdure qui se déroule au fond. C'est là que serpente,
« en murmurant comme un faible ruisseau, la Seine. Dans les temps de
« sécheresse, les sources tarissent presque entièrement et n'offrent qu'un lit
« desséché qui accroît encore la tristesse et la solitude de ce vallon mysté-

---

(1) Bibliographie : Bulliot, *La Mission et le Culte de saint Martin.* — (V. note 1, p. 9).
(2) Essarois, près Recey-sur-Ource (Côte-d'Or). — Voir note 7, p. 17.
(3) Entre Chagny et Nolay (Côte-d'Or).
(4) Commune de Saint-Germain-la-Feuille, près de Saint-Seine-l'Abbaye (Côte-d'Or).
(5) H. Baudot, Rapport sur les découvertes archéologiques faites aux sources de la Seine. (*Mém. de la Commission des Antiquités de la Côte-d'Or*, t. II, p. 95 et suiv.).

« rieux dont le silence n'est alors interrompu que par le chant des oiseaux,
« hôtes de la forêt voisine, et la voix du berger des Vergerots qui vient
« paître là son troupeau. En visitant cette solitude, qui n'est frappé de la
« pensée qu'aucun lieu n'offre plus de mystère et ne devait être plus favo-
« rable au voile dont s'entouraient les prêtres païens pour se livrer sans
« trouble à leurs pratiques superstitieuses et frapper ainsi les esprits cré-
« dules et ignorants ? »

C'est autour de ces sources dédiées à la *Dea* Gauloise *Sequana* que furent retrouvées les fondations du temple disparu. D'habiles recherches faites dans ces ruines ont mis au jour une foule d'objets curieux ; nous citons ceux qui nous paraissent particulièrement intéressants :

« Un fragment important d'une statue de l'Apollon Granus, dieu des fon-
« taines curatives. Une quantité considérable de statuettes et plaques de
« bronze ayant servi d'ex-voto, signes sensibles de la reconnaissance des
« malades qui avaient trouvé dans les eaux de la source soulagement et
« guérison. Ces ex-voto ont généralement les formes suivantes :

« Petites statuettes d'enfants portant un chien, emblème médical.

« D'autres représentant des enfants emmaillotés, lacés ou enveloppés de
« tresses croisées en tous sens.

« Des pieds et des jambes sculptés qui n'ont jamais supporté de statue et
« qui présentent, la plupart, des anomalies voulues.

« Des petites plaques de bronze où sont représentés des yeux aux pro-
« portions bizarres. Des spécialistes pourraient certainement rechercher là
« et y retrouver les affections et les maladies d'yeux de nos ancêtres.
(Planche II).

« Une tête de serpent, attribut d'Esculape.

« Un petit bœuf en bronze dont les cornes symbolisent la force et la
« fécondité des sources et des rivières.

« Une plaque circulaire en bronze destinée à des usages astrologiques,
« portant le nom des planètes.

« Mamelles, phallus avec grosseurs sur les côtés.

« Ces innombrables vœux offerts à la Seine pourraient faire croire à l'effi-
« cacité de ses eaux. Rien cependant n'annonce en elles une vertu particu-
« lière. Ces monuments ne sont dus qu'à la superstition et surtout au
« charlatanisme des prêtres païens qui profitaient eux-mêmes de la plus
« grande partie des offrandes et avaient intérêt à entretenir la crédulité...
« Ils n'épargnaient pas non plus les mensonges et les fourberies les plus
« insignes pour donner crédit à l'efficacité des guérisons opérées par l'inter-
« médiaire de leur divinité ; ils supposaient des maladies qui n'existaient
« pas chez certains individus qui se prêtaient à leurs manœuvres pour faire
« un mérite au dieu de leur prétendue guérison[1] ».

Les prêtres médecins du temple de la Seine pratiquaient donc le charlatanisme, l'astrologie et peut-être la fourberie. Pourtant leur intelligence et leurs connaissances les plaçaient

---

(1) H. BAUDOT. (Voir note 5, p. 15).

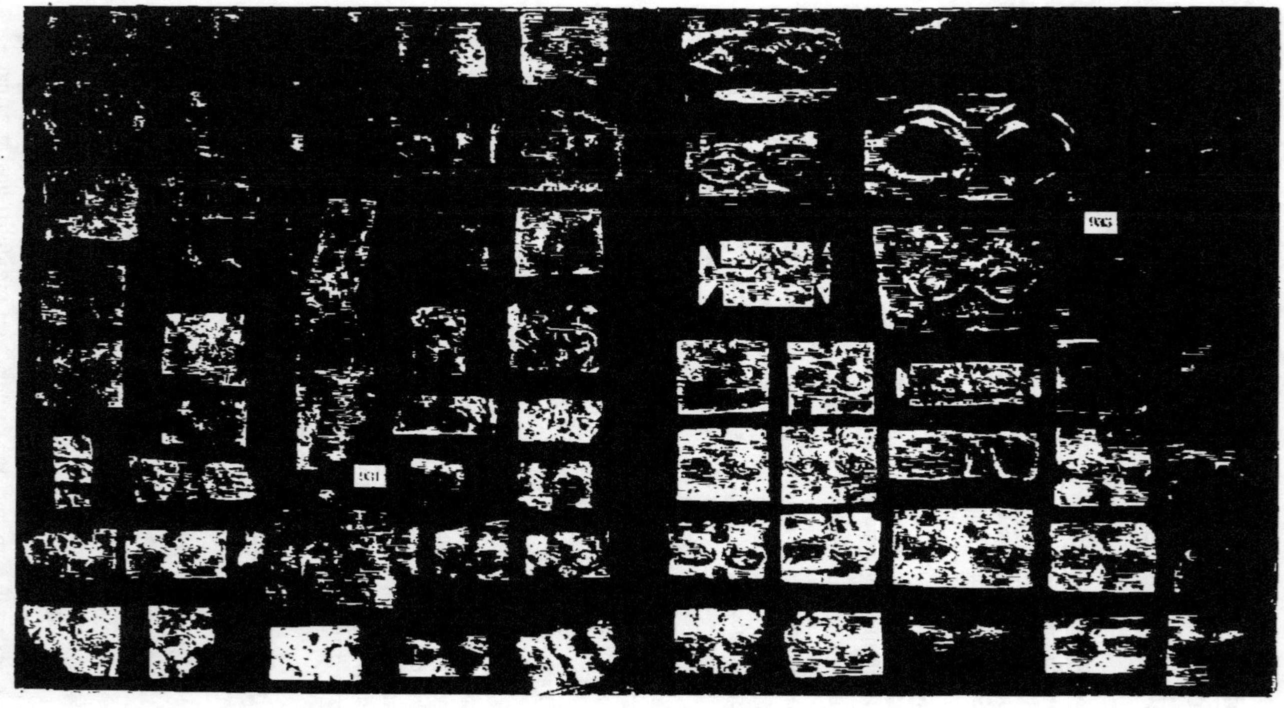

Planche II. — TEMPS GALLO-ROMAINS, Collection d'ex-voto du Temple de la Seine.

Musée de la Commission des Antiquités de la Côte-d'Or.

(Voir page 16).

bien au-dessus de la généralité de leurs clients. Derrière les fantaisies de leur art ils possédaient un bagage important de vérités médicales, de préceptes hygiéniques dont la situation particulière du vallon de la Seine leur permettait l'emploi. Enfin, la flore variée des montagnes voisines leur fournissait amplement les remèdes simples ou composés.

Dans toute la vallée, des statues, des images de génies se dressaient aux affluents du fleuve, des ex-voto témoignant de la piété des peuples et de la variété des cultes abondaient dans des établissements moitié religieux, moitié thérapeutiques; des ruines romaines se rencontrent à Corsaint[1], en tête d'une branche de l'Armançon, au *puits d'Estagny* (commune d'Essey)[2], à la fontaine près de la *Ville-des-Cras* (commune de Fresnes)[3], à Onlay[4], à Commagny[5], à Mesvres[6], etc.

Le temple d'Essarois[7], aussi dédié à Apollon[8], a la plus grande analogie avec le temple de la Seine, avec celui du Mont-de-Sene. Même profusion de feuilles votives de métal représentant des yeux malades, même abondance de bustes, de mains, de pieds sculptés, d'enfants emmaillotés, etc. Là encore, l'exercice des arts médicaux ne fait aucun doute.

Le temple de Vannaire[9] comportait sur un de ses côtés des bains destinés au service des lustrations et de la thérapeutique.

Un grand pilier quadrangulaire entièrement couvert de sculptures idolâtriques retiré à Mavilly[10] des matériaux de l'autel de l'église, représente, entre autres, une scène remarquable de cure médicale. Les archéologues pensent qu'il s'agit du traitement d'une ophtalmie (fig. 1, page 12) :

« Le prêtre médecin est assis gravement ayant sur l'épaule gauche un
« aigle, l'oiseau qui peut fixer le soleil et qui symboliserait peut-être l'inten-
« sité de la lumière réclamée par le patient. Il tient des deux mains la
« pyxide, petit vase d'onguent qu'il s'apprête à employer pour le malade. Ce
« dernier, debout devant lui, tient les mains sur ses yeux fermés en signe
« de douleur ou d'appréhension. Ce qui achève de caractériser la scène est
« la présence du chien qui se précipite vers l'affligé, le museau dirigé vers
« ses yeux et impatient d'être appelé à les lécher, suivant l'usage consacré
« dans ces sortes de temples, comme à celui d'Epidaure et en Chypre. L'atti-
« tude du malade rappelle aussi une prescription de la fameuse table du
« temple de l'île Tibérine par laquelle l'oracle ordonne à l'aveugle de mettre
« la main sur ses yeux ».

---

(1) Côte-d'Or. (*Mém. de la Société Éduenne*, t. XVII, p. 85).

(2)   —   (*Ibid.*, t. XVII, p. 86).

(3)   —   (*Ibid.*, t. XVII, p. 106).

(4) Nièvre. (*Ibid.*, t, XIX, p. 117).

(5) Près Moulins-Engilbert (Nièvre). (*Ibid.*, t. XIX, p. 121).

(6) Le temple romain de Mesvres semble avoir été appelé à succéder au culte gaulois de la Certenue (Saône-et-Loire). (*Ibid.*, t. XIX, p. 19).

(7) Côte-d'Or. (*Mém. de la Commission des Antiquités de la Côte-d'Or*, t. III, p. 111; *Mém. de la Société Éduenne*, t. XVII, p. 119).

(8) *Mém. de la Société Éduenne*, t. XIX, p. 179.

(9) Près de Chaumont-le-Bois, arrondissement de Châtillon-sur-Seine (Côte-d'Or). (*Ibid.*, t. XVII, p. 127).

(10) Côte-d'Or. (*Ibid.*, t. XVII, p. 159).

Entre les sources de *Lasseium*[1], dans les ruines d'un oratoire mesurant dix mètres de côté, on a recueilli une quantité d'ex-voto représentant des personnages de tout âge ficelés dans des couvertures qui, sans doute, devaient provoquer la réaction et la transpiration, et, comme à la Seine, des bras, des jambes, des bustes. Ces offrandes montrent bien qu'on soignait indifféremment toutes les maladies, là où la pureté de l'air devait être plus efficace que des eaux sans vertu définie.

La divinité principale de tous ces sanctuaires, le Belen[2] ou Borvo[3] Gaulois, dieu du soleil et des sources bienfaisantes, semble avoir été honorée particulièrement à Beaune, ville de Belen, au Bas-de-Marey[4], à Decize[5], etc. D'autres Divinités, les Bonnes-Mères, au nombre de trois, l'une tenant la corne d'abondance, l'autre un enfant, la troisième une patère, se rencontrent souvent dans des oratoires ruraux, près des fontaines de santé.

Pour terminer cette étude des sources, nous avons réservé celles dont l'action médicamenteuse est indiscutée, celles qui sont encore exploitées aujourd'hui et dont la chimie a révélé les vertus.

Le temple du *Mont de Sene*[6], situé à 400 mètres d'altitude, domine à pic le village de Santenay et le cours de la Cusane. Ces noms révèlent assez la raison d'être de ces édifices gallo-romains. En bas, auprès de la source minérale appelée aujourd'hui *Fontaine Salée,* on a retrouvé des marbres qui semblent indiquer un oratoire ou un établissement de bains.

La *Fontaine Salée* de Mézières[7] a révélé, à la profondeur de 1m30, un puits construit en belles pierres de taille sous lesquelles furent découvertes des poteries, une tête de déesse et quantité de monnaies de l'époque gallo-romaine.

A Bourbon-Lancy, les sources thermales dédiées au dieu Borvo et à sa parèdre Damona, étaient fréquentées avant l'ère actuelle, et les Romains donnèrent dans la suite, à cette station, un nouveau développement. Dès le premier siècle, ils y avaient élevé, avec tous les raffinements de leur luxe proverbial, de somptueux édifices ; des sculpteurs et des peintres grecs avaient travaillé à leur embellissement, la tradition rapporte que l'un d'eux y laissa ses cendres.

C'est grâce aux monnaies retrouvées dans ces ruines, qu'il a été possible d'établir la durée de cette thérapeutique médico-religieuse des temps gallo-romains, d'en fixer le début quelques années seulement avant notre ère et la fin vers la deuxième

---

(1) Entre Arnay et Bouilland ; Lassey, près de Sainte-Sabine (Côte-d'Or). (*Mém. de la Société Éduenne*, t. XVIII, p. 298).

(2) Les Romains assimilèrent le Belen gaulois à l'Apollon romain et grec. Il a donné son nom à Beaune, Bellenot, Bligny (Beligny), Belley, Bellefond, etc.

(3) Il a donné son nom à tous les Bourbon, Bourbonne, etc.

(4) Près de Mesvres (Saône-et-Loire). (*Mém. de la Société Éduenne*, t. XIX, p. 14).

(5) Nièvre (*Ibid.*, t. XIX, p. 124).

(6) *Sene, Santé, Sane* : Côte-d'Or. (*Ibid.*, t. XVII, p. 181).

(7) Côte-d'Or : commune de Magnien. (*Ibid.*, t. XVIII, p. 283).

moitié du IVe siècle. Le plus étrange, c'est que tous ces édifices semblent avoir croulé dans le même temps, ensevelissant sous le feu et les ruines statues et ex-voto mutilés systématiquement.

Il est difficile d'accuser de la disparition générale de ces temples les irruptions barbares dont l'effet ne se fit sentir que plus tard. Le but poursuivi par ces peuples venus du nord était plutôt, semble-t-il, le pillage des villes, que la destruction de constructions isolées, éloignées même des grandes voies de communication.

C'est ailleurs qu'il faut chercher : malgré la souplesse de Rome à adapter la religion des provinces conquises à la sienne propre, l'unité religieuse, conséquence de l'impérialisme, n'avait pu se réaliser. Le christianisme naissant ne tarda pas à remplacer dans leur ensemble les religions vaincues d'une civilisation expirante, et l'empire apparut providentiellement unifié pour le développement exclusif des enseignements et de la doctrine du Dieu unique Esprit pur.

La religion nouvelle, étant données les anciennes traditions spiritualistes des Gaulois, dut être accueillie peu à peu, à la fois par les réfractaires dispersés dans les forêts et les campagnes, et par les prêtres officiels des temples à fonctionnement légal. Les premiers, longtemps renfermés dans leur opposition farouche, s'enthousiasmèrent par conviction ou par réaction contre l'œuvre de leurs oppresseurs. Les autres, assouplis par leur première transformation, durent par inertie, accepter ou laisser faire ce que leur indécision ne leur permettait pas d'empêcher.

Ainsi, non sans bouleversements ni sans luttes, disparurent le druidisme intransigeant et le druidisme romanisé. Le premier, déjà décapité par les empereurs, ne cessa réellement de vivre qu'au contact du christianisme, le second fut détruit d'une façon systématique et organisée par le zèle des missionnaires de la nouvelle doctrine, auquel il convient surtout d'attribuer la ruine des temples gallo-romains.

Avec eux périrent la médecine et la pharmacie druidiques. Entre les mains des Druides, la pharmacie, se plaçant à côté des sacerdoces et des magistratures, avait méconnu son rôle. Couverte d'un épais voile de mysticisme, elle s'était trop éloignée de la sincérité matérielle qu'elle doit à tous : classes d'élite ou classes populaires.

Dans les villes éduennes, l'impérialisme avait suscité une vie nouvelle, où les habitudes italiennes s'étaient bientôt introduites avec toute l'ardeur des innovations. Augustodunum et tant d'autres cités durent avoir leurs pharmaceutes, leurs pharmacopoles, leurs herbarii, leurs pharmacotrites, spécialisations variées de l'art des médicaments.

Parmi les remèdes d'origine romaine, bien peu ont laissé des traces jusqu'à nous. Cependant, on a retrouvé en Gaule environ 200 cachets d'oculistes romains. Plusieurs de ces cachets ont été découverts dans diverses localités de notre province. Ce sont de petites tablettes en pierre tendre (stéatite ou schiste houiller), sur les tranches desquelles sont gravées et au rebours diverses inscriptions. Les oculistes s'en servaient pour estampiller des collyres mous, qui portaient dès lors les noms du médecin, la nature du remède, et quelques prescriptions relatives à l'emploi.

Au point de vue de leur composition, ces collyres pouvaient être : au suc des plantes (*diachylum*), à la rose (*diarhodon*), à la myrrhe (*diasmyrnes*), à base de cuivre (*diapsoricum*), etc., et devenir ainsi le collyre divin (*ambrosium*), invincible (*anicetum*), égal à l'or (*isochrysum*), inimitable (*amimetum*), etc.

Le travail très précis du Docteur Marchant[1], auquel nous empruntons ces lignes, va nous permettre d'exposer sommairement la liste de ces cachets trouvés en Bourgogne, ainsi que les inscriptions scriptives et les traductions qui en ont été faites.

1. Cachet de Nuits (Côte-d'Or), trouvé en Bolar, station gallo-romaine disparue (Musée de la Commission des Antiquités). Il porte les deux inscriptions suivantes (fig. 2, p. 23) :

Sept(imi) Soterichiani pallad(ium) ad diathes(es).

Sept(imi) Soterichiani diamys(us) ad vet(eres) cicat(rices).

Palladium de Septimus Soterichianus contre les diathèses (maladies des yeux en général).

Collyre au *misy*[2] de Septimus Soterichianus contre les cicatrices anciennes.

---

(1) Dr Marchant, *Cachets d'oculistes romains découverts en Bourgogne* (*Bulletin de la Société des Pharmaciens de la Côte-d'Or*, n° 13).

(2) Le *diamysos* διαμισυος, *diamisy, diamisos* ou *diamisus* était un collyre préparé

2. Autre cachet de Nuits, trouvé en Bolar. 4 inscriptions ; la quatrième est la répétition de la troisième :

C(aii) Dedemonis ambrosium ad kaliginem et cl(aritatem).
Collyre divin de Caius Dedemon contre la faiblesse et pour l'éclaircissement de la vue.

C(aii) Dedemonis theoch(r)ist(um) ad epiphora(s) ex ovo ter.
Collyre oint des dieux de Caius Dedemon contre le larmoiement, à employer trois fois seulement avec du blanc d'œuf.

C(aii) Dedemonis melinum[1] *ad claritatem et caligi(nem).*
Collyre jaune de Caius Dedemon contre la faiblesse et pour l'éclaircissement de la vue.

3. Cachet d'Alise-Sainte-Reine (Côte-d'Or), provenant des fouilles d'Alésia. (Collection du Docteur Marchant). Il a été aussi trouvé, dans le même lieu, une trousse de chirurgien, actuellement au musée d'Alise.

Idonei ad dia(theses) unudin = anodynum bis vi(ride?).
Collyre anodin d'Idoneus deux fois contre les diathèses.

4. Cachet d'Allériot, près Saint-Marcel-lez-Chalon (Saône-et-Loire). (Musée de Saint-Germain.)

Regini diasmyrnes post lippitudines ex ovo primum.
Collyre à la Myrrhe de Reginus, à employer après la première violence de l'ophtalmie, d'abord délayé dans du blanc d'œuf.

5. Cachet d'Autun (Saône-et-Loire). (Collection Mowat, à Paris.) 2 inscriptions semblables :

P(ublii) F[ulvi(i) Cottœ...] op[obalsamum].
Collyre au suc de baumier de Publius Fulvius Cotta.

6. Cachet de Beaune (Côte-d'Or). (Musée de Lyon.)

C(aii) Attici(i) (et) Jul(ii) chelidon(ium).
Latini et Juli(i) diapsoricum.
Collyre à la chélidoine de Caius Atticus et de Julius.
Collyre diapsorique[2] de Latinius et de Julius.

7. Cachet de Cessey-sur-Tille (Côte-d'Or). (Musée de la Commission des Antiquités de la Côte-d'Or). 4 inscriptions :

C(aii) C(laudii] Primi turinum ad suppur(ationes) oculor(um).
C(aii) Cl(audii) Primi terentianu(m) croc(odes) ad asprit(udines) et ci(catrices).

---

avec le *misy*, substance métallique dont nous ne connaissons pas exactement la nature. D'après M. Hausmann (*Minéralogie*, Gœttingue, 1813), ce serait le sous-sulfate d'oxyde de fer hydraté.

(1) *Melinum*, semblable à la couleur du coing.

(2) Ce collyre contenait surtout des astringents métalliques tels que les oxydes de zinc et de cuivre. Il est synonyme de *psoricum*, collyre contre la *psorophtalmie* des anciens, c'est-à-dire la conjonctivite palpébrale avec démangeaisons et érosion angulaire.

C(aii) Cl(audii) Primi diasmyrnes post impet(um) lippitud(inis). (Fig. 2, page 23).

C(aii) Jul(ii) Libyci diacholes ad suppur(ationes) et vete(res) cicat(rices). (Fig. 2, page 23).

Collyre à l'encens de Caius Claudius Primus contre les suppurations des yeux.

Collyre Terentius au safran, de Caius Claudius Primus, c'est-à-dire collyre de Terentius (l'inventeur), modifié par C. Cl. Primus, contre les granulations de la conjonctivite palpébrale et les cicatrices.

Collyre à la myrrhe de Caius Claudius Primus à employer après la période aiguë.

Collyre à base de fiel de C. Cl. Primus contre les suppurations (infiltrations purulentes et les ulcérations de la cornée), et les cicatrices anciennes.

8. Cachet de Dijon. (Cabinet des médailles, à Paris). 4 inscriptions :

M(arci) Jul(ii) Chariton(is) isochrysu(m) ad clar(itatem).

M(arci) Jul(ii) Charitonis diaps(oricum) ad cla(ritatem).

M(arci) Jul(ii) Charitonis diarhod(on) ad ferv(orem).

M(arci) Jul(ii) Charitonis diasmyrn(es) del(acrimatorium).

Collyre égal à l'or de Marcus Julius Charito pour la clarté de la vue.

Collyre diapsorique de Marcus Julius Charito pour la clarté de la vue.

Collyre à la rose de Marcus Julius Charito.

Collyre à la myrrhe de Marcus Julius Charito pour provoquer le larmoiement.

9. Cachet de Savigny-lez-Beaune (Côte-d'Or.) (Musée de Beaune.)

P. F(lavii ?) Martialis diazmyrnes.

Collyre à la myrrhe de P. Flavius Martialis.

10. Cachet de Selongey (Côte-d'Or). (Collection Mowat, à Paris). 3 inscriptions :

M(arci) Messi(i) Orgili isochrysum ad clar(itatem).

M(arci) Mes(sii) Orgili thurinum ex ovo.

M(arci) Mes(sii) Orgili lene Hygia ad imp(etum) lipp(itudinis).

Collyre égal à l'or de Marcus Messius Orgilus pour la clarté de la vue.

Collyre à l'encens de Marcus Messius Orgilus à employer dissous dans le blanc d'œuf.

Collyre doux Hygia de Marcus Messius Orgilus, c'est-à-dire modifié par cet oculiste, contre la première invasion de l'ophtalmie.

11. Cachet de Vertault (Côte-d'Or). (Musée de la Société archéologique du Châtillonnais. 4 inscriptions) :

Q(uinti) Albi(i) Vitalionis che[lid(onium)] opobalsam(um) ad caligin(em).

[Q(uinti) Albi(i) Vi]talionis isochrysum [ad in]cipientes suffus(iones) et clar(itates).

Q(uinti) Albi(i) Vitalionis melinum acre ad pulver(em) et caligin(em) t(ollendas).

Q(uinti) Albi(i) Vitalionis mixtum ad omnia præter lippitudin(em).

Collyre de Quintus Albius Vitalio à la chélidoine et au suc de baumier contre l'obscurcissement de la vue.

Collyre égal à l'or de Quintus Albius Vitalio contre les fluxions commençantes et pour la clarté de la vue.

Collyre jaune mordant pour enlever la poussière des yeux et contre l'obscurcissement de la vue.

Collyre mixtionné contre toutes les maladies des yeux, excepté la chassie, inflammation.

Ces oculistes médecins-pharmaciens étaient des affranchis qui suivaient ordinairement les stations militaires de Gaule et de Germanie. Ils n'ont laissé aucune trace en Italie. Leur exemple montre, par opposition aux traitements indigènes surtout mystiques, la propagation dans les centres romains de la Gaule, de la pharmacie romaine, pharmacie matérielle importée par l'empire avec les esclaves affranchis qui paraissent en avoir eu le monopole. C'est parmi ces derniers, en effet, que se recrutaient la plupart de ces pharmaceutes, pharmacopoles, et autres praticiens de l'art des remèdes dont nous avons parlé plus haut.

L'origine de ces professionnels doit donc être recherchée parmi les barbares guerriers et artisans, victimes de l'expansion romaine et de son esclavage. Au régime de sujétion qui leur était imposé au point de vue de l'exercice de leurs forces physiques, ils trouvèrent une légitime revanche dans le développement de leur intelligence, devenue par là même plus active, et qui allait faire d'eux une sorte d'élite dans le peuple travailleur.

Fig. 2 (pages 20 et 21).

CHAPITRE III

Temps Burgundes

Les Barbares : Burgundes et Francs. — Les Sorciers.
Retour à la Pharmacie domestique.

LA Gaule[1] conquise et assimilée, l'empire romain se trouvait borné au nord par le Rhin et le Danube. Au delà de ces limites naturelles, s'agitaient des peuplades barbares offrant au génie de la civilisation un nouveau terrain d'absorption. Plus loin encore, à l'orient de la Germanie, apparaissent les Burgundes qui se rapprochent peu à peu des frontières de l'empire et finissent même par s'y installer comme fédérés du peuple romain. C'est à ce titre que nous les trouvons cantonnés en Alsace dès l'année 406, d'où plus tard ils passèrent dans la vallée de la Saône.

Aux temps Mérovingiens, de 406 à la bataille de Testry, le peuple Burgunde forma un État à part, rarement placé sous le même sceptre que le reste de la Gaule. Il s'étendait des montagnes du Jura à celles du Morvan au nord, et descendait au sud en forme de flèche émoussée jusqu'à Arles, entre Genève et la Loire. Avant Clovis, il possédait plus de cités en Gaule que les Francs ou les Goths et semblait appelé à un avenir brillant et à un rôle prépondérant.

Les Burgundes étaient doux, moins policés que les Goths si rapidement romanisés, mais moins rudes que les Francs. Assez peu nombreux, relativement à la population galloromaine, ils s'installèrent sans violence, et fusionnèrent assez

---

(1) Amédée THIERRY, *Tableau de l'Empire romain.*

vite avec le peuple qu'ils envahissaient. Cette invasion paraît
d'ailleurs avoir été une sorte de partage presque amiable, autant qu'il est possible, quand l'un des contractants ne peut
refuser le contrat. Ils prirent une partie des terres et des esclaves; leurs lois (loi Gombette), plus douces que celles des
Francs (lois des Saliens, lois des Ripuaires), furent l'essai
d'une union durable entre les anciennes traditions et cou-
tumes et celles qu'ils apportaient d'au delà du Rhin.

Mais, dans cette rénovation de la Gaule, c'était l'élément le
plus fort ou le moins disposé aux compromissions avec les
anciens habitants qui devait l'emporter. Les Francs durent
à cette cause et aussi aux apports sans cesse renouvelés qui
leur venaient de Germanie, leur prédominance sur leurs voisins Burgundes, qui néanmoins gardèrent leur autonomie,
même lorsqu'ils eurent été soumis par les fils de Clotilde.

Puis vinrent les rivalités intestines de l'empire carlovingien
qui partagèrent vingt fois ces pays, comme d'ailleurs les autres
provinces. Enfin, les incursions des Arabes venus du midi en
731, des Normands sortis du nord en 886, ou des hordes sau-
vages du Danube, émigrant de l'est en 937[1], amenèrent dans
la civilisation ces périodes de régression où le règne de l'ordre
semble être suspendu.

Nous avons, dans le précédent chapitre, laissé la pharmacie à cette époque de transition où les Druides gaulois disparus étaient remplacés par des sorciers et des magiciens, où les
prêtres médecins des temples gallo-romains se convertissaient
au christianisme, où enfin, la pharmacie civile naissait au
sein des basses classes sociales.

Dans les bouleversements politiques et sociaux dont nos
pays furent alors le théâtre, chacun menacé constamment
dans son existence propre par les périls extérieurs, s'endur-
cissait au contact de la barbarie. On cherchait alors, dans les
lois naissantes, les conditions primordiales de tranquillité
nécessaires à la vie commune et nul ne se souciait des souffrances physiques ou de la mort des individus.

Aussi, pendant cette longue période qui s'étend du VIe au

---

(1) ROSSIGNOL, *Histoire de Beaune.* Beaune, 1854.

xiᵉ siècle, l'art des médicaments semble sommeiller. Il ne donne sentiment de vie que chez le prêtre ou le moine chrétien. Celui-ci, souvent héritier des secrets médicaux des anciens temples — tel peut-être le fut saint Seine de la déesse Sequana au temple de la Seine — conservait au fond des cloîtres ces recettes que sa charité mettait à la disposition des malades ou des blessés. Le sorcier pratiquant la médecine superstitieuse déformait de plus en plus les traditions primitives. Le professionnel romain, bien que pressentant vaguement ses destinées, était néamoins incertain sur l'avenir même de son art.

Que l'on répande sur tout ceci les habitudes scandinaves, germaniques, sarrazines ou autres, importées par les nouveaux venus, et l'on aura une idée atténuée du chaos où, parmi les remèdes domestiques arbitraires, survivaient dispersées les ruines de la pharmacie gauloise et gallo-romaine. Si ces dernières ne disparurent pas complètement, on le doit en partie au caractère à la fois doux, tenace et souple du Bourguignon qui sut s'en constituer le dépositaire.

Deuxième Période

Du XIIIᵉ siècle à 1480

CHAPITRE PREMIER

Les Ducs de la première race capétienne

Les Sorciers. — La Pharmacie domestique. — Les Couvents et les Infirmiers.
Les Apothicaires.

L'EMPIRE carlovingien fut un essai de restauration de l'empire romain. Le même esprit unitaire avait mis à la tête des provinces des chefs ou comtes, dont certains reçurent le nom de Ducs, et dont l'autorité était surtout militaire. La force étant seule maîtresse à cette époque, ils accrurent leur indépendance à mesure que s'affaiblissait l'énergie des successeurs de Charlemagne, et devinrent ainsi la tige de nombreuses maisons souveraines, parmi lesquelles nous distinguerons les Ducs de France et les Ducs de Bourgogne. Si le fondateur de la dynastie royale des Capétiens se trouve chez les premiers, chez les seconds figurent l'oncle, le père et deux frères de Hugues Capet. C'est à l'un des petits-fils de ce dernier que se rattache cette première race capétienne des Ducs de Bourgogne qui gouverna la province de 1032 à 1361 et dont les derniers Ducs furent Robert II de 1270 à 1309, Hugues V de 1309 à 1315, Eudes IV de 1315 à 1349 et Philippe de Rouvres de 1349 à 1361[1].

C'était le temps du système féodal, où celui qui se sentait le plus fort parmi ses égaux imposait sa souveraineté. Au-dessous de lui, de grands et petits vassaux s'adjugeaient, suivant leurs forces propres ou la faiblesse passagère du suzerain,

---

(1) Bibliographie : PETIT (Ernest), *Histoire des Ducs de Bourgogne de la race capétienne.* Dijon, 1885-1903.

une quasi indépendance et l'autorité sur les plus faibles, puissances très diversifiées, s'épuisant en luttes permanentes et stériles de seigneurie à seigneurie, de château à château.

Tels existaient en Bourgogne comme ailleurs la noblesse et le clergé, principaux représentants de cette organisation féodale dont le principe était ou devait être : protection et justice de la part du seigneur, travail productif de la part du vassal. Dans les villes, et même dans certaines campagnes où le nombre des individus à intérêts similaires pouvait contre-balancer la puissance du seigneur, s'étaient formées ces sortes d'associations qui, sous le nom de communes, constituèrent une nouvelle forme seigneuriale intermédiaire, encouragée par les rois dans leur lutte contre la puissance menaçante des grands vassaux.

Toutes ces institutions, souvent ruinées aussitôt que fondées, souvent opposées aussi, n'étaient pas exemptes de troubles; c'est pourquoi il nous est bien difficile d'y suivre le rôle d'un des groupes les moins importants quant au nombre : celui des professions pharmaceutiques, à ce moment encore mal déterminées dans le Duché. Il faudra nous borner à l'étude de quelques individualités caractérisées dont l'analogie nous sera difficile à établir, aussi bien dans leur voisinage immédiat que dans leur succession.

Néanmoins, ces individualités, débris d'une organisation antérieure, vont peu à peu se souder, et, à les suivre dans leur évolution, nous verrons apparaître progressivement quelques organes de notre pharmacie bourguignonne renaissante.

Les sorciers, nous l'avons vu, continuaient de se renfermer dans leurs traditions surannées, et si, de temps à autre, on en brûlait quelques-uns, leur nombre ne se trouvait pas sensiblement diminué, mais leur esprit devenait plus circonspect, plus étroit, et leur condition de plus en plus misérable. Ils se dégradaient sans disparaître, et, comme leur histoire s'écarte toujours davantage du sujet qui nous occupe, nous ne les citerons plus que pour mémoire.

La pharmacie domestique avait repris créance, et tel remède employé une fois avec succès servait dans tous les cas à peu près analogues. Les grands seigneurs prenaient plaisir à s'envoyer réciproquement des recettes de médicaments, comme aujourd'hui l'on échange des recettes de cuisine, et l'action curative en était d'autant plus prompte que le parrain était de plus noble souche.

Quelquefois, loin de garder ce caractère inoffensif, la chose tournait au tragique ; le poison était de mise, même à la cour ducale : « On voit encore dans les bas-reliefs du portail de Semur-en-Auxois, Robert, duc de Bourgogne (1032-1075), se défendre d'avoir voulu, dans un festin, empoisonner[1] son beau-frère Dalmace, baron de Semur-en-Brionnais[2].... Plus tard, un de ses fils, du même nom de Robert, mourut en Sicile empoisonné par sa belle-mère[3]. »

En dehors de ses emplois criminels, le poison servait couramment, dans les campagnes, à la destruction des loups. Quel était ce poison? « De la pouldre dont se servit Jean Bataillart à Pasques flories mil CCCLV (1355). » Les poisons minéraux n'étaient pas connus à cette époque. Le compte de la louveterie des Ducs de 1353 semble du moins nous en expliquer la nature par cette phrase : « Audit Laurent pour aler en la terre de Beaulgieu quérir herbe pour empoisonner les loups »[4]. Nous ne saurions, d'après ces termes du compte de Geoffroy de Blaisy, déterminer la famille de l'espèce végétale[5] qui servait à empoisonner les loups. Mais nous pouvons en conclure que les paysans possédaient la faculté de s'en servir et que leurs connaissances à ce sujet devaient être plus dangereuses que salutaires[6].

Cette idée de poison était restée tellement implantée parmi les populations, qu'en l'an de la Grand Mort (peste de 1349)[7],

---

(1) Cette interprétation n'est pas unanimement adoptée par les archéologues.

(2) PIGNOT, *Histoire de l'Ordre de Cluny*. Autun, 1868.

(3) PETIT, *Ducs capétiens*.

(4) Louveterie des Ducs. (*Mém. de la Société Éduenne*, t. IX, p. 368).

(5) Peut-être l'Aconit tue-loup (*Aconitum lycoctonum* L.). Plante citée par Courtépée, t. I, p. 299, indiquée comme rare dans la *Flore de la Côte-d'Or* (VIALLANES et D'ARBAUMONT).

(6) « On ne doit pas omettre qu'en 1366 des femmes de Préty qui composaient des poisons furent brûlées dans les pâquiers de Tournus, par sentence du juge. » (*Tablettes de Bourgogne*, 1758; notes sur Tournus).

(7) Les rimes d'un distique funèbre reproduisent énergiquement les malheurs de cette période :
>« En mil trois cent quarante neuf,
>« De cent ne demeuroit que neuf. »

ce ne sont pas des médicaments que l'on cherche à opposer à cette invasion de la Peste en Bourgogne, mais des règlements administratifs, des processions, et surtout le massacre des Juifs, particulièrement des Juifs de Beaune, que l'on accusait d'avoir empoisonné les fontaines[1], tous les maux semblant, pour nos ancêtres du XIVe siècle, devoir tirer leur origine du poison.

Le Christianisme avait ses thaumaturges guérisseurs. Mais tous les prêtres, ou tous les moines, n'étaient pas également privilégiés, et certains d'entre eux devaient employer, pour soulager leurs frères malades, leurs connaissances personnelles, en même temps qu'ils s'aidaient, par leurs prières, de l'intervention divine. Le fait suivant en est un exemple :

« Dans la seconde moitié du XIe siècle, Geoffroy III, frère de saint Hugues, beau-frère du duc Robert, septième baron de Semur-en-Brionnais, était atteint de douleurs de tête si violentes qu'il en perdit la mémoire, et que sa raison même commençait à faiblir. Ses amis, affligés de son infortune, visitèrent les sanctuaires fameux du voisinage[2], et choisirent, parmi ceux-ci, celui de saint Benoit à Perrecy[3]. Geoffroy vint lui-même y passer trois semaines, y prenant comme breuvage du vin où avaient trempé les ossements du saint[4]. » Il obtint sa guérison.

Sans doute, nos modernes spécialistes verront ici l'une des premières idées des vins phosphatés si souvent préconisés de nos jours. Et peut-être seront-ils amenés à penser que, si les religieux avaient eu déjà connaissance de l'action médicatrice de ces préparations, il leur fallait néanmoins, pour être sincères, joindre à cette action imprécise pour eux, l'action spiri-

---

(1) CLÉMENT-JANIN, *Les Pestes en Bourgogne*. Dijon, 1879.

(2) Tournus, Cluny.

(3) Le prieuré de Perrecy-les-Forges fut fondé en 840 par le comte Eccard, qui avait reçu en 839, de Pépin Ier, roi d'Aquitaine, les terres qui lui furent concédées. Canton de La Guiche, arrondissement de Charolles.

(4) « ..... Siquidem toto illo quo cum eis degit tempore, oratione pro eo directa ad aures omnipotentis Domini, sacrisque pignoribus lotis mero, sibique in potu dato, obtinuit salutem quam expetierat. Qua de re gratias agens omnium Conditori, patrique Benedicto, per quem meruerat sanari, reversus est ovans ad sua, congratulantibus sibi suis omnibus benevolis. » *Les miracles de saint Benoit écrits par....* Raoul *Tortaire.....* E. DE CERTAIN, Paris, 1858. (*Mém. de la Société Éduenne.* t. XV; Geoffroy III, frère de saint Hugues, septième baron de Semur).

tuelle du saint, certainement plus simple et plus nette à leur
point de vue.

Que l'Eglise se soit approprié, en la purifiant, la vieille
habitude du culte des sources et des temples, ou qu'elle ait
utilisé à son profit sa science propre ou les traditions reçues
des prêtres païens, il n'en reste pas moins vrai qu'à défaut de
professionnels sincères et instruits, les couvents furent les
principaux dispensateurs de remèdes rationnels à ces époques.
Ainsi, en 1214, nous voyons le duc Eudes III, blessé à la
bataille de Bouvines, se faire soigner à l'abbaye de Fontenay,
près de Montbard, et y rester jusqu'à son rétablissement[1].

Souvent même, dans l'enceinte des couvents, un jardin était
réservé à la culture des simples, véritable ancêtre de nos jardins botaniques. De plus, l'importance des moines infirmiers
ou apothicaires était telle, qu'ils venaient immédiatement
après le prieur et le sous-prieur, dans les communautés, où
certains d'entre eux jouissaient de prérogatives seigneuriales.
Il suffit, pour s'en convaincre, de feuilleter les chartes bourguignonnes de l'époque.

C'est donc, d'une part, la charité chrétienne, créatrice des
hôpitaux où s'hébergeaient malades et infirmes, et, d'autre
part, les grands ordres monastiques constamment préoccupés
de ces soins, qui avaient conservé et développé la connaissance des plantes et des remèdes salutaires, au moment où
cette connaissance semblait devoir disparaître définitivement.

§ Les Apothicaires-droguistes, du XIIIᵉ siècle à 1360.

L'apothicaire, en Bourgogne, paraît au xiiiᵉ siècle. JEAN,
l'apothicaire[2], de Dijon, était marié avec Châtelaine de Châ-

---

(1) PETIT, *Ducs capétiens.*

(2) « Universis presentes litteras inspecturis, Frater Jacobus, beate Marie de Castellione super Sequanam humilis abbas, et magister Lambertus de Divione, archi-
diaconus Laticensis in ecclesia Lingonense, salutem in Domino. Noveritis quod,
in nostra presentia propter hoc personaliter constituta, Castellana de Castellione,
relicta Johanis, apothecarij de Divione, confitetur et recognoscit quod, cum posses-
sio cujusdam furni, siti apud Castellionem, qui vocatur furnus de la Cordoannerie,
cum appendiciis, et medietatis domorum sitarum in vico del Borne, que fuerunt
quondam prepositi Regnaudi, et medietatis vinariorum sitorum prope leprosarium
de Castellione, etc.... » 1278. (Arch. de la Côte-d'Or, G, 97).

tillon, qui, après la mort de son mari, entre en possession, en 1278, du four dit de la Cordonnerie et de plusieurs autres biens, situés au même lieu de Châtillon.

En 1281, il existait à Dijon, une maison dite des Apothicaires..., *domum apothecariorum*[1], située au Pautaz ou Pautet, devant le monastère des frères Mineurs (Cordeliers), près les murs du Castrum.

A Beaune, dans une charte du duc Robert, décembre 1283, où il remplace la prestation des marcs par une taille annuelle, nous trouvons désigné nominativement *Magister* JACOBUS *apothecarius*[2] dont l'impôt est réduit à cinq sols, la vie durant de sa veuve.

Ces mots d'*apothecarius*, *apothecariorum*, nous obligent à préciser leur interprétation au XIIIᵉ siècle et à rechercher dans quelles limites ils se rapportent à ce que nous appelons aujourd'hui la Pharmacie.

Apotheca, d'après Phillippe[3], ἀποθήκη, signifiait en grec : boîte à renfermer les remèdes. Les formes récentes des langues romanes modernes en ont fait *boteca* (italien), *botica* (espagnol), *boutique* (français). Ainsi, l'acception de ce mot, restreinte aujourd'hui, devait alors, dans un sens beaucoup plus large, se rapporter à tout ce qui était destiné à contenir les remèdes : boîtes, pots ou boutiques, et aussi aux remèdes eux-mêmes. L'homme qui s'en occupait fut l'*apothecarius*, l'apothicaire, vendeur de drogues et de remèdes, plus marchand que préparateur, et plus droguiste que pharmacien.

Si ce nom, parmi les professions pharmaceutiques d'importation étrangère, prévalut sur tous les autres, c'est sans doute parce que l'apothicaire, en raison de sa boutique, devint,

---

(1) « ..... Ego, Aimoninus.... concedo in hereditatem perpetuam atque quieto viris religiosis priori et conventui ecclesie sancti Stephani dyvionensis, domum quandam cum eius.... pertinenciis sitam Dyvione ou Pautaz, ante monasterium fratrum minorum Divionis iuxta domum apotecariorum & iuxta mansum qui dicitur cimiterium sancti Benigni divionensis.... » 1281 (Arch. de la Côte-d'Or, G, 128, fol. 15, vᵒ; G, 132, fol. 171 ; G, 287).

(2) « .... Relictam Magistri Jacobi apothecarii quamdiu vivet, solummodo pro quinque solidis, quolibet anno, per cursum vite sue persolvendis .... »

CXXXII, 1283, décembre. Charte du duc Robert, qui supprime la prestation des marcs, la remplace par une taille annuelle, et autorise les magistrats à lever des impôts pour les besoins de la commune de Beaune. (J. GARNIER, *Chartes de communes et d'affranchissements en Bourgogne*, Dijon, 1867).

(3) A. PHILLIPPE, *Histoire des Apothicaires*, Paris, 1853.

parmi tous, le plus stable, et, par son approvisionnement en drogues étrangères, le plus utile.

De plus, ayant apporté au Gaulois, avide de merveilleux, l'attrayante nouveauté des remèdes exotiques, il sut joindre à son commerce certaines drogues rares ou étranges, non médicales, employées ou trafiquées par les indigènes aux mêmes pays d'origine.

Parmi ces dernières drogues, les épices eurent, dans certaines provinces, un succès tel qu'elles primèrent le tout, et l'apothicaire, dans ce cas, fut absorbé par le marchand d'épices ou épicier (de *species*, espèces, d'où le mot épicier dont l'étymologie pouvait signifier : qui travaille ou vend les espèces).

Ainsi, il est à supposer qu'au xiiie siècle, en Bourgogne, l'apothicaire pratiquait notamment la vente des drogues exotiques ou rares et celle des remèdes à composition inconnue du vulgaire. Le mot *apothecarerie*, souvent employé pour désigner ses produits, semble avoir un sens plus restrictif et s'appliquer plus spécialement aux médicaments et à leurs matières premières.

Pour être complet, il nous faudrait mener de front l'étude des apothicaires et celle des épiciers; mais ceci comporterait un développement souvent en dehors du sujet, et nous entraînerait à tracer une limite stricte entre ces deux professions, alors qu'il est seulement possible de les considérer comme deux noyaux d'attraction, s'essayant à une existence individuelle. Aussi, nous en tiendrons-nous aux seuls professionnels qualifiés généralement ou accidentellement du titre d'apothicaire, ou encore à ceux des épiciers qui faisaient un commerce suffisant d'apothicaireries. Ainsi déblayée d'une bonne partie de sujets mal définis, cette étude pourra faire ressortir, avec quelque netteté, la forme indécise de l'apothicaire, au milieu des tâtonnements incertains du monde commercial d'alors.

Que pouvait bien être à Dijon, en 1281, cette maison des apothicaires? Elle était sans doute assez connue, puisqu'elle servait à désigner l'emplacement d'une autre maison et, par suite, ces apothicaires devaient vraisemblablement y être établis depuis longtemps.

Était-elle un lieu de réunion ou un ensemble de plusieurs

boutiques cantonnées là, de même que les autres commerces étaient rassemblés par rue ou par quartier, tel, au Bourg, le groupe des bouchers?[1] Était-ce encore un établissement commun, sorte de bazar de produits variés dont les marchands et leurs valets portaient le nom générique d'apothicaires? Servait-elle d'hospice, situé à l'entrée de la ville pour secourir les voyageurs malades (le *xenodochium*), ou n'était-ce qu'une annexe d'un établissement de ce genre? Peut-être aussi, l'ancien local, affecté par quelque couvent au service de ces moines apothicaires, que nous avons vus adonnés à la culture des simples? Ou bien, tout simplement, était-ce un de ces lieux de rendez-vous écarté, achalandé par une clientèle spéciale dont certains écrivains nous ont donné des relations assurément fantaisistes?

Parmi toutes ces hypothèses, hormis peut-être la bonne, il est difficile de choisir, en raison du peu de documents à l'appui. Toutefois, nous allons résumer ces derniers et fixer l'emplacement de cette maison.

A cette date (1281), les remparts démolis au xixe siècle, n'existaient pas encore. Dijon était renfermé dans l'enceinte fortifiée du Castrum, autour de laquelle s'étaient développés des faubourgs : nous retiendrons le bourg Saint-Bénigne, à l'ouest, et le faubourg Saint-Pierre, au sud.

Entre ceux-ci, des terrains appelés les Pautets étaient le sujet de disputes et de contestations incessantes entre les deux puissances ecclésiastiques du Dijon d'alors : l'abbaye de Saint-Bénigne et le Chapitre de Saint-Etienne.

C'est au sommet de ce triangle de meix ou vergers, dont la pointe touchait le Castrum et dont la base s'appuierait actuellement sur l'ancien rempart Tivoli, qu'était située cette maison des apothicaires, à l'endroit occupé aujourd'hui par la partie nord de la place des Cordeliers.

Malgré sa proximité du Castrum, la maison des apothicaires était plutôt en dehors de l'agglomération urbaine et se rattachait au groupe de constructions formant alors une sorte d'îlot[2], faisant face au couvent des Cordeliers. Cette situation,

---

(1) J. GARNIER, *Histoire du quartier du Bourg*, Dijon, 1853.
(2) Cet îlot était le faubourg ou dépendance extérieure du quartier de la Vicomté situé (rue Amiral-Roussin actuelle) à l'intérieur des murs du Castrum. Ce quartier avait ses franchises, ses foires, son cimetière et ne participait pas aux charges de

définie de façon précise, nous a permis d'établir les hypothèses du début, laissant à d'autres documents ou à d'autres
analogies, le soin de faire prévaloir la vérité.

Vers 1292[1], *Johannes Chamilley, Bisuncius*, Jean Chamilley,
de Besançon, était venu à Beaune soigner les malades. Par
opposition au terme de *Physicus* souvent employé, il est désigné par celui de *Chymicus*. Etait-ce un alchimiste ou un simple vendeur de sucs, de remèdes ?

A partir de 1300, les renseignements sont plus précis ; les
apothicaires participant à des contrats notariés, forment des
apprentis, et étant donnés les quelques noms qui nous sont
restés, ils devaient être déjà nombreux à Dijon à cette époque :

En 1315, GUICHARD était apothicaire rue des Changeurs,
dans une maison près de celle de Guillaume Aubriot. Cette
maison avait été amodiée, de concert avec un collègue, pour
quatre ans[2].

La même année 1315, l'apothicaire OGIER et un autre personnage prennent en location l'apothicairie (*apothecaria*) de
feu VILLARET, apothicaire à Dijon. Suivant acte scellé du sceau
de l'église Notre-Dame, ils devront payer par an 4 l. t. et 40
sols en sus, à R. de Pontailler, au lieu et place des enfants

---

la ville. (CHABEUF, *Dijon, Monuments et Souvenirs*, p. 20). — La Vicomté fut cédée
l'année suivante, 1282, à la mairie de Dijon, dont le maire prit dès lors le nom de
Vicomte-Mayeur. (COURTÉPÉE, t. II, p. 34).

(1) AUBERTIN et BIGARNE, *Les épidémies et les médecins à Beaune avant 1789.*
Beaune, 1885, p. 11.

(2) « Porrecetus, apothecarius, morans apud Dyvionem (recepit ?) ad locationem, a
nativitate beati Johannis Baptistæ proxime veniente usque ad quatuor annos continue sequentes, a Johanne Rateti, domun cum eius pertinenciis, que fuit magistrorum
J. et G. Aubrieti, cum usufructu introitus et exitus a parte retro dicte domus... in vico
Scampsorum, juxta domum que fuit Richardi de Braiseyo.... Et est sciendum quod
puteus existens.... Hanc retentionem facit pro xiiij lb t. p. b. l. annuatim, medietate
ad nativitatem Domini et altera medietate ad nativitatem beati Johannis Baptiste,
anno Domini millesimo tricentesimo quarto decimo. » 1314.

« Guichardus de R...., apothecarius, morans apud Dyvionem, realiter locatur,
a festo nativitatis beati Johannis Baptistæ, usque ad quatuor annos, a Johanne
Rateti, domum cum pertinenciis, que fuit... Richardi de Braiseyo, in vico Scampsorum, juxta domum que fuit magistrorum J. et G. Aubrieti, et domum heredum magistri Boni Amici, de Sathenayo, cum usufructu introitus et exitus a parte retro dicte
domus locate. Et est sciendum, quod puteus existens in dicta domo, que fuit magistrorum J. et G. Aubrieti, est communis dicte domui locate et dicte domui que fuit
magistri Aubrieti. Hanc autem retentionem facit pro xij lb t. p. b. l. annuatim,
medietate ad nativitatem Domini et altera medietate ad nativitatem beati Johannis
Baptistæ, anno quarto decimo. » 1314.

« Testes..., mense junii, anno quinto decimo ». Juin 1315. (Arch. de la Côte-d'Or,
B, 11222. fol. 15, vº).

Note. — Jean Rateti, notaire, rue des Changeurs (rue des Forges actuelle).

Villaret. La location est faite pour deux années, à partir de la Purification (2 février)[1].

En 1316, nous trouvons AIMONIN LONGIN, apothicaire.

En 1325, c'est VINCENT OGIER, « ypothécaire », qui, cette fois, reçoit 3 sols pour un électuaire fourni au notaire Jean de Bèze[2].

En 1346, JACQUES DE TROCHÈRES, apothicaire à Dijon, donne quittance de la somme de douze livres pour des médicaments fournis à frère Ade de Nesle, prieur de Saint-Léger[3].

En 1347, GUIENOT[4], l'épicier fut remplacé par sa veuve Marguerite. C'était le fournisseur de l'hôtel ducal, qui s'y approvisionnait de remèdes contre « l'épidimie ».

Eudes IV, en juin 1344, en son voyage à Avignon auprès du pape, étant dérangé et souffrant, eut recours aux offices d'un apothicaire de Nîmes, Barthélemy Carreau, qui lui fournit à grands frais : sirops, « plates » (tablettes), électuaires et apothicaireries[5].

En voyage, le duc s'adressait de préférence chez l'apothi-

---

(1) Arch. de la Côte-d'Or, B, 11222, fol. 10, v°.

(2) « .... Item...., Vincento Oigero, ypothecar., pro uno lactuario, iij sols.... », 1325. (Arch. de la Côte-d'Or, B, 11226, compte particulier du notaire Jean de Bèze).

(3) « Jacobus de Troicheriis, Dyvione commorans, apothecarius, asserit se recepisse a religioso viro fratre Ade de Nygilla, priore prioratus sancti Leodegarij, xij ℔ turonenses provinorum per manum Philippi Petri de Cusereyo, clerico ipsius prioris, in deducione et acquictatione et solucione xij ℔ turonensium provinorum in quibus dictus prior dicto Jacobo tenebatur pro computo facto et arrestato inter ipsos super pluribus n̄uanatis apothecarie eidem priori a dicto Jacobo venditis, traditis et deliberatis, et de dictis xij ℔ se tenuit a dictis priore et Philippo plenarie propagato, quarum quittanciam dominus prior (sic) de dictis xij ℔. Et promittit ratum habere, etc., et obligat bona, etc. Johannes Poisserij, clericus, Johannes Baptista Pellipar, Philibertus de Sancto Leodegario, recoopertor, Hugo Li Esvolez, de Sancto Leodegario, et valletus ipsius Jacobi. (Die) marcii post purificationem anno xlvj. ». Février 1346. (Arch. de la Côte-d'Or, B, 11242, fol. 12).

(4) « .... Item, pour plusours chouses de appothecarie, prinses chiès Marguerite qui fut femme Guienot l'espicier de Diion par la main de maistre Girart, phisicien monseigneur, pour monseigneur et pour plusours de l'ostel monseigneur dou temps passey, compe fait à maistre Girart & rapporté par luy, present monseigneur Guy de Maligny, vij ℔ xvj s. iij d. Item pour une ℔ de zucre & une de poudre de clarey pour monseigneur, xj s., somme parmi tout rapporté tant par le dit maistre Girart comme par Jehan Roset, le diemanche xxx° jour de mars », 30 mars 1347. (Arch. de la Côte-d'Or, B, 317, fol. xxxj).

« Item pour plusours chouses, prinses et achetées pour monseigneur le Duc de appothecarie parmi la main de maistre Girart le Loeran, phisicien doudit monseigneur, de Marguerite, femme fu Guienot l'espicier de Diion, contre l'epidimie, et pour plusours electuaires, rapporté par le dit maistre Girart, present monseigneur Jehan de Musigny, en Juigny le sebmady après la touz sainz.... xviij ℔ viij s. iij d. », 1347, (Arch. de la Côte-d'Or, B, 317, fol. xxxiiij).

Note. — Ne pas confondre l'épicier de Dijon, Guienot, mort en 1347, et l'épicier de Beaune Guienot.

(5) PETIT, Histoire des Ducs de Bourgogne de la race capétienne.

caire de la ville voisine[1], et, de façon générale, c'était l'apothicaire ou l'épicier des lieux où il se trouvait, qui était
appelé à fournir les drogues et les remèdes. Souvent même,
il faisait venir de très loin les médicaments, qu'il aurait pu
cependant, à ce qu'il semble, se procurer sur place[2].

---

(1) « .... Item pour plusours chouses de apothecarie, prinses à Troies parmi la main
de Pierre de Voues, baillées et receues de Champagne, envoiés à Juilly pour monseigneur parmi les receptes envoiés audit baillif de maistre Hugues de Noigent et de
maistre Girart, phesiciens doudit monseigneur, xij lb xvij s. x d. Item pour la poinne
et pour le salaire de Esthienne, vallet de l'epothecaire, qui vint à Juilly par iij foiz
et y demoira, par intervalles, le terme de viij jours, et pour son chevaul, L s. somme
toute rapportée par les diz phisiciens à Juilly, present monseigneur Jehan de Musigny, le mercredi devant la Saint-Pierre entrant aoust, xv lb vij s. x d. » 1347. (Arch.
de la Côte-d'Or, B, 317, fol. xliiij, vᵉ).

« .... Item pour plusours medicines de appothecarie, prinses et faites par maistre
Hugues de Noigent et maistre Girart pour monseigneur le Duc, baillié à Guienot
l'espicier de Beaune dou commandement Guiot de Chastelnuef et le Cornu, present
monseigneur Eude de Fouchanges, le xijᵉ jour d'aost.... iiij lb ». 12 août 1347. (Arch.
de la Côte-d'Or, B, 317, fol. xlv, vᵉ).

(2) A noter encore : à Autun, JOHANNES, *Apothecarius*, est cité comme témoin de la
prise de possession de l'Évêché d'Autun, par Guy de la Chaume — 30 mars 1351,
avant Pâques. — A. DE CHARMASSE, *Cartulaire de l'église d'Autun*. Autun, 1865, 3ᵉ partie, n° 165.

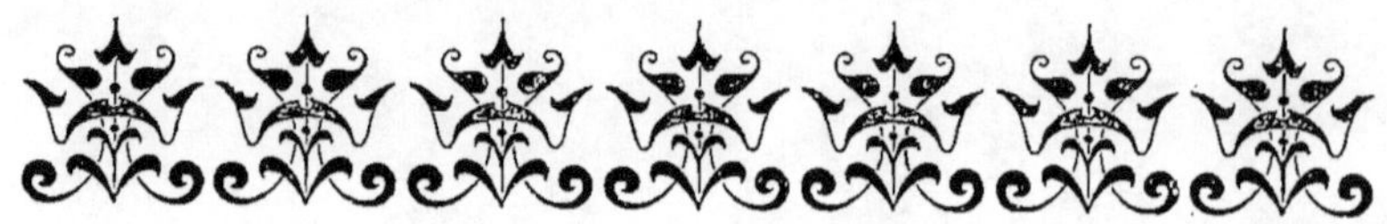

CHAPITRE II

Les Ducs de la Maison de Valois
Les Apothicaires des Ducs

Offices médicaux. — Apothicaires des Princes. — Épiciers et Valets de chambre. — Quittances et Mémoires d'apothicaires. — Remèdes en usage. — Culture de plantes officinales.

Philippe de Rouvres, dernier des Ducs capétiens de la première race, était mort l'année 1361, en son château de Rouvres, sans héritier direct ; sa mère, Jeanne de Boulogne, comtesse d'Auvergne, avait épousé en secondes noces le roi de France Jean le Bon, de la branche des Valois, qui, aussitôt la mort du duc Philippe, déclara la Bourgogne à lui « dévolue par droit de proximité ». « L'ayant incorporée au royaume[1] », il la donna en apanage à son fils de prédilection, Philippe, dit le Hardi, qu'il institua premier pair de France. La Bourgogne conservait ses lois, ses privilèges, ses libertés ; et le troisième des ducs de la maison de Valois, Philippe le Bon, obtint même, par le traité d'Arras (1435), d'être affranchi de toute vassalité envers le roi de France, leur vie durant à tous deux.

Quatre grands noms dominent cette période brillante, heureuse, prospère, restée si chère aux cœurs bourguignons : Philippe le Hardi[2], Jean sans Peur, Philippe le Bon et Charles le

---

(1) Courtépée, *Description du Duché de Bourgogne*. Dijon, 1847.
(2) Philippe le Hardi avait épousé en 1369, Marguerite de Flandres, veuve de Philippe de Rouvres, dernier duc de race capétienne.

Hardi, plus connu sous le nom de Téméraire[1]. Ces quatre princes, les grands ducs d'Occident, furent riches, magnifiques et puissants, plus qu'aucun des souverains leurs contemporains, et ils furent aussi libéraux et paternels pour leurs peuples de Bourgogne. Jamais ils ne mirent de garnisons dans les places de leur province, n'ayant besoin de se faire craindre, puisqu'ils se savaient aimés.

La Bourgogne était pays d'États; et ce concours du clergé, de la noblesse et du peuple, assurait un grand bien à la population ; elle ne connaissait ni tailles, ni aides, ni gabelles, et une somme d'argent votée par les États à titre de don gratuit était tout ce que la province payait à ses souverains ducaux. Libre d'entraves, le mouvement communal s'y était propagé rapidement et le servage de corps y était inconnu.

Les Ducs aimaient les Lettres et les Arts. Philippe le Bon fonda pour les deux Bourgognes, l'Université de Dole. Il possédait une bibliothèque riche en manuscrits précieux, dont la plupart sont encore conservés dans la bibliothèque de Bourgogne, à Bruxelles.

Malheureusement, la lutte des Français et des Anglais traverse cette belle période de notre histoire locale. La Bourgogne ne ressentit cependant qu'assez peu le contre-coup de l'invasion anglaise. Mais, malgré tant d'avantages et une organisation intérieure aussi bonne que possible, on y sent encore trop souvent un reste de barbarie mal assouplie.

La Cour ducale, sur laquelle se modelaient les autres Cours de cette époque, comprenait un nombre considérable d'officiers, militaires et civils, aux grades et aux attributions variés.

Les charges médicales, notamment, étaient ainsi réparties : sous Philippe le Hardi, en 1384, 1385, 1386 :

7 phisiciens et médecins;
6 chirurgiens, 6 barbiers, 6 aydes à chacun[2].

---

(1) Philippe le Hardi (1364-1404), Jean sans Peur (1404-1419), Philippe le Bon (1419-1467), Charles le Hardi (1467-1477). — Dates de leur règne.

(2) Estat des domestiques de Philippe, fils du Roy de France, duc et comte de Bourgogne, de Flandres, d'Artois, de Nevers, de Rhetel, seigneur de Malines et de Salins, etc., comme ils sont employés ez comptes des années 1384, 1385, 1386 et suivantes. (Bibliothèque de Dijon, AF. mss. n° 440, fol. 124 et suivants).

Sous Jean sans Peur :

4 physiciens seulement[1].

Sous Philippe le Bon :

6 physiciens ou médecins, 6 chirurgiens, 6 barbiers, 6 aydes à chacun[2].

Sous Charles le Téméraire :

« Le duc a 6 docteurs médecins...... 4 chirurgiens,.... 2 espiciers et 2 aydes, et sont iceux espiciers si privés du Prince, qu'ils luy baillent, sans nuls autres appeller, tout ce que le Prince demande touchant médecine. L'espicier apporte le drageoir du Prince jusques à sa personne à quelque grande feste ou estat que ce soit, et le premier chambellan prend le drageoir et donne l'assay à l'espicier, et puis baille le drageoir au plus grand de l'hostel du Duc qui là soit ; et sert iceluy du drageoir le Prince, et puis le rend au premier chambellan et le premier chambellan à l'espicier. Ledit espicier délivre toutes drageries et confitures ; il fait et délivre l'hypocras, et a pris ordinaire en la livre d'espices de chambre et en la quarte d'ypocras, et se compte par les escroues soubs l'estat de la fourrière »[3].

Dans ces listes d'officiers des Ducs, aucun apothicaire, et c'est ailleurs qu'il nous faut chercher les noms suivants :

1384. Modon de la Maistrie[4] est apothicaire de la comtesse de Flandre[5].

1385. Boissonnet est apothicaire du duc[6].

1388, 1392. Robinet le Charron[7] est apothicaire de madame la Duchesse.

---

(1) Estat des domestiques de Jean, duc et comte de Bourgogne, de Flandre et d'Artois. (Bibliothèque de Dijon, AF, mss. n° 440, fol. 127, v°).

(2) Estat des domestiques et officiers de Philippe, dit le Bon, duc de Bourgogne, de Lothrie, de Brabant et de Limbourg, comte de Flandre, d'Artois, de Bourgogne palatin, de Hainaut, de Hollande, de Zélande et de Namur, marquis du Saint-Empire, seigneur de Frise, de Salins et de Malines (Bibl. de Dijon, id., fol. 132).

(3) Michaud et Poujoulat. *Nouvelle collection pour servir à l'histoire de France depuis le xiii° siècle jusqu'à la fin du xviii°*. Paris, 1837, t. III, p. 583 et 584.... Estat de la maison du duc Ch. de Bourgogne, dit le Hardy, composé par Olivier de la Marche.

Sous Jean sans Peur et sous Philippe le Bon, les épiciers et les valets d'épiciers sont classés parmi les « petits officiers ».

Escroues : Feuilles de dépenses journalières.

Fourrière : Service comprenant l'ordonnance des chambres, l'entretien du mobilier, et en voyage la préparation des gîtes.

(4) *Familles de Bourgogne*. — Supplément : Officiers des Ducs (Bibl. de Dijon, fonds Baudot, mss. n° 12, t. II).

(5) Belle-mère de Philippe le Hardi.

(6) M. Canat de Chizy. Marguerite de Flandre. *Mém. de l'Académie de Dijon*, t. VII, p. 170.

(7) « Saichent tuit que Je, Jehanne de Meleum, dame de Beauval, Certefie à tous de cinquante livres de sucre, La ℔ au pris de xj s. viij deniers tournois, valent xxix ℔ iiij s. iiij d. t., Receus par Robinet le Charon, apothicaire de ma Dame la Duchesse de Bourg°°, de Sancenel de Brecay, ont esté confites en espices de chambre et despencées en la chambre de ma dite Dame et devers messeigneurs ces enffans ; Et ce certefie estre vray. En tesmoing de ce, Jay mis mon seel à ces presentes, le xv° jour de Juillet, L'an de grâce mil ccc iiij^xx et huit. » 15 Juillet 1388 (Arch. de la Côte-d'Or, B, 342).

« Saichent tuit, que ie, Jehanne de Meleun....., certefie à tous, que de cinquante livres de sucre, la ℔ au pris de vij gros valent xxix frans deux gros, Receus par Robinet le Charon, apothicaire de ma Dame la Duchesse de Bourg°°, de Sanson-

1395. JEHAN CROET[1] est apothicaire et valet de chambre de la Duchesse de Bourgogne.

1399. JEHAN LAMBAN, apothicaire de Antoine, Monsieur[2].

1405. BARTHELEMY LE JAY[3], valet de chambre et apothicaire de Monseigneur le Duc, ou encore apothicaire et valet de chambre, ou encore espicier et valet de chambre[4].

---

net de Brecey, ont esté confites en espices de chambre et despensées...; Et ce certefie estre vray. En tesmoing de ce, ie y ay mis mon seel, l'an mil ccc iiijxx & viij le....» 1388 (Arch. de la Côte-d'Or, B, 342).

« Saichent tuit que ie, Jehanne de Meleun.., certefie que xxx livres de sucre, iiij lb de pignons, demj lb de Anis vert, viij lb de avellaines, qui valent dix-huit frans onze gros, Receus par Robinet le Charron, apothicaire de ma Dame la Duchesse de Bourg⁰ᵉ, de Guyot Poissonnier, pour confire en espices de chambre, lesquelles ont esté confites et despencées en la chambre de ma Dite Dame...; Et ce Certefie..., En tesmoing de ce, ie ay mit mon seel à ces presentes, le viij⁰ Jour de Decembre l'an mil ccc iiijxx & huit ». 8 Décembre 1388 (Arch. de la Côte-d'Or, B, 342).

« Saichent tuit, que Je, Jehanne de Meleun.... certiffie à tous de deux Cens livres de Sucre, au pris de huit gros & demj la livre, vaillent cxlj frans xiij s. iiij d.; Gingembre blanc, une lb xv s.; Avelaines, xxv lb à xv d. la lb, vaillent xxxj s. iij d.; Anis cru, iij lb, x s.; Eaue rose, iiij lb xx s.; Dates, ij lb, vj s. viij d., Et pour j⁰ de fueille d'or à dorer confitures, xij s., vaillent la ditte somme de cent quarante-six frans huit solz trois deniers, Receus par Robinet le Charron, Apothicaire de ma dame la Duchesse de Bourg⁰ᵉ, de Estienne Marriot, espicier, demorant à Dijon, ont esté confites en espices de Chambre et despencées par le dit Robinet en la Chambre de ma ditte dame et devers...; Et ce, certiffie estre vray. En tesmoing de ce, J'ay mis mon seel à ces presentes, le xxv⁰ Jour de may l'an mil ccc iiijxx & douze » 25 mai 1392 (Arch. de la Côte-d'Or, B, 342).

« A Robinet le Charron, apoticaire de ma dame la Duchesse, pour don à lui fait par mon dit seigneur, pour une fois, de grâce espécial pour lui aidier à monter ou service de ma ditte dame, par mandement d'icellui monseigneur donné le xvj⁰ jour d'avril iiijxx et vij après Pasques, Et quittance donnée le x⁰ jour de may ou dit an... xxx frans. » 16 mai 1387 (Archives de la Côte-d'Or, B, 1467, f⁰ 65, B, 1469).

(1) *Familles de Bourgogne*, Supplément : Officiers des Ducs (Bibl. de Dijon, Fonds Baudot, mss. n° 12, t. II).

(2) Arch. de la Côte-d'Or, B, 388. — Voir page 60.

(3) En 1398-1399, nous trouvons un Thevenot Berthélemi, apothicaire du Duc, qui pourrait avoir certaine parenté ou analogie avec Berthélemi le Jay (Comptes de Jehan de Velery (Arch. de la Côte-d'Or, B, 5518, fol. 77, r⁰ et v⁰).

(4) « Saichent tuit, que je, Berthelemj le Jay, varlet de Chambre et apothicaire de monseigneur le Duc de Bourg⁰ᵉ, confesse avoir eu et Receu de Jehan de Velery, maistre de la Chambre aux deniers et nagaires aiant le gouvernement de la Recepte generale des finances de monditseigneur, la somme de soixante deux livres trois solz parisis, que monditseigneur me devoit, pour plusieurs parties de sucre, espices de Chambre et ypocras que J'ay baillé et delivré pour lui, depuis le xxviij⁰ jour de septembre mcccciiij, jusques au xxviij⁰ de Janvier ensuivant, contenues et declairées en un role de parchemin, veriffié par messire Jaques de Courtiambles, Chevalier et Chambellan de monditseigneur, Au bout du quel est contenu et escript le mandemant dicelluiseigneur, Donné à Paris le xv⁰ jour de novembre mccccv. De la quelle somme de lxij l. iij s. p. Je me tieng pour bien content et paié et en quitte monditseigneur, le dit Velery et tous autres. Tesmoing mon saing manuel signet cy mis le xvj⁰ Jour de may l'an mil cccc & six. Berthelemj le Jay » 16 mai 1406 (Arch. de la Côte-d'Or, B, 342). — Fig. 3, page 64.

« Saichent tuit, que je, Berthelemj le Jay, apothicaire et varlet de Chambre de monseigneur le Duc de Bourg⁰ᵉ, confesse avoir eu et receu de Jehan de Velery, maistre de la Chambre aux deniers.... la somme de vint huit livres dix solz parisis, que monditseigneur me devoit pour pluseurs parties de sucre, espices de Chambre et ypocras que j'ay delivré pour lui, depuis le xxviij⁰ jour de janvier mcccc & quatre jusques au xx⁰ jour de fevrier ensuivant, contenues & declairées en un role de

1444. JEAN RÉMOND [1], valet de chambre et apothicaire de la Duchesse.
1453. JACQUOT MICHEL [2], valet de chambre et apothicaire.

L'existence d'apothicaires, particulièrement attachés au service des princes, ne pouvant être mise en doute, nous devons maintenant chercher à déterminer le rang qu'ils occupaient à la cour ducale et les attributions qui leur incombaient.

La société d'alors commençait à s'organiser et à dessiner dans son sein des couches superposées. Dans chacune d'elles, l'individu évoluait sans grand espoir d'en sortir, sans la possibilité, sauf de rares exceptions, de s'élever à une classe supérieure, mais cependant avec la liberté d'interchanger sa position pour d'autres du même niveau social.

Où devons-nous placer les apothicaires des ducs? Ils ne figurent pas, nous l'avons vu, parmi les officiers civils ou militaires, tels que les physiciens, chirurgiens et barbiers, dont l'emploi était parfaitement défini, organisé et fixé. Ils n'étaient pas non plus des aides, domestiques ou serviteurs à qui, incidemment, selon les besoins ou les fantaisies, on confiait la fonction provisoire de toucher aux remèdes; leurs noms, restés inscrits dans nos registres, ne sauraient les classer dans cette catégorie de serviteurs inconnus du maître. Aussi, sans

---

parchemin, seellé du seel de messire Jaques de Courtiambles..., au bout du quel.... De la quelle somme.... Tesmoing mes saing manuel & signet cy mis, le xvj^e jour de may l'an mil cccc & six. Berthelemj le Jay » 16 may 1406 (Arch. de la Côte-d'Or, B, 342).

« Saichent tuit que je, Berthelemj le Jay, varlet de Chambre et apothicaire de monseigneur le duc de Bourg^{ne}, confesse avoir eu et receu de Jehan de Velery, maistre.... la somme de quarante une livre quatre solz parisis que monditseigneur me devoit pour la delivrance de pluseurs parties d'apothicairerie, espices de Chambre & autres choses, depuis le ve jour de Juillet mccccv jusques au xxe d'aoust ensuivant inclux, les dittes parties declairées en un role de parchemin seellé du seel de messire Jaques de Courtiambles, chambellan de monditseigneur au debout duquel..... De la quelle somme.... Tesmoing mon saing manuel & signet cy mis le xvj^e jour de may l'an mil cccc & six. Berthelemj le Jay ». 16 mai 1406 (Arch. de la Côte-d'Or, B, 342).

(1) « A messieurs les maire et eschevins de la ville et commune de Dijon. — Supplie très humblement Marguerite, femme Jehan Remond, varlet de chambre & appothicaire de ma dame la Duchesse de Bourg^{ne}, Comme pour sa porcion du giet de la fortifficacion de laditte ville, Vous, Messieurs, avez Imposé le dit suppliant en son absence, lui estant ou service de madite Dame, A la somme de iij frans, qui est gros Impost, Il vous plaise.... moderer..... sondit impost..... Et il priera Dieu pour vous » — « Messieurs remettent six gros à la suppliante sur son Impost. Fait le cinquiesme jour de fevrier mil iiij^c xliiij. » 5 février 1444 (Arch. de Dijon, L, 643, Requêtes en remise ou moderation d'impôts.)

Jean Rémond habitait en la Charbonnerie (rue de la Préfecture), 1443, 1449 (Arch. de Dijon, L, 122, 155 et 184).

(2) Lettres d'amortissement de 100 s. de rente données à Saint-Etienne par Jacquot Michel (Arch. de la Côte d'Or, G, 134, fol. 509).

leur attribuer une situation officielle, est-il convenable de les
considérer comme des dignitaires particuliers, attachés personnellement au service intime des princes qui le jugeaient
utile. Quant à leur origine, leur trop petit nombre ne permet
pas de l'établir ; mais il est à présumer qu'ils sortaient de cette
classe d'artisans intelligents, industrieux et actifs qui prenaient
alors, dans les villes, une situation de plus en plus importante.

Leurs attributions générales sont difficiles à préciser dans
un siècle où la différenciation des professions n'était pas encore
un fait accompli, et où chacun s'occupait des choses les plus
variées, pour peu qu'elles fussent d'importance analogue. Des
besoins précis et nombreux n'avaient pas encore amené cette
division du travail, caractéristique du progrès. Aussi, voyons-
nous cette appellation d'apothicaire s'associer le plus souvent
à celle de valet de chambre et d'épicier.

Nos modernes valets de chambre ne sauraient donner l'idée
des valets de chambre des ducs. Tandis que les officiers, militaires ou civils, constituaient la maison ostensible et d'apparat
du souverain, les valets de chambre étaient plus spécialement
des commensaux attachés au service de sa personne ou de son
hôtel. Et, comme d'autre part, à cette époque, la valeur ou la
considération d'un serviteur se mesurait à celle du maître, le
titre de valet de chambre du duc était envié et pouvait, sans
déroger, être revendiqué même par des bourgeois dijonnais[1].

C'était parmi ces valets que se trouvaient les apothicaires
des ducs, et l'on comprend pourquoi, à l'occasion, ils furent
chargés de missions spéciales, toujours d'ordre privé : ainsi
Robinet annonce que la comtesse de Nevers vient d'accoucher
d'une fille, et reçoit, pour sa peine, 10 francs d'or[2], ou bien
encore, c'est Barthélemy qui accompagne monseigneur Jean
dans son voyage en Bourgogne. C'est donc plus qu'un serviteur privé, c'est un personnage de confiance et de dévouement,

---

(1) Exemples : 1371-1387 — Josset de Halle, orfèvre, négociant, maire de Dijon
en 1383-1385, valet de chambre du Duc et son argentier.

1399 — Claux Sluter, le sculpteur immortalisé par le Puits de Moïse de Dijon, était
valet de chambre du Duc Philippe le Hardi.

(2) «.... Item est deliberé que l'on donne de par la ville A Robinet, l'appothicaire
de madame, Dix frans d'or pour les nouvelles par luj appourtées de par mad⁰ dame
aux maire & eschevins de Dijon sur ce que ma damoiselle de Nevers a faite une
belle fille. » Juillet 1393 (Arch. de Dijon, B, 136, fol. 6, v⁰. Délibérations de la Ch. de
Ville, du « lundj après l'ottave de la feste Saint-Martin d'estey 1393 »).

à qui le prince ne paie pas de gages, mais offre, en retour, à titre de récompense et « par grâce spéciale », des sommes assez élevées :

Barthélemy ne rentre dans ses déboursés de route qu'après six mois de voyage, sans que, pendant ce temps, il ait prélevé gage ni profit, et c'est en reconnaissance de ses services que le comte de Nevers (depuis Jean sans Peur) lui octroie en plus 22 francs, soit environ 1.000 francs de notre monnaie[1].

Enfin, honneur confiant et intime, c'est Barthélemy le Jay qui est appelé à embaumer le corps du duc Philippe le Hardi, mort le 27 avril 1404[2]. Nous en trouvons la relation dans *La Chartreuse de Dijon* de Cyprien Monget.

Le duc étant mort à Halle, près de Bruxelles, ce fut Jehan Pin, marchand de Bruxelles, qui fut chargé par Barthélemy de fournir les épices nécessaires[3] :

---

(1) « Jehan, Ainsné filz de Bourgoingne, conte de Nevers et baron de Donzj, A nostre chevalier et bien amé Jehan de Velery, maistre de nostre chambre aux deniers et commis, de par nous, à Recevoir noz finances, salut : Nous voulons et vous mandons que vous paiez, baillez et delivrez A nostre amé espicier et apothicaire, Berthelemj le Jay, la somme de vint deux frans, la quelle nous lui avons donnée & tauxée, donnons et tauxons, de grâce especial, par ces presentes, pour & en recompensacion de ce qu'il a vacquié en nostre service depuis le xxix° jour de juillet mil quatre cens & trois dernier passé que nous nous partismes de Paris, pour aler en Bourgoingne, jusques au xxj° jour de janvier ensuivant, inclus, sans ce que, pendant le temps dessus dit, jl ait eu ne prins aucuns gaiges ou livrée de nous ou de nostre dit hostel, pour son cheval qui a tousdiz porté oudit voyage où il a vacquié l'espace de huit vins seze jours, pour chacun desquelx jours nous lui avons ordonné avoir, pour son dit cheval, deux sols parisis, font pour lesdiz viijˣˣ xvj jours la ditte somme de xxij frans, la quelle par vous à luj ainsi paiée, nous voulons par rapportant ces presentes tant seulement, estre allouée en voz comptes et Rabatue de votre recepte, sans contredit, par noz treschers et bien amez, les gens des comptes de Monseigneur mon père, à Dijon, ou autres que de par nous y seront ordonnez et commis, Non obstant quelxconques ordonnances, mandemens ou deffences à ce contraires. Donné à Lille, le vj° jour d'avril après Pasques, l'an de grace mil quatre cens & quatre — Par Monseigneur le Duc : Lengret ». 6 avril après Pâques 1404 (Arch. de la Côte-d'Or, B, 342).

« Saichent tuit, que je, Berthelemj le Jay, espicier et varlet de chambre de Monseigneur le Duc de Bourgoingne, Confesse avoir eu et receu de Jean de Velery, maistre de la chambre aux deniers et commis.... la somme de vint deux frans que monditseigneur ma donnée et tauxée en recompensacion de ce que j'ay vacqué en son service depuis le xxix° jour de juillet mil cccc et trois que monditseigneur parti de Paris.... jusques au xxj° jour de janvier ensuivant inclux qui font pour tout viijˣˣ xvj jours pour chacun desquelz.... Si comme par mandement d'icellui seigneur donné à Lille le vj° jour d'avril après Pasques mil cccc & quatre puet apparoir. De laquelle somme de xxij frans je me tieng pour content & en quitte monditseigneur, le dit commis et tous autres. Tesmoing mon saing manuel & signet cy mis le viij° jour de Juing mil cccc & cinq : Berthelemi le Jay. » 8 juin 1405 (Arch. de la Côte-d'Or, B, 342). — Fig. 3, page 64.

Voir, en outre, p. 45, note 7, 5° article.

(2) CYPRIEN MONGET, *La Chartreuse de Dijon*, Montreuil-s.-Mer, 1898, p. 361.

(3) Deniers paiez par Jehan Chousat, commis et ordonné de Messeigneurs les conte de Nevers et de Rethel, enffants de monseigneur le Duc, à qui Dieu par-

6 livres d'aloès [1]		6 écus	
6 —	de macis	6 —	
2 —	d'oliban	2 —	
2 —	de colophane	2 —	
1 —	de safran	3 —	
6 —	de myrrhe	2 —	
3 —	de lavande	1 —	1/2
4 —	de fleurs de laurier	1 —	1/2
10 —	de galipot	1 —	
2 —	de girofle	2 —	

Barthélemy le Jay se chargea de l'embaumement et s'acquitta non seulement de ce devoir funèbre, mais encore de l'achat de tous les accessoires nécessaires, tels que bandes de peau de vache cirées, tombeau de plomb, velours, toiles de lin, draps, etc..., et même de l'encens devant être brûlé dans la chapelle.

Si nous passons aux attributions pharmaceutiques de l'apothicaire des ducs, nous pouvons, d'une part, lui faire emprunter certaines analogies à l'apothicaire-droguiste des villes, et, d'autre part, remarquer le caractère particulier de son service domestique intérieur.

Existait-il, à proprement parler, une apothicairie ducale, sorte de magasin de réserve, fixe ou ambulant, à l'usage des princes ou des gens de la cour? Nos documents, à ce sujet, sont peu nombreux; mais étant donné l'intérêt qu'éveille cette

---

doint, à paier les fraiz necessaires tant à mener et charroyer le corps du dit seigneur, dès la ville de Halle emprès Bruxelles, où il fut trespassé le 27ᵉ jour d'avril 1404 jusques en l'eglise des Chartreux lez Dijon, où le dit corps repose, comme à faire les habits noirs et autres choses necessaires pour le dueil du trespassement de feu monditseigneur.... Lettres patentes de mesditzseigneurs sur ce faites, données au dit lieu de Halle, le 28ᵉ jour du dit mois d'avril au dit an 1404.

« A Jean Pise, marchand, desmourant à Bruxelles, pour plusieurs espices qu'il a delivré à Barthelemy le Jay, appothicaire de monseigneur de Nevers, pour espicier et embaumer le corps de feu monditseigneur, c'est assavoir : pour six livrez d'allouez, 6 escuz ; pour 6 livres de mascis, 6 escuz ; pour 2 livres de thims, 2 escuz ; pour 2 livres de caloffont, 2 escuz ; pour une livre de saffran, 1 escuz ; pour 6 livres de murre, 7 escuz ; pour 3 livres de lavande, 1 escu demy ; pour 4 livres de fleur de lorier, 1 escu demy ; pour 10 livres de garpot, 1 escu, et pour deux livres de girofle, 2 escuz. Montent ces parties prinzes le 28ᵉ jour d'avril l'an 1404.... 32 escuz.

« A lui, pour.... livres d'enscens (encens de Venise) pour despenser en la chapelle de monseigneur en menant le corps.... 2 escuz.

« A lui, pour 3 cuirs de vache, tous pretz et.... tombeau de plomes — velours — toiles de lin — draps, etc.... »

Une grande partie des articles concernant l'ensevelissement « certiffiés du dit appothicaire ».

(1) Bois d'aloès.

question, nous donnons textuellement ici les parties de ces documents qui s'y rapportent :

1386. « A Dam de la Croix, voiturier, pour le louage d'un char à iiij chevaulx et ij varlez pour mener l'espicerie et *apothicairerie* dudit Mgr... d'Arras à Cambray, demeuerant et retournant audit Arras iiij jours. Item pour amener à Paris les dites choses vj jours..... » [1].

1388. « A Me Girart d'Auxonne pour i mortier de metal pesant xv ℔ à faire apothicairerie pour ma ditte Dame (la duchesse), la livre iij s. iiij d., vaillent L s. — Et à lui, pour un pellon de fer et une espatine (spatule), x s. t. — A lui, pour une puelle d'airain à faire sucre rosat et autres confitures, xxv s. t. —.... certiffication dudit Robinet l'apothicaire qu'il confesse avoir reçeu les parties ci-dessus » [2].

1397-1398. « A Hugues de Gissey, Recouvreur, demorans à Diion, pour les causes.... qui s'ensuiguent par lui faites bailliées et délivrées ès diz hostelz c'est assavoir : pour.... mises...., par lui et ses ouvriers ès tois.... item sur le toy de la Chambre à la *pothecaire* et en plusieurs autres lieux, etc..... » [3].

« .... Pour plomb en table et estain pour mettre.... en la chanlate qu'est dessuz la chambre *l'appoticaire*, etc..... » [4].

« Au plombeur.... pour anlever.... la channette qu'est dessuz la chambre de l'appoticaire emprès la tour de Brançion, etc. » [5].

« A Bartholomin le Gentil, sarrurier, pour.... une autre sarrure à bosse garnie de verroul, crampons et vervelles, mise en l'uys de *l'appoticarie* qu'est emprès le preel desdiz hostelz, iiij gros demj, pour ce paié, etc. » [6].

1446-1447. « .... Ouvraiges pour recouvrir les thois dud. chastel de Rouvre et des maisons y appartenans ou temps de ce present compte. A Guiennot Chaissot, recouvreur.... pour avoir recouvert ès thois dud. chastel.... sur la Chambre de *l'apoticaire* du Retrait de la chambre des norrisses, la chambre desoubz le Reloige, la cuisine de la bouche, etc. » [7].

« .... Ouvraiges de tourcheries et de pionnerie.... A Jehan Maignien, Nicolas de Chaulx, Perrenot de Chaulx et Jehan de Loone, demourans à Rouvre.... pour avoir.... refait le plainchié de la chambre de *l'epoticaire*, etc. » [8].

« .... à Eliot Quesoing, de Rouvre.... pour.... plainches de bois de tramble.... delivrées.... ès chambres desoubz le Reloige et de *l'apoticaire* oud. chastel » [9].

Ainsi, l'apothicaire avait sa chambre au palais, la chambre de l'apothicaire, qualifiée quelquefois d'apothicairie. De ce logis, nous voyons l'emplacement exact au palais de Dijon et au château de Rouvres [10], mais comment en déterminer la

---

(1) Arch. de la Côte-d'Or, B, 1467, fol. 26, v°.
(2)   —   —   B, 1473.
(3)   —   —   B, 1446.
(4)   —   —   B, 4447, fol. 27, v°.
(5)   —   —   B, 4447. — Tour de Brancion (depuis Tour de Bar).
(6)   —   —   B, 4447, fol. 28, v°.
(7)   —   —   B, 5790, fol. 64.
(8)   —   —   — fol. 66.
(9)   —   —   — fol. 67.

(10) ROUVRES (*Rovra, Roburea, Roriacum*, etc.), commune du canton de Genlis (Côte-d'Or). — Les ducs de Bourgogne y possédaient un château où ils résidaient volontiers et qui fut détruit par les Impériaux de Gallas en 1636. — Notes sur l'église de Rouvres (*Mém. de la Commission des Antiquités de la Côte-d'Or*, t. XII).

destination? Était-ce sa chambre, son logement ou son office?
Était-ce une boutique, un magasin d'approvisionnement, une
droguerie analogue à la boutique des apothicaires-droguistes?
Peut-être l'un et l'autre. Cette serrure toutefois, ces verrous,
semblent indiquer la nécessité d'une fermeture sérieuse, appelée à protéger des marchandises ou un mobilier d'importance.
Ou encore n'existait-il là qu'une installation sommaire autant
éloignée des boutiques d'apothicaires d'alors que s'éloigne de
l'officine du pharmacien moderne, la pharmacie actuelle d'un
hôpital moyen ou le local, dénommé pharmacie, dans les
grandes usines ou les administrations importantes.

L'apothicaire du duc était-il le droguiste ducal, sorte d'intendant des remèdes, ou simplement l'infirmier particulier?
A ceci, nous répondons encore : il devait être l'un et l'autre.
Sans doute, il présidait à l'approvisionnement général ; mais
encore, telle la cuisinière de confiance de bons bourgeois
d'aujourd'hui, se rendait-il, peut-être, chez les marchands
d'apothicaireries, achetait ou payait, commandait ou emportait suivant les besoins ou les prévisions du moment, puis
préparait, cuisinait les remèdes, donnait le clystère ou fabri-
quait quelques pots de confiture, réserve constituant l'approvisionnement particulier ou le magasin d'apothicairerie. De
temps en temps, l'apothicaire ducal faisait constater ses plus
importantes dépenses ou réclamait le total de ses avances.

Les apothicaires du Duc n'avaient pas la charge exclusive de
la fourniture des remèdes, car, de temps à autre, suivant leurs
voyages ou leurs besoins, les Ducs réglaient des fournitures
d'apothicaireries dues à leurs épiciers, à d'autres apothicaires
ou à d'autres épiciers.

En 1367, il est payé diverses épiceries à Guillaume et Estienne le Tuelley,
épiciers à Chalon, par Guillemin de Saint-Seine, épicier et valet de chambre
de Monseigneur le Duc[1].

---

(1) « A Guillaume et Estienne le Tuelley, espiciers, demoirans à Chalon, pour la
vendue et delivrance de xl lb de sucre, xv lb d'aviloingnes, xij lb de pignon, ij lb
d'anis cru, ij lb de flour de canale, etc.... achetées par Guillemin de Saint Soingne,
espicier et vallet de chambre du dit monseigneur le Duc.... quittance donnée le
vᵉ jour d'avril ccclxxij. »
« A Guillaume de Saint-Cosme, espicier, demoirant à Chalon.... sucre rosot, co-
riandes, anis confis, consarve, sucre en plate, morsseauls, boistes doirées et fou-

En 1368, Lorancin le Sénéchal, épicier à Paris et valet de chambre du roy, reçoit :

« .... Pour iij escussons pour le stomac Mons., vj frans ;

« Pour un cironne [1] pour le coude de Mons., xij sols p. ;

« Pour un emplastre pour l'espaule de Monditseign., ij fr. demj.... » [2].

Ce Lorancin ou Laurencin [3] figure aussi avec le titre « d'apothicaire du Roy » en 1374, lorsque, sur ordonnance du Roi, il fut envoyé avec un physicien, à Gand, pour visiter le Duc « en certaine maladie, qui li estoit avenue » [4]. — L'année suivante, il reparait comme « espicier et vallet de chambre du roi » [5].

1368. « Je, Guillemin de Monthaut [6], espicier et varlet de chambre de monseigneur le Duc de Bourgoingne, confesse avoir eu et receu les parties d'apoticairie et espices.... delivrées et despencées par ma main, tant par la personne de Monditseigneur, comme d'aucuns des gens de son hostel, selon qu'il m'a esté ordené par maistre Robert d'Alemaingne, son phisicien.... » [7].

---

gasses ; quittance.... donnée le xxx° septembre ccclxviij. » (Arch. de la Côte-d'Or, B, 3570, fol. 24, r° et v°).

Guillemin de Saint-Seine, espicier et varlet de chambre du Duc, 1358, 1364, 1375. (Arch. de la Côte-d'Or, B, 378, B, 1444, fol. 37).

(1) Emplâtre ceroène.

(2) Archives de la Côte-d'Or, B, 1430, fol. 27.

(3) « A Laurent le Seneschault, vallet de chambre du Roy messire, pour espices et appothicaries par lui achetées pour l'ostel dudit monseigneur le Duc par mandement d'icelli seigneur et de Huet Hanon, son Tresourier, et quittance du dit Laurent. Donné le xiiij° Jour de decembre ccclxviij ». (Arch. de la Côte-d'Or, B, 3570, fol. 24, v°).

(4) Arch. de la Côte-d'Or, B, 1441, fol. 43 v°, et 44. — B, 1438, fol. 73, v°.

(5) B. Prost. *Inventaires....*, t. I, p. 132.

(6) Guillemin de Monthaut, espicier et varlet de chambre du Duc, 1365, 1405. — (Arch. de la Côte-d'Or, B, 1435, fol. 66, v°, 1444, fol. 35 v°, et suiv., 1463, 4418.)

(7) « Saichent tuit, que je, Guillemin de Montaut, espicier et varlet de Chambre de monseigneur le Duc de Bourg°°, confesse avoir eu & receu les parties d'apotecairie contenues et escriptes ou roole atachié à ceste cedule, parmi le quel est annexé le mandement dudit monseigneur le Duc, Et que les dites parties m'ont esté delivrées et despensées par ma main, tant par la personne de mon dit seigneur, comme d'aucuns des gens de son hostel, selon ce qu'il ma esté ordené par maistre Robert d'Alemaingne, son phisicien. En tesmoing de ce, j'ay mis mon seel à ceste cedule, Escripte le ix° jour de Juillet l'an de grace mil ccc soixante huit ». 9 juillet 1368 (Arch. de la Côte-d'Or, B, 378).

« Ce sont les parties des espices de chambre et ypocras que Guillemin de Monthaut, espicier de monseigneur le duc de Bourgoigne, conte de Flandres, d'Artois & de Bourg, a delivrées en la chambre de monseigneur.....

Et premierement....

Autres espices quj ont esté delivrées dès le xviij° jour d'octobre jusques au xxviij° jour, C'est assavoir :

Pour xxviij livres d'anis confit à xij s. p. la livre vallent xvj ℔ xvj s. p.

— xij ℔ de sucre rossat à xij s. p. la livre vallent vij ℔ iiij s. p.

— xij ℔ de noisettes à viij s. p. la livre vallent iiij ℔ xvj s. p.

— ix ℔ de mandrian à xij s. p. la livre vallent v ℔ viij s. p.

— xj ℔ de citren à xiiij s. p. la livre vallent vij ℔ xiiij s. p.

— vij ℔ de manuz xpj (christi) à xij s. p. la livre vallent iiij ℔ iiij s. p.

— vj ℔ de pignolas à viij s. p. la livre vallent xlviij s. p.

— iiij ℔ d'espongnade à xij s. p. la livre vallent xlviij s. p.

      Somme de ceste partie 1 ℔ xviij s. p.

Autres espices qui furent envoyées à Corbeil le xxviij° jour que le Roy fuit là.

Pour xij ℔ d'anis confit à xij s. p. la livre vallent vij ℔ iiij s. p.

— iiij ℔ d'espongans à xij s. p. la livre vallent xlviij s. p.

— vj ℔ de sucre rossat à xij s. p. la livre vallent lxxij s. p.

En 1372. Payé à Vincent Duché, apothicaire à Semur. 3 francs, pour onguents et emplatres destinés à soigner la jambe blessée d'un nommé Breçon, et pour l'avoir visité pendant 47 jours [1].

En 1384. Payé à Etienne Pasté, 13 s. 4 d. pour plusieurs apothicairies prises à Beauté-sur-Marne pour le service de l'écurie [2], 3 mars 1384.

· 1386. Etienne Pasté, épicier de Monseigneur à Paris [3], a « eu et receu…. pour pluseurs apoticairies, et autres choses », par lui délivrées, pour ledit Monseigneur le Duc et ses gens [4], 22 janvier 1386.

1391. Parties d'apothecairies prises chez « Estienne Pasté, espicier », et devisées par « maistre Jehan Durant », physicien du Duc [5].

Pour la façon de vj quartes d'ipocras à x s. p. la quarte vallent lx s. p.
    Somme de ceste partie xvj lb iiij s. p.
    Somme toute clv lb ij s. p.

Et se, je, Guillaume de la Tremoille, chevalier, marrechaut de Bourg·· & chambellain de monseigneur le Duc de Bourgoigne, certefie soubx mon scel mis en ce role, le viij· jour de novembre l'an de grâce mil ccc iiijxx & vij.

Phelippe, filz de Roy de France, Duc de Bourgoigne, Conte de Flandres, d'Artois & de Bourgoigne palatin, Sire de Salins, Conte de Rethel et seigneur de Malines, à notre amé & feal tresorier, Josse de Halle, salut & dileccion. Nous voulons et vous mandons que la somme de Cent cinquante cinq livres deux solz parisis, par nous deue à notre amé espissier & varlet de chambre, Guillemin de Monthaut, pour pluseurs espices de chambre, dont les parties sont cy dessus escriptes et verifiées par notre amé et feal chevalier et chambellan, messire Guillaume de la Tremoille, vous lui paiez tantost et senz delay. Et, en rapportant ces presentes, ensemble les dittes parties et quittance du dit Guillemin, de la ditte somme de clv livres ij s. p., Nous voulons ycelle somme estre allée en voz comptes & rabatue de votre recepte senz contredit, par nos amez & feaulx gens de nos comptes où il appartendra, Non obstant que entierement ne vous appere de la delivrance des dittes espices, et quelconques ordenances, mandemens ou deffenses contraires. Donné à Paris le ix· jour de decembre, l'an de grace mil ccc iiijxx et douze. — Par monseigneur le Duc…. » 9 décembre 1392 (Arch. de la Côte-d'Or, B, 342).

(1) « A Vincent Duché, appoticaire demeurant à Semur, pour oynemenz & plastres pour le dit Brecon le quel estoit bleciez en la jambe et aussi pour lui visiter les xlvij jours dessus diz, paié à li par mandement de monseigneur rendu à court avec quittance dudit maistre Vincent donnée la voille de touz sains ccc lxxij,. iij frans ». 31 octobre 1372. (Arch. de la Côte-d'Or, B, 6207, fol. 5, v·).

La Duchesse fait payer, le 17 Sept. 1374, 30 s. t. « à Vincent, apothicaire à Semur…., pour un électuaire fait par lui, pour Louys Bonim, escuyer trainchant de M··, pour certaine maladie qui naguères li estoit avenue. » (Arch. de la Côte-d'Or, B, 1444, fol. 35, v·). — B. Prost. *Inventaires….*, t. I, n· 2060.

(2) M. Canat de Chizy, Marguerite de Flandre. (*Mémoires de l'Académie de Dijon*, t. VII, 1858-1859).

(3) A Dijon, il existait un épicier du même nom, Jean Pasté, qui habitait « ès Forges » (à l'angle de la rue des Forges actuelle et de la place François Rude).

(4) « Saichent tuit, que je, Estienne Pasté, espicier demourant à Paris, ay eu & receu de Oudot Douay, receveur general de monseigneur le Duc de Bourgoigne en ses Duchié & Conté de Bourgoigne, la somme de iiijxx ij livres iiij s. iiij d. p., un franc d'or pour xvj s. p., qui deuz m'estoient, pour pluseurs apoticairies & autres choses, par moy delivrées, pour le dit monseigneur le Duc & ses gens, les parties plus à plain conteiues en deux Roles, parmj chascun des quelx est annexé un mandement du dit monseigneur le Duc….; des quelles…. je me tieng pour contens, Et en quitte le dit Oudot & touz autres qu'il appartient. En tesmoing de ce, j'ay mis mon scel à ces presentes, données le ij· jour de janvier, l'an mccc iiijxx & six ». 2 janvier 1386 (Arch. de la Côte-d'Or, B, 378).

(5) « Ce sont les parties des apothecayries prises en l'ostel de Estienne Pasté, espicier, demourant à Paris, pour maistre Pierre Blanchet, maistre des Requestes de l'ostel de monseigneur le Duc de Bourg··, Conte de Flandres, d'Artoys & de Bourgoigne et devisées par maistre Jehan Durant, phizicien de mon dit seigneur, et par

En 1386. Ce sont des achats de chandelles et de cire chez Micheaul et Estienne de Maulain, apothicaires à Semur.

En 1392. Jean Guillaume, épicier et bourgeois de Paris, fournit, pour le compte du Duc, l'eau de roses nécessaire, lorsqu'une certaine nuit de 1392, le roi s'étuva (se baigna) en l'hôtel de l'évesque, où se trouvait le Duc. — Il vendait aussi de l'orpiment, pour les faucons.

---

ses compaignons depuis le viij^e Jour d'aoust l'an iiij^{xx} & x jusques au xe de fevrier l'an iiij^{xx} et xj.

Premier^t le 8e jour d'aoust pour une dragée qui fu doublée contenant 2 ℔ . . . . 28 sols.

   Item le 23e — de septembre pour une dragée magistralle contenant 1 ℔ . . . . 14 sols.

— 10e — de decembre pour une telle dragée magistralle comme le 23e septembre . . . . 14 —

— 23e — de janvier pour une telle dragée comme le 10e décembre . . . . 14 —

— 1er — d'avril l'an 91 pour une telle dragée comme le 23e janvier . . . . 14 —

— 22e — d'avril pour huille Rosat & huille camomille . 12 deniers.

— 26e —   —   — un sirop magistral . . . . 16 sols.

— 29e —   — huille d'annet & camomille . . . . 8 deniers.

— 3e — de juing sucre Rosat d'alixandre demj quarteron 18 —

— 5e —   — eaue de scille demie livre & pour j sirop & une pomme grenade . . . . . . 11 sols 6 deniers.

— 7^e —   — un sirop tel comme le 5^e jour de juing. 7 sols.

— 8^e —   — pour un colire et pour eaues . . . . . 6 —

— 11^e —   —   — musilage d'eaue Rose. . . . . . 2 —

— 12^e —   —   —   — tel comme le 11^e. . . 2 —

— 14^e —   —   — colire tel comme le 8e de juing 3 —

— 16e —   —   —   —   —   —   — 3 —

— 17e —   —   —   —   —   —   —

   & pour une espinge . . . . 6 —

— ce jour pour eaue Rose et calamine estainte pour un colire . . . . 3 —

— le 30e de juing pour un colire comme le 8e de juing . . 3 —

— le 1er de decembre pour une dragée comme autreffoiz et un ungnement . . . . 15 —

— le 3e de decembre pour une decoccion & pour eaues . 2 sols 6 deniers.

— le 21e   —   — eaue Rose demie livre & pour un deffensif . . . . 4 sols 6 deniers.

— le 1er de janvier eau Rose un quarteron . . . . 9 deniers.

— le 3e   — pour un deffensif comme autreffoiz. . 3 sols.

— 8e de janvier pour eaue Rose . . . . 9 deniers.

— 12e   —   —   — pour un deffensif & une coeffe . . . . 11 sols 9 deniers.

— 15e   — pour eaue Rose & une pillule . . . . . . 2 sols 3 deniers.

— 16e   — — une decoccion & un colire . . . . . 11 sols.

— 20e   — — une dragée magistralle . . . . 6 —

— 26e   — — une decoccion comme le 16e de janvier . . . . 6 —

— 30e   — — un deffensif comme autreffoiz. . . 3 —

— pour un deffensif double 4 foiz tel comme devant & pour une pouldre . . . . 16 —

   Somme xi ℔ xii sols ii deniers parisis. »

1391. Apoticaireries achetées à Paris pour le Duc (Arch. de la Côte-d'Or, B, 388).

NOTE. — Les nombres sont indiqués ici en chiffres arabes pour la clarté du sujet. Le texte original est en chiffres romains.

En 1394. Thevenin le Bourguignon reçoit 19 l. 6 s. 9 d. pour apothicaireries par lui fournies [1].

En 1398-1400. « Deniers paiez pour espicerie et apothecairie. — A Adenet de Baumes, espicier & varlet de chambre de mon dit seigneur.... A Guiot Poissonnier [2], demourant à Dijon.... » [3] — ....[4] — etc.

Citons encore, au hasard des comptes de 1410 [5], les dépenses ducales d'apothicaireries faites :

à Lille .... « à Jehan d'Yppre pour appothicaireries » le 11 novembre, xviij s.

à Gand.... « à Jehan Blalreve pour appothicaireries de chevaux » le 11 décembre, iiij s. ix d.

    « à Martin l'apothicaire pour apothicaireries » le 16 décembre, ciiij s.

à Bruxelles « à Aubertin l'espicier pour appothicaireries » le 15 janvier, xxvij s. vj d.

    « à Claiz de Batembourg pour appothicaireries » le 16 janvier, lxiij s.

    « à Claiz de Batembourg pour appothicaireries » le 17 janvier, xxj s.

à Lille .... « à Jehan d'Yppre pour appothicaireries » le 29 janvier, iiij ℔ vj s. vj d.

    « à Jehan d'Yppre pour appothicaireries » le 31 janvier, xj s.

    « —   —   — » le 2 février, x s. vj d.

à Gand.... « à Jehan Blalreve pour appothicaireries » le 12 février, lij s. vj d.

à Bruges .. « à Willen Strevel pour appothicaireries » le 18 février, xxxvj s.

    « —   —   — » le 25 — , ix s.

à Lille .... « à Jehan d'Yppre pour appothicaireries » le 3 mars, lx s. iiij d.

    « —   —   — » le 10 — , xix s. vj d.,

etc..... ».

On peut conclure de ces comptes que les apothicaires et les marchands d'apothicaireries qui y figurent appartenaient, en général, à la ville où se trouvaient le Duc et sa suite, car leurs noms changent en même temps que les pays parcourus.

La préparation des épices de chambre n'était pas plus

---

(1) « Sachent touz, que je, Thevenin Lebourgueignon, confesse avoir eu & repceu de Pierre de Monbertaut, mestre de la chambre aux deniers de monseigneur le Duc de Bourgoigne, la somme de diz neuf livres vj s. ix d., les quels me estoient deuz à cause d'apotiquerie, prinse de moy, pour monditseigneur & pour ses gens, comme il appert par un mandement donné le ve jour de novembre ccc iiijxx xiiij & signé par mestre Robert Dameul, secretaire de monditseigneur; de laquelle somme de xix l. vj s. ix d. tournois, je me tiengs pour comptent & en quipte mondit seigneur & touz qui quiptance en appartient. En tesmoignage de ce, je ay scellée ceste lettre de mon seel & signée de mon signet manuel, le xiiije jour de descembre mil ccc iiijxx xiiij. — T. Lebourgueignon. » 14 décembre 1394 (Arch. de la Côte-d'Or, B, 342).

(2) Guiot Poissonnier, épicier, rue au Change (rue des Forges actuelle).

(3) Comptes de Jehan de Velery (Arch. de la Côte-d'Or, B, 5518, fol. 77).

(4) En 1459, Jean Arbelot était épicier et valet de chambre du Duc (Arch. de la Côte-d'Or, G. 197. — Arch. de Dijon, L. 69).

(5) Arch. de Dijon, A, 12, Maison des Ducs, Comptes du maître de la Chambre aux deniers.

réservée aux épiciers des Ducs que celle des confitures et des remèdes ne l'était aux apothicaires ; car, dans bien des cas, intervenaient indifféremment les uns ou les autres. Toutes ces attributions semblent confuses, d'autant plus qu'on doit leur ajouter les charges de travaux divers, travaux imposés par la situation de valets de chambre et comportant une simultanéité de services de diverses sortes, sans spécialisation bien accusée.

Ajoutons que, selon les besoins ou les caprices des souverains, ces fonctions purent momentanément prendre une valeur plus grande ou une signification plus honorifique ; et on conçoit alors que le valet de chambre, à elles préposé, se soit, selon les cas, appelé épicier, quand les épices étaient en haute faveur et de prix élevé, ou apothicaires, lorsque l'excès des épices et leurs inconvénients, ayant rendu les clystères d'utilité journalière et de mode à la cour, ramenaient l'attention sur le pourvoyeur de remèdes. Ainsi les attributions de l'apothicaire et de l'épicier des Ducs pouvaient être simultanées, séparées ou successives. Nous y reviendrons au chapitre suivant.

Si, de l'apothicaire et de l'épicier, nous passons aux remèdes employés, nous allons essayer d'en reconstituer la liste au moyen des mémoires ou « parties » d'apothicaireries. Tout d'abord, nous rejetterons les épices de chambre, les fruits (grenades, amandes, oranges, citrons, fraises, châtaignes, nèfles, figues, raisins secs, dattes, mandarines), les confitures, la confiserie et la pâtisserie, sucre blanc en pierre, sucre rosat en tablettes, sucre violat, etc.[1], et nous nous bornerons à citer seulement parmi ces apothicaireries celles qui ont un caractère médical.

Remarquons :

Dans la matière médicale des simples :

Dénominations des mémoires d'apothicairies.	*Dénominations actuelles correspondantes.*
Poivre long, cubèbe....................	Poivre long, Poivre cubèbe.
Girofle	Girofle.
Noix mingostes, massis, maxi	Noix muscades, Macis.

---

(1) Voir BERNARD PROST. — *Inventaires mobiliers et Extrait des comptes des Ducs de Bourgogne*, Paris 1903, t. I, p. 203 et suiv.

Saffran, safrant......................	Safran.
Quannelle, canele....................	Cannelle.
Fleur de cannelle....................	Fruits du Cannellier de Ceylan.
Cumin.............................	Cumin.
Graigne de Fenouil..................	Graines de Fenouil.
Coriandre..........................	Coriandre.
Anis cru...........................	Anis.
Milet et graine de moutarde.........	Graines de Millet, Graines de Moutarde.
Graines de Paradis..................	Graines de Paradis.
Pignons............................	Pignons.
Gingembre, gegimbre blanc, gingibre....	Gingembre.
Manus cristi. Manus xpi..............	*Manus christi*, sorte de confiserie.
Manne.............................	Manne.
Lavande, espic, saulge..............	Lavande, Aspic, Sauge.

Parmi les préparations, que nous pourrions appeler officinales de vente directe, nous ne retenons guère que :

Diadragant.........................	Diadragant de Nicolas.
Dyacitoniton, Dyacistoniston.........	Cotignac.
Poudre lombarde....................	
Eau rose, miel rosat, eaues froides.......	Eau de rose, Miel rosat, Eaux froides.
Huiles rosat, de camomilles, d'annet.....	Huiles rosat, de camomilles, d'aneth.
Sucre rosat d'Alexandrie.............	Sucre rosat d'Alexandrie.
Anis laxatif........................	Anis laxatif.
Semences froides....................	Semences froides majeures : Melons, Concombres, Courges, Citrouilles.
	Semences froides mineures : Laitue, Portulacca, Laitue sauvage ou Chicorée domestique, Chicorée sauvage.

Quant aux médicaments magistraux, nous en avons une plus longue liste où, parmi 400 environ, nous trouvons :

Plus de 60 « sirops magistraux » ;
21 « electuaires dorés en lozanges, ou en boestes » ;
26 « clystères magistraux » ;
20 fois des « suppositoires aguisés » ;
15 « oingnements magistraux » ;
13 fois des « pilules magistrales » ;
11 « medecines laxatives » ;
11 « emplastres magistraux dont un ceroene » ;
8 « Dyadragant », 2 « Diacytoniton » ;
8 « conquassements de plusieurs herbes » ;
puis des « dragées, ptisanes, eaues magistralles, huilles, poudres, elixirs, juleps, colires, etc. »

Si, par curiosité, nous cherchons à établir le compte de pharmacie d'un des malades seigneuriaux, celui d'Anthoine, Monsieur[1], fils du duc Philippe le Hardi, nous offre un exemple bien caractérisé. Voici la facture qui concerne ce personnage, extraite d'un long compte d'apothicaire :

Ce sont les « parties d'apothicaireries » prises pour Anthoine, Monsieur, du 20 avril 1398 au 26 avril 1399[2].

Le 8 déc.,[3]	demie livre triacle fin...	6 sols[3]		Thériaque[3].
—	j emplastre mag. en masse	12	—	Emplâtre magistral en masse.
—	pluseurs huilles mag.....	4	—	Huiles magistrales.
—	oingnement aux apostres.	2	—	Onguent des Apôtres.
2 janv.,	pluseurs huilles mag.....	4	—	Huiles magistrales.
6 mars,	j ellectuaire mag........	8	—	Electuaire magistral.
—	ij ℔ pluseurs cirops mag.	24	—	Sirops magistraux.
—	une chopine eaue rose ...	4	—	Eau de Rose.
—	iiij pommes garnates & vj oranges	10	—	Grenades, Oranges.
8 —	demie livre manne grenatte	32	—	Manne en grains, ou en sortes.
—	j quarte consarve de violes	4	—	Conserve de violettes.
—	iiij suppositoires aguisés.	4	—	Suppositoires.
8 —	sedres blans & rouges, spode & fleur de nenufar....................	16	—	Santal blanc et rouge, Spodium, et fleurs de nénuphar.
9 —	une ℔ pluseurs semences froides & roses vermeilles....................	8	—	Semences froides, Roses vermeilles.
—	iiij ℔ sucre blanc........	32	—	Sucre blanc.
—	vj ℔ plus. eaues froides...	18	—	Eaux froides.
—	j clistère mag...........	10	—	Clystère magistral.
10 —	ij ℔ pluseurs cirops mag.	24	—	Sirops magistraux.
—	iiij pommes garnates	8	—	Grenades.
—	iiij suppositoires aguisés.	4	—	Suppositoires.
12 —	une ℔ prunes de Damas.	2	—	Prunes de Damas.
13 —	ij ℔ pluseurs sirops mag.	24	—	Sirops magistraux.
—	vj pommes garnates	12	—	Grenades.
—	j clistere mag...........	10	—	Clystère magistral.
15 —	j ℔ pluseurs sirops mag .	12	—	Sirops magistraux.
16 —	demie livre dyadragant fin.	6	—	Diadragant de Nicolas[4].

(1) Antoine, Monsieur, comte de Rethel, puis duc de Brabant, deuxième fils du duc Philippe le Hardi et de Marguerite de Flandre, né en 1381, marié à Jeanne de Luxembourg, tué à Azincourt.

(2) Arch. de la Côte-d'Or, B, 388.

(3) Les dates et les sommes sont, dans l'original, écrites en chiffres romains. Nous les avons, comme plus haut, p. 55, traduites en chiffres arabes, pour la clarté de l'ensemble. — Se souvenir que l'année commençait à Pâques et que les prix, pour s'exprimer en monnaie actuelle, devront être multipliés par 30 environ. — La colonne de droite contient les dénominations actuelles correspondantes.

(4) Dr DORVEAUX, *L'Antidotaire Nicolas*. Paris, H. Welter, 1896, p. 12.

16 mars,	demie livre penites fines.	6 sols	Pénides (sucreries).
—	ij ℔ prunes de Damas ...	4 —	Prunes de Damas.
18 —	demie once Rubarbe fine.	8 —	Rhubarbe fine.
—	une ℔ pluseurs sirops ...	12 —	Sirops.
—	ij suppositoires aguisés...	4 —	Suppositoires.
20 —	ij ℔ prunes de Damas ...	4 —	Prunes de Damas.
—	une ℔ dyadragant fin	12 —	Diadragant de Nicolas.
21 —	j clistere magistral.......	10 —	Clystère magistral.
—	j livre et demie pluseurs sirops	18 —	Sirops.
—	j quarteron turbith fin ...	4 —	Turbith.
—	demie ℔ penites fines	6 —	Pénides (sucreries).
24 —	une livre penites fines....	12 —	— —
—	demie livre penites fines.	6 —	— —
—	demie livre penites fines.	12 —	— —
—	une livre pluseurs sirops..	12 —	Sirops.
25 —	demie livre manne grenatte..................	32 —	Manne en grains.
—	une medecine laxative ...	6 —	Médecine laxative.
26 —	une ℔ prunes de Damas .	2 —	Prunes de Damas.
27 —	j ℔ pluseurs sirops.......	12 —	Sirops.
—	une once anis laxatif.....	4 —	Anis laxatif.
—	iiij pommes garnates et vj orenges	10 —	Grenades, Oranges.
—	miel rosat	2 —	Miel rosat.
30 —	ij ℔ dyadragant fin	24 —	Diadragant de Nicolas.
—	ij ℔ prunes de Damas	4 —	Prunes de Damas.
31 —	ij ℔ pluseurs sirops mag .	24 —	Sirops magistraux.
1er avr.,	ij emplastres mag........	12 —	Emplâtres magistraux.
2 —	livre & demie pluseurs sirops	18 —	Sirops.
4 —	j conquassement de pluseurs herbes & fleurs...	4 —	Herbes et fleurs concassées.
—	une livre diadragant fin..	12 —	Diadragant de Nicolas.
—	iiij ℔ de sucre blanc	32 —	Sucre blanc.
—	ij suppositoires aguisés..	2 —	Suppositoires.
6 —	une livre et demie de pluseurs sirops...........	18 —	Sirops.
7 —	j sirop laxatif magistral..	16 —	Laxatif magistral.
8 —	ij ℔ prunes de Damas ...	4 —	Prunes de Damas.
—	iiij pommes garnattes....	8 —	Grenades.
10 —	j ℔ dyadragant fin	12 —	Diadragant de Nicolas.
12 —	ij ℔ prunes de Damas ...	4 —	Prunes de Damas.
—	vj oranges	2 —	Oranges.
13 —	j ℔ dyadragant fin	12 —	Diadragant de Nicolas.
14 —	ij suppositoires aguisés...	2 —	Suppositoires.
18 —	viij pommes garnattes ...	16 —	Grenades.
—	pour Jehan Lamban son appoticaire j clistère m .	10 —	Clystère magistral.
19 —	j ℔ diadragant fin	12 —	Diadragant de Nicolas.
—	ij ℔ prunes de Damas ...	4 —	Prunes de Damas.

19 avr.,	ij pommes garnattes & vj oranges............... 6 sols	Grenades, Oranges.
21 —	j sirop laxatif comme l'autre................... 16 —	Sirop laxatif.
—	iiij suppositoires simples. 16 —	Suppositoires simples.
22 —	ij garnattes & vj oranges. 6 —	Grenades, Oranges.
23 —	ij ℔ prunes de Damas ... 4 —	Prunes de Damas.
24 —	j ℔ diadragant fin .... 12 —	Diadragant de Nicolas.
26 —	ij ℔ diadragant fin ...... 24 —	— —
—	iiij ℔ pluseurs sirops .... 48 —	Sirops.
—	ij ℔ pluseurs consarves .. 32 —	Conserves.
—	demie ℔ pluseurs pilules 16 —	Pilules.
—	demie ℔ pluseurs electuaires laxatifs......... 16 —	Electuaires laxatifs.
—	ij ℔ plusieurs emplastres 24 —	Emplâtres.
—	ij ℔ char de coing à sucre. 16 —	Chair de coing confite.
—	ij ℔ prunes de Damas ... 6 —	Prunes de Damas.
—	iiij garnattes & xxv oranges .... 16 —	Grenades, Oranges.
—	pour une bourse à clistère pour son appoticaire[1].. 8 —	

Soit au total, pendant environ une année, 12 fois des sirops, 10 fois des prunes, 9 fois des grenades, 6 fois des oranges, 6 fois des suppositoires, 2 clystères, 4 préparations laxatives, et 8 fois du diadragant.

Nous ne ferons que citer les chirurgiens dont les bons soins se complétaient toujours de la fourniture de leurs « oignements » et les maréchaux qui, à l'écurie, remplissaient le rôle de vétérinaire et à qui l'on payait[2].

Corbeil.   14 déc. 1384. 4 ℔ de liniment et de cumin, la ℔ ij s. viij s.
1 boiste tourmentine[3], 1 boiste diauté[4], demi-quarteron de sanc de dragon.

—   27 — — 2 pintes de liniment pour les chevaux du confesseur..................... viij s.

Noyon.   2 janv. 1385. 1 ℔ de liniment.
1 ℔ de tourmentine.

Beauté-sur-Marne.   4 mars 1385. demie ℔ de liniment, demie ℔ de cumin, 1 ℔ de tormentine, 1 ℔ d'oignemens, 1 once sanc de dragon.

    12 — — 1 ℔ de diauté[4], 1 ℔ de tormentine, 1 ℔ d'uile lorin[5].

    16 — — 2 ℔ de verdegris, 1 ℔ de couperose. iiij onches de sanc de dragon et d'aloens.

---

(1) Arch. de la Côte-d'Or, B, 388.
(2) CANAT DE CHIZY, Marguerite de Flandre. (*Mém. de l'Acad. de Dijon*, t. VII, 1858-1859).
(3) Térébenthine.
(4) Diauté, Dialthea, « Unguent diallée » de l'*Antidotaire Nicolas*, p. 34.
(5) Huile de laurier.

Conflans.	19 mai 1385.	1 boiste d'onguement pour guerir les pieds à ij haquenées de mad....... vj s.
Rouvres, près Dijon.	14 oct. 1385.	xliv pintes de miel à esmieler les chevaux, la pinte xv d. .... lv s.
		xxiv ℔ de linymens et de comin pour faire la dicte esmielure, la ℔ ij s.... xlviij s.
		4 ℔ de venegre, la ℔ ij s. .... viij s.
		1 boiste d'onguement pour les piez de la haguenée de madame .... viij s.
		Pour fleur et bran à faire l'esmieleure dessus dicte.................... .. vj s.
	17 — —	2 ℔ de vinagre..................... iv s.
		1 quart de sanc de dragon........... x s.
Dijon.	24 — 1385.	1 ℔ d'onguement chaut .... vj s. viij d.
		1 ℔ de tourmentine.
		1 ℔ de verdegise.
		demi ℔ de coperost [1].

etc.....

Nous avons vu les ducs acheter à Dijon, à Paris ou au dehors, la plupart des apothicaireries qui leur étaient nécessaires, ne laissant à leurs apothicaires que le soin des manipulations simples et le souci de faire, en temps opportun, les provisions utiles. Leur sollicitude, néanmoins, s'attachait à assurer à la province, la production des matières premières dont l'importance et l'utilité leur semblaient démontrées.

La culture de la lavande, aux jardins du château de Rouvres[2], nous en fournit un exemple. La duchesse devait affectionner cette plante, au parfum si particulier, car, en 1370, elle paya 1 franc pour de la lavande achetée à Paris et envoyée le sixième jour de septembre. Déjà, on s'était rendu compte, à ce moment, que la lavande devait être préparée fraîche, pour donner toute la finesse de son arome, car, l'année suivante, le 4 avril, il est ordonné de payer 7 fr. 1/2 à la femme de maistre Pierre d'Orgemont pour deux queues de lavande, achetées par elle, à Paris, avec plusieurs graines pour planter et semer dans les jardins de Monseigneur à Rouvres. Le port s'éleva à 14 francs, qui furent payés au charretier. Cet essai ne dut pas donner grand résultat, car, le 22 avril 1372, nouvel achat, à Hauberviller de 13 gerbes de lavande pour planter « ès jardins

---

(1) Couperose.

(2) BERNARD PROST, *Inventaires mobiliers et Extrait des Comptes des Ducs de Bourgogne*, tome I, nᵒˢ 1228, 1388, 2296. — M. Bernard Prost ne connaît pas de texte antérieur faisant mention de la lavande, sous ce nom au moins.

de Monseigneur » et de plusieurs semences pour « semer audit jardin ». Par ailleurs, une gratification de 10 francs est octroyée le 24 mai 1371 à un chevaucheur du roi « pour ce qu'il avait aportez, de par la dame de la Rivière, deux coussins de lavande à Madame »[1].

Tant de soins et de persévérance amenèrent le succès désiré, car, plus tard, nous trouvons le calendrier de la culture de la lavande aux jardins de Rouvres[2].

En mars, ce sont des filles occupées à *esboicher* une partie de la lavande; en mai, on donne le second coup; juin amène la maturité; la cueillette des grains se fait vers la Saint-Jean-Baptiste. De fin juin au 1er juillet, il faut cueillir la lavande, la sécher, la froiter, la tamiser, mettre les fleurs en tonneaux. En juillet, après la coupe, on rappareille les plants qui ont été souillés et gâtés. Enfin, en novembre, on détroche et on replante.

On envoyait aussi la lavande en Flandre : « En 1402, un tonnelier avait vendu un poinson (fût) neuf pour mettre des fleurs de cette plante et les envoyer à Arras, par devers Madame. Ce poinson devait être transporté avec le vin; mais les charretiers n'ayant pas attendu que ladite lavande fût amenée de Rouvres, on en fit un envoi particulier par Villemot Matrot, charretier à Dijon.

Outre la lavande, on cultivait l'ysope, la bourrache, la sauge, la pervenche, la violette, les rosiers qui semblent surtout avoir été utilisés pour leurs qualités aromatiques. La préparation des eaux de roses, rouges et blanches, de plantain, de lys et autres employaient plus de onze fourneaux.

C'est ainsi que les Ducs eurent, dans la mesure que leur permettaient les connaissances de l'époque, leurs jardins d'expériences, et peut-être le prélude de nos jardins botaniques.

---

(1) «.... pour iij boisseaulx de lavande et j boisseaul de Roses pour emplir iiij oreillers de soye pour ledit Mgr le Conte (de Nevers), au prix de j f. le boissel, iiij f. — Item pour la façon des ditz oreillers, lesquelz sont brodez de soye et de fin or de Chypre..... pour ce, iiij f. ». — La duchesse achète la même année de quoi faire des oreillers remplis de fin duvet. — Autre dépense de « viij oreillers à y mettre lavande » pour le Duc. 1388 (Arch. de la Côte-d'Or, B, 1471).

(2) Les Jardins du Château de Rouvres (*Mém. de la Société Eduenne*, t. XXII).

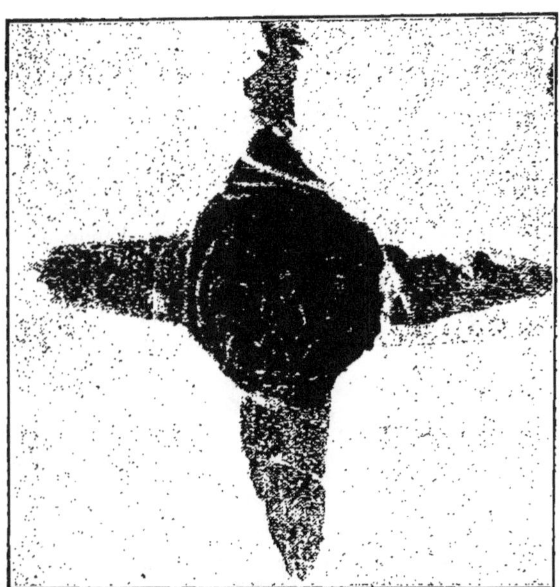

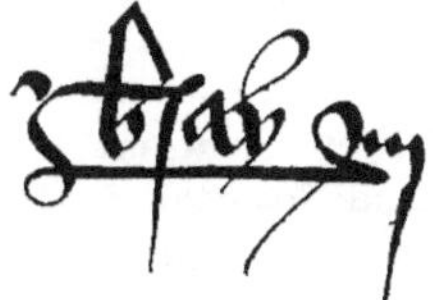

Fig. 3. — Sceau et signature de Barthélemy Le Jay, apothicaire du Duc de Bourgogne
(Arch. de la Côte-d'Or, B, 342). — Voir pages 46 et 49.

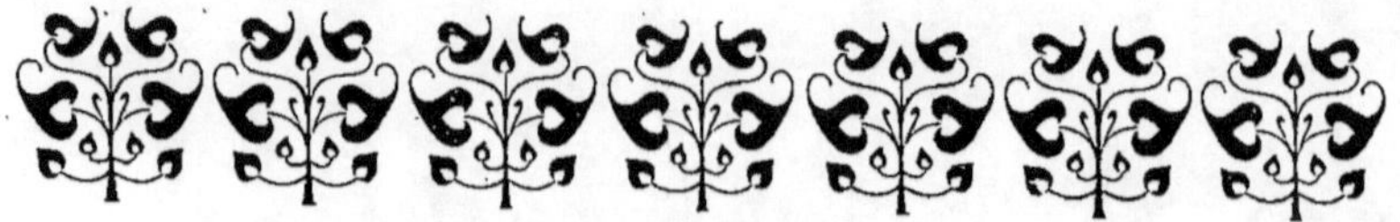

CHAPITRE III

Les Apothicaires des Boutiques

Faits particuliers. — Les Épiciers-vendeurs de remèdes, de 1360 à 1440. — Installation d'un de ces épiciers en 1408. — Contrats d'apprentissage. — Les Apothicaires proprement dits, de 1440 à 1480. — Leur nombre à Dijon. — Leur situation sociale. — Leurs bibliothèques. — Leurs serviteurs. — Les Apothicaires dans les autres villes de la province. — Triacleurs. — Exercice illégal et procès. — Conclusion des deux premières périodes.

En janvier 1391, PHILIPPE BRUNET, de Lyon, apothicaire à Dijon, demeurant chez l'épicier-apothicaire Sancenot, et sans doute son employé, prête 6 francs d'or à un armurier[1].

Le 29 mai 1424, JEAN DE BAR-SUR-AUBE[2], apothicaire, demeurant à Dijon, fait un règlement de compte avec Jean de Chaccy, sire de Cheuges, qui se reconnaît son débiteur pour la somme de 32 liv. et 9 gr., remboursable par moitié, en deux termes : le jour de la Résurrection[3] des deux années suivantes[4].

Gilet de Bonneval, coutelier à Dijon, étant, en 1411, « griefment malade & enferme de son corps », avait mandé François de Manteil, « fisicien, maistre en medecine », pour qu'il vînt le saigner. Mais ce chirurgien, n'ayant pas reconnu la saignée bonne et nécessaire, vu que le malade était en péril de mort, Gilet envoya alors chercher l'apothicaire BLAISE SAUMONET[5], qui exécuta la saignée sans autre prière ; mais « mal en advint », car « grant effusion de sant » se produisit. Sur ces entrefaites, le chirurgien François étant

---

(1) « Guiot le Bergeret, de Money, armurier, demorant à Diion, doit à Philippe Brunnet, de Lyon, apothicaire, demorant à Diion, chiez Sancenot de Brecey, six franz d'or pour cause de prest à lui fait, dont, etc., à paier à la Requeste & volentey dudit créditeur avec touz coux, etc., oblig., etc., Renunce, etc. Tem. : André de Bere, peletier, et Thomassin le Roy, cousturier ». Janvier 1391. (Arch. de la Côte-d'Or, B, 11294, fol. 77).

(2) JEAN DE BAR-SUR-AUBE, apothicaire (1397), épicier (1421, 1424), habitait devant Notre-Dame. (Arch. de Dijon, L, 133 et 152).

(3) A cette époque, jusqu'en 1563, l'année commençait à Pâques.

(4) Arch. de la Côte-d'Or, B, 11376, fol. 26.

(5) Voir note 1, p. 77.

revenu voir son malade, « vit à l'entrée de la chambre d'icelui Gilet plusieurs linceul moult plains de sant », et dit à Gilet qu'il avait mal fait et qu'il ait à se recommander à Dieu, puis s'en alla et ne revint plus le voir. Le sang n'ayant pu être « restraint, le jour après ensuivant au matin », le coutelier trépassa. Sa femme et son beau-père pensèrent que, sans la saignée faite contre leur volonté, le pauvre Gilet aurait encore vécu et ils cherchèrent sans doute querelle à l'apothicaire ou au chirurgien, car ce dernier fit dresser par devant notaire acte de la déclaration des réclamants pour s'en servir à l'occasion (1413)[1].

Comme, en septembre 1426[2],

« Jehan Gourmont, d'Orbes[3], ou conté de Bourg^{ne}, fut venuz en la ville de Diion et illec, à jour de marchié, eust mis et exposé en vente certainne quantité de saffran, lequel ait esté pris et mis en la main de monsieur le maire et de la Justice, par Estienne Berbisey, eschevin... pour ce qu'il lui sembloit que ledit saffran n'estoit bon, loyal, ne souffisant pour vendre ; Et pour savoir la verité de ceste matiere, monditsieur et messieurs les eschevins aient fait veoir et visiter ledit saffran par BLAISE l'appoticaire, Jehan de Champuite, Perreau Estienne dit Perruchot, et par plusieurs autres gens notables aians congnoissance en telle matierc, pour savoir se ledit saffran estoit bon et suffisant pour vendre en bonne ville ; Par lesquelx a esté dit et Rapporté, en leur loialté et conscience, que ledit saffran estoit sophistiqué et mistionné de sucre et d'autres mistions, telles que les quatre livres dudit saffran ne valoient que trois livres ou moins, et que icelli saffran n'estoit bon, loial, ne marchant ; par quoy le peuple estoit desceu et baretez (trompé) ».

La Chambre de Ville, vu ce rapport, ordonna, le 29 septembre, la confiscation de ce safran, et condamna Jean Gourmont à 10 livres d'amende, « Et après, pour ce que ledit Jehan a dit et affermé, sur ce interrogué, qu'il n'avoit point fait la mistion, mais l'avoit acheté en Avignon d'un marchant duquel il ne scet le nom, cuidant (croyant) ledit saffran estrc bon, loial et marchant, et mesmement qu'il.... n'estoit point du mestier et n'y a nulle congnoissance, ains est du mestier de savaterie, comm'il dit, ladite amende luj a esté remise et quittée, et a esté ordonné que ledit saffran demeurra ès mains dudit monsieur le maieur, qui le gardera devers luj ung pol de temps, pour veoir se monsieur le prince (le Duc), duquel ledit Jehan se dit estre homme, en escripra ou non ».

Ce safran fut vendu au profit de la ville, suivant délibération du 11 juillet 1427[4].

LOUIS DE LA COULDRE[5], apothicaire, demeurait à Dijon, en la Verrerie. En 1444, il réclame au sujet de l'impôt, disant que, ne possédant pas de propriétés, il est obligé de louer une maison très cher. Il gagne d'ailleurs si peu dans son métier que ses gains suffisent à peine à payer la moitié de sa loca-

---

(1) Arch. de la Côte-d'Or, B, 11353 : 1404-1423, fol. 121.
(2) Arch. de Dijon, B, 151, fol. 88, v°.
(3) Orbe, actuellement canton de Vaud (Suisse).
(4) Arch. de Dijon, B, 152, fol. 6.
(5) LOUIS DE LA COULDRE, apothicaire, habitait paroisse Notre-Dame, puis paroisse Saint-Pierre, enfin de nouveau paroisse Notre-Dame. — Les notes biographiques feront l'objet d'un travail complémentaire ultérieur.

tion. Quant à l'argent qu'il a emprunté pour son roulement de commerce, il en doit encore la plus grande partie. Il en a prêté à des nécessiteux pendant la « mortalité » et ne peut se le faire rendre[1].

On conçoit aisément que ces doléances, exagérées dans un but intéressé, doivent être ramenées à une conception plus favorable de la situation. L'impôt de 2 fr. 6 d. qu'on réclame à Louis de la Couldre est relativement assez fort et semble indiquer plutôt une bonne condition apparente, sinon réelle. Nous trouvons d'ailleurs des réclamations analogues, appuyées sur les mêmes arguments, faites par GUILLAUME BELLECHOSE[2], apothicaire, en la « parroiche Saint Jehan », le 27 avril 1453[3]; par Nicolas de Saint-Léger, en la « parroiche Nostre-Dame », le 14 avril 1488, etc.... [4].

Ce dernier, NICOLAS DE SAINT-LÉGER[5], se plaint d'avoir, depuis 1476, « perdu la pluspart de son vaillant », à aller chercher ses denrées et autres marchandises « hors du pays, à grans fraiz et despens », à les avoir payées très cher, alors qu'il est obligé de les « bailler à vil marchié et à creance, dont encore après », il n'en peut être payé. Sa part d'imposition est de 10 fr., soit environ 300 fr. de notre monnaie, chiffre qui se passe de commentaires au sujet de ses ressources, estimées par l'administration fiscale d'alors.

AUTUN. — Parmi « les personnes qui ont tenu à ferme et aussi en garde pour Mons. le Duc de Bourgoigne, la Vierye d'Ostun[6] », nous trouvons un certain Jean Pothicaire en 1371 et 1372[7].

En 1397, Enguerrand de Coucy recommande, dans le codicille de son testament, de payer ce qu'il doit à ABRAHAM, *apotecarius et mercator in Bursia*[8].

D'autre part, en 1438, nous voyons désignés comme membres de la Confrérie du Saint-Sacrement d'Autun : « LOYS D'ARBOIS, apothicaire, Ysabel, sa femme, Marguerite, sœur dudit Loys », à côté de médecins et de barbiers[9].

Vers la même époque, NICOLAS DU MONT était apothicaire à Autun et possédait en commun avec Mᵉ Jean le Lyèvre, médecin, un curtil et jardin situé et assis sur les fossés de la ville du Chastel. Il était mort en 1484, car, dans un bail de cette date, il est désigné sous le nom de feu Nicolas du Mont[10].

---

(1) Arch. de Dijon, L, 643.

(2) GUILLAUME BELLECHOSE, apothicaire, grande rue Saint-Jean (derniers numéros impairs de la rue Bossuet actuelle).

(3) Arch. de Dijon, L, 649.

(4)   —   —   L, 668.

(5) NICOLAS DE SAINT-LÉGER, apothicaire, rue du Bourg, 5ᵉ ou 6ᵉ maison, comptées à partir de la rue des Forges, côté droit.

(6) Viérye, Viérie. — On appelait ainsi la mairie d'Autun, dont le titulaire, sous le nom de Vierg (*Vigerius*), joignait anciennement à sa qualité d'officier municipal celle de représentant du duc pour la levée des droits et redevances à percevoir dans l'étendue de sa juridiction.

(7) Comptes de la Viérie d'Autun, 1433-1439. (*Mém. de la Société Éduenne*, t. V, p. 235).

(8) A. DE CHARMASSE, *Cartulaire de l'Église d'Autun*, Autun, 1900, 3ᵉ partie, CCI.

(9) La confrérie du Saint-Sacrement d'Autun. (*Mém. de la Soc. Éduenne*, t. XII, p. 352).

(10) Les origines du régime municipal à Autun. (*Mém. de la Soc. Éd.*, t. VIII, p. 266).

BEAUNE. — En 1452, ANCEAUL ARMET exerçait la profession d'apothicaire.
Lors des troubles suscités par l'élection d'un maire, l'un des compétiteurs,
Pierre Clémence, s'était échappé à la vue du désordre et était allé se cacher
chez son ami, l'apothicaire Armet. La populace découvrit sa retraite et trouva
Pierre blotti dans le laboratoire : « Maitre Pierre, dit le chef de la bande,
vous serez notre maire ! — Non, non, répond-il, point ne le serai. — Si, si,
crient les furieux, vous serez notre maire » et, s'emparant de lui, ils l'emmè-
nent et le traînent jusqu'à l'hôtel de ville où il y eut un semblant d'installation [1].

En 1480, JEAN CHOUART, apothicaire, demeurait à Beaune sur le pont aux
Chièvres, actuellement place Fleury, dans une maison appartenant alors à
l'hôpital [2]. A signaler aussi JOFFROY SALE, apothicaire à Beaune en 1478 [3].

SEMUR-EN-AUXOIS. — Nous avons vu « VINCENT DUCHÉ, apothicaire », vendre
« oignemenz, plastres et electuaires » en 1372-1374 [4]; tandis que d'autres
apothicaires, « Micheaul et Estienne de Mauslain », vendaient des « torches,
chandelles de cire, etc. », en 1386-1388 [5].

Il était utile de signaler ces faits divers, pour donner quelques idées particulières des apothicaires des boutiques. Mais
leur diversité même ne saurait nous permettre des généralités,
et c'est grâce aux listes de dénombrement d'alors qu'il nous
a été possible d'établir les considérations suivantes.

Les villes secondaires de la province ne fournissent pas de
suffisants renseignements, et tout porte à supposer que l'exercice de la pharmacie y est le plus souvent rempli par l'apothicaire. Celui-ci ajoute à la vente des remèdes, le commerce des
cierges, des confitures, des épices, etc.... C'est un simple
marchand, uniquement commerçant, préoccupé surtout du
bénéfice, légitime il est vrai, que doit lui procurer la vente
de ses produits.

A Dijon, la ville la plus importante du duché, il nous est plus
facile de suivre l'évolution de la vente du remède. Grâce à des
statistiques, aussi complètes que le permettent les documents
que nous avons en main, une remarque singulière semble
dominer toute cette période :

Avant 1340 environ, le mot apothicaire est assez communément employé. Vers 1360, il disparaît de façon presque
complète et fait place au mot épicier. De 1360 à 1440, l'appel-

---

(1) ROSSIGNOL, *Histoire de Beaune*. Beaune, 1854, p. 314.
(2) BIGARNE, Armorial des Apothicaires de Beaune. (*Revue nobiliaire*, 1875).
(3) Arch. de Beaune, carton 14, cote 37.
(4) Voir p. 54, note 1.
(5) Arch. de la Côte-d'Or, B, 2775. — 25 septembre 1386, 2 mars 1387, 26 février 1388.

lation d'épicier semble la seule adoptée, ayant absorbé ou supplanté celle d'apothicaire, à quelques exceptions près. L'apothicaire ne reparaît régulièrement qu'en 1450 pour se multiplier peu à peu.

Ceci nous a conduit à diviser notre étude sur Dijon, en trois paragraphes, qui, en réalité, ne présentent pas de scission brusque, mais d'insensibles transitions, — paragraphes ayant pour titres : « Les Apothicaires-droguistes du XIIIᵉ siècle à 1360 », « Les Épiciers-vendeurs de remèdes de 1360 à 1440 », « Les Apothicaires proprement dits de 1440 à 1480 ».

Les apothicaires-droguistes ayant été traités dans un des chapitres précédents, nous passons immédiatement à un autre paragraphe.

§ 1. — Les Épiciers-vendeurs de remèdes, de 1360 à 1440

Épices et apothicaireries semblent, à cette époque, être nettement différenciées : les épices sont les condiments nécessaires d'une alimentation grossière, les apothicaireries sont les drogues ou matières premières destinées à la confection des remèdes. Quant aux autres produits : eaux aromatiques, sucreries, graisses, cires, etc., ils bénéficient arbitrairement de l'une ou l'autre appellation.

Il n'en est pas de même des épiciers et des apothicaires qui, au contraire, prêtent à la confusion, selon que, indistinctement vendeurs d'épices et d'apothicaireries, ils débitent de préférence les unes ou les autres, ou encore simplement jugent plus avantageux ou plus recommandable de se qualifier d'apothicaire ou d'épicier. Le plus curieux précisément est de remarquer que ces deux dénominations ne se côtoient ni ne se confondent, mais apparaissent plutôt comme se succédant alternativement.

Ainsi Guichard, Aimonin Longin, Vincent Ogier sont apothicaires vers 1300, Jacques de Trochères, en 1345, est encore apothicaire, mais plus tard, il est appelé épicier. Guiéniot, le marchand d'apothicaireries, est, en 1347, épicier. Les fournisseurs des apothicaires des ducs sont épiciers, tel

Sancenot[1], l'un des principaux, ainsi que son fils Pierre et le successeur de ce dernier, Guillaume le Fort[2] ; et cependant, par les inventaires de leurs biens[3], faits en 1408 et 1439[4], nous les voyons presque exclusivement vendeurs de remèdes. Tous les articles de ces inventaires pourraient en effet trouver place dans nos officines modernes, sans appeler aucunement l'idée d'une épicerie.

Sancenot[5] habitait rue au Change, à côté d'Et. Berbisey[6], un autre épicier de genre différent. Son installation était une des plus importantes, et sa situation de fortune le place dans la classe aisée des gros négociants de l'époque. La dot de 1.000 francs d'or, donnée par la veuve de Sancenot à son fils Pierre, représente en effet plus de 30.000 francs de notre monnaie actuelle. De plus, l'inventaire de Guillaume le Fort, gendre et successeur de Pierre Sancenot, où se trouve détaillée, en 1439[7], la fortune relativement considérable de cet épicier, nous permet d'affirmer que le commerce des drogues pharmaceutiques et des épices était florissant et rémunérateur.

Les « ouvreurs » et « boutiques » des épiciers-vendeurs de

---

(1) SANCENOT DE BRECEY, ou Sancenot l'épicier, habitait rue au Change, près la porte aux Lions (1380-1408).

MARGUERITE, sa veuve, continue le commerce après sa mort.

PIERRE SANCENOT, fils des précédents, épicier, succède à son père en 1410 ; mort vers 1421.

MARGUERITE, sa mère, reprend son commerce (1422-1429).

GUILLAUME LE FORT, épicier, mari de Agnès, fille de Pierre Sancenot, leur succède. Guillaume le Fort mourut en 1439 ; il était fils de Guillaume le Fort, d'Autun, et frère de Guillemette, mariée à Girard Marchandot, tous deux membres de la Confrérie du Saint-Sacrement d'Autun. (*Mém. de la Société Éduenne*, t. XII, p. 352).

JEAN LE COMPASSEUR, épicier, tuteur de Drouhin le Fort, fils de Guillaume le Fort, remplace ce dernier. Drouhin le Fort s'établit plus tard chaussetier, même rue.

(2) Voir note 1 ci-dessus.

(3) Ces inventaires et d'autres feront, avec les notes biographiques, l'objet d'un travail complémentaire.

(4) Dr DORVEAUX, Inventaire du mobilier de feu Guillaume le Fort, jadis apothicaire à Dijon. 1439. (*Bulletin de la Société des Pharmaciens de la Côte-d'Or*, nr 10).

(5) Voir note 1 ci-dessus.

(6) Étienne Berbisey était, en 1408, marchand de « harens, verjus » et autres choses qu'il fournissait notamment à la maison ducale. Il habitait la paroisse Notre-Dame et était marié avec Marguerite, fille de Guiot Poissonier, bourgeois de Dijon. Son fils aîné, Étienne Berbisey, deuxième du nom, fut mayeur de Dijon et joua un rôle important à l'avènement de Louis XI au duché de Bourgogne. (J. D'ARBAUMONT, Mémoire sur les origines de la famille Berbisey. *Mém. de la Commission des Antiquités de la Côte-d'Or*, t. VI, p. 39). — Voir aussi note 1, page suivante.

(7) Voir note 4 ci-dessus.

remèdes sont presque tous installés rue au Change[1], la rue commerçante du Dijon d'alors, et il est curieux de décrire l'installation de l'un d'eux. Sancenot, en 1408, va encore ici nous servir d'exemple[2] :

En bas, le rez-de-chaussée comportait « l'ouvreur », la « boticle », la cuisine, la garde-robe, une grande chambre ; en haut, deux chambres et une petite, soit au total, sans compter le cellier, huit pièces.

L' « ouvreur », ouvrant sur la rue, semble particulièrement affecté au service du détail et aux livraisons directes à la

---

(1)   LISTE DES HABITANTS DE LA RUE AU CHANGE, EN 1419,
                    actuellement rue des Forges.
        La partie occidentale de cette rue portait déjà le nom « ès Forges ».

1419. — Cherche des feux de la paroisse Notre-Dame, donnant les noms des propriétaires et locataires des maisons de cette paroisse et indiquant les charges et revenus de plusieurs de ces immeubles. (Arch. de Dijon, L, 172, fol. 12 et suivants).

Côté nord de la rue des Forges, en commençant par l'angle de la rue devant Notre-Dame.

Guillemot Pointeret.
Aubert le mercier, maison dudit Guillemot.
Jehannin le mercier....
L'ostel out est l'esniay et aïeul de Esthienne BERBISEY.
Esthienne Marinet, mercier.
Esthienne Chambellant, drapier.
Guillaume le brodeur, et tient sa maison de louaige de Parisot Clement, espicier, et en paie par an vj frans....
JEHAN LESCOT, espicier, et tient sa maison à louaige de messire Jehan de Saulx, chevalier, et en paie par an xxij frans. Et a environ ij jornalx de vingne en la banleue de Diion avec son ovreur et non plux.
GUIOT POISSENIER (épicier, marchand d'apothicaireries).
GUILLAUME DE VANDENESSE (épicier).
Jehan Josef (chaussetier)....
Jehan Guiotot, custurier, et tient sa maison de louaige de Jehan Josef et en paie par an vij frans et n'a aucungz heritaiges ne autre chose que son ovreur.
BLAISE SAULMONET, apothiquerre, et tient sa maison de cense des sign. de la Chapelle et en paie vij frans de Cense, et a environ iij jornalx de vingne qu'il doivent viij sols de Cense à Saint-Nycholas, et n'a autre chose que son ovreur.
Regnault le tailleur....
Jehan de Gray....

(Angle actuel de la rue des Forges et de la place François-Rude.)

Côté sud de la rue des Forges, en partie occupé actuellement par le Palais des États (salle de Flore).

Jardin des Ducs.
....
Jehan le Blanc, custurier....
Jehan Bisot, notaire, et tient sa maison de Cense de Jacote, femme feu maistre Jaques le phisicien, et en paie de cense vj frans.
Jehan de Freres, mercier....
Girart de la Noue et sa femme....
PIERRE SANCENOT et sa mère, et ne doit riens leur maison, et ont ovreur, marchendises et dez vingnes.
ESTHIENNE BERBISEY et sa mère (épiciers).
Jehan Faivre, mercier, et tient sa maison de louaige de maistre Jehan Julyot pour vj frans par an, et n'ont aucungz héritaige.
Guillaume Mandeguerre, custurier, et tient sa maison de louaige de maistre Jehan Julyot.... x escuz, et n'a aucungz héritaiges.
L'ostel qu'il fut à feu Jehan Bourgeoise que tient à louaige d'Orainges.
Maistre Jehan Julyot (conseiller du Duc) et sa femme, qui fut femme Jehan Henryet.

(Rue Porte-aux-Lions.)

(2) Arch. de la Côte-d'Or, B, 11364.

clientèle. Son aménagement est assez complet : une armoire, un « trône », deux « arches », trois lourds mortiers de métal avec deux « petaul », huit balances et leurs poids, une romaine, trois tamis, cinq rames de papier à envelopper, tandis que, tout à l'entour, se répartissent dans les boîtes à mettre « espoticaries », dans les pots de damas, dans les pintes d'étain : 30 livres d'onguents variés, près de 400 livres d'huiles diverses, 250 livres de sirops et quantité d'électuaires et de drogues.

La « boticle », qui paraît consacrée spécialement aux quantités les plus fortes, renferme en outre le coton et les herbes indigènes. C'est, en quelque sorte, le magasin de réserve et des gros approvisionnements. Les produits qui y sont déposés représentent en effet une valeur trois fois plus grande que la totalité des petits articles et du matériel de « l'ouvreur ».

Et, lorsque l'importance de ses affaires le nécessitait, l'épicier se faisait aider, dans son commerce, par un apprenti ou par un simple serviteur[1]. Des contrats notariés vont nous permettre de pénétrer plus avant dans cette vie professionnelle, et de voir, notamment, le jeune débutant se mettre à l'œuvre dans l'art d'épicerie et d'apothicairie.

Jacquemin, fils de Pernot le Grand, de Maranduel, se commande pour trois ans à Oudot de Selongey, épicier, demeurant à Dijon, pour le servir bien et loyalement en l'art d'épicerie et d'apothicairie et en toutes besognes licites et honnêtes. Oudot est tenu de lui fournir la nourriture, le vêtement, la chaussure, à l'exception des draps et du linge, et s'engage en outre à lui apprendre, de tout son pouvoir, l'art d'épicerie et d'apothicairie[2]. — 1383.

---

(1) Voir p. 65 : Philippe Brunet.

(2) « Jaquemin, filz Perrenot le Grant, de Maranduel, de la licence de son pere, etc., se commande, dois la date de ces lettres, jusques à trois ans continuels suigans & advenir, à Oudot de Selongey, demorant à Diion, espicier, pour ledit Oudot servir bien et leaulment, en l'ar d'espisserie & d'espoticharie et en toutes ces autres besoingnes liccites & honestez le dit terme durant, faire le profit dudit Oudot & eschevir son dommaige de tout son povoir, etc. Et pour ce, ledit Oudot sera tenuz, le dit terme durant, de luj administrer vivre de boiche, vesture, chauseure & toutes ces autres neccacité, selon l'estat de sa personne, excepté drap, linges, & luj introdure en l'ar d'espiserie & d'espoticharie de tout son povoir; promet le dit Jaquemin, de l'autorité que dessus, le dit terme acomplir bien & leaulment et ou cas que il auroit aucun deffault, le dit Jaquemin & ses pariez (consorts) seroient tenuz de Restituer audit Oudot, toux dommaiges qu'il il pouroit avoir, pour default du dit terme non acomplit, etc., Tesmoings : Demoigeot Quillot, de Curtavoul, clerc, et Jehannot de Maranduel, demorant à Diion, custurier, le xxiijᵉ jour d'avril mccc iiijˣˣ & trois, le Jeudi, jour de saint George. » 23 avril 1383. (Arch. de la Côte-d'Or, B, 11282, fol. 39, vᵉ).

Jean Bonvalot[1], de Dijon, clerc, se commande pour quatre ans à Jean de Bar-sur-Aube[2], épicier à Dijon, pour un service analogue au précédent[3]. — 1399.

Vacelin, fils de Jean de Bretenières, bourgeois de Dijon, se commande à Jean de Vandenesse[4], épicier à Dijon, pour sept ans[5]. Celui-ci s'engage à lui montrer le métier d'épicerie et d'apothicairie. — 1402.

Ce Jean de Bretenières, ou son homonyme, était apothicaire à Dijon en 1398, 1401[6].

On voit que ces apprentis appartenaient à une classe assez élevée, et que leur apprentissage, variable de durée, était pour eux gratuit. Il n'en est pas de même pour les domestiques quelconques, et nous pouvons, par comparaison en donner l'exemple suivant :

Le 25 août 1401, Jeannotte, fille de Jean Pinot, de Rouvres près Dijon, âgée de huit ans, se loue pour huit années à Jean Lescot[7], apothicaire, demeurant à Dijon, aux conditions suivantes : Lescot devra la soigner, la nourrir, la vêtir, la chausser et la pourvoir de tout ce qui sera nécessaire, suivant son état, et à la fin des huit années, il lui donnera dix francs d'or du coin. Jeannotte promet, par son père, de servir bien et loyalement son

---

(1) JEAN BONVALOT, plus tard épicier, habitait rue du Bourg (entre la rue Dauphine et la rue Piron actuelles). 1419. (Arch. de Dijon, L, 172).

(2) Voir note 2, p. 65.

(3) « Jehan Bon vallot, de Diion, clerc, se commande pour le terme de quatre ans, commancent à la feste de l'Assumpcion Nostre Dame, prochenement venant, & après continuellement suigant, avec Jehan de Bar-sur-Aube, de Diion, espicier, pour lui servir, etc., en la maniere qui s'ensuit, c'est assavoir : que pour ce que le dis Jehan sera tenuz de le tenir en son hostel, en lui administrant vivre de bouche & chaussure de chausses & de solers, tant seulement, & lui bien & diligemment jnstruire ou mestier d'espicerie, de appotecarie & autres tuichans le dit mestier; pour ce li dis Bon vallot promet, etc., restituer, etc., oblige biens & corps, etc., Renunce, etc.; tesmoings : Pierre Pigneaul, Estienne Plathot, Desiré Regné, tonnellier, & Hugues, le tixerant, de Peseul. » Août 1399. (Arch. de la Côte-d'Or, B, 11317, fol. 212).

(4) JEAN DE VANDENESSE, épicier, habitait grande rue Saint-Jean (rue Bossuet), 1402, 1438. (Arch. de Dijon, L, 178; Arch. de la Côte-d'Or, B, 11318, fol. 44 et G, 402).

(5) « Vacelin, filz Jehan de Breteneres, bourgeois de Diion, de l'autorité, etc., se commande & afferme dès maintenent jusques à la feste de la Nativité S' Jehan-Baptiste prochenement venant, & dès la ditte feste en sept ans après continuellement suigant, avec Jehan de Vandenesse, espicier, demorant à Diion, present, etc., en lui administrant toutes ses neccessités, vivre de bouche, etc., selon son estat, excepté draps, linges, & lui bien & lealement monstrer le mestier de espicerie, appothecarie & autres choses tuichans icellui & escripre de son povoir; pour ce, le dis promect servir, etc., & ne se pourra departir, etc., Restituer, etc., oblige biens & corps, Renunce, etc.; (tesm.) : Richart Lombart, de Diion, & Nicolas Chermot. » Octobre 1402. (Arch. de la Côte-d'Or, B, 11318, fol. 44.)

(6) « Jehan de Bretenere, apoticaire, sur une maison essituée en la rue des Petits Champs, emprès la maison et mes (meix) Jehan Dombe, aquise de Hugues Grain d'Ourge et Jehan Juliot pour l'aniversaire Monsieur Thery le Bourgoignon, curé de Fontaines, doit à ce terme, de cense.... j franc. » Saint-Jean-Baptiste 1398. (Arch. de la Côte-d'Or, G, 465, fol. 12, v°). Id. 1401. (Arch. de la Côte-d'Or, G, 466, fol. 40, v°).

(7) JEAN LESCOT, épicier, rue au Change (1401, 1421). — Voir note 1, p. 71.

maître et sa femme en toutes besognes licites, de leur obéir et de garder leur honneur [1].

Ainsi donc, vers 1400, la pharmacie à Dijon paraît d'une manière générale être noyée dans cette épicerie de luxe, exploitée par de riches et notables commerçants. Si, de temps en temps, on parle d'apothicaire, c'est incidemment ou encore en second lieu, ou enfin quand il n'est pas possible de faire autrement. Le monde officiel ignore même complètement l'apothicaire, et à lire les noms des échevins commis à l'inspection des métiers, on va pouvoir suivre la transition qui s'opère et prépare notre dernier paragraphe.

Délibérations de la Chambre de Ville de Dijon, de 1436 à 1442, où furent « ordonnez et instituez les commis sur la visitacion » des métiers, états, et charges de la ville :

1436. — *Espicerie* [2] *:*
Perreaul Tourchon [3], Joffroy le Maire [4], Estienne Berthot, Girart Labouquey [5].

1437. — *Espicerie* [6] *:*
Perreau Tourchon, Joffroy le Maire, Estiennot Berthot, Jehan Bourgois [7]. Michelet de Bar-sur-Aube [8].

---

(1) « L'an dessus dit (1401), le xxv° Jour dudit mois, Jehannote, fille de Jehan Pinot, de Rovre, aagée de viij ans ou environ, de l'autorité, etc., de son dit pere, etc., Recongnoist, etc., que elle se commende, alloue & afferme à Jehan Lescot, apotiquaire, demourant à Dijon, dès maintenant, jusques au terme & en la fin de huit ans prouchains aprés & continuelment ensuivant & avenir, pour servir lui & sa femme / Parmj ce que ledit Jehan, son maistre, est & sera tenuz, le dit terme durant, de lui soignier & administrer boire, mengier, vestir, chaucier & toutes ses autres neccessitez convenables, selon son estat & la faculté des biens de son dit maistre / Et en la fin desdites années, son dit maistre lui rendra & paiera, pour son dit service et sallaire, la somme de dix frans d'or du coing, etc., Par accort sur ce fait, entre son dit maistre d'une part et le dit Jehan Pinot & elle d'autre. Dont, etc. Pour quoy la ditte Jehannote, de l'autorité, etc., doit et est tenue & a promis par son serment, etc., son dit maistre & sa femme bien & loyalment servir.... Obeir à eulx & à leurs commendemans licites, garder leur honneur & prouffit & eschevir leur deshonneur & dommaige en tout & par tout là où elle le pourra savoir, sans soy en departir pour autre servir le dit terme durant, Se ce n'est par la coulpe de son dit maistre ou maistresse.... Tesmoings : Anthoine Darbignon, maçon, & Symon Perrot, de Rovre, clerc, tous demourans à Dijon. » 25 août 1401. (Arch. de la Côte-d'Or, B, 11350, fol. 58).

(2) Arch. de Dijon, B, 155, fol. 4, v°.

(3) Perreau Tourchon, épicier, paroisse Saint-Philibert, rue Gauche (rue Crébillon); 1431, 1438. (Arch. de Dijon, L, 178).

(4) Joffroy le Maire, épicier, rue du Bourg (à l'angle de la rue dés Forges); 1431, 1443. (Arch. de Dijon, L, 155, 178).

(5) Girard Labouquey, épicier, paroisse Saint-Nicolas, rue au Comte (rue d'Assas, de la rue Vannerie à la rue J.-J.-Rousseau); 1431, 1440. (Arch. de Dijon, L, 178).

(6) Arch. de Dijon, B, 155, fol. 47, v°.

(7) Jean Bourgeois, apothicaire, épicier, marchand, fils de Jean Bourgeois, le maçon, paroisse Saint-Médard, rue de la Portelle du Bourg (rue Amiral-Roussin); 1419, 1453. (Arch. de Dijon, L, 123, 133, 152; Arch. de la Côte-d'Or, G, 479, 482, 497).

(8) Michelet de Bar-sur-Aube, épicier, probablement fils de Jean de Bar-sur-Aube, demeurait devant Notre-Dame; 1430, 1437. (Arch. de Dijon, L, 122, 134). — Voir note 2, p. 65.

1438. — *Espicerie* [1] :

Perreaul Tourchon, Joffroy le Maire, Estiennot Berthot, Jehan Bourgois, Jehan de Vendenesse [2].

1440. — *Espicerie* [3] :

Girard Labouquet, Jehan Perruchot [4], Jehan Rabustel, Jehan Bourgois, Jehan Verne.

1441. — *Espicerie* et *Appothicarie* [5] :

Lucot de Bretenières, Jehan Perruchot, Jehan Rabustel, Jehan Bourgois, Jehan la Verne, Mᵉ Jehan Convert, Colin Malart.

1442. — *Espisserie, Appoticarie* et *Estassonnerie* [6] :

Guillemin le Jeusne [7], Jehan Perruchot, Jehan Rabustel, Jehan Bourgois, eschevin, Jehan la Verne, Mᵉ Jehan Convert, Colin Malart.

Avant ou après ces dates, les autres listes sont analogues, soit à celle de 1436, soit à celle de 1442.

Il suffit de remarquer qu'antérieurement à 1441, l'apothicairie est complètement entre les mains des épiciers, tandis qu'en 1441 et 1442, elle commence à se différencier [8]. Comme en général le monde officiel suit plutôt qu'il ne précède les mouvements commerciaux ou sociaux, il est à présumer que cette liste de 1441 est plutôt l'indication du fait accompli, et qu'à cette date la différenciation de l'apothicairie et de l'épicerie était pratiquement réalisée, tout en restant, l'une et l'autre, associées dans les mêmes mains. Ceci nous explique aussi pourquoi les noms des apothicaires des Ducs, que nous avons retrouvés nombreux à la fin du xivᵉ siècle, diminuent de nombre au début du xvᵉ, pour disparaître presque à partir de 1440. Le pouvoir souverain, essentiellement conservateur, gardait devers lui, plus encore que le monde officiel, ce souvenir d'un nom abandonné, à ce moment, par la masse du peuple.

---

(1) Arch. de Dijon, B, 155, fol. 94.

(2) Voir note 4, p. 73.

(3) Arch. de Dijon, B, 156, fol. 38.

(4) JEAN ÉTIENNE, dit PERRUCHOT, épicier, apothicaire, fils de Perreau Étienne, succède à ce dernier. Il habitait paroisse Saint-Nicolas, rue au Comte (rue d'Assas, de la rue Vannerie à la rue J.-J. Rousseau); 1436, 1485. (Arch. de Dijon, L, 121 à 123, 130, 131, 156, 161; K, 137; Arch. de la Côte-d'Or, B, 11380, fol. 150).

(5) Arch. de Dijon, B, 156, fol. 79, vᵒ.

(6) —   —   B, 156, fol. 123, vᵒ.

(7) GUILLEMIN LE JEUNE, épicier, apothicaire, paroisse Notre-Dame, rue au Change, à côté de Guillaume le Fort (voir p. 70, note 1); 1436, 1467, (Arch. de Dijon, L, 121 à 123, 130, 156; G, 79 et H, 16).

(8) A citer encore : DENISOT TARTARIN, l'apothicaire de Dijon, que l'on trouve en 1416 fournissant aux Ducs « douze cens de fin or double renforcié qu'il a fait venir de Paris ». Ce Tartarin ne se trouve pas ailleurs que dans les comptes des Ducs, sous ce qualificatif d'apothicaire. (Arch. de la Côte-d'Or, B, 1588, fol. 222).

Il était dans son rôle pondérateur en atténuant et en retardant cette transformation dans les habitudes commerciales.

§ 2. — Les Apothicaires proprement dits, de 1440 à 1480

Tous les épiciers n'étaient pas des vendeurs de drogues ou de remèdes, et certains d'entre eux préféraient, au débit de ces produits, celui des fruits étrangers, des poissons et des estassonneries. Ces dernières, qui comprenaient les cires et les graisses, se complétaient souvent des articles en cuir et même de menus objets d'habillement. A côté, bon nombre de marchands quelconques ajoutaient, à la vente des marchandises les plus variées, quelques drogues simples et même des électuaires courants. Tels sont, sans tenir compte des situations intermédiaires, les renseignements les plus frappants tirés des inventaires à ces dates.

Tous ces commerçants, on le conçoit dès lors, pouvaient être fort différents, bien que désignés sous le même nom, et par contre des appellations, tout autant différentes, pouvaient très bien couvrir la vente des mêmes produits.

Aussi, à travers ce dédale, nous bornerons-nous à suivre les seuls marchands particulièrement adonnés au commerce des drogues pharmaceutiques, marchands généralement désignés, à partir de 1440, sous le nom d'apothicaires.

Ici une statistique s'impose. Quel était à Dijon le nombre de ces apothicaires ?

De 1419 à 1440	1 seul apothicaire	
En 1441	3 apothicaires (environ)	
De 1445 à 1449	4 —	—
De 1452 à 1464	5 à 6 —	—
En 1472	9 —	—
En 1475	12 —	—
En 1478	12 —	—
De 1478 à 1490	10 —	—

Ainsi ce nombre s'accroît par deux bonds successifs pour atteindre un maximum vers 1475. Puis un léger fléchissement le ramène à une moyenne quelque peu stationnaire.

Disons qu'à ce moment la population de Dijon était de

12.000 à 13.000 habitants, sauf en 1431, où l'on remarque un chiffre plus bas.

Les épiciers et les estassonniers, un peu plus nombreux, n'avaient pas suivi une aussi rapide progression, et il est à remarquer que le développement du nombre des apothicaires avait nécessairement causé une assez forte déperdition au chiffre des épiciers, vers 1450.

L'apothicaire, qui seul, à l'encontre de ses collègues, s'affirme franchement en cette qualité, en 1419, à la suite de la disparition presque complète du nom d'apothicaire, était Blaise Saumonet[1]; nous constatons ce fait dans le plus grand nombre des pièces qui le concernent. Sa situation était florissante, car, parmi les impositions, il est chargé d'une des plus lourdes cotes. Il était aussi fort considéré, car nous le voyons, en compagnie de « gens notables » et d'épiciers, qu'il semble dominer en raison de son âge ou de ses capacités, procéder à la visite d'un safran déloyal. N'oublions pas que cette drogue était l'une des plus sujettes à la fraude et que tout un arsenal de règlements avait été édicté pour protéger le safran loyal et marchand.

Blaise Saumonet habitait « ès Forges », paroisse Notre-Dame, à l'extrémité occidentale de la rue au Change, aujourd'hui rue des Forges, près le n° 60.

Son fils, Amyot Salmonet[2], lui succéda en 1428 et, comme ses collègues, prit le nom d'épicier, mais les traditions pater-

---

(1) BLAISE SAULMONET, ou BLAISE L'APOTHICAIRE; 1409, 1426. (Arch. de Dijon, B, 151, fol. 88, v°; H, 15 et 56; L, 122, 152, 172 et 173). — Voir note 1, p. 71.

AMYOT BLAISE, ou AMYOT SAUCONNET, ou AMYOT SALMONET, dit BLAISE, fils du précédent, lui succède vers 1429; 1429, 1482. (Arch. de Dijon, H, 15 et 16; L, 118, 120 à 123, 130, 133, 134, 161, 172, 174, 175, 178 et 184). Il tenait, à titre de cens, de feu Blaise, son père, une vigne de 2 journeaux 3 quartiers, sise « en Grand Champ Regnault », plus une autre vers Fontaine, au lieu dit « en Bonne Mere », sans compter d'autres parcelles. (Arch. de la Côte-d'Or, G, 497, fol. 128, v°, Toussaint 1454). Il avait aussi un jardin, peut-être attenant à sa maison, car, en 1464, nous voyons ce jardin être le sujet d'une affaire assez retentissante : « Humbert de Bretigny et deux autres compaignons », ayant « coppé certains arbres nommés amandeliers du jardin dudit Amiot, » étaient détenus aux prisons de la ville. La justice de l'Évêque de Langres, les ayant réclamés comme clercs, Amyot « emit appellation en la Cour souveraine de France ». Les choses s'envenimèrent et l'Évêché de Langres se vit demander l'excommunication du Mayeur de Dijon et de son procureur. Un certain nombre de délibérations de la Chambre de ville sont consacrées à cette affaire. (Arch. de Dijon, B, 161, fol. 178 et suivants),

(2) Voir note 1, ci-dessus.

nelles et les nouvelles circonstances finirent, après quelques
vicissitudes, par l'emporter. Amyot fut définitivement apothicaire de 1452 jusqu'à sa mort, en 1482.

Lors de la cherche des feux de 1449, cet apothicaire fut
imposé à 12 francs, ce qui représentait le 1/125e de l'impôt
total, alors que la moyenne des cotes était un peu inférieure
à 1 franc (exactement les 3/5[1]).

Amyot, grâce à sa situation de fortune, avait su se composer
une riche collection[2] de 46 livres et manuscrits, sans compter
« pluseurs autres vielz papiers esquelx sont escriptes pluseurs
receptes de pluseurs medicins, Lesquelx papiers ont estés mis
en une barille de sappin[3] ». Nous retrouvons, dans cette
collection, la profonde empreinte des idées arabes importées
dans nos pays et dans le bassin du Rhône, à une époque
assez reculée.

Guillaume le Fort ne possédait en 1439, soit quarante-trois
ans plus tôt, que 4 ouvrages seulement[4], et son prédécesseur
Sancenot, en 1408, aucun livre inventorié. C'est dire que la
transformation qui s'était opérée, n'avait pas apporté un
simple changement d'étiquette : les apothicaires proprement
dits du xve siècle se livraient à des travaux intellectuels actifs,
et à des études médicales bien éloignées du simple souci des
échanges commerciaux des droguistes du xiiie siècle.

Signalons, parmi les plus anciens de ces apothicaires proprement dits, Louis la Couldre, le plus pharmacien de tous,
quant à son approvisionnement; et, par opposition, Nicolas de
Saint-Léger, le droguiste encore adonné aux voyages en pays

---

(1) 1449. — Impôt de 1500 fr., environ 2500 cotes.
        Cotes de divers habitants :
Sans profession : de 6 fr. à 13 fr. 1/2.
Amyot Blaise : 12 fr. — Jean Estienne, dit Perruchot, épicier : 3 fr. — Loys la
Couldre, apothicaire : 6 gros.
Un potier d'étain : 20 gros. — Un boulanger : 17 gros à 2 fr. — Un boucher : 2 fr.
Un barbier : 8 gros.
Un chirurgien : 6 gros. — Un cardeur : 6 gros.
Un mercier : 4 gros. — Un vigneron : de 3 gros à 5 gros.
Un « très povre homme » : 2 gros.
(Arch. de Dijon, L, 121). — 12 gros représentaient 1 franc.
(2) Dr DORVEAUX, Extrait de l'inventaire fait en l'ostel de feu Amyot Salmonnet,
dit Blaise. (*Bulletin de la Société des Pharmaciens de la Côte-d'Or*, n° 10).
(3) Arch. de la Côte-d'Or, C, Juridiction municipale de Dijon.
(4) Voir note 4, p. 70.

étrangers, procédé devenu fort dispendieux, ainsi qu'il le fait remarquer.

Un autre, Barthélemy Joliet[1], se rapproche tout particulièrement de la médecine. A la suite de difficultés avec le médecin, son associé, il dut, pour payer les frais de procédure, vendre son apothicairie et se livrer, seul désormais, à l'unique pratique de la médecine[2].

Enfin, il est intéressant de retenir les noms des épiciers, Perreau Estienne[3] et Perreau Tourchon[4], en raison de toute une lignée d'apothicaires dijonnais que l'on retrouve sous les noms d'Estienne dit Perruchot, pendant les XVIe et XVIIe siècles.

A ces noms d'apothicaires joignons ceux de quelques-uns de leurs serviteurs[5].

1467. — Amyot Blaise a « ung serviteur, filz de Perrin Boufoye, rôtisseur, demeurant à Dijon ».

1467. — Guillemin le Jeune[6] « a ung varlet dud. mestier nommé Pierre Grion, natif de Grenoble ».

---

(1) BARTHÉLEMY JOLYET, ou Joliet, apothicaire, habitait rue Verrerie, paroisse Notre-Dame; 1433, 1461. (Arch. de Dijon, G, 50; L, 121 à 123, 130, 156 et 174).

Sa veuve, en 1464, habitait rue Verrerie; en 1470, rue au Change. (Arch. de Dijon, L, 130).

En 1447, Barthélemy Jolyet est qualifié pour les impositions de « povre homme. » (Arch. de Dijon, L, 121).

(2) Requête présentée par Barthélemy Joliet, etc.....

« A messieurs les mayeur et eschevins.....

« Berthelemyn Jolyet, homme notable, clerc, ydoyne, souffisant et appreuvé de bien long temps qu'il est demeurant en ceste ville de Dijon en l'art et science de medicine, en laquelle science il ait estudié en sa jeunesse au lieu de Montpeslier, où il a aussi apris l'art de cirurgie et d'apotiquerie, par l'espace de environ xiiij ans, Et au partir d'illec estudié aussi en ladite science de medicine au lieu de Dole, par tel et si long temps que s'il eust eu souffisamment pecune il eust esté gradué en icelle..... il s'en vint demeurer en ceste dite ville de Dijon, en laquelle il loua ung bel et bon ouvreur bien garny de bonnes drogues d'apotiquerie par le moyen de feu maistre Guillaume Roche jehan...., lequel.... lui bailla..... entrée pour practiquer en medicine, et se accompaignerent et practiquerent ensemble long temps.....

« Ses envyeux firent encoires tant que, sont environ dix ans, honorable homme maistre Pierre Bauldot, qui lors estoit mayeur (1445-1448) de ceste dite ville, deffendit audit suppliant la dite practique de medecine et qu'il ne practiquast plus en ladite ville. Mais certain jour après en l'ostel dudit lors mayeur estoient assemblez, avec icelluy mayeur, messieurs les eschevins de ladite ville, qui aussi lors estoient, où furent mandez Amyot Blaise, ledit suppliant, et aultres. Et après que ledit Amyot eust respondu à mesdits sieurs à ce qui luy fut lors demandé, Il fut lors dit par ledit mayeur audit suppliant que se icelluy suppliant avoit bien fait le temps passé, qu'il fist encoires mieulx, et que mesdits sieurs mayeur et eschevins vouloient, consentoient et luy accordoient qu'il practiquast en lad. ville en l'art de medicine comm'il avoit fait par avant..... » (Arch. de Dijon, G, 50).

(3) Voir note 4, p. 75.

(4) Voir note 3, p. 74.

(5) Arch. de Dijon, H, 16.

(6) Voir note 7, p. 75.

1470. — Amyot Blaise « a ung clerc natif de Dijon ».

1470. — Henry Maire[1] « a ung varlet nommé Henry, natif de Metz ».

Si de Dijon, nous passons aux autres villes de Bourgogne, nous y trouvons, comme à la ville capitale, certains apothicaires jouissant d'une situation stable, honorable et rémunératrice.

Ainsi en 1371, la ferme de la Viérie d'Ostun est tenue par Jehan Pothicaire[2], le même peut-être que ce *Johannes apothecarius* de 1351[3]. Si cet officier municipal n'était apothicaire lui-même, tout au moins devait-il compter, parmi ses ancêtres, quelque personnage adonné à ce commerce. Remarquons, d'ailleurs, que dans la position relativement élevée où il était parvenu, il se serait bien gardé, pour faire choix d'un surnom patronymique, de s'adresser à une profession qui n'eût pas été de tous points honorable et honorée.

Et cela, sans doute, n'allait pas sans une certaine stabilité, témoin ce membre de la Confrérie du Saint-Sacrement d'Autun mêlé à des physiciens, des chirurgiens et gens de métiers; témoin aussi, à Beaune, Anceau Armet chez qui nous avons vu se réfugier Pierre Clémence, ce pauvre maire malgré lui.

Les avantages d'une situation pécuniaire connue et appréciée de tous se retrouvent dans un certain nombre de prêts consentis par eux, et aussi dans leurs achats de vergers, de vignes, de maisons : l'un d'eux, Abraham d'Autun, était même banquier, *mercator in bursia;* — il est vrai que cet Abraham pourrait bien avoir été un ancien droguiste voyageant, dont le nom semble indiquer une origine juive[4].

A Chalon, c'est Pierre Chastellain, dit Provance, ou Pierre

---

(1) HENRY MAIRE habitait même maison que Joffroy le Maire (voir note 4, p. 74).

En 1477-1478, Henry Maire, apothicaire, reçoit 50 s. t. pour « achat et delivrance de moustarde semblablement portée au Roy avec lesdits Rasins » (de ses vignes de Chenôve et Germoles). (Arch. de la Côte-d'Or, B, 1781, Compte premier de Jean Riboteau, fol. 170, v°).

(2) Voir p. 67.

(3) Voir p. 41, note 2.

(4) « Les juifs, à cette époque, ne concentrant pas toutes leurs facultés acquises plus spécialement sur l'agio et les opérations financières, furent les premiers commerçants intermédiaires en drogues de l'Orient et devinrent des médecins et des droguistes-pharmaciens. » (ANDRÉ-PONTIER, *Histoire de la Pharmacie*. Paris, 1900, p. 71).

de Provancus, dit Castellain, qui acquiert une maison en 1473, puis, l'année suivante, achète 2 francs 1/2 de rentes à Pierre Martin, l'apothicaire de Seurre. Vers le même temps, un autre apothicaire de Chalon, Nicolas Poulard[1], avait aussi sa maison, voisine de celle de Castellain.

Ceci, naturellement, n'était pas général, et, à côté des apothicaires prospères, d'autres se laissaient aller à de petits commerces, périclitaient dans l'empirisme ou se rapprochaient du triacleur et du sorcier.

Non loin de l'apothicaire établi, possédant tout un arsenal des remèdes en usage, vivaient, en effet, des professionnels d'humeur plus vagabonde et dont l'assortiment se limitait à quelques produits, universels quant à leur action, et parmi lesquels trônait la thériaque, panacée alors indiscutée. C'étaient les tréacliers ou triacleurs (les Anglais ont encore le mot *treacle* pour thériaque). Chirurgiens pour la plupart, ils opéraient en plein air et vendaient à tous venants leur thériaque et autres drogues.

Cette profession, charlatanesque à première vue, jouissait cependant d'une vie officiellement reconnue, et nous pouvons donner, comme preuve à l'appui, les contrats notariés d'apprentissage que passaient les débutants, tout comme leurs émules des autres métiers stables et réguliers.

Et il est à présumer que si, au lieu de verser dans le charlatanisme, les triacleurs avaient su borner leur rôle à propager le remède simple et pratique parmi les gens du peuple et de la campagne, ils auraient pu, parallèlement à l'apothicaire des villes, être l'une des souches de la pharmacie secondaire dans les villages privés de tous secours médicaux, organisation toujours réclamée, souvent amorcée, mais constamment déviée de son but par les excès de la fantaisie ou de l'ambition.

Par un marché passé, le 2 juillet 1398, devant Pierre de Dommartin, notaire, Lambert Petit, de Fauverney près de Rouvres, s'engage à payer à Jean de Noyers et à Jeanne, sa femme, la somme de six francs et demi d'or, sous la condition que ceux-ci lui montreront de tout leur pouvoir leur métier de triaclerie[2].

---

(1) Arch. de Saône-et-Loire, E, 1409, Protocole de Jean Riboud, notaire.

(2) « Jehan de la Tour d'Engiers, treaclier, doit à Denis de Meaulx en Brie, aussi triaclier, et à Jehannote, sa femme, demeurans à Sabley en Giers, ou diocèse de

Le 7 mai 1407, Jeannin Bonnet, de Belesme en Perche, se commande à Jean Fixet, de l'évêché de Coutances en Normandie, triaclier-chirurgien, devant Berthelot Cornu, notaire [1].

Le duc Jean sans Peur avait réglementé l'exercice de la médecine par lettres patentes du 12 novembre 1408, faisant « defense que personne quelconque ne se entremette de exercer office de medicine, sans avoir licence et autorité en estude generale ou estre appreuvez [2] ».

Nous ne retenons cette ordonnance qu'à titre documentaire, les cas d'exercice illégal de la pharmacie dont nous allons parler n'existant pas, à proprement dire, et n'étant le plus souvent que le complément, l'accessoire, ou le fait connexe de l'exercice illégal de la médecine, alors seule réglementée.

La pharmacie d'alors, dans sa conception la plus élevée, était entre des mains uniquement commerçantes et, de ce fait, relevait le plus souvent des règlements commerciaux bien plus que des règlements médicaux spéciaux.

Aussi, pour bien préciser la portée des procès suivants, nous ajouterons que, dans ce mot de pharmacie, nous comprenons les faits ou les pratiques qui, de nos jours, appartiendraient au domaine de la pharmacie.

A Brazey, en 1428, Maistre Jehan de Savigney « se dist estre expert et souffisant à exercer la pratique et office de medecine..., nonobstant qu'il ne soit aulcunement licencié ne gradué... Et qui plus est, en regardant les urines

---

Mans, presens, etc.... la somme de quatre frans et demj d'or, etc., pour cause de prest, etc., dont, etc., promettant paier deans la Saint Michiel prochenement venant, etc., obligeant biens et, au deffaut des biens son corps, etc. Renunçant, etc., Tesmoings : Girard, dit de Nuis, de Diion, clerc, et Jehan Briet, de Paris, fisicien, etc. »

« Lambert Petit Faverney, de Faverney prés de Rovre, doit à Jehan de Nuis et à Jehannote, sa femme, la somme de six frans et demj d'or, etc., pour et parmj ce que le diz crediteur luj doit monstrer, de son povoir, son mestier de triaclerie, sans riens en receller ou retarder, etc., promettant paier deans la Toussains prochenement venant, etc., obligeant biens et, au deffaut des biens, son corps, etc. Renunçant, etc., Tesmoings : les dessus diz, etc. » 2 juillet 1398. (Arch. de la Côte-d'Or, B, 11313, fol. 77).

(1) « L'an dessus dit (1407), le vij⁰ jour de may, Jehannin Bonet, de Belesme ou Perche, Recognoist soy estre commendé, alloué, etc., à Jehan Fixet, de l'eveschié de Coustances en Normandie, triacler cirurgien, ad ce present, retenant, etc., pour lui, etc., dès la Nativité Saint Jehan-Baptiste prouchenement venant jusques au terme & et en la fin de deux ans & demj prouchain après, etc., pour le servir ou fait & mestier de cirurgie...., son dit maistre est & sera tenuz de lui soignier, etc., boire, mengier, vestir, chaucier, etc.... Oblige, etc.... Veult estre contrains, comme de chose adiugée par la Court du Roy, etc..., (tesmoings) : Jehan Foucaut, de Villiers, clerc, Jehan de Champdivers, dit Chaucins, drapier, & Hannequin de Haalst, orfevre, demourans à Dijon. » 7 mai 1407. (Arch. de la Côte-d'Or, B, 11352, fol. 79, v⁰).

(2) Arch. de Dijon, B, 148, fol. 33 : Délibération de la Chambre de Ville du 5 décembre 1410.

des malades... en a condempné pluseurs qui encore sont vifs et pluseurs à vivre qui sont trespassez ». Les procédés d'analyse des urines étaient, d'ailleurs, des plus compliqués apparemment et voisinaient plus encore la sorcellerie que l'astrologie[1].

A Dijon, en 1438, « Jehanne, femme Girart de Cusey », barbier, est compromise dans plusieurs empoisonnements, entre autres, celui de l'abbé de Saint-Bénigne : « Interroguée s'elle ce mesle de sirogie et medicine, dit que oy. Interroguée qu'il lui a apris, dit que sondit mary lui a apris. Interroguée s'elle scet point entremise de... bailler medicines... à Monseigneur l'Abbé, dit... qu'elle fit une pinte du bruvaige... fait d'une erbe qui s'appelle la *toute bonne*[2], de *laiche*[3], du *petit purrecy*, de la *perce-pierre*[4], de l'*Armisse*[5] et de *lufilote de roiche*[6]... Interroguée se audit bruvaige elle avoit point mis d'une erbe qui s'appelle la *courant*[7] dit par son serment que non... Interroguée s'elle lui a point donné d'oingnement, dit qu'elle lui a donné de l'*uille lorg*[8]... Item l'en a monstré à ladite Jehanne deux racines que l'en a trouvée en sa chambre qui se appellent l'une *raffle*[9] et l'autre l'*erbe de la racine Notre-Dame*[10]... laquelle Jehanne n'a sceu proprement declairé quelle erbes s'estoient. Et après, ledit Monseigneur le Maieur a fait deffense à ladite Jehanne, que doresenavant elle ne fut telle ne sy ardie de soy entremestre du fait de medicine, ne de bailler autruy bruvaiges ne autres choses pour malaidie estans dedans le corps, pour quelques personnes que ce soit, à peine d'estre bannie de la ville et banlieu de Dijon[11] ».

Odot le Bergeret s'était fait précédemment défendre de s'entremettre de physique, médecine et de chirurgie, défense dont il dit avoir tenu compte, se bornant « à vendre des eaulx que a acoustumé de faire en son hostel »... et parmi lesquelles nous relevons celles de « *scabieuse*, de *beuglose*... ». Malgré ses dénégations, il est accusé de joindre à la délivrance de ses eaux des conseils et même des traitements. C'est ainsi qu'un jour, « il s'en ala vers le chatieulx et illec cuillit d'une herbe nomée l'*erbe Robert*[12], et prit aussi d'une herbe nomée *oyse*[13], et retourna le mesme jour à heure de vespre en l'ostel dudit Grilot et y pourta lesd. herbes toutes broyées et y mit ung peu de lait de femme avec et les bailla à la mere dudit.... »[14]. 30 avril 1442.

L'affaire d'un chirurgien de Lorraine, en 1449, mérite d'être contée plus au long, car elle met bien en relief certaines habitudes médicales d'alors.

---

(1) Arch. de la Côte-d'Or, C : Jurid. municipale de Dijon. (*Bulletin de la Société des Pharmaciens de la Côte-d'Or*, n° 6).
(2) *Salvia sclarea* L.
(3) *Carex arenaria* L., ou Chiendent rouge.
(4) *Crithmum maritimum* L., ou Saxifrage marin.
(5) *Artemisia vulgaris* L.
(6) *Scolopendrium vulgare* Symons.
(7) *Mercurialis annua* L., ou Foirolle.
(8) Huile de Laurier.
(9) *Thalictrum flavum* L., ou Rhubarbe des pauvres.
(10) Sceau de N. D. ou Bryone noire, *Tamus communis* L.
(11) Arch. de la Côte-d'Or, C : Jurid. municipale de Dijon, Procès criminels, n° 137. (*Bulletin de la Société des Pharmaciens de la Côte-d'Or*, n° 5).
(12) *Geranium Robertianum* L.
(13) *Rumex*.
(14) Arch. de la Côte-d'Or, C : Jurid. municipale de Dijon, Procès criminels, n° 196.

Le malheureux client étant mort à la suite du traitement, il y eut procès, et voici, tout d'abord, la déposition de sa veuve :

« Marguerite, vesve de feu Jehan le Pacotet, à son vivant vigneron, dit... que le jeudj au soir, vi⁰ jour de nov., ledit Jehan le Pacotet estoit fort malade,.. quoy veant, ladite Marguerite... alast querir un prebtre,.. Et le vendredj matin suigant, ladite Marguerite ayant vu Alixandre Fauret quj aloit faire la barbe de Jaques Bauldot, auquel Alixandre elle... deist que son mary estoit malade et qu'il le alast veoir, ce que ledit Alixandre fit & luy tasta le poulz. Et luy deist qu'il avoit fievres chauldes, Et qu'il le failloit saingnier. Et cedit jour... ledit Alixandre retourna... pour le saingnier & menoit avec luy ung compaignon quj repire (demeure) presentement avec led. Alixandre, vestu de gris, quj porte grant poil et une enseigne à sa poitrine... lequel aida à saingnier ledit Pacotet. Et après qu'ilz l'eurent saingnié, ilz se tirerent à part ou jardin dudit Pacotet et dirent à elle quj parle que ledit Pacotet estoit... en peril, et qu'il luy failloit une petite medicine, laquelle quj parle deist audit Alixandre, que elle y vouloit voulentier mettre tout tant que Dieu leur avoit donné pour luy recovrer sa santé. Et le samedj matin suigant ledit Pacotet avoit retenue son aigue (urine), laquelle lesdits Alixandre et compaignon, quj se dit estre cirurgien, virent & dirent que ledit Pacotet estoit fort plain à l'estomac et le failloit vuidier. Et print ledit compaignon cirurgien une cueillier de bois en laquelle il mit d'une pouldre blanche qu'il portoit en ung cornet de papier. Et en donna d'icelle ledit Alixandre trois cueillerées audit Pacotet... Et tantost après, environ demj heure, ledit Pacotet commenca fort à venir & aler à chambre » rejetant du haut et du bas, « et depuis ne fit par dessus que getter gros caillons de sang. Et cedit jour retournerent lesdits Alixandre & compaignon... disant qu'il luy failloit faire ung bevraige... Et leur demanda, elle quj parle (Marguerite), combien devoit couter ladite pouldre qu'ilz avoient baillée audit son mary, cuidant (croyant) pour ce qu'il avoit fait et mis hors, comme dit est, plusieurs choses hors de son corps, qu'il deust estre tantost en bon point, lesquelz luy repundirent qu'ilz en auroient huit gros. Et cedit jour, devers le soir, elle quj parle deist audit son mary que lesdits Alixandre et compaignon luy vouloient faire ung bevraige pour luy boire & qu'ilz demandoient de ladite pouldre qu'il avoit mengié toute seche, huit gros, lequel Pacotet luy repundit qu'il ne buroit jà, s'il n'estoit passé & comprins avec ladite pouldre pour lesdits huit gros. Et le dimenche matin suigant lesd. Alixandre & compaignon retournerent encoires devers led. Pacotet, & portoit ledit Alixandre en sa manche, ung anmosle de verre, quj tenoit environ ung pintat, plain de bevraige jaune, & demanda tantost, elle quj parle, audit Alixandre, combien luy devoit couster ledit bevraige, lequel Alixandre luy repundit qu'il en auroit un escu d'or vielz,. mais elle quj parle luy deist que ledit son mary n'en vouloit point s'ilz ne le bailloient avec ladite pouldre pour lesdits huit gros ; mais ledit Alixandre n'en voulsit riens faire, à moins d'ung vielz escu pour ledit bevraige, & atant s'en retournerent. Et quand vint le lundj matin suigant, environ le point du jour, ledit Pacotet quj depuis qu'il avoit mengié ladite pouldre n'avoit fait que getter par la bouche de gros matons de sang, commença à crachier & à toussy... tant que en toussissant il luy vint si grant habundance de sang à la bouche qu'il atouffa quasi souldainnement, & en toussissant... il rendit l'ame ».

Voici maintenant le récit du compagnon :

« Maistre Pierre, sirurgien, filz de feu maistre Philippe... docteur en medicine... à Toux (Toul) en Lorrainne... vit... l'orine dudit homme. Et dit...

qu'il estoit en dangier de mort. Et luy ordonna à sa requeste et de la femme dudit homme, une pouldre qu'il composit de *sené*, de *saffran d'Orbe*[1] cuit en une pomme et après seschié au feu, et du succre, le tout broyé ensemble ; et y avoit le plus dudit saffran, le tout du pesant de ij niequitz (niquet)... et après que ladite pouldre eust bien fait son opperacion... il quj parle deist aud. homme : que s'il vouloit, il luy ordonneroit ung sirop. Et lors led. homme voult scavoir combien luy cousteroit ladite pouldre, lequel quj parle luy dit qu'il en auroit viij gros. Et demanda une pinte de vin blanc pour faire ledit sirop, lequel il fist et y mist du *dyamargariton*[2] demie unce, pour ij gros qu'il avoit jà acheté par avant, pour ung aultre quj n'en avoit pas prins. Et quand il luy porta ledit homme n'en voulsit point avoir, pour ce que luy quj parle ne luj vouloit point bailler & comprendre pour lesdits viij gros de ladite pouldre, et le remporta... Interrogué quj le meust à faire ce que dit est, dit qu'il a aulcune cognoissance en orines, Et s'en mesle sa femme ; Et aussi luy a monstré ledit feu son pere ce qu'il scet de veoir lesdites orines. Interrogué s'il scavoit point l'ordonnance quj est en ceste ville de non pratiquer en medicine, s'il n'est docteur ou licencié & approuvé, etc., dit que non...[3] ».

On peut ajouter à cet exemple de mœurs médicales, une consultation demandée à son médecin, en 1460, par Jean Rabustel, procureur syndic :

Jean Rabustel désire être renseigné sur la meilleure préparation de l' « ydromel » précédemment prescrit. Il voudrait aussi connaître comment il peut « user de pilules elephangines, et si l'on les trouve chez les apothicaires », enfin comment il doit se servir de « saulge » en ses « potaiges ».

Le médecin lui répond en lui donnant, en premier lieu, la manière de préparer l'hydromel avec la décoction de « *racines d'achori* bien netiée par dehors de ses filandres et de l'ecorce, et mise en quartier en long ». Suit l'ordonnance des pilules :

Recepta (Recipe) pilularum elephanginarum ℥ ij
Pilularum de hermadactilibre ℥ j
Misceatur cum sirupo de sticcadis, et formentur
VII pro ℥ j, sinapizentur cum pulvere thymi,

et enfin les modes de préparation de la sauge : « *Aqua Salviæ* », « *Foliæ salviæ in potagiis* », « *Unguentum* »[4].

Terminons par deux contraventions relevées par les jurés des métiers en 1479, contre Charles Datye, de Tournay, marchand étranger, et contre Guiot Mairot, apothicaire, le premier pour avoir vendu à Dijon des « pouldres d'espices contrefaictes et soufistiquées », et le second pour « faulx emplastres mal faiz ». Ils furent taxés, l'un et l'autre, à six gros d'amende chacun. (Recette et contrôle des amendes perçues en vertu de sentences de la Mairie, pour infraction aux ordonnances concernant les métiers et délits, ainsi que droits divers au profit de la ville[5]).

---

(1) Voir note 3, p. 66.
(2) Dr DORVEAUX. *L'Antidotaire Nicolas*. Paris, H. Welter, 1896, p. 7.
(3) Arch. de la Côte-d'Or, C : Jurid. municipale de Dijon, Procès criminels, n° 385.
(4) *Bulletin de la Société des Pharmaciens de la Côte-d'Or*, n° 4. — Voir en outre, dans le même numéro, les formules des Pilules éléphangines et des Pilules d'Hermodactes.
(5) Arch. de Dijon, M, 427, fol. 159.

*
* *

En résumé : dans notre première période, antérieure au xIII^e siècle, nous avons vu la pharmacie, formée de souches simples, se ramifier suivant les convulsions intérieures ou s'anastomoser à des rameaux venus avec les invasions étrangères, et peu à peu, sous les coups répétés des changements politiques et sociaux, se briser et se subdiviser en une quantité d'éléments divers.

Dans cette seconde période, la période ducale, nous avons essayé de ressaisir ces débris, de les suivre alors qu'ils se soudaient à la faveur de l'organisation de la société naissante, et qu'ils formaient de nouveaux rameaux, auxquels nous avons donné les appellations suivantes : les sorciers, la pharmacie domestique, la pharmacie des couvents, les apothicaires, les empiriques. Parmi toutes ces branches, l'une d'elles, celle des apothicaires, semble douée d'une active vitalité, car nous l'avons déjà sentie monter et se différencier, et dans les chapitres suivants, nous allons la voir lutter contre ses voisines, les anémier et devenir la tige unique de la pharmacie moderne.

Troisième Période

1480-1630

LA BOURGOGNE FRANÇAISE. — PAYS D'ÉTATS.
LA PHARMACIE PARMI LES GENS DE MÉTIER. — L'ART DE PHARMACIE.

CHAPITRE PREMIER

Généralités[1] — Corporations

Les Gouverneurs français, les Guises. — Sauvetage du Prince de Mayenne
par un apothicaire. — Les Corporations de métiers.

LE duc Charles le Hardi, héritier d'un siècle de prospérité et de gloire, avait porté à son apogée la puissance
de ses États et réalisé, vers 1475, la reconstitution, en
fait, d'un nouveau Royaume bourguignon qui s'étendait, cette
fois, du haut bassin du Rhône à la mer du Nord, et de la
Loire au Rhin.

Tant de puissance et de succès avait excité l'inquiétude
jalouse du roi de France, Louis XI, qui, du temps où il n'était
encore que Dauphin et hôte du duc Philippe le Bon, avait eu
l'occasion d'apprécier les richesses de son « cher cousin de
Bourgogne », dont il surnommait le Duché « son paradis ».
Devenu roi de France, il se fit le champion tenace, rusé et
heureux d'une lutte sourde et décisive entre la France et la
Bourgogne, entraînant par ses intrigues habiles et souvent

---

(1) LA BOURGOGNE, PAYS D'ÉTATS. — Ce titre, qui n'appartenait qu'à sept autres
provinces du royaume, donnait à la Bourgogne le privilège fort envié de consentir
l'impôt et de s'administrer elle-même.

L'administration était confiée aux États de la province, formés de la réunion du
clergé, de la noblesse et du tiers-état (maires et députés des villes de la province).

Réunis, tous les trois ans, sur la convocation du roi, les États provinciaux
réglaient toutes les questions d'administration locale, votaient les subsides ou dons
gratuits réclamés par les commissaires royaux pour subvenir aux frais généraux
d'administration du royaume, et nommaient les trois Élus généraux.

Ces trois Élus formaient, avec l'Élu du roi et deux députés de la Chambre des
Comptes, ne représentant qu'une voix, une commission permanente chargée, dans
l'intervalle des sessions, de faire exécuter les arrêtés des États, de veiller au maintien de leurs droits et de surveiller l'emploi des deniers de la province. (CORNEREAU,
Le Palais des États de Bourgogne à Dijon. Dijon, 1890).

déloyales, le fougueux Charles le Téméraire aux défaites de Granson et de Morat, l'environnant d'ennemis et de traîtres, suscités à prix d'or, le poussant enfin, jusque sous les murs de Nancy, à ce grand désastre où, malgré sa valeur, le duc devait perdre tout à la fois la couronne et la vie (1477).

Sa fille unique, Marie de Bourgogne, héritière de trop de grandeurs et de désastres, s'aperçut vite du marché de dupe qu'eût été son mariage avec le Dauphin de France, fils du plus cruel ennemi de son père; aussi porta-t-elle sa main à l'Archiduc d'Autriche Maximilien, depuis grand-père de Charles-Quint, et, du même coup, la riche succession des Grands-Ducs de Bourgogne, qui allait, pour partie, lui être aussitôt si âprement disputée.

Ce fut la guerre : deux années de dévastations, de ruines, de pillage, à la suite desquelles un accord intervenu fit, de l'État souverain de Bourgogne, deux provinces : l'une française et l'autre autrichienne. L'intelligente diplomatie et les ruses de Louis XI ne lui laissaient qu'un duché ruiné et dévasté, de riche et heureux qu'il était auparavant. De plus, était creusée, au sein même du pays bourguignon, cette profonde fissure, cause, désormais, de conflits permanents entre la France et l'Autriche.

Ici, se place une petite anecdote à propos du roi Louis XI et de ses dévotions :

On assure qu'un apothicaire de Clermont avait déposé que le prince d'Orange (gouverneur de Bourgogne, pour Marie), après lui avoir fait jurer de le servir envers et contre tout, lui avait donné deux boîtes de plomb contenant des liqueurs empoisonnées, blanche, rouge, bleue, verte, pour les répandre sur les objets de même couleur que Louis XI avait coutume de baiser après la messe. Le prince, ajoutait-on, s'était ensuite défié de cet homme, l'avait fait enfermer dans une tour de Salins, d'où il s'était échappé au moyen de cordes et de lances, ayant vu ses fers miraculeusement brisés par Saint-Jacques de Galice et Notre-Dame du Puy. Après avoir erré longtemps pour éviter les Bourguignons, l'apothicaire avait enfin pu se rendre à Bourges, où il avait raconté son histoire à M. du Bouchage[1].

La conquête de la Bourgogne avait été rude aux armées françaises; mais ce fut pour elle la conservation de son autonomie, de ses libertés, de ses privilèges que les rois de France ne manquèrent jamais de confirmer à leur première

---

(1) Rossignol, *Hist. de la Bourgogne pendant la période monarchique*, Dijon, 1853, p. 80.

entrée solennelle à Dijon, la ville capitale. Elle restait le premier duché-pairie du royaume, venait immédiatement après la province de France (Ile de France), et le fils aîné du Dauphin, héritier des rois, devait porter le titre de Duc de Bourgogne.

Les premiers gouverneurs français de la nouvelle province, les la Tremouille et les d'Amboise, furent surtout des généraux, chefs d'une armée campant dans un pays conquis. Mais bientôt il fallut des administrateurs plutôt que des capitaines, et les grands noms de l'histoire de France que nous retrouvons à sa tête nous montrent l'importance que nos rois attachaient au premier joyau de leur couronne. Peu s'en fallut que le génie de ces hommes, devenus bourguignons (le Français de Bourgogne devient si facilement bourguignon), ne mît souvent en péril l'unité française qui s'instaurait définitivement.

L'absorption d'un État intermédiaire, comme l'était la Bourgogne, par des puissances voisines, la France et l'Autriche, n'était qu'une des étapes d'un ordre nouveau tendant à l'unité. Et tandis que la civilisation de l'ancien monde, barbare ou féodal, progressait par de lentes modifications dans la sphère de son activité propre, l'ancienne civilisation italienne, longtemps comprimée au cours du moyen âge, réagissait soudain, et ne tardait pas à rayonner au loin, à l'aurore d'un siècle qui devait être celui de la Renaissance.

Un autre mouvement du réveil des esprits, orienté différemment, fit naître la Réforme, source des guerres civiles et religieuses qui, bouleversant toute cette période, faillirent par leurs excès briser les nationalités nouvelles. Ces guerres de religion ont laissé leur profonde empreinte à tous les degrés de l'échelle sociale, et nous aurons l'occasion, dans la suite, d'en citer certains faits se rapportant à notre sujet.

Après les d'Amboise, les la Trémouille et plusieurs autres[1], le gouvernement du duché passa pour de longues années entre les mains de princes de la maison de Lorraine : Guise,

---

(1) Jean de Baudricourt (1480-1499). — Engilbert de Clèves (1499-1506). — Georges, puis Louis de la Trémouille (1506-1525). dont le génie politique et militaire arrêta l'irruption suisse. — Philippe Chabot-Brion, comte de Charny (1526-1543).

d'Aumale et Mayenne (1543-1595)[1]. C'est assez dire que la Ligue dut trouver en Bourgogne un solide rempart.

En 1594, Mayenne étant encore gouverneur, son fils, le prince Henri, faillit être victime d'une aventure tragi-comique, à laquelle se trouve mêlé le nom d'un apothicaire dijonnais; l'histoire a trop de sel pour n'être pas contée ici en son entier.

« Le mesme jour[2], M. le Prince et M. de Franchesse et quelques autres estans
« sortis hors de la ville à cheval pour s'égayer, et retournans, M. le Prince
« estans près de la rivière, proche la maison des pestes[3], la veut passer;
« l'on tient qu'il estoit monté sur un cheval qui estoit accoustumé de se cou-
« cher dans l'eau. Autres dient que lui craignant de mouiller ses jambes,
« estant bien fendu, il les auroit mises sur l'arçon, mais comme que ce fût,
« il tomba dans l'eau et alla au fond; se pensant relever, son cheval se
« secouant lui baille un coup de pied contre le ventre. Partie de ses gens se
« mettent dans l'eau, les autres le regardoient en ceste extremité. M. de Fran-
« chesse se met tout habillé jusqu'au col, pas un d'eux ne scavoit nager.
« Enfin se treuve là, y estant accouru au bruit, l'apothicaire Duprey,
« lequel s'estant jetté en l'eau le pensant retirer, ne prend que son chapeau
« et va en fond; enfin l'ayant tasté avec les pieds, il plonge et le retire
« estant fort proche de la mort, ayant bu autant qu'il lui en falloit; est mis
« sur la rive sans aucune connoissance. Après plusieurs secours, il revient
« d'un long voyage, demande quelle grande maison estoit là proche; lui
« ayant esté dit que c'estoit la maison des pestes, dit : Ne m'y mettez pas
« donc, parce que auparavant il avoit demandé d'y estre mené pour se
« remettre. L'on le voulut mener en l'hospital neuf, il n'y voulut aller, ains
« dit qu'il vouloit aller au chasteau où il fut se rafraîchir quelque temps.
« Quelques heures après, il alla faire un tour sur la muraille entre Mrs de Loches
« et d'Effrans qui l'assistoient. Voilà l'histoire et doit compter pour une.
« L'on dit qu'il a jà failli à se noyer. Il ne doit jamais passer rivière, s'il
« m'en croit; c'estoit un grand accident pour M. de Franchesse qui estoit
« avec lui et qui estoit à demi mort et disoit : Messieurs, en aide, je me
« noirai avec M. le Prince, en aide, en aide »[4].

Henri IV, ayant vaincu la Ligue, confia le gouvernement militaire du duché au maréchal de Biron. Puis le Dauphin, plus tard Louis XIII, fut nommé gouverneur de Bourgogne, nouvelle preuve de l'importance considérable que nos rois

---

(1) Antoine de Lorraine, duc de Guise (1543-1550).— Claude de Lorraine, duc d'Aumale, fils du précédent (1550-1570). — Charles de Lorraine, duc de Mayenne, neveu
du précédent (1570-1595); son fils, le prince de Mayenne, fut lieutenant-général
de 1593 à 1595. –- Dates de leurs fonctions.

(2) 17 juin 1594.

(3) Voir : Plan de l'Hôpital de Dijon (1649), Quatrième période, chap. VII, Maison
des pestiférés, n° 54.

(4) JOSEPH GARNIER. Journal de Gabriel Breunot, conseiller au Parlement de
Dijon, *Analecta divionensia*, t. II, p. 156.

attachaient à la possession de cette province. Le Dauphin eut
pour lieutenant résidant à Dijon, le duc de Bellegarde.

Tandis que, dans ce travail de réorganisation, les divers
éléments sociaux, divisés à l'infini, commençaient à se fondre
dans les sphères élevées en groupements politiques de moins
en moins nombreux, les couches inférieures de cette sorte de
stratification avaient subi la même loi, et des stries principales s'y étaient dessinées, déterminant les formes nouvelles
des communes, des communautés, des confréries, des corporations.

Ce n'étaient plus des strates d'individus sans entente ni
liaison ; c'étaient des classes de groupements sociaux où
les individus s'étaient agrégés selon les lois de l'intérêt, de
l'analogie et de la sympathie, seules capables de donner plus
de force, plus de vitalité à l'activité commune et d'assurer
une résistance plus solide aux influences et aux envahisse-
ments du dehors.

Aussi les corporations de métiers, qui éprouvaient tout particulièrement ce besoin d'agrégation, étaient-elles devenues,
dès le début, une force commerciale et industrielle, source de
prospérité et de richesse pour leurs membres. En Bourgogne,
notamment, déjà la période ducale si brillante avait dû
beaucoup à leur organisation, souvent indépendante, mais
toujours assurée de la sympathie paternelle de ses princes.

Les apothicaires, trop peu nombreux et encore imparfai-
tement spécialisés, ne nous montrent pas cette vie commune
régulièrement constituée avant 1480. Aussi, sans remonter plus
loin dans la genèse des corporations, nous en prendrons l'histoire générale à cette date, nous bornant à donner sur leur
vie propre les quelques aperçus suivants :

La corporation était formée par des gens de même métier
ou de métiers très analogues. Son recrutement était fermé,
c'est-à-dire que nul ne pouvait y être admis sans l'assentiment des membres, et cette union avantageuse en avait rendu,
de fait, la participation obligatoire à tout artisan ou commerçant voulant travailler à son compte personnel.

Si la corporation assurait à ses membres le plus grand profit
et le moindre risque, elle les rendait responsables d'une sorte

de monopole qui, pour ne pas être préjudiciable au consommateur, devait lui présenter les garanties de moralité, de valeur professionnelle et d'économie qu'il était en droit de désirer.

De ces trois conditions, les deux premières étaient sauvegardées par un long apprentissage; par des années de compagnonnage, grade qui durait pour certains toute la vie; par un examen public, le Chef-d'œuvre, subi devant les maîtres assemblés; enfin par la collation du grade suprême, la Maîtrise. Parmi les maîtres, étaient élus deux ou quatre gardes ou jurés, chargés de veiller au fonctionnement régulier de ces garanties, d'où le nom de jurandes, et de villes jurées.

Quant à la troisième condition, l'économie ou modicité rationnelle des prix, elle n'était pas toujours suffisamment réglementée, et souvent les pouvoirs publics, représentants des consommateurs intéressés, profitaient de ces occasions pour s'ingérer dans l'organisation des rouages corporatifs.

A la corporation se joignait généralement une Confrérie, association religieuse placée sous le vocable d'un saint, ayant exercé le même métier, ou recommandé par certaines analogies.

Les œuvres de bienfaisance, pour les travailleurs malades ou infirmes, venaient souvent se greffer sur l'ensemble, puisant leurs ressources dans la caisse des corporations qui jouissaient à cet égard de facultés financières assez étendues, telles que droits perçus sur les candidats à chaque grade, emprunts et versements obligatoires de diverses sortes; tandis que les dépenses consistaient, indépendamment des cas accessoires, en impôts prélevés par l'État, la Province ou la Commune, sur chaque corporation.

De ces règlements particuliers, devenus de plus en plus nombreux et précis, naquirent les statuts qui, d'abord, n'engagèrent que les membres, puis passèrent sous la dépendance des municipalités, pour en arriver à tomber finalement sous l'autorité directe de l'Etat.

En Bourgogne, les Corporations étaient constituées, à Dijon, dès le XIII° siècle; mais, à cette époque, il n'est pas fait mention des apothicaires. Déjà sous les ducs de la maison de Valois, les actes des corporations étaient soumis à la sanction municipale et le maire gardait sur elles une sorte de suprématie morale.

Nous ne retrouvons les statuts primitifs des métiers qu'au xve siècle. Louis XI, à sa prise de possession de la province[1], les confirma officiellement. C'était leur assurer une protection qui facilitait dans une certaine mesure leur émancipation, mais donnait en même temps ouverture à ces luttes que l'on rencontrera si fréquentes, mais souvent bien stériles, contre les communes et les pouvoirs intermédiaires.

---

(1) Cette prise de possession obligeait le roi à continuer les pensions établies par les ducs. Elles devenaient, de ce fait, pensions du roi : Jean Arbelot, valet de chambre et épicier du roi (précédemment du duc), voit la sienne fixée à 200 livres par an, à partir d'octobre 1478. — Voir note 4, p. 56. — (Arch. de la Côte-d'Or, B, 1783, fol. 177, ve).

D'autre part, le roi avait affecté partie d'un de ses revenus nouveaux à l'un de ses apothicaires, Étienne Charmoy, qui recevait une pension à vie de 240 livres, dont 40 livres sur le revenu de Mailly-la-Ville et Mailly-le-Chastel, en Bourgogne. (Arch. de la Côte-d'Or, B, 1783, fol. 173).

CHAPITRE II

Les Corporations d'Apothicaires au XVIᵉ siècle
(1480-1595)

Statuts de 1490. — Vie corporative intérieure. — Visite des Jurés. — Nomenclature et État des Apothicaires de Dijon, en 1555. — Vicissitudes d'Apothicaires incomplètement reçus. — Mémoires d'Apothicaires. — Antidotaires. — Claude Dariot et Brice Bauderon.

ES plus anciens règlements communs que nous trouvons à Dijon concernant les apothicaires, remontent
à 1451. La spécialisation des apothicaires et des épiciers en était la cause, et la vente de la poudre d'épices en
procura l'occasion. Si les apothicaires pouvaient vendre de la
« pouldre » moulue ou non, les épiciers ne devaient la mou-
dre que sur le désir du client, et encore devaient-ils le faire
« incontinent », ayant bien soin d'indiquer sur le sac le nom
de la poudre, et celui de la personne pour laquelle cette poudre avait été moulue. De plus, il leur était défendu d'en
« exiber » en vente.

Les troubles qui accompagnent tout changement politique
important avaient, vers 1480, facilité le relâchement des liens
corporatifs, et le nombre des apothicaires s'était accru d'une
quantité de gens quelconques, plus soucieux du gain immédiat
que de l'honorabilité du métier ou de l'habileté professionnelle. Certains d'entre eux même, tenaient tavernes et jeux à
clientèle peu recommandable; aussi, les plus sincères pensè-
rent-ils qu'il était de leur devoir d'obtenir de la mairie des
statuts réguliers, leur permettant de résister à ces envahis-
sements dégradants et de mieux garantir la qualité de leurs
remèdes, par la présence des médecins à leurs préparations,

7

par l'étiquetage public, le savoir de leurs serviteurs et, en outre, par des sentiments d'amitié et de bonne entente avec les autres corps médicaux.

Ces doléances furent en effet soumises à la mairie qui réglementa les trois métiers d'apothicaires, d'épiciers et d'estassonniers par mêmes statuts, en 1490 :

« Le lundj, xvj^e jour dudit mois d'aoust, en ladite Chambre (de la ville de Dijon), ont esté vehues et leues, de mot à mot, certainnes ordonnances sur les mestiers et marchandise de appoticarye, espicerye et estassenerye, en presence de la pluspart des marchans et maistres tenans ouvreurs et boticles en la Ville. Lesquelx marchans, après ladite lecture, ont supplié et requis à Messieurs, de leur baillier les articles desdites ordonnances, pour les veoir et y respondre deans deux mois ou six sepmainnes; Et en fin, lesdits articles ont esté baillés ausdits marchans, ès mains de Jehan Chevalier; Et leur a esté ordonné de y venir respondre, une fois pour toutes, deans ung mois et non plus; Et a esté ordonné et appoincté que aucuns, ce pendant, ne pourront de nouvel lever ne tenir ouvreurs desdits mestiers, excepté seullement ceulx qui de present en tiennent ouvreurs » [1].

Et le 4 novembre 1490 : « Ledit jour, ont esté passées les ordonnances sur les mestiers des appoticaires, espiciers et estassenyers, ainsi qu'elles ont esté vehues et corriguées en ladite Chambre de la Ville » [2].

Ces statuts ayant été publiés[3], nous nous bornerons, pour la clarté de ce qui va suivre, à résumer ci-dessous les articles concernant les apothicaires :

Statuts et ordonnances « sur les marchandises et mestiers d'apothicairie, espicerie et estassonnerye. » — 4 novembre 1490.

Art. I. — *Examen* des aspirants, par les deux apothicaires jurés, en présence des médecins et de deux échevins.

Art. II. — *Droits* d'examen et de réception : 100 sols tournois, répartis ainsi :

> 50 s. t. pour la ville;
> 40 s. t. aux échevins et jurés;
> 10 s. t. au mayeur.

Art. III. — *Visites* des drogues et compositions une fois l'an, par les échevins et les jurés.

Art. IV. — *Interdiction aux étrangers* de vendre drogues et compositions, si elles n'ont été visitées par les échevins et les jurés, à peine de confiscation, et de 100 s. t. d'amende ainsi répartis :

> 50 s. t. pour la ville;
> 50 s. t. aux échevins et jurés.

Art. V. — *Destruction publique* des remèdes falsifiés ou mauvais.

Art. VI. — *Réglementation des triacleurs*. — *Séparation catégorique* des trois métiers d'apothicairie, épicerie et estassonnerie, rendus autonomes.

Art. XVI. — *Droits* de réception, réduits pour les *fils de maître* à :

> 1 franc pour la ville;
> 1 franc aux échevins et jurés.

---

(1) Arch. de Dijon, B, 166, fol. 110.
(2)   —   —   B, 166, fol. 114.
(3) *Bulletin des Pharmaciens de la Côte-d'Or*, n° 7.

Art. XVII. — Défense aux maitres de *débaucher* à leur profit les valets et apprentis de leurs collègues, sous peine d'une amende de 60 s.

Art. XXIV. — La *veuve* pourra continuer de tenir boutique ouverte jusqu'à sa mort (à moins qu'elle ne se remarie), à condition d'avoir un ouvrier suffisant.

Art. XXV. — Les maîtres devront se pourvoir de *Lettres de maîtrise*, près du scribe de la mairie.

La protection des pouvoirs municipaux réclamée par les apothicaires leur était accordée, mais leur indépendance en sortait amoindrie, car les échevins allaient désormais intervenir dans tous les rouages corporatifs. L'autorité familiale des Ducs, abandonnant à leur sagesse le petit nombre des apothicaires, faisait place à la discipline souvent un peu tracassière d'une domination plus éloignée sans doute, mais aussi plus puissante, celle du roi, toute disposée d'ailleurs à faire bon marché des libertés municipales. Aussi verrons-nous, dans ces statuts, le début de la lutte entre la Corporation grandissante et la Commune s'annihilant peu à peu, au sein d'une centralisation de plus en plus absorbante.

Les apothicaires étant mis en possession de leurs statuts, nous allons, dans ce chapitre, les suivre à l'intérieur de cette vie corporative qu'ils s'étaient fait octroyer[1].

Au début, les nouveaux règlements restèrent à peu près sans changement et furent observés régulièrement, tant que rien d'imprévu n'en vint accuser l'insuffisance. Aussi, tout d'abord, ne rencontrons-nous que des contraventions isolées[2].

Citons, à ce sujet, les faits suivants :

1489, 8 mai. — « Perrin Nycart, appoticaire, demourant à Diion, lequel avoit & a ploigé et caucionné ung nommé Cornille..., soy disant medicin, et lequel avoit et a esté cause de la mort de feu..., à son vivant vigneron, au moyen de certains breuvaiges à luy baillez, sera tenus de contenter la vesve dudit deffunct et de payer ce qu'elle doit à Monnin Richart, appoticaire, de ses drogues, et au surplus, sera condempné en une amande de vint frans, au prouffit de la Ville. De laquelle, s'il en fait requeste, lui sera faicte remission » [3].

---

(1) Dans toutes les villes, toutes les corporations n'avaient pas une organisation absolument identique, et les droits de réception à la maîtrise, en particulier, variaient suivant les conventions particulières, ou encore selon les ressources ou les besoins des intéressés.

Voir, à ce sujet, les registres des délibérations de la Chambre de Ville de Dijon.

(2) Arch. de Dijon, M, 428 et suivants.

(3) Arch. de Dijon, B, 166, fol. 83.

1527, 26 juin. — Michel et Philibert Josserandot, apothicaires, sont bannis pour trois ans du bailliage de Chalon, pour avoir « brouillé, falsifié et soufistiqué de la pouldre commune [1], laquelle sera brûlée par le maistre de la haute justice devant l'auditoire du bailliage » [2].

1533, 8 mai. — « Sur la doleance faicte par Mᵉ Claude Parise (docteur en médecine), contre ung nommé Loys Mayre, apoticaire, qui a donné une drogue pour une autre à une povre femme, contre la recepte du medicin, (Messieurs) ont ordonné que le procureur de la Ville s'informera dudit habus, des tesmoings que ledit Mᵉ Claude luy administrera pour ce faire ; pour, ladite informacion vehue, y ordonner comm'il apartiendra. Ordonnant au surplus, que ledit Mᵉ Claude yra visiter tous les apoticaires, pour savoir s'ilz usent de bonnes drogues ou non, afin de obvyer à tous inconvenians qui s'en pourroient ensuyvre » [3].

Mais ce n'était qu'une question de temps et de circonstances, et les pestes, ces grands fléaux de l'époque, vont, par leurs excès mêmes, faire sentir la nécessité d'une réglementation spéciale, adaptée ou surajoutée aux statuts généraux.

Un chapitre particulier étant consacré plus loin aux pestes, en tant que spécialisation de l'apothicaire de peste et du remède de peste, nous ne retiendrons ici que les faits ou les règlements ayant un caractère général et se rattachant à l'ensemble de la corporation des apothicaires.

A part la visite annuelle, prescrite pour s'assurer si chaque maître remplissait bien les conditions imposées par les statuts, il était procédé, par ordre spécial de la mairie, et lorsque les nécessités l'exigeaient, à des visites extraordinaires ayant un but restreint. C'était le cas dans les temps de « clameur publique », lorsqu'une invasion de peste était redoutée, ou même apparaissait soudainement.

On conçoit aisément que, dans l'affolement inséparable de toute idée de contagion, ces jurys d'inspection aient eu leurs vicissitudes et leurs faiblesses, tout en se révélant nécessaires. En voici un exemple :

1545, 22 mai. — « Lesquieulx (maïeur et échevins), sur la remonstrance faicte de la part de Thiebault Chaulsin (apothicaire), eschevin de ladicte Ville et commis sur le mestier de appoticairerye en icelle, que les Jurés en icelluy mestier ont visités et vehuz puis naiguieres, les drogues servans à medicins, ès boticques de plusieurs appoticaires de ladicte Ville, et combien que les aucungs soient fourniz, neantmoings, la pluppart sont defforniz ; et ont esté treuvées et saisyes en leurs dites boctiques plusieurs drogues

---

(1) Poudre d'épices.
(2) Arch. de Chalon-sur-Saône.
(3) Arch. de Dijon, B. 176, fol. 13, vᵒ.

corrompues et infectes, Lesquelles, en les mectant en euvres et applicquées en medicine, seroyent plustost dommaigeables que proffitables au corps, ce qu'il estoit contrainct remonstrer pour la descharge de sa conscience, heu esgard à la necessité et interestz en provenant, ou que peult provenir. Et d'aultant plus, que aucungs desdictz appoticaires sur lesquelx ont estez prinses et saysies lesdictes drogues et dont rolle a esté faict, cuydent mainctenir lesdictes drogues bonnes et suffisantes, ce qui ne se treuverra. Et par ce, convient appeller gens et appoticaires estraingiers à ce congnoissans, ou aultres, pour les visiter. Ont ordonné et ordonnent, que, attendu que lesdictz faictz, heu esgard aux maladyes qui regnent, requiert celerité, lesdictes drogues saisyes et prinses seront appourtées en ceste Chambre, et dresseront, lesdictz Jurez, leur rapport de ladicte visitacion, contenant les noms des appoticaires sur lesquieulx lesdictes drogues ont estées saisyes, lesquieulx aussi seront adjournés à comparoir en ceste Chambre, mercredj prouchain, heure de midj. pour les ouyr et appoincter et ordonné sur le tout ce que de raison. »

« Et a offert ledict Chaulsin, avancer les premiers fraiz, pour faire venir lesdictz appoticaires estraingiers pour faire visitation, Et s'il y a charge à tort, de supporter l'interestz »[1].

1545, 27 mai. — .... « Et sur l'assignation donnée à ce present jour d'huy, aux appoticaires, pour raison que aucungs de la pluppart d'iceux ne sont forniz de drogues, mesmement ceulx que ledit Chaulsin a dit estre contenuz au rapport qu'il entend donner par escript, en ceste part, de la visitacion en faicte, pour ce que les aultres appoticaires dyent que les Jurez, qu'estoient lesdictz Chaulsin et Perruchot, ne sont eulx mesmes visitez, a esté ordonné que Bernard des Bordes et Philippes de Villers feront visitation cheulz lesdictz Jurez et verront aussi leurs drogues prinses & visitées ès hostelz desdictz antiens appoticaires, et seront appellez à ce faire lesdictz Grostet et Bryet (échevins), que l'on commet ad ce. Et du tout sera faict rapport, pour y ordonner ce que de raison. Ordonnans faire la poursuitte de la presente matiere, attendu la consequance et interestz que en pourroit advenir »[2].

Voilà donc les jurés discutés et visités à leur tour.

Ces visites n'avaient pas pour objet unique d'apprécier la qualité des remèdes, mais bien plutôt de s'assurer si les approvisionnements des apothicaires étaient suffisants, et si les quantités de certains médicaments étaient en rapport avec les besoins qui pourraient se produire. Un rapport détaillé et complet va, à ce propos, nous préciser l'état des apothicaires de Dijon et nous fournir des renseignements sur leur nombre et leur valeur :

Les 6 et 17 octobre 1555, procès-verbal dressé par les échevins commis et jurés, de la visite des boutiques des apothicaires, pour reconnaître si elles étaient bien fournies de drogues et compositions[3].

« Visitations faictes aux botiques des appoticaires[4] de ceste ville de Dijon,

---

(1) Arch. de Dijon, B, 182, fol. 197, vᵒ.
(2)   —   —   B, 182, fol. 198, vᵒ.
(3) Arch. de Dijon, G, 6.
(4) Les notes biographiques sur les apothicaires bourguignons feront l'objet d'un travail complémentaire. — Voir p. 70, note 3.

« ès presences de messieurs les eschevins Villars, Mayllard et des Varennes,
« par les maistres Jurés dudit mestier : Bénigne Perruchot et Jehan Rondot,
« commencée le vje jour d'octobre mil cinq cens cinquante et cinq.

« Premierement, en la botique de maistre ESTIENNE QUANTIN, bien et suffi-
« sanment garnie, et *bene et recte facta sunt omnia* (et tout a été fait avec
« soin et selon les règles).

« En la botique maistre CLAUDE LE QUENISTRET, bien et suffisanment garnie,
« et *omnia bene sunt parata et secundum artem* (et tout a été préparé conve-
« nablement et selon l'art).

« En la botique maistre ANTHOINE GAULTIER, bien garnie et les composi-
« tions faictes *secundum artem.*

« En la botique maistre JEHAN PREVOST, *bene et optime sunt parata omnia.*

« En la botique de maistre BENIGNE DE VILLARS, *omnia bene, rite et recte*
« *facta sunt omnia.*

« En la botique de maistre JEHAN DES BORDES, avons visitée et l'avons
« trevée mal et insuffisanment garnie, et luy a esté faict commendement,
« deans un moys, de la garny selon qu'il appartient, et oster toutes les dro-
« gues qui ne sont bonnes, les gettez ; à la charge de nous transpourter
« deans ledit temps à le derechief visiter, et là où il ne se trevera garny et
« lesdites drogues non gettés, il sera condenner par vous, messieurs, à l'es-
« mende, telle que verrés affaire par raison, et selon que deans ledit temps
« nous vous relaterons.

« En la botique de maistre THIBAULT CHAUSSIN, la vesve a faict responce,
« qu'elle desiroit de vendre sa botique et ne s'en plus mesler.

« En la botique maistre PIERRE MAIRE, sus Suzon, avons trever seullement
« un peult de reubarbe et de turbith assés passables, et neantmoins n'est
« fornyt de compositions, sirops, opiates, pilulles, huilles, ungantz, loohc,
« emplastres, ny aultre drogues concernent ledit estat ; soit appeller ledit
« à la premiere chambre pour, par vous, mesdits sieurs, ce voir condenner
« à ne ce mesler dudit estat, et à dix frans d'esmende envers la Ville, pour
« les abus par luy faict audit estat, comment par cy devant luy avoit ester
« faict par les maistres Jurés, qui, par pluseurs fois, l'avoient visiter et à
« vous relatés.

« En la botique PIERRE JOLY, avons visiter et n'y avons trever aucune
« drogues ny compositions ; à ceste effect, plaira à messieurs, qui soit appeller
« à la premiere chambre et ilecque ce voir condaner à fermer sa botique
« et ne ce plus mesler dudit estat d'appoticaire, à l'esmende de dix frans,
« pour les abus par luy commys, selon que nous ferons apparoir plus ample-
« ment quant mestier sera, car, par aultres visites par cy devant faictes,
« luy fut faict commendement par les eschevins et Jurés sus ledit mestier,
« à quoy il n'a satisffaict.

« En la botique de RENIER FEBVRE, il nous a respondu qui n'avoit rien du
« tout, et ne nous a seu montrer aucune drogues ny compositions, et nonobs-
« tant dict qu'il exarce et exarceroit journellement l'estat d'appoticaire ; ce
« luy sera faict commendement de soi trever à la premiere chambre, ce voir
« condanner à fermer botique et ne se plus mesler dudit estat, ce que par
« cy devant luy a ester faict par les eschevins et maistres Jurés sus ledit
« estat, en faisent aultres visites.

« En la botique de CHRESTIEN DE VILLEBICHOT, lequel n'est maistre, ayns
« presenter seullement, avons visiter sa botique, et tout ce que nous avons
« trever est bien et dheument preparer et faict, et luy avons donner à ce
« representer à faire son examen et chief-d'euvre deans troys sepmenes.

« En la botique BONEADVENTURE FEBVRE, lequel n'est maistre, ayns pre-
« senter seullement, avons visiter sa botique, et ce que nous avons trever est

« bien et dheument preparer et faict, et luy avons donner un moys pour
« ce represcnter à faire son examen et chief-d'œuvre.

   « Toutes lesquelles chouses cy-dessus, nous vous certifions estre vraie, et
« soubz le serment que nous avons à la Ville ; faict soubz nos saing manuel
« cy mys, le xvije d'octobre mil cinq cens cinquante et cinq. — B. Estienne,
« Rondot.

   « Il a esté dict, en la Chambre de ladite Ville, que lesdits Pierre Maire,
« Pierre Joly et Regné le Febvre se fourniront de drogues, le xxve jour
« d'octobre mil ve cinquante cinq ».

De cette visite, il résulte qu'en 1555, il existait à Dijon quatorze apothicaires dont neuf seulement avaient leurs boutiques bien tenues, et encore parmi ces neuf, deux n'étaient
pas reçus. Les cinq autres pouvaient se répartir en : une mal
tenue, une très mal, deux insuffisamment pourvues ; la dernière, occupée par une veuve, était en vente.

Pierre Maire, Pierre Joly et Regnier le Febvre durent se soumettre aux décisions de la Chambre de Ville ; quant à Chrétien
Devillebichot et Bonaventure Febvre, ils terminèrent leurs examens, puisque plus tard nous les retrouvons jurés à leur tour.

N'oublions pas que, par cette visite, les jurés ont entendu
donner leur appréciation sur les quantités de médicaments
spécialement destinés à la peste, et plus particulièrement sur
l'un de ces approvisionnements supplémentaires, dont la liste
était souvent établie par les corps médicaux, à l'instigation
de la municipalité[1].

De leur côté, les jurés ne mettaient pas toujours tout le zèle
désirable à vaquer à ces visites extraordinaires. Nous voyons
en effet, en 1572, la Chambre de Ville mise dans l'obligation
de rappeler les jurés de l'année au sentiment du devoir.

1572, 17 octobre. — «.... Contre honnorables Benigne de Villers et Jehan
Rondot, maistres Jurez apoticaires pour la presente année, adjoùrnez
en personnes...., pour la faulte qu'ilz faisoient de n'aller visiter souvent
les boutiques des apoticaires receus en ladite Ville, ce quj estoit bien
necessaire, veu qu'il est beaucoup de malades par (la) Ville ; afin qu'ilz voient
si les drogues desquelles ils usent sont fraisches, bonnes & loialles. Sur quoy,
ouys lesdits de Villers & Rondot quj ont offert de faire leur debvoir, pourveu
qu'ilz soient assistez d'ung eschevin et dudit procureur ou de son substitut
pour l'auctorité de la Justice et police, faisant lesdites visitations, Messieurs
ont deliberé que lesdits maistres Jurez yront et vaqueront ausdites visitations, de mois en mois, avec l'ung des eschevins commis sur l'art & mestier
d'apoticaire. Et quant ilz yront, en sera adverty ledit procureur ou son
substitut, pour les assister.... »[2].

---

(1) Voir, chap. V : Les Pestes, § 5.
(2) Arch. de Dijon, B, 210, fol. 72.

Cette tendance au relâchement pour l'exécution des statuts et règlements complémentaires se manifeste plus gravement dans cette efflorescence d'apothicaires non reçus, qui, à la faveur des troubles administratifs causés par les épidémies, se livraient activement à la vente des remèdes, sans souci des examens nécessaires et des délibérations municipales. De 1572 à 1578, nous trouvons cinq de ces apothicaires irréguliers vivant aux confins de l'estassonnerie et de l'apothicairie, rejetés de l'un à l'autre métier suivant les réclamations des apothicaires ou des estassonniers, et se maintenant, grâce à ce jeu de bascule, dans une situation de provisoire indéfini.

Nous allons résumer les cas de quatre d'entre eux, ne développant que le cinquième, celui de Jean Roy, qui semble le plus intéressant.

GUILLAUME VIARD, apothicaire, n'a fait que deux compositions pour son chef-d'œuvre, compositions certifiées véritables par les jurés de Villers et Rondot. La Chambre lui enjoint de continuer et de parfaire son chef-d'œuvre dans les six mois, et pendant ce temps l'autorise à maintenir sa boutique ouverte[1]. — 17 octobre 1572.

JEAN VAUTHERON, tenant boutique d'apothicaire, déclare ne pas être apothicaire, mais estassonnier. En conséquence, la Chambre lui enjoint de ne pas se mêler de l'art d'apothicaire, ni d'en faire l'exercice, mais seulement du métier d'estassonnier[2]. — 17 octobre 1572.

Vautheron oublia sans doute cette défense, puisque six ans plus tard, la Chambre de Ville se vit obligée de fermer sa boutique toute remplie de drogues, et ceci, jusqu'à ce qu'il ait fait chef-d'œuvre d'apothicairie[3]. — 30 septembre 1578.

PHILIPPE PERRIQUET, tenant boutique d'apothicaire, est assigné à la Chambre pour se voir condamné à faire chef-d'œuvre ou à fermer sa boutique (le 21 octobre 1572)[4]. Naturellement, Perriquet, suivant l'exemple de Vautheron, ne put ou ne voulut faire chef-d'œuvre, car, plus tard, nous le retrouvons tenant à nouveau des drogues, ce qui lui vaut d'ailleurs d'avoir sa boutique fermée (26 septembre 1578, 9 janvier 1579)[5]. Plus loin nous le verrons en quête d'examinateurs.

Même affaire pour JEAN FÈVRE, tenant aussi boutique d'apothicaire et n'ayant pas fait chef-d'œuvre[6]. — 26 septembre et 14 octobre 1578, 9 janvier 1579.

JEAN ROY, poursuivi[7] comme ses collègues irréguliers, opposa pour sa défense que « du temps que Mes Anthoine Gaulthier et Jehan Prevost estoient Jurez », il avait fait deux pièces de chef-d'œuvre. Peu confiante dans ces

---

(1) Arch. de Dijon, B, 210, fol. 72, v°.
(2)   —   —   B, 210, fol. 72, v°.
(3)   —   —   B, 216, fol. 59, v°.
(4)   —   —   B, 210, fol. 74.
(5)   —   —   B, 216, fol. 57, v°; B, 215, fol. 80, v°.
(6)   —   —   B, 216, fol. 57 v°, et 63 v°; B, 215, fol. 80, v°.
(7) 17 octobre 1572. (Arch. de Dijon, B, 210, fol. 72, v°).

déclarations, la Chambre de Ville décida d'entendre les deux jurés et de se faire représenter les pièces, ce qui eut lieu quelques jours après [1].

Les apothicaires n'étaient pas seuls à persécuter Jean Roy; les estassonniers, de leur côté, s'autorisaient contre lui de semblables griefs car, pas plus en estassonnerie qu'en apothicairie, il n'avait fait chef-d'œuvre. Aussi, quelques mois après [2], nous le trouvons englobé dans une poursuite générale, en compagnie de deux estassonniers, Bernard Novelier et Bernard Dargent, pour « abus commis en vendant au peuple de la pouldre d'espice pour bonnes espices et de saffran desloyaux, tenans boutique ouverte, trafiquans du mestier d'estassonnerie et apoticairerie, sans avoir faict chef-d'euvre desdits mestiers ».

Jean Roy, n'ayant pas daigné comparaître, fut condamné de ce fait à 100 sols d'amende. Le procès restait ouvert : il se plaida au début de l'année suivante [3]; les débats en furent longs et curieux.

Précisons tout d'abord l'accusation :

Jean Roy, apothicaire, et sa femme, ont, malgré « les deffenses à eulx faictes.... exposé en vente des harans, molues, saulmon, huille, gresse, chandelles;... et autres marchandises du subiet du mestier d'estassonnerie dont ilz font exercice journellement et en tiennent boutique ». Jean Roy ayant choisi le métier d'apothicaire, ne pouvait, d'après les statuts, exercer l'estassonnerie.

En second lieu, les jurés apothicaires de l'année, de Villers et Rondot, ayant la veille visité sa boutique, avaient reconnu que ses « drogues et compositions n'estoient bonnes, loyalles, ny recepvables » et concluaient à leur confiscation par la Ville au profit des pauvres.

En conséquence, le procureur demandait que Jean Roy eût à fermer sa boutique d'apothicaire et à être mis en demeure de faire chef-d'œuvre du métier choisi ou des deux métiers, s'il voulait les exercer simultanément.

Dans la défense qu'il présenta personnellement, Jean Roy refusa d'accepter le rapport de visite de Villers et Rondot, prétextant que ceux-ci, étant ses ennemis mortels, il ne fallait point s'arrêter à leurs dires. Répondant aux questions pressantes qui lui furent posées à ce sujet, il dut déclarer n'avoir pas d'autres raisons contre eux que celle d'être ses visiteurs, et reconnut de plus que les billets, servant de marque et d'étiquette à ses pots et à ses boîtes, indiquaient autre chose que leur contenu, notamment la boîte qui portait le nom de *pilules aurées* [4].

Finalement, il fut convenu que les remèdes désignés comme déloyaux par les Jurés, seraient soumis à la Chambre, et que celle-ci en déciderait; ce qui fut fait. Huit pots de trois pintes, un d'étain et une boîte de bois ronde furent apportés à la Chambre le 10 février, et les experts Jean Prévost et Antoine Gauthier, acceptés par Jean Roy, vinrent reconnaître les drogues, onguents et compositions, et affirmèrent que le tout ne valait que pour être mis au feu.

Force fut donc à Jean Roy (13 février) [5], d'accepter le rapport des Jurés de Villers et Rondot. Toutefois, il demanda jusqu'au mardi 17 pour en discuter les détails. Mais ces quelques jours de répit l'amenèrent à dire tardivement [6] qu'il n'avait jamais entendu se soumettre à ce rapport et que pour lui la question était ramenée à ceci : savoir s'il a « esté reçu à faire chef-

---

(1) 21 octobre 1572. (Arch. de Dijon, B, 210, fol. 74).

(2) 23 décembre 1572. (Arch. de Dijon, B, 210, fol. 102).

(3) 6 février 1573. (Arch. de Dijon, B, 210, fol. 120 et v°).

(4) *Pilulæ auræ* de Nicolas Alexandrin (Pilules d'aloès et de safran composées). Leur nom vient de leur couleur jaune d'or, due au safran, et de leur excellence entre les autres, comme l'or entre les métaux. (BAUDERON).

(5-6) Arch. de Dijon, B, 210, fol. 125 et v°.

d'œuvre, ce qu'il avoit fait par deux pieces comme il apparaissoit.... et pour le regard de l'aultre piece, qu'il la feroit par devant ceulx qui jà avoient esté deputez à cet effet (c'est-à-dire Gauthier et Prévost) » offrant en outre de requérir deux médecins pour être « ouys sur lesdites deux pieces par luy faictes.... il y avoit environ dix-sept ans ».

Le Procureur répliquait avec raison que, depuis dix-sept ans, Jean Roy aurait eu le loisir de terminer son chef-d'œuvre, s'il l'avait bien voulu et réclamait en conséquence la fermeture immédiate de la boutique.

Jean Roy demanda un délai de quatre mois pour faire son chef-d'œuvre et la permission pour lui et sa femme de tenir, pendant ce temps, boutique d'estassonnerie, afin de gagner leur vie. La Chambre, en considération de sa bonne volonté, lui accorda le délai demandé pour son chef-d'œuvre, l'autorisant à « vendre marchandise de grosserye non subiecte à chef-d'euvre » et permettant à sa femme seule de tenir des estassonneries.

Ce n'était pour Jean Roy qu'un demi-succès, puisqu'il devait voir brûler ses drogues déloyales et ne plus vendre d'apothicaireries, jusqu'à complet examen; aussi réclama-t-il contre les deux décisions, réclamations qui vinrent à la Chambre le 27 février, le 17 mars[1], etc.

Plaideur quand même contre des autorités qui s'occupaient de lui trop étroitement, et sachant profiter des troubles que les pestes apportaient alors dans le monde médical, Jean Roy, cinq ans plus tard, en 1578, n'était pas plus reçu qu'auparavant. En effet, à la suite de délibérations de la Chambre de Ville, 19 et 26 septembre 1578[2], prescrivant la fermeture immédiate des boutiques dont le titulaire n'avait point fait chef-d'œuvre, Jean Roy se vit à nouveau, en compagnie de Fevre et de Perriquet, sous le coup de cette sentence. Mais il en avait pris l'habitude et la Chambre aussi, sans doute, car le 9 janvier 1579[3], nous trouvons encore une semblable ordonnance, exigeant toujours la fermeture des trois boutiques incriminées.

Combien de temps pratiqua-t-il cet exercice illégal? Toujours est-il que nous continuons, dans la suite, à le retrouver tantôt estassonnier, tantôt apothicaire, changeant à l'occasion sa boutique de rue[4], et n'ayant peut-être jamais parfait le chef-d'œuvre que nous l'avons vu disputer plus de vingt-cinq ans aux autorités; triste exemple de l'inefficacité des règlements d'alors, si sévères à première vue, et cependant si facilement tournés par un astucieux quelque peu entêté.

Par les dates de ces poursuites, il ressort nettement que les épidémies étaient une cause immédiate[5] de recrudescence dans le nombre des fraudes et des situations irrégulières,

---

(1) Arch. de Dijon, B, 210, fol. 132, vᵒ, et 142, vᵒ.
(2)   —   —   B, 215, fol. 35 et 216, fol. 57, vᵒ.
(3)   —   —   B, 215, fol. 80, vᵒ.
(4) JEAN ROY : en 1558-1560, près des Halles (rue Saint-Martin); en 1563-1565, rue des Cordeliers (rue Victor-Dumay); en 1568-1579, rue du Sachot (rue des Facultés); en 1579-1594, rue Saint-Jean (rue Monge); en 1601-1602, rue du Pautet (rue Buffon); de 1604 à sa mort, en 1614, sur le Pont-Arnault (rue Monge).
(5) Voir chapitre V, Tableau des Pestes : Dijon, 1568; Beaune, 1573; Chalon, 1578; Dijon, 1576-1577-1580.

nombre dépendant beaucoup plus des fluctuations de la peste que de l'application de règlements municipaux passagers.

Disons aussi que les statuts corporatifs opposaient une barrière infranchissable à toute augmentation, même nécessaire, du nombre des apothicaires : l'agrément ou la mauvaise volonté des maîtres reçus pouvant fermer, arbitrairement, l'accession à la maîtrise, pour tout aspirant susceptible de les concurrencer. Ceci explique, en partie, les vicissitudes des apothicaires non reçus, et le cas de Perriquet nous en est un exemple frappant : le 5 décembre 1578, la Municipalité dut, en effet, contraindre les jurés apothicaires à examiner Philippe Perriquet, qui, malgré sa bonne volonté, ne pouvait obtenir ni pièces de chef-d'œuvre, ni jury d'examen[1].

Les indiscrétions des jurés et des échevins visiteurs, les difficultés suscitées par la corporation, la publicité des fraudes, les sanctions des règlements municipaux avaient jeté quelque discrédit sur la valeur des drogues des apothicaires. Saint-Julien de Baleure, entre autres, dans son *Histoire des Bourgongnons,* imprimée en 1581, rappelle plaisamment « l'ayde » que quelques « apothicaires » retirent, « à faute de vray rheubarbe, de racine du Raintre[2] que vulgairement on appelle Rheubarbe des moynes »[3].

C'est pourquoi, il conviendrait de faire ici une étude de ces drogues, bonnes ou avariées ; de ces compositions, plus ou moins sincères, qui garnissaient les boutiques des apothicaires.

Le catalogue des remèdes que les apothicaires de Beaune devaient posséder dans leurs boutiques, est très complet ; il fait partie des statuts de 1571, et on le retrouvera, d'autre part, à côté d'inventaires de la même époque.

Très intéressants aussi sont les mémoires d'apothicaires de ces dates, mais leur étude nous entraînerait au delà des limites que nous nous sommes proposées. Nous nous bornerons ici, à titre d'exemple, à citer au hasard deux d'entre eux : un mémoire de Dijon et un mémoire de Chalon.

---

(1) Arch. de Dijon, B, 215, fol. 68, v°.
(2) *Rumex alpinus* L. ou faux Rhapontic.
(3) Saint-Julien de Baleure, *De l'Antiquité et Origine des Bourgongnons et de leurs Estats.* Paris, 1581, p. 52.

1512-1516. — DIJON. — *Mémoire d'apothicaireries fournies par* ANTOINE DE SAINT-LÉGER, *apothicaire à Dijon, rue du Bourg, pour le compte de Simon Durand, chirurgien, et d'après les prescriptions de plusieurs médecins*[1].

« Parties pour meistre Symon Duran, cireurgien, de l'an 1512. »

DATES	MÉDECINS	QUANTITÉS	MÉDICAMENTS	PRIX	NOMS ACTUELS CORRESPONDANTS
1512, 23 nov.[2]		4 onces[2]	« Ceroton sandallinum.	10 sols[2]	Cérat de santal.
25 —		4 —		10 s.	—
27 —	Mᵉ Jehan de la Haye	1	julep restrenctif.	6 s. 8 d.	Potion astringente.
— —		—	reiterer led. julep.	6 s. 8 d.	—
— —		1	enplastre restrenctif feit de plusieurs drogues, avec trois onces enplastron *contra rupturam*.	10 s.	Emplâtre astringent. Emplâtre *contra rupturam* de Nicolas[3].
		—	reiterer ledit enplastre.	10 s.	— —
9 déc.	Mᵉ Estienne Leprince	1	julep compozé.	6 s.	Potion.
— —		1	bolus de casse avec 2 scrupules de reubarbe.	20 s.	Bol de Casse, Rhubarbe.
— —		6	pillules laxatives.	2 s. 6 d.	Pilules laxatives.
— —		1	ongant composé.		Onguent composé.
— —		1 once	dyamargaritum.	3 s.	Diamargariton de Nicolas.
— —		1 —	eau ardent.	5 d.	Eau-de-vie.
— —		1	potus feit de momie avec eaue cordialle.	2 s.	Potion.
— —		1 livre	ris.	10 d.	Riz.
— —		1 —	amendes.	1 s. 8 d.	Amandes.
— —		—	reiterer 2 fois le potus comme desus.	4 s.	—
— —		1 once	coriendre confiete.	10 d.	Coriandre confite.
13 février		2 scrupules	pillule elephengine.	1 s.	Pilules éléphangines[4].
1ᵉʳ mars		2 onces	huille de lies.	10 d.	Huile de lis.
— —		1	ongant composé avec muscilage contenant 1 once et demie.	10 d.	Onguent composé avec mucilage.
— —		2 onces	huille de lies.	10 d.	Huile de lis.
3 —		2 —	huille de lis.	10 d.	—
— —		1	ongant comme desus contenent 4 onces.	1 s. 8 d.	Onguent composé.
10 —		1 dragme	pillule.	1 s.	Pilules.
— —		1	potus de *de citro* avec sirop violat.	3 s.	Potion avec électuaire de citrons composé et sirop de violette.
12 —		1	apozeme de une livre.	2 s.	Apozème.
— —		1 once	anis confict.	8 d.	Anis confit.
— —		1/2 once	dyafinicon.	1 s. 3 d.	Diaphœnix.
15 —	Mᵉ Jehan Galand	1 prinze	pillule.	1 s. 8 d.	Pilules.
— —		1	clistere compozé et laxatif.	9 s.	Clystère composé laxatif.

Date	Nom	Quantité	Désignation	Prix	Équivalent
1513, 11 avril.	—	1 magdaleon	de enplastre de triaformacon.	10 d.	Emplâtre tripharmaque (à 3 médicaments)
23 —	—	4 onces	cortice psidie.	6 d.	Écorce de psidia.
2 may.	—	4 —	emplastron de triaformacon	10 d.	Emplâtre tripharmaque.
6 octob.	—	1	lohe compozé qui fut pour sa femme	4 s. 6 d.	Looch composé.
— —	—	1 once	aromaticum rosatum.	2 s. 6 d.	Aromate à la rose.
— —	—	1	anplastre compozé avec poudre cordialle et aultre ongant, contenant 10 onces	15 s.	Emplâtre composé, Onguent.
— —	—	1	onguent compozé pour son estomac.	2 s.	Onguent composé.
23 —	Mᵉ Jehan de la Haye	1	ceroine compozé pour son estomac.	7 s. 6 d.	Emplâtre céroène.
— —	—	1	poudre cordialle composée	3 s. 4 d.	Poudre cordiale composée.
29 mars	—	3	pillules composées pesant 2 scrupules	3 s. 4 d.	Pilules composées.
— —	—	1 prinse	de julep composé	1 s. 3 d.	Potion composée.
1514, 5 juillet	—	4 once	caue pour les yeulx prins par Jaques son servi-teur	2 s.	Eau pour les yeux.
10 nov.	—	1 once	pillule blanche	1 s. 8 d.	Pilules blanches.
13 —	Mᵉ François		plusieurs fleurs à feire une foumentacion	1 s. 8 d.	Fleurs pour fomentation.
17 —	—	1	anplastre compozé avec plusieurs conserves? pour les gouttes	12 s. 6 d.	Emplâtre composé.
28 —	—		plusieurs racines et herbes pour feire decoccion avec vin blanc.	3 s. 4 d.	Racines et herbes.
29 —	Mᵉ François Pyon	1 drachme	pillule compozée . . . . , ...	1 s. 8 d.	Pilules composées.
29 déc.	—	4 onces	camomille		Camomille.
	—	4 —	sticad. araej.		Racine de stœchas.
	—	4 —	mellilotum rosatum rubrarum		Miel rosal.
	—	2 —	semen linij . . . . , . . .		Graines de lin.
	—	1/2 livre	semen fenugrecj.	5 s.	Fenugrec.
1515, 5 juing	—	1/2 —	terra sigillata pris par Guiot, son serviteur . . .	1 s. 8 d.	Terre sigillée.
28 février	Mᵉ Jehan de la Haye	1	sirop compozé contenant 1 livre.	6 s.	Sirop composé.
— —	—	1	lohoc contenant 4 onces	4 s.	Looch.
1ᵉʳ mars	—		reiterer ledit sirop	6 s.	Sirop composé.
5 —	—		— — lohoc	4 s.	Looch.
26 —	—	3 onces	caue pour les yeulx.	1 s. 6 d.	Eau pour les yeux.
1516, 9 avril	—	3 —	ongant pour sa goutte	2 s.	Onguent.
4 juillet	Mᵉ de la Haye	1 —	seucre rosat	20 d.	Sucre rosat.
— —	—	3 —	siros compozé	3 s.	Sirop composé.
— —	—	1 —	ongant compozé pour l'estomac contenant 4 on-ces.	4 s.	Onguent composé.
— —	—	2 —	boîtes ongant pour les emoroïdes contenant 2 onces »	3 s. 4 d.	Onguent pour les hémorroïdes.

(1) Arch. de Dijon, G, 6. — (2) Dans l'original, les nombres sont en chiffres romains. — (3) Dᵣ DORVEAUX, *L'Antidotaire Nicolas*. Paris, H. Wel-ter, 1896. — (4) *Bulletin des Pharmaciens de la Côte-d'Or*, n° 4, p. 67.

1579. — CHALON. « La dame Jaqueme Ouchier, vesve de feu le Sire Pierre Aquetain, doibt[1] :

du xiiijᵉ juing	pour elle, ung clystere laxatif et carminatif.........	x s.
	plus, demie livre de pruneaux.....................	j s. vj d.
	— ung unguent tenant iij onces, pour lui oindre sa douleur soir et matin	vj s.
	— demy quarteron sucre fin....................	iij s. vj d.
	— une fiolle syrop de capillaire tenant cinq onces, pour user avec l'eaue bouillye	x s.
	....	
le xvijᵉ —	une medecine laxative composée de Rabarbe, syrop rosat et autres.......................	xxvij s. vj d.
	plus, un liniment composé de plusieurs gommes, axunges et aultres tenant vj onces..........	x s.
le xxᵉ —	ung apozeme cordial et refrigerant, clarifié et aromatisé, composé de plusieurs syrops, pour prandre à plusieurs matins	xx s.
	....	
le xjᵉ juillet	une fomentation composée de plusieurs fleurs, semances et autres, pour lui fomenter sa douleur	xv s.
	plus, un unguent composé d'arogon[2], huille de petrole et aultres, tenant iiij onces, pour luy appliquer après la fomentation.............	xij s.
	....	
le iiij aoust	ung magdaleon diachyllon albun, pour ses cauteres................................	j s. vj d.
	....	
le ix —	ung pot berberis confit.....................	v s.
	....	
le pénultième dudit moys	pour six torches à bastonnet, à iiij s. piece...	xxiiij s. vj d.
	— quatre cierges...................	viij s.
	plus ung quarteron chandelles de cyre, en cotton..............................	iiij s. vj d.

Somme : xvij ℔ iiij s. iij d. »

Comment et suivant quelles règles étaient préparés ces médicaments ? Le Codex uniforme n'existait pas alors, et les apothicaires s'en rapportaient aux vieux auteurs dont les ouvrages, les *antidotaires* ou analogues, avaient été recopiés plusieurs fois, traduits en diverses langues et commentés par leurs successeurs qui, à leur tour, faisaient souche de copistes et de commentateurs. Suivant les lieux et même selon les apothicaires, telles préparations, présentées sous le même nom, offraient des différences considérables.

Parmi les principaux auteurs goûtés par les apothicaires bourguignons, nous devons tout d'abord citer Mesué[3] et

---

(1) Arch. de Saône-et-Loire, B, 1696.

(2) Onguent *aragon* (auxiliaire) de l'*Antidotaire Nicolas* (p. 33).

(3) MESUÉ L'ANCIEN, fils d'un apothicaire de Dschondisapour, né en 777 ou 780, mort à Samarra en 857, publia environ 40 ouvrages de médecine.

MESUÉ LE JEUNE, médecin chrétien jacobite, né à Maridin sur l'Euphrate, mort au Caire en 1015, a publié plusieurs ouvrages, dont l'un eut plus de 30 éditions.

Nicolas[1], dont les antidotaires, à cette époque, forment, pour ainsi dire, la bibliothèque nécessaire de l'apothicaire.

De façon générale, le *Plaidoyé* de 1605[2] nous fournit les noms alors les plus connus parmi les formulaires en usage dans nos pays.

« Il y a divers antidotaires, cellui[3] :

   de VALERIUS CORDUS[4] ;
   de JOBERT[5] ;
   de VECHERUS[6] ;
   de FERNEL[7] ;
   de MESUÉ, et plusieurs autres et non seulement ces autheurs ont fait des compositions générales, mais encore il se treuve des anthidotaires quasi propres et particuliers aux Provinces, comme celuy :

   de Nuremberg ;
   de Venise ;
   de Montpellier,

esquels antidotaires il y a grande différence des compositions, voires plusieurs fautes commises par l'impression aux doses d'icelles ».

« Car, comme toutes les compositions ne sont pas toujours semblables en[8]

   MESUÉ de Damas, et dedans
   NICOLAS PRÆPOSITUS et MYREPSUS ALEXANDRINI, en
   JEHAN JACQUES DE MANLIIS[9], et
   QUIRICUS DE AUGUSTIS[10], en
   SUARDUS[11], et
   SOLANUS[12], en

---

(1) NICOLAS LE MYREPSE, médecin grec, auteur du grand Antidotaire de Nicolas, l'une des pharmacopées des anciens apothicaires. Myrepse, du grec μυρεψὸς, apothicaire. (*Bulletin de la Société des Pharmaciens de la Côte-d'Or*, n° 12, p. 114).

NICOLAS LE PRÉPOSÉ, *Nicolaus Præpositus*, NICOLAS DE SALERNE, *Nicolaus Salernæ*, auteur du petit Antidotaire classique, si l'on peut employer ce terme, dès le XIIe siècle. Il est appelé *Præpositus*, parce qu'il fut Directeur de l'École de Salerne vers 1140.

NICOLAS DE FLORENCE, autre auteur. L'École médicale de Florence fut fondée en 1349.

(2) *Plaidoyé pour les Apothicaires de Dijon*. Dijon, 1605. (Voir chap. IV).

(3) *Idem*, p. 78.

(4) VALERIUS CORDUS, *Le Guidon des Apothicaires*. Lyon, 1572. (Voir *Bulletin des Pharmaciens de la Côte-d'Or*, n° 16, p. 78, 79).

(5) JOUBERT (Laurent), né à Valence en 1529, reçu docteur en médecine à Montpellier, puis professeur, mort en 1583.

(6) WECKER (Jean-Jacques), né à Bâle en 1528, exerça la médecine à Bâle et Colmar, mort en 1586.

(7) FERNEL (Jean), mathématicien et médecin français, né à Clermont-en-Beauvoisis en 1497, mort à Paris en 1558, a publié notamment *Medicina*, 1554.

(8) *Plaidoyé pour les Apothicaires de Dijon*, p. 161.

(9) Jean-Jacques DE MANLIIS DE BOSCO, *Luminare majus*, XVe siècle.

(10) QUIRICUS DE AUGUSTIS, *Lumen apothecariorum*, XVe siècle.

(11) SUARDUS (Paulus), *Thesaurus Aromatariorum*, XVe siècle.

(12) SOLANUS (Narcissus). *Concordie pharmacopolorum Barcinonensium*. Barcelone, 1535.

CORDUS, et
SYLVIUS [1], en
FŒCIUS [2], et
FUSCHIUS [3], en
PLACOTOMUS [4], et
BORGARUCIUS [5], en
FERNEL, et
RONDELET [6],
JOBERT, et
BODERON,

qui adjoustent ou diminuent, se corrigent ou confirment les uns et les autres ».

Parmi ces auteurs illustres, un seul, le dernier, Bauderon, est Bourguignon. Nous dirons quelques mots de sa biographie et nous lui joindrons Claude Dariot, médecin beaunois, auteur de travaux pharmacologiques.

Ces deux figures de rénovateurs formeront, en outre, dans cette étude, une opposition intéressante entre la pharmacie *galénique* et la pharmacie *chymique* ou spargyrique, au XVIe siècle.

CLAUDE DARIOT
(1533-1594)

DARIOT [7] (Claude), né à Pommard, près de Beaune, médecin, auteur de plusieurs ouvrages, entre autres : *De præparatione medicamentorum*, imprimé à Lyon, 1582, in-8°. — *La grande chirurgie de Paracelse*, traduite de la version latine de Josquin d'Alem, médecin d'Ostofrane, etc.; plus un *Discours de la Goutte*, et trois *Traités de la préparation des médicaments* [8]. Lyon, 1603, in-4°; Montbéliard, 1608, in-8°. — *Varia ad artem medicam et chymicam introductio*, manuscrit qui faisait partie de la bibliothèque de Ph. Delamarc. — Dariot mourut à Dijon en 1594.

---

(1) SYLVIUS — Dubois (Jacques), médecin français, né à Amiens en 1478, mort à Paris en 1555 — *Jac. Sylvii opera medica*, etc. Genéve, 1630.

(2) FOES (Anuce) ou Fœsius, savant helléniste français, né à Metz en 1528, médecin, mort en 1595. — *Pharmacopée*, à l'usage des apothicaires de Metz; *Commentaires* des œuvres d'Hippocrate.

(3) FUCHSIUS — Fuchs (Léonard), célèbre botaniste et médecin, né en 1501 à Wendbingen, ville du pays des Grisons, docteur en 1524, mort en 1566. — Nombreux ouvrages de médecine.

(4) PLACOTOMUS (Jean) — Brettschneider, né à Mirstadt, reçu docteur en médecine à Wittemberg en 1543, mort en 1574, alors qu'il était premier médecin du roi à Dantzick — plusieurs ouvrages de médecine.

(5) BORGARRUCCI (Prosper) ou Borgarutius, médecin italien du XVIe siècle, professeur à Padoue en 1564, médecin du roi de France un an seulement. — Cinq ouvrages et quelques traductions.

(6) RONDELET (Guillaume), né à Montpellier en 1507, fils d'un épicier-droguiste, reçu docteur en cette ville en 1537, mort en 1566 à Réalmont, près d'Albi.

(7) MUTEAU et GARNIER, *Galerie bourguignonne*. Dijon, 1858.

(8) Bibliothèque de Beaune; Bibliothèque de l'École de Pharmacie de Paris.

A MAISTRE IEAN
ESTIENNE DICT PAR

RVCHOT ET CLAVDE
Perard Apoticaires iurez à Dijon Claude Dariot Méde-
cin à Beaulne defi-
re falut & pro-
fperité.

ESSIEVRS & Coufins auant que ie com-
mençaffe ce difcours, & durant le temps que
le proiettois : d'autant que la matiere y trait-
tée regarde fpécialement voftre vocation : fou-
uent & en diuers lieux, i'en fuis entré en pro-
pos auer plufieurs de voftre profeffion, ... i'ay trouué auffi
aucuns des Apoticaires (en petit nôbre toutesfois) qui ont faiĉt
demonftration, qu'ils eftoyent bien affeĉtionnez & difpofez à
fcauoir & cognoiftre tout ce qui peut profiter à la fanté humaine
du nombre defquels vous ayant recognus , & que fi toft qu'en a-
nez peu fcauoir & cognoiftre quelque chofe que vous ay mon-
ftré, incontinent vous n'auez point efpargné voftre bien mi voftre
peine : car en peu de temps, vous auez faiĉt baftir des vaiffeaux
felon ma defcription & enfeignement, puis incôtinent après, auez
commencé de trauailler, non en vne feule chofe, mais en tout ce
qu'ay peu vous monftrer & enfeigner, durant quinze iours,ou
trois femaines qu'ay efté auprés de vous. . . . .

. . . . Cependant Meffieurs ,pour tefmoignage certain
tant de noftre alliance qu'amitié . receuez le prefent que ie vous
offre & en vfez. Priant Dieu vous faire la grace de vous employer toufiours de mieux en mieux en l'exercice de voftre eftat & vocation, à fon honneur & gloire , & falut public. A Beaulne
le 4 iour d'Oĉtobre
1582.

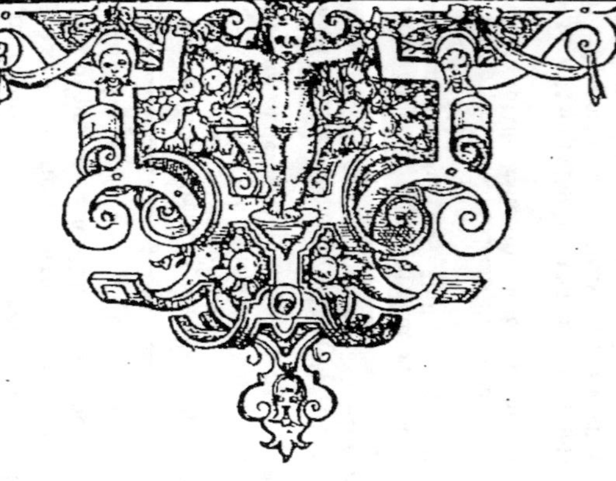

Planche III (XVIe siècle). — DARIOT, Dédicace du *Deuxième discours*, sur la préparation des médicaments

(Voir pages 113 et 114)

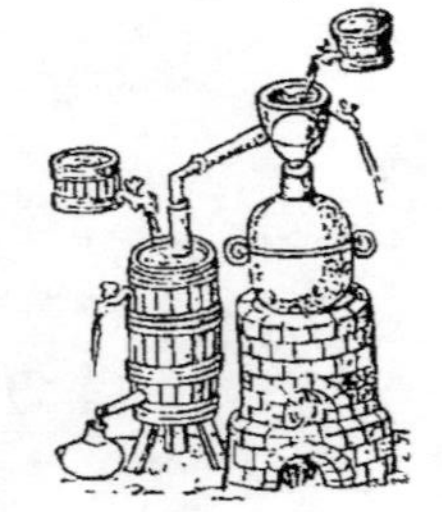

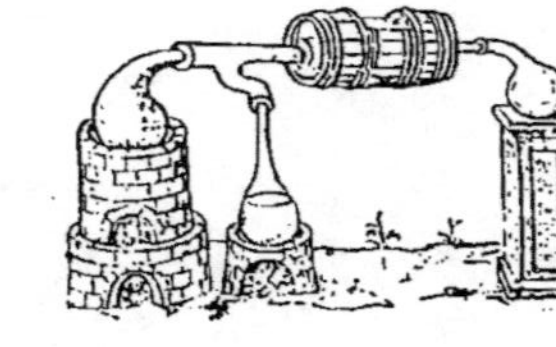

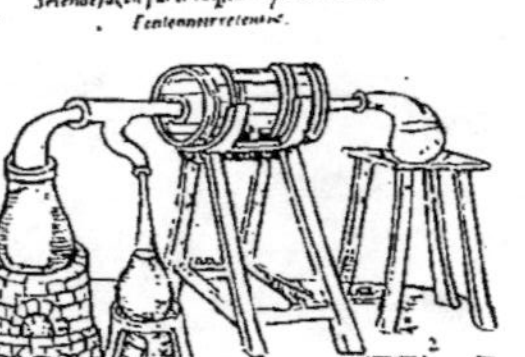

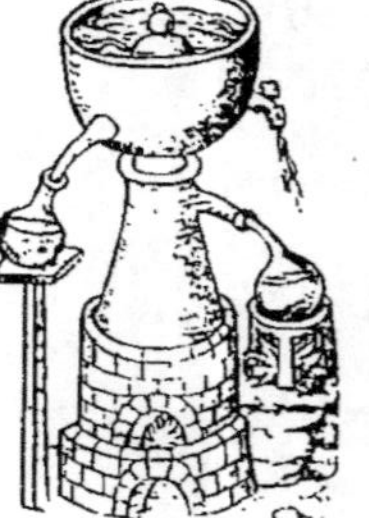

Planche IV (XVIe siècle). — DARIOT, Figures des Appareils nouveaux pour la préparation des médicaments chimiques
(*Deuxième discours, sur la préparation des médicaments*)

(Voir page 113)

Après[1] avoir étudié la médecine, à Montpellier, sous les meilleurs maîtres (les siens se nommaient Rondelet, Saporta et Schiron[2]), et médité les écrits d'Hippocrate et de Galien, Dariot ne s'en tint point là, comme la majorité de ses confrères. Appliquant aux anciens et aux modernes l'axiome *errare humanum est*, il s'incline respectueusement devant ses maîtres, mais il ne jure plus sur leur parole, et il s'engage dans de nouvelles routes à la recherche de la vérité[3] appliquée à l'art de guérir, vérité qu'il croit entrevoir dans les préceptes de Paracelse. Puis, sans se buter contre certaines propositions de Paracelse, qui semblent opposées à celles de l'École hippocratique, il s'applique « à tirer de la nouvelle doctrine le suc et la moëlle, afin de les appliquer méthodiquement et raisonnablement — comme il le dit lui-même — au salut et à la santé des pauvres malades, pour l'utilité publique et pour la gloire de Dieu et ornement de l'art medical[4] ».

Ces nobles buts, Dariot les poursuit sans relâche, à travers une foule d'obstacles que lui opposent les médecins, les chirurgiens et les apothicaires routiniers de sa province. Il ne recule ni devant les dépenses de construction d'appareils nouveaux pour la préparation des médicaments chimiques, ni devant les travaux fatigants du laboratoire auxquels il se livra pendant huit années.

Le docteur Dariot signale, comme partisans éclairés des progrès scientifiques, deux apothicaires, ses cousins, Etienne Perruchot et Claude Pérard, praticiens dijonnais (Planche III), qui n'épargnèrent ni leur argent ni leurs peines pour monter des laboratoires, où se préparaient les remèdes nouveaux (Planche IV). Dariot ne négligeait pas de venir à Dijon pour surveiller lui-même ces essais.

« Le bon medecin, disait-il, doit estre versé en la connoissance des remedes, et les savoir bien apprester, autrement il seroit comme un aveugle à qui on auroit donné les armes en main, pour en bataille combattre l'ennemy. »

L'ouvrage de Dariot, où nous avons trouvé toutes ces révé-

---

(1) Dr JEANDET, *Recherches bio-bibliographiques*. Mâcon, 1892, pages 52 et suiv.
(2) DARIOT, *Premier discours sur la préparation des medicaments*, p. 24 et 45.
(3) *Ibid.*, p. 50 et 51.
(4) *Ibid.*, p. 38.

lations sur sa vie militante et sur ses travaux pharmacologiques, est intitulé : *Trois discours de la preparation des medicaments, contenant les raisons pourquoy et comment ils le doivent être, de chacun desquels l'argument est à la page suivante.*

1ᵉʳ Discours. — « Principes et fondemens de Paracelse ».

2ᵉ — — « Preparation des medicamens, dedié à.... Parruchot et Perard, apothicaires jurez, à Dijon » (Planche III).

3ᵉ — — « Sur le temps propre à cueillir les herbes, avec une table astrologique ».

Voici comment sont résumées les opinions de l'auteur et les théories de la nouvelle école : « Au premier discours, les principes et fondements de Paracelse sont declarez, et y est declaré le peu de difference qui est entre eux et ceux de Galien, pourveu qu'on les prenne comme il a entendu. Plus y sont declarées les raisons pourquoy il faut preparer les medicaments, lesquelles sont prinses de la façon que nature tient pour tirer profit de ce qu'on prent pour la nourriture du corps... »

Dariot se distingue de tous ses confrères par le calme, la modération et l'esprit de conciliation, dont il ne se départit jamais, au milieu des violentes disputes qui s'élevèrent entre les Galénistes et les Paracelsistes[1].

Au point de vue plus strictement pharmaceutique, il fut l'un des trois ou quatre médecins qui, dans la France du xviᵉ siècle, suivirent Paracelse et préparèrent le chemin aux belles conquêtes de la pharmacie chimique moderne.

Jusqu'alors, l'art des remèdes avait eu pour but principal de rejeter mécaniquement, des végétaux et des animaux, les fragments impropres à toute action médicinale. Cet art ne pouvait encore pénétrer la substance même du remède, et n'aurait su, d'ailleurs, en rechercher plus avant le principe actif. Dariot, lui, se propose de donner au malade « la substance pure et seule, separée de toute impuretez[2] ». Par l'eau, le feu, il tire, il sépare le « sel[3] (principe actif) de la partie

---

(1) Galénistes : « Aux choses qui sont contre nature, leurs *contraires* sont medicaments ou remedes ».

Paracelsistes : « Les semblables sont mediciniez par leur *semblables* ». (Dariot, *Premier discours*, p. 26).

(2) Dariot, *Premier discours*, p. 86.

(3) La substance du sel.

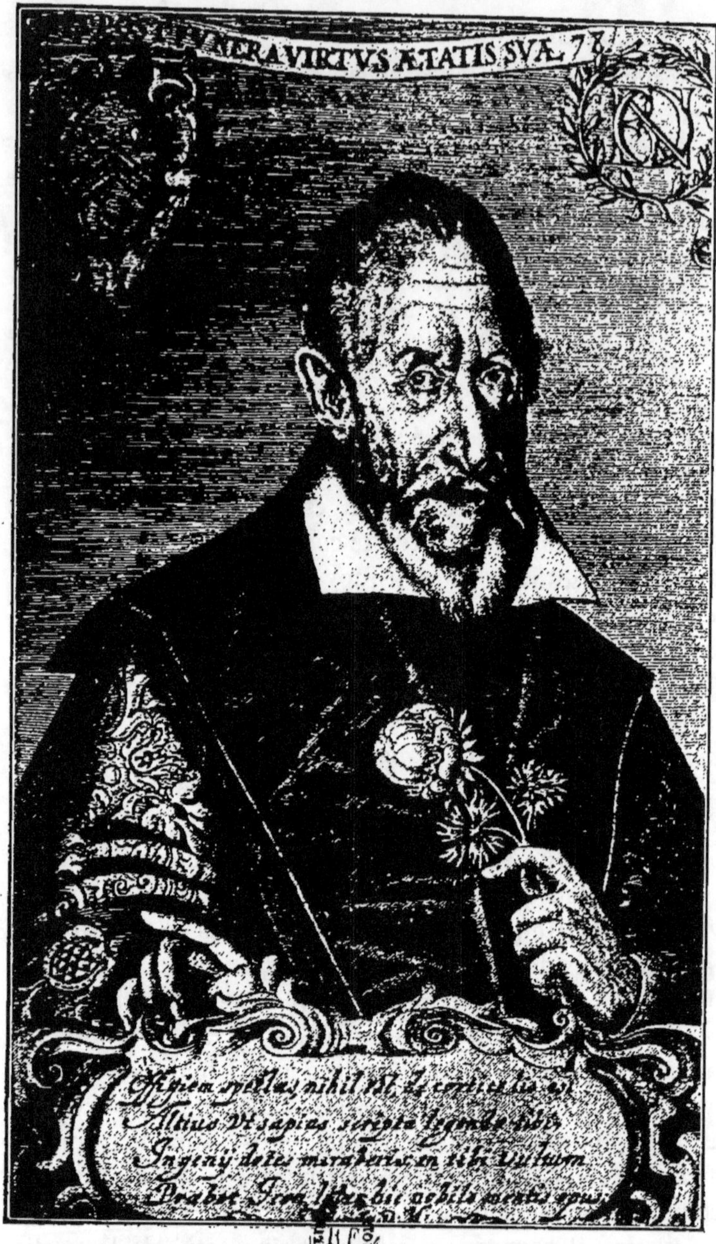

Planche V. — BRICE BAUDERON (1539-1623).

Médecin, auteur d'une des premières *Pharmacopées* en français, 1588.

(Reproduction d'une gravure de l'édition de Pierre Rigaud. Lyon, 1632, in-8°).

En haut : Son mérite survit à sa mort. Portrait fait à l'âge de 78 ans.
A gauche : Armoiries : (d'azur), à deux chevrons (d'argent) accompagnés en chef de deux étoiles et en pointe d'un croissant (aussi d'argent).
A droite : Monogramme.
En bas : Tu regardes ce portrait, ce n'est rien. On peut discuter sur l'extérieur. Mais qu'une vue plus haute te porte à la lecture de ses écrits, tu admireras les dons de son génie. Cette gravure ne te donne qu'un visage ; tu trouveras dans ce livre la quintessence de son esprit.

(Voir page 115).

terrestre (principe inerte)[1] », substance du sel qui, pour lui, n'est « pas sel pur, mais matiere le contenant ». Ajoutons « que tant plus la chose est proche de la pureté, et que d'elle l'impur en est osté, moins » le malade « en reçoit de fascherie, et si (ainsi) en est plustost soulagé ». A part l'eau, le feu, il remarque que le vin, son esprit (alcool) sont, par leur « subtilité, beaucoup plus propres à extraire la faculté des medicaments[2] ».

Ceci n'est plus de l'art, et c'est déjà de la science, une science de chimie appliquée alors uniquement aux opérations physiques faites sur les *végétaux* et les *animaux*; les transformations chimiques des *minéraux* étaient encore, à cette époque, du ressort de l'Alchimie. De celle-ci, Dariot veut cependant nous vulgariser les secrets, lorsqu'il dit : « Les mineraux et les remedes composez d'iceux sont beaucoup plus puissans que les vegetaux ny animaux[3] ».

Terminons par une des appréciations du docteur Dariot sur les apothicaires : « L'avaricieux apothicaire... » escomptant la plus grande activité de ces nouveaux remèdes, « tirera plus de profit, et aura plus de joye, qu'il n'auroit de veoir le malade soudainement guery avec si peu de remedes, et profit pour luy ». Dariot ajoute : Je « n'entends pas (ni ne voudrois) parler de tous les apoticaires, car je sçay qu'il y en a, et en cognois beaucoup qui sont gens de bien, vertueux et qui sont curieux d'apprendre, ne cherchans que la guerison et santé des malades..... et le bien de leur prochain. Mais aussi y en a il de tels que ceux desquels je parle, desquels leur bource est leur prochain[4] ».

BRICE BAUDERON

(1539-1623)

« Brice Bauderon (Planche V) fut un médecin des plus distingués[5]. Il naquit en 1539, à Paray-le-Monial, en Charol-

---

(1) DARIOT, *Premier discours*, p. 88.
(2) *Ibid.*, p. 98 et 100.
(3) *Ibid.*, p. 15.
(4) *Ibid.*, p. 76.
(5) D⁰ JANDET, *Recherches pour servir à l'histoire des sciences naturelles en Bourgogne*. Mâcon, 1892, p. 71 et suivantes.

lais, d'une famille médicale si ancienne, qu'on trouve dans cette petite ville des médecins du nom de Bauderon dès l'an 1300. Après avoir pris ses grades à Montpellier, il vint habiter Mâcon où il ne craignit pas d'affronter la mort au milieu des pestes les plus meurtrières. C'est par les services qu'il rendit comme médecin, tant dans la ville que dans les hôpitaux, pendant un demi-siècle, qu'il parvint à une réputation et à une fortune noblement acquises.

« Le docteur Bauderon n'a publié que deux ouvrages[1], dont le premier est une PHARMACOPÉE qui, par sa date de 1588, se place parmi les plus anciens traités de ce genre qui aient été composés, par des Français, en notre langue ; chose pratique, mais prodigieuse au XVI° siècle, puisque l'usage du Codex latin officiel n'a cessé en France qu'en 1837.

« Bauderon fit, pendant plusieurs années, des lectures ou des conférences, comme on dit aujourd'hui, pour l'instruction des apothicaires :

Ayant trouvé « iceux, dit-il, (pour la pluspart) debiles en doctrine et ignorans de la langue latine, et mal instruicts par leurs premiers maistres, je leur ay dressé une Paraphrase en nostre langue maternelle et françoise, sur leur Pharmacopœe ou Antidotaire, non moins facile que methodique, laquelle les relevera de peine et suppleera leur defaut.... » Et afin que le lecteur ne trouve « estrange, qu'escrivant en François, j'aye retenu en la description des antidotes, les noms soyent Grecs, Arabes ou Latins, et selon que les medicamens vulgairement sont nommés en leurs boutiques : c'est que les plantes et leurs parties, par tout ne se nomment de mesme, ains autant diversement qu'il y a de Provinces (afin que je ne die de villes) en ce Royaume de France..... D'avantage, pour *ana*, nom Grec, et plus estranger, j'ay supposé deux Latins plus intelligibles, c'est à sçavoir *Utriusque*, estant question de deux medicaments en semblable poids, et *Singulorum*, lorsqu'il s'agit de plusieurs..... Aussi, souvent j'ay changé l'ordre descrit par les Autheurs des Antidotes et iceluy à l'imitation d'Andromache et Damocrates, en leurs Theriaques, disposé et mis les medicaments de semblable categorie ensemble : commençant bien souvent par la base qui donne denomination à la composition. D'autre fois par la plus grande dose, allant de degré en degré, et ay finy à la moindre. En d'autre, tout le contraire, ay commencé par la plus petite, et fini à la plus grande..... » (Salut au lecteur).

La pharmacopée de Bauderon, contrairement à nos pharmacopées modernes, n'est pas une simple énumération de

---

(1) 1° *Pharmacopée,* souvent réimprimée. Lyon, 1588; Lyon, 1648, édition annotée par Sauvageon; Lyon, 1680, édition annotée par François de Verny, etc. Traduite en latin par Philémond, holland.-anglais, Londres, 1639.

2° *Praxis in duos tractatus distincta :* in 1° De febribus essentialibus; in 2° De symptomatis et morbis internis a capite ad pedes usque. Paris, 1620.

drogues et de *modus faciendi,* arbitrairement classés. C'est, ainsi que l'indique son auteur, une paraphrase : chaque remède y est étudié aux points de vue historique, médical et professionnel. La classification repose sur certaines analogies dont l'auteur nous a entretenus un peu plus haut. Nous en donnons ci-dessous le plan, auquel nous ajouterons quelques définitions, suivant Bauderon, de noms génériques, aujourd'hui oubliés ou détournés du sens alors en usage.

Tout d'abord, deux grandes divisions : les remèdes internes, les remèdes externes. Les premiers sont répartis en neuf sections, les seconds en trois.

Première division. — *Remèdes internes :*

Section I. — « CONDITS ET CONSERVES ». — Les condits ou confitures (*Conditura*) sont « plaisans au palais » et « peuvent servir d'aliment comme de medicament. » Ils se préparent avec les plantes fraîches : racines, écorces, tiges, fruits et leurs pulpes, feuilles, fleurs.

Les *miels* en font partie.

Section II. — « SUCS ESPESSIS ET SYROPS ». — Les sucs épaissis (*Sapis*) sont nommés *Rob*, *Robub* par les Arabes, *Sapa*, *Seranum*, *Defructum* par les Latins. Dans ce groupe sont compris : le Vin cuit, les Gelées de fruits, les Juleps (mot persique signifiant potion plaisante), les Sirops (*Siraon*), les Sirops de vinaigre.

Section III. — « ECLEGMES OU LOOCHS ». — Médicaments spéciaux pour la poitrine, nommés *ecclegmes* par les Grecs, *loochs* par les Arabes, *linctum* par les Latins. Leur consistance visqueuse les place entre les sirops et les opiates.

Section IV. — « POUDRES AROMATIQUES ET ELECTUAIRES ». — Les électuaires (remèdes choisis), ou *antidotes,* sont composés toujours avec des poudres aromatiques.

Section V. — « OPIATES ». — Les opiates sont des électuaires à base d'*opium* ou de narcotiques. Dans cette classe est la thériaque.

Section VI. — « CONFECTIONS ET ELECTUAIRES MOLS ». — Les électuaires, vulgairement appelés *confections,* sont « mols ou solides ».

Section VII. — « HIERES ». — *Hiere* est un mot grec qui signifie « sainct ». Ce sont les électuaires *par excellence.*

Section VIII. — « PILULES ». — Pilules est le diminutif de *Pila* (sphérique).

Section IX. — « TROCHISCS ». — *Trochisc* est un mot d'origine grecque. Les trochiscs sont des remèdes « composez de plusieurs medicaments secs pulverisez et comprins de quelque liqueur convenable, de forme solide, de figure ronde, du poids d'une dragme » environ, « desseichez à l'ombre ».

Deuxième division. — *Remèdes externes :*

Section I. — « HUYLES SIMPLES ET COMPOSEZ ». — Deux catégories : les huiles naturelles ou baumes, et les huiles artificielles qui peuvent être simples ou composées.

Les huiles simples se préparent par expression ou par distillation. Dans ces dernières, nous remarquons les huiles de soufre, d'étain, de plomb, de vitriol.

Disons aussi que les huiles sont préparées avec les végétaux ou avec les animaux.

Section II. — « ONGUENTS ET CERATS ». — Le mot *onguent* vient du mot *oindre*.

Le *liniment* est intermédiaire entre l'huile et l'onguent.

Le *cérat* est intermédiaire entre l'onguent et l'emplâtre. C'est un mélange d'huile et de cire.

Section III. — « EMPLASTRES ». — Ce sont les plus solides des remèdes externes.

Ce livre comblait une lacune et répondait à un besoin : son succès fut complet et durable ; les éditions et les traductions s'en multiplièrent. En 1681, le docteur Sauvageon, de Lyon, en publiait encore une nouvelle édition « comme du plus fidèle, facile et utile dispensaire que les siècles passés nous ayent donnés ». Dans cet ouvrage, Bauderon se montre conservateur fidèle des dogmes de l'école hippocratique, et ennemi déclaré des disciples de Paracelse qu'il traite de courtiers, d'hommes sans valeur, de souffleurs de charbons, qui, avec leur quarte et leur quintessence, abusaient de l'ignorance et de la crédulité du vulgaire.

Le vénérable docteur Brice Bauderon mourut en 1623, à Mâcon, âgé de 84 ans. Son fils Gratien, né dans la même ville en 1583, seigneur de Sennecé, fut médecin comme son père. Il avait déjà annoté et publié une nouvelle édition de la pharmacopée paternelle, composé un traité d'anatomie ainsi qu'un ouvrage sur les maladies épidémiques de son temps, et voyait sa réputation médicale s'accroître chaque jour, lorsqu'il mourut d'une pleurésie, à trente-deux ans.

La petite anecdote suivante exprime bien la forte impression produite par Brice Bauderon sur la Pharmacie de son époque. Son petit-fils, Antoine Bauderon[1], « achétant des drogues chez un apothicaire de Paris, fut reconnu à son cachet pour un descendant de Brice ; l'apothicaire aussitôt l'embrasse, lui offre ses drogues gratis, l'invite à manger chez

---

(1) BAUDERON (Antoine), 1643-1737, premier valet de chambre de la reine Marie-Thérèse, auteur de plusieurs poésies. (MUTEAU et GARNIER, *Galerie bourguignonne*. Dijon, 1858).

lui, en lui disant : Je suis trop charmé de connaître le petit-fils de l'un des plus habiles successeurs de Gallien[1] ».

Pour terminer ce chapitre, nous reproduisons (fig. 4) l'écusson d'un apothicaire dijonnais retrouvé, au hasard des recherches, sur un de ces vieux antidotaires, annoté par une série de nos aînés[2].

---

(1) COURTÉPÉE, *Description du Duché de Bourgogne*. Dijon, 1848, t. III, p. 58.

(2) Inscriptions manuscrites, sur le feuillet de titre d'un incunable de la bibliothèque de Dijon :

N° 7282. — SAVONAROLA (Johannes-Michael), *Practica*. Venitiis. Bonetus Locatellus, 1497.

Sur le feuillet de titre, on remarque les inscriptions manuscrites suivantes :

1° « Iste liber est mey Pauly Luciati de Avigliania (ville piémontaise)..... »

2° « Sum Bernardy des Bordes, appo(theca)rius » (Bernard des Bordes, apothicaire à Dijon, reçu maître en 1504, mort vers 1550). — Au-dessous : l'écusson reproduit fig. 4.

3° « Sum Simonis Grangerij, pharmacopej Divionensis, 1595 » (Simon Granger, apothicaire à Dijon, 1587, 1608).

4° « Emptus vii s. » (Acheté 7 s.).

Au verso du dernier feuillet :

5° « J. des Bordes » (Jean Desbordes, fils de Bernard, apothicaire, à Dijon, 1550, 1575).

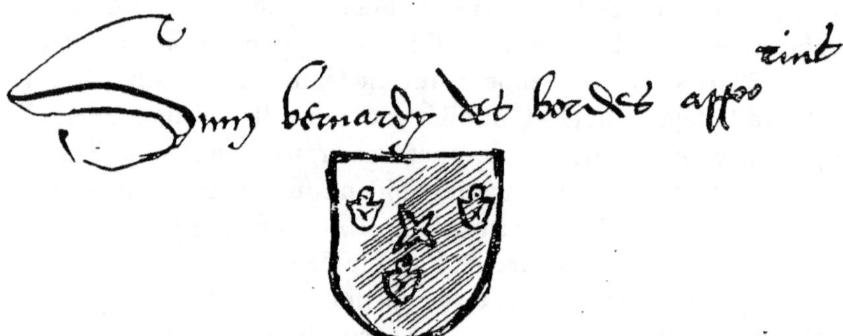

Fig. 4. — Écusson de l'Apothicaire Bernard des Bordes (1504-1550).

CHAPITRE III

Vie corporative extérieure
Relations avec les autres Métiers

Bouchers, Merciers. — Épiciers, leur disparition. — Confitures et Épiceries. — Estassonniers, leur accroissement. — Cierges et Estassonneries. — Règlements de Ville. — Différenciation définitive de l'apothicaire. — L'Art de pharmacie.

ᴅᴀɴs la période ducale, nous avons suivi les apothicaires et les épiciers s'occupant, les uns et les autres, de pharmacie. Avec la troisième période, nous entrons dans une nouvelle phase où intervient activement un autre élément, les estassonniers, tandis que disparaît, tout au moins de nom, l'élément épicier.

L'apothicaire, en accentuant sa différenciation, s'était réservé les drogues médicinales étrangères, et, de plus en plus, se livrait au travail manuel de l'ouvreur ; alors que l'épicier, surtout adonné au trafic des drogues exotiques, rares et coûteuses, versait toujours davantage dans l'exclusive activité commerciale. Et la plus curieuse remarque est de voir, entraînés dans la chute de la puissance ducale, ces luxueux épiciers dijonnais dont les épices, sous l'impulsion des ducs, avaient fait la prospérité ou la fortune ; notre statistique accuse, en effet, leur disparition moins d'une génération après 1477. Les débris de ce métier d'*épicier-aromataire*[1] allèrent aux marchands, aux merciers, aux apothicaires,

---

(1) Étant donnée l'acception actuelle du mot épicier, le nom d'*aromataire* semble assez bien indiquer la caractéristique des attributions de l'épicier du xv⁰ siècle. Aromataire, *aromatarius*, est d'ailleurs assez répandu à l'époque : ·
··1541.·— Noël Lucat, *aromatarius*, bourgeois de Chalon, était fournisseur *de aromatibus,* gall. : drogues, apothicaireries, épiceries. (Arch. de Saône-et-Loire, Inventaire des archives communales de Givry, Monitoires de l'officialité, GG, 70).

aux estassonniers, aux droguistes, aux confiseurs et à d'autres encore.

Ainsi donc, parmi les commerces originels de drogues exotiques, des divisions s'étaient produites et se développaient au gré des besoins nouveaux, s'agrégeant des fractions de métiers voisins ou analogues, et constituant un plus grand nombre de groupes d'artisans et de commerçants, groupes dont les nouvelles attributions se trouvaient plus étroites et mieux définies.

Mais ce travail social, tout d'organisation, ne pouvait se faire utilement que dans les périodes prospères et tranquilles; aussi, les changements qui suivirent les évènements de 1477-1480, amenèrent-ils une régression dans le développement des organismes corporatifs les plus récents ou les moins nombreux.

C'est pourquoi nous avons vu, peu après cette date, la corporation des apothicaires demander appui à la municipalité contre son effritement intérieur. Contre son effritement extérieur, elle va, au dehors, s'étayer des épiciers et des estassonniers; union tendant, semble-t-il, vers une fusion générale et régressive. Mais, peu à peu, à la faveur d'un progrès inévitable, l'accroissement des uns et les besoins des autres vont déterminer, au contraire, cette division du travail où nous remarquerons, entre autres, la séparation définitive des apothicaires et des métiers voisins.

Tout en s'appliquant aux trois métiers, les statuts de 1490 avaient néanmoins laissé à chacun d'eux une certaine autonomie. A les lire, on reconnaît facilement les lignes de suture ou de division, lignes que nous avons déjà soulignées à l'article VI de ces statuts et que nous retrouvons ainsi qu'il suit :

5 articles, de I à VI, concernent uniquement les apothicaires;
5   —   VII à XII, concernent les épiceries, huiles, poissons;
9   —   XII à XV, XIX à XXIV, XXVI, concernent uniquement les estassonneries;
7   —   VI, XV à XIX, XXIV et XXV, comportent des obligations communes.

De fait, les trois métiers, loin de se porter ombrage, ne songèrent tout d'abord qu'à leur vie commune, et leur premier souci fut de la défendre contre les corporations voisines, remettant à loisir leurs discussions intestines et leurs rivalités particulières[1]. D'où cette division naturelle : en premier lieu, lutte des apothicaires, épiciers et estassonniers contre les autres métiers ; en second lieu, lutte des apothicaires contre les estassonniers et les épiciers.

Deux métiers, surtout, voisinaient avec notre communauté à trois têtes : c'étaient les bouchers et les merciers ; les bouchers[2], par leurs accointances avec les estassonniers, vendeurs de graisse, et les merciers, en raison de leurs prétentions, basées sur leur nom (*mercerius*, de *merx*, marchandises, denrées), de vendre un peu de tout.

Laissons les bouchers abandonner les chandelles aux estassonniers, et venons au procès des merciers[3], surtout intéressant pour les apothicaires.

Dans une requête, adressée à la Chambre de Ville, le 19 juillet 1506, il est dit, en effet, « que les merciers de ceste dite ville vendent reubarbe, scamonnée, casse, canphre, dyadragant, dyayris, panitres, dragée, pouldre fine de menues espices et tous autres pouldres ; huille d'olive, de nois et de cheneve, chandeilles de suif, oingt[4] et toutes autres choses servans au mestier d'apoticairie, estassonnerie et espicerie... ». De plus, les merciers « ne sont interroguez ne passez maistres desdits mestiers ; aussi, qu'ilz vendent journellement lesdites marchandises qui ne sont loyalles ne bonnes ».

Cette requête ayant été agréée par la mairie, Mes Jean Noël et Jean Perruchot (IIe du nom), échevins, furent chargés de visiter les merciers incriminés « pour savoir si les espiceries et autres drogues que vendent iceulx » sont « bonnes et loyales, selon que est requis par lesdites ordonnances[5] ».

---

(1) Les moutardiers et les vinaigriers étaient examinés par les jurés sur l'apothicairie, l'épicerie et l'estassonnerie. — 1515, 1519 (Arch. de Dijon, M, 438, fol. 99, 342). — Voir, en outre, note 1, page 80.

(2) Déjà, en 1464, les estassonniers avaient demandé que défense fût faite aux bouchers de vendre « chandoilles ». La mairie, ayant délibéré sur cette requête, autorisa les bouchers à vendre « chandoilles bonnes, loyales et marchandes, subgectes à la loy et visitacion de ladite Ville... » (Arch. de Dijon, B, 161, fol. 186 et 188, v°. — 13 et 27 janvier 1464).

(3) Arch. de Dijon, G, 6.

(4) Rhubarbe, Scamonée, Casse, Camphre, Diadragant, Diairis, Pénides, ..., Huiles d'olives, de noix, de chenevis..., Oing.....

(5) Statuts de 1490.

Cette visite avait été fixée au 3 août ; mais les merciers se refusèrent à la subir, malgré la menace d'une amende de 100 sols t. Huit jours après, la Ville les convoquait à sa Chambre, sans succès du reste, et l'affaire dut être portée devant la Cour du bailliage, le 16 du même mois. Les merciers furent condamnés le 20 novembre ; et, malgré leur appel, une nouvelle sentence, du 6 mars 1507, les obligea à se soumettre à la visite des échevins commis sur les métiers d'apothicaires, d'épiciers et d'estassonniers, visite qui fut pratiquée quelques jours après, le 13 mars.

Ces succès et d'autres analogues avaient rendu les poursuivants plus audacieux, et l'exemple des empiètements des métiers voisins, l'entraînement des procédures, les firent bientôt se concurrencer entre eux, et finalement en venir aux mains.

Les épiciers, nous le savons, étaient, avant 1480, plus nombreux que les apothicaires. Ce nombre, qui n'était déjà plus en progression rapide, s'infléchit en 1490, date vers laquelle il égale celui des apothicaires, pour diminuer de plus en plus, de 1500 à 1525, et disparaître complètement avant 1550. De là jusqu'à 1630, les registres d'impositions de Dijon ne font plus mention du mot épicier.

Parmi les produits communs aux apothicaires et aux épiciers, il nous faut signaler les confitures dont l'acception était beaucoup plus étendue qu'aujourd'hui et s'appliquait indifféremment aux épices ou aux fruits confits, aux plantes fraîches, fleurs ou racines, conservées au sucre ou au miel, et à bien d'autres préparations plus ou moins analogues.

L'usage était d'en faire présent, dans les grandes solennités, aux personnes de qualité ; et nous retrouvons, nombreuses, les fournitures de confitures faites, à ces occasions, par les épiciers et les apothicaires. Nous signalons quelques-unes de ces dernières :

1556, 6 octobre. — « Messieurs ont ordonné mandement au recepveur, pour payer à Benigne Estienne, appoticaire & eschevin, xlix livres ung sol tournois, pour les dragées et confitures qu'il a fournyes, pour donner à Mr d'Epinac, pour le festin des nopces de sa fille, à la certiffication des eschevins commis [1]. »

---

(1) Arch. de Dijon, B, 194, fol. 110 ; M, 94, fol. 199.

M. d'Épinac était Lieutenant pour le roi, au duché de Bourgogne. Il mourut le 2 novembre de la même année.

1567-1568. — 8 l. 10 s. de confitures et dragées, achetées chez le sieur Prévost, apothicaire, pour être offertes au baron de Couches, à l'occasion « de la gessine de Madame sa femme », qui accoucha d'un fils à Dijon. Le baron de Couches était gouverneur, durant les troubles, en l'absence du duc d'Aumale[1].

1581-1582. — 9 écus 1 tiers 3 s., à Jean Rondot, apothicaire à Dijon, pour les « espicerie et sucre », dont la Ville fit présent à M. Brulard, premier président du Parlement, pour le festin des noces de sa fille[2].

Un autre apothicaire, Antoine Gauthier, est payé de 182 l. 4 s. 2 d. pour « six fillettes de vin vieulx » achetées par la Ville, pour offrir au Sieur Brulard, secrétaire d'État[3].

1595, 4 juin. — 71 l. 10 s., à l'apothicaire Jean Gillot, pour un présent de dragées et confitures, offert par la Ville à Gabrielle d'Estrée, marquise de Monceaux, qui accompagnait Henri IV, lors de son entrée à Dijon[4].

1611, mai. — 67 l., payées au sieur Gillot, apothicaire, pour 18 boîtes de confitures, dont 12 offertes au cardinal de Joyeuse, passant par Dijon en se rendant à Rome[5].

Le cardinal de Joyeuse s'était entremis pour la réconciliation d'Henri IV avec le pape.

1621-1623. — 34 l. 10 s., à Pierre Molée, apothicaire, pour 12 livres de confitures sèches, dont la ville de Dijon fit présent à M\ume la baronne de Tavannes[6].

1622-1623. — 188 l. 16 s., à Claude Verrière et Pierre Molée, apothicaires, pour les confitures présentées à M\ume la Connétable et autres[7].

1627-1628. — 91 l. 15 s., à Pierre Molée, apothicaire et échevin, pour confitures offertes par la Ville à M. de la Berchère, premier président, à l'occasion des fiançailles de son fils, conseiller au Grand Conseil.

86 l. 9 s. 3 d., à Pierre Molée...., offertes à M. le marquis de Mirebeau, à cause du mariage de sa belle-fille avec M. le comte de la Rochefoucault[8].

1618, 25 octobre. — 18 l., à Marguerite Laguille, veuve de Mᵉ Jean Robert, pour les confitures et l'hypocras offerts par la Ville d'Autun et envoyés à M. le président Jeannin et à sa femme[9].

La famille Laguille compte, vers cette époque, plusieurs apothicaires d'Autun.

1621, 4 mars. — A Jacques Bocheron, apothicaire, pour « confiture seiche », offerte par la Ville à M. de Castille et à M\ume de Cipierre[10].

---

(1) Arch. de Dijon, M, 105, fol. 183.
(2)   —   —   M, 118, fol. 186.
(3)   —   —   M, 448, fol. 120.
(4) CHABEUF. — *Dijon, Monuments et Souvenirs*. Dijon, 1894, page 120.
(5) Arch. de Dijon, M, 467, fol. 13; M, 148, fol. 103.
(6)   —   —   M, 468, fol. 197.
(7)   —   —   M, 170, fol. 116.
(8)   —   —   M, 180, fol. 94.
(9) Arch. d'Autun, BB, 13, fol. 242, vᵒ.
(10)   —   —   BB, 15, fol. 64.

A Claude Vacherot, autre apothicaire d'Autun, pour confitures données au maréchal de Souvré, à ses nièces et à la présidente Jeannin[1]. — 4 mars.

A deux apothicaires, pour des confitures offertes à la princesse de Condé[2]. — 22 juin.

1626, 19 mars. — 5 l., à Jacques Bocheron, pour deux serviettes par lui prêtées pour porter des confitures à Mme de Cipierre, et qui ont été perdues[3].

1630, 11 janvier. — 12 l. 10 s., à l'apothicaire d'Autun, fournisseur des confitures présentées à Mme d'Elbœuf[4].

Les estassonniers (estasseniers, peut-être d'estal, étal[5]), ont un caractère bien local. On peut les assimiler aux ciriers et aux chandelliers des autres pays.

Peu nombreux à Dijon, avant 1480, les estassonniers présentent, à l'époque des statuts de 1490, un contingent égal à celui des deux autres métiers. Mais bientôt, tandis que disparaissent les épiciers, ils s'accroissent rapidement et en viennent à doubler leur nombre en un siècle, de 1530 à 1630.

Ayant absorbé ou supplanté, en partie, les épiciers très spéciaux du XVe siècle, ils vont, après notre troisième période, disparaître à leur tour, laissant plus large place aux épiciers modernes des XVIIe et XVIIIe siècles.

Confinant aux bouchers par les graisses, aux merciers par les cuirs, aux épiciers par les poissons, les estassonniers, à l'occasion, pouvaient étendre leur influence bien au delà de leurs limites imprécises.

Fabricants de cierges et vendeurs de chandelles, ils commerçaient de graisses, de cires et d'huiles, et, de ce fait, voisinaient avec les apothicaires qui, préparateurs de remèdes et, par suite, d'onguents, d'emplâtres et de baumes, employaient, à ces fins, les graisses, les cires, les huiles. Ajoutons que l'apothicaire, fournisseur de la dernière maladie, se livrait aussi à la vente de quelques accessoires funéraires, les cierges entre autres. Enfin, le chirurgien vendait aussi : baumes, emplâ-

---

(1) Arch. d'Autun BB, 15, fol. 64.
(2)   —   —   BB, 15, fol. 104.
(3)   —   —   BB, 17, fol. 108.
(4)   —   —   BB, 18, fol. 314.
(5) *Estacenel,* banquier, changeur : « Li estaulx des changeours et des estaccneus, uns chascuns estaulx paiera... ». Fin du XIIIe s. Cart. de Dijon. Richel., 1. 4654, fol. 29, v^o.

Il est intéressant de rapprocher cet étal des changeurs de l'étal des bouchers, en passant par les estassonniers. A remarquer aussi que les apothicaires-droguistes étaient banquiers, certaines fois, comme nombre des commerçants d'alors.

tres et onguents; loin, d'ailleurs, de se borner à les faire
préparer chez l'apothicaire ou à les préparer lui-même, en
achetant les matières premières chez l'estassonnier, il confiait
souvent à ce dernier le soin de composer les remèdes, et cela
à des conditions très avantageuses pour le chirurgien, —
l'estassonnier y trouvant l'utilisation de ses déchets.

De là, il est facile, en nous plaçant à un point de vue actuel,
de concevoir l'estassonnier, marchand régulier de chandelles,
vendeur irrégulier d'onguents, d'emplâtres, de baumes et,
complémentairement, de tous remèdes; tandis que, de son
côté, l'apothicaire, approvisionné régulièrement de graisses,
d'huiles et de cires, était vendeur irrégulier d'huiles à brûler,
de cierges et, complémentairement, de toutes estassonneries,
— confusions facilitées, en outre, par une communauté de
statuts : un certain nombre d'apothicaires, ayant fait chef-
d'œuvre de cire, étaient à la fois apothicaires et estassonniers, notamment vers 1520.

Par la disparition des épiciers, les apothicaires et les estassonniers étaient restés seuls en présence, au sein de la corporation collective; leur scission définitive ne devait pas tarder,
et les deux décisions suivantes vont nous permettre d'en fixer
le début, entre 1547 et 1567.

Dans le premier cas, celui de 1547, apothicaires et estassonniers opèrent de concert contre un estassonnier, non parce
qu'il vend une drogue médicinale, mais seulement parce
qu'il la vend déloyale ou falsifiée.

1547, 15 avril. — « Estienne Hurtault, estassonnyer, a esté appellé à requeste
du procureur de ladite Ville, au rapport de Claude le Quenisteret et Benigne
Estienne, maistres jurez appoticaires en ladite Ville, pour la presente année,
au fait de certainne pouldre, treuvée en sa maison, non loyalle; pour austant
qu'ilz ont dit & maintenu y avoir d'une racyne nommée pyretron[1], atra-
tive d'humeurs que engendre caterre, tellement que sy ung homme mange
d'icelle pouldre, il bavera trois jours. Lequel Estienne Hurtault a dit ladite
pouldre estre loyalle et quj n'y a aultre chose que poyvre et grenne[2]. Sur
quoy, mesdits sieurs ont ordonné que ladite pouldre sera visitée par Jehan
Guybourg, Pierre Aulbelin & Jehan Jarrot, estassonnyers, en presence des
dits jurez appoticaires & dudit Hurtault, et que en feront rapport, pour y
estre ordonné comme de raison. Et, pour ce faire, ladite pouldre a été mise
ès mains de Philibert Rondot, eschevin. Et depuis, le xxij[e] dudit moys, vehu

---

(1) *Anacyclus Pyrethrum*, Schrad.; Piretron, πύρεθρον, Pyrèthre.
(2) Poivre et graines.

par messieurs, le rapport desdits commis, par escript, ledit Estienne Hurtault a esté condempné en dix solz d'amende[1] ».

Dans la seconde affaire, la lutte s'affirme, au contraire, et la sentence rendue marque un point de séparation[2].

La Chambre de Ville, appelée, le 25 février 1567, à départager d'un côté les estassonniers, de l'autre les apothicaires et les vendeurs d'estassonneries non reçus maîtres, rend la sentence suivante : Elle deffend « à tous apoticaires de cy après soy mesler de faire ny vendre et debitter chandelles de suif, gresses ny huilles à clairer[3] ». Même défense aux vendeurs d'estassonnerie non reçus maîtres, à l'exception des marchands en gros et des bouchers pour la vente en gros.

C'était un rude coup pour les apothicaires et un encouragement aux estassonniers. Ceux-ci ne se gênèrent plus pour pratiquer la vente des remèdes, d'où cette situation imprécise d'estassonniers-apothicaires, non reçus à la maîtrise de l'un ou l'autre métier, et dont nous avons suivi, au chapitre précédent, de 1572 à 1579, les cas se rapprochant le plus des apothicaires.

L'anecdote suivante montre assez bien le sans-gêne où en étaient venus les estassonniers, et la sentence qui en est la suite vient apporter un nouveau point de séparation, en faveur des apothicaires, cette fois :

Le 18 mai 1573, « c'estoit adressé, en la maison de Mᵉ Bonnaventure Febvre, aulx fins de faire une medecine, ung certain personnage du lieu de Villers-sur-Oische, et luy aiant monstré l'ordonnance du medecin, Mᵉ Bonnaventure Febvre ne voullu faire icelle, à moings de quinze sols ts. ». Le certain personnage s'en alla et s'adressa à Denys Michault, « lequel, contre sa profession qu'est d'etasonier seullement, auroit faict ladite medecine, en laquelle il n'auroit mis aulcunes des drogues qu'il y failloit, suyvant ladite ordonnance, parce qu'il n'en avoit aulcunes, ains seullement y avoit mis du cené boully et du cirot violet[4], chose sy pernicieuse et dangereuse que sy le malade eust prins icelle medecine, il demeurit en dangier de sa personne ; et sy avoit donné icelle medecine pour cinq solz. Et, d'ailleurs, il avoit faict des pilules blanches appellées des penitres[5], esquelles il avoit mis de l'amidon, chose en tout prohibée et deffanduc. Et sy, en sa boticque,

---

(1) Arch. de Dijon, B, 184, fol. 194, vᵒ.
(2) L'Édit sur le fait du gingembre et autres drogues avait été publié à Dijon, le 28 juillet 1530. — *Mémoires pour composer l'histoire de la Chambre de Ville*. Bibliothèque de Dijon, Fonds Baudot, mss, nᵒ 138, p. 333.
(3) Arch. de Dijon, G, 6.
(4) Séné bouilli, Sirop de violettes.
(5) Pénides, sucreries.

l'on avoit treuvé du diacartamy[1] et aultres remarques d'apoticquaire ». L'estassonnier reconnut les faits, mais dit pour sa défense : « que c'estoit la premiere medecine qu'il avoit faicte, car celles qui ly estoient venues à faire cy devant, il les avoit envoyées vers Jehan Prevot, apoticquaire, comme bien sachant quj ne luy est permis en faire. Et que, ausdites pillules ou penitres, y avoit mis de l'amidon, selon qu'il avoit vehu que ledit Febvre, son maistre, où il avoit demouré, en faisoit ». Michault fut « condempné en soixante solz d'amande, luy deffandant, à peine de pugnition exemplaire, de faire plus aulcunes medecines, ne chose qu'il dependent et soyent de faict et art de l'apoticquaireric, ains de l'estassonnerie, tant seullement, luy ordonnant et tous aultres estasoniers, hoster incontinant toutes marques quj peuvent avoir, tant dedans que devant leur boticque, de l'apoticquairerie, de laquelle sentence ledit deffendeur n'a voullu appeller[2] ». Chambre de Ville, 19 mai 1573.

Les apothicaires se défendaient par des empiètements analogues, et la Chambre de Ville fut obligée de leur renouveler, le 29 décembre 1598, la défense « de faire et vendre, en leurs bouticques et ouvrairies, chandelles de suif ny aulcuns ouvrages de cire ». Les apothicaires en appelèrent au Bailliage, le 11 mai 1599, puis au Parlement. Celui-ci rendit un arrêt, le 3 juillet 1600, par lequel les apothicaires seront « tenuz faire particulier chef-d'œuvre de cire pardevant les jurez dudit mestier d'appoticairie, aultrement il ne leur sera permis de faire lesdits ouvrages de cire[3] ». Cette sage sentence clôturait la discussion pour un certain temps.

A ce sujet, il est intéressant de citer quelques-unes de ces fournitures de cierges ou d'estassonneries faites par les apothicaires, notamment dans les cérémonies officielles.

A Dijon, l'apothicaire de Villers était le fournisseur habituel de la mairie[4] :

1529, 14 mai. — 54 s. t., pour 6 torches pesant 6 livres de cire, à l'occasion des funérailles de l'échevin Pierre Jacob.

1529, 22 mai. — 72 s. t., pour 6 torches pesant 9 livres, à l'occasion des funérailles de Bénigne de Cirey, ancien mayeur, échevin.

1530, 24 juin. — 60 s. t. de cire, pour un autre échevin.

1531, 2 juin. — 60 s. t.   —   ,   —   —   —

1536, 20 avril, après Pâques. — 60 s. t. de cire, pour un autre échevin.

— 17 novembre. — 60 s. t. de cire, pour un autre échevin.

En 1575-1576, c'est Jean Prévost, l'apothicaire, qui reçoit 72 s., pour 6 torches de 3/4 de livre, devant être portées à l'enterrement du chanoine Godran, échevin[5].

---

(1) Électuaire diacarthame (avec le Carthame) d'Arnaud de Villeneuve.
(2) Arch. de Dijon, B, 210, fol. 164.
(3)   —   —   G, 6, Extrait des registres du Parlement.
(4)   —   —   B, 19. Cotes 4 et 6, Obsèques et funérailles.
(5)   —   —   M, 113, fol. 161.

En 1602-1603, à l'occasion de la nouvelle de l'arrestation du maréchal de Biron, ancien gouverneur de Bourgogne, les habitants de Dijon ayant pris les armes par ordre du Roi, Maclou Moniot, apothicaire, dut fournir deux flambeaux pour 60 sols[1].

Relevons, en novembre 1609, les noms de la V[re] Simon Granger, apothicaire, et de Jean Roy[2], qui sont l'objet d'une plainte des estassonniers pour avoir vendu et débité des « huisle, graisse et formage, sans permission et contre les arrestz et deliberations[3] ».

A Autun, l'épicier et l'apothicaire n'étaient pas différenciés avant les statuts de 1600, qui marquent la création de la jurande d'apothicaires[4]. Les fournitures de cierges, faites par eux, n'ont donc d'intérêt qu'après cette date.

1617. — 12 l., à Claude Vacherot, apothicaire d'Autun, pour deux douzaines de torches destinées aux funérailles du vierg (maire) Duban[5].

1625, 18 juin. — 12 l., à Lazare Vestu, apothicaire, pour 12 grosses torches fournies par la Ville au convoi du corps de feu M. l'abbé Jeannin, frère du président Jeannin[6].

A Beaune, les statuts de 1571 avaient prévu et départagé les attributions des apothicaires, en leur réservant la préparation et la vente des remèdes. L'un des derniers articles leur fait défense « de vendre salures, gresses et aultres choses sales qui peuvent contaminer l'attouchement, l'odeur et le goût ».

Ainsi, peu à peu, les apothicaires se dégageaient de leurs voisins, se créant une vie propre, et abandonnant, de gré ou de force, tout commerce en dehors de celui des remèdes. Ces empiètements, ces réclamations, ces rivalités d'ouvreurs avaient stimulé chez eux le travail de la préparation[7], et, de

---

(1) Arch. de Dijon, M, 135, fol. 262.

(2) Jean Roy, le même dont nous nous sommes déjà entretenus, page 105.

(3) Arch. de Dijon, G, 7.

(4) Arch. d'Autun, BB, 7, fol. 9, v°.

(5)   —   —   BB, 13, fol. 60, v°.

(6)   —   —   BB, 17, fol. 60.

(7) « Grand mortier de pharmacien, en pierre (fig. 5), orné sur les bords de quatre mascarons et de deux écussons, sur l'un desquels est représentée la figure du *quatre marchand*. — Haut. 0″35, diam. 0″44. — Provenance : Ancienne pharmacie Milsand, rue des Forges. Don de M. Galimard, 1892. » — *Catalogue du Musée des Antiquités de la Côte-d'Or*, p. 288, n° 1513. — *Mémoires de la Commission des Antiquités de la Côte-d'Or*, t. XII, p. cxv.

Le « quatre marchand » est un signe commercial, que l'on rencontre dans beaucoup de pièces concernant les apothicaires, et même dans certaines de leurs signatures. On suppose qu'il a eu, à l'origine, un caractère religieux, interprétant le signe de la croix dans un sens mystérieux. — Voir à ce sujet : *Inventaire des marques d'imprimeurs et de libraires de la Collection du Cercle de la librairie*. P. DELALAIN, Paris, 1892.

Outre le « quatre marchand », l'écusson représente un monogramme que

commerçants avisés, ils étaient devenus ces apothicaires industrieux, fabriquant leurs compositions, étudiant leurs matières premières et scrutant les causes des transformations. A la suite du commerce primitif des apothicaireries et du métier corporatif, l'apothicaire venait de rénover l'Art pharmaceutique.

M. Lucien Monot, après de patientes recherches, a pu identifier à celui de la signature de Bénigne Etienne, dit Perruchot, également reproduite sur la fig. 5.

Bénigne Etienne, dit Perruchot, apothicaire dijonnais (1541, 1567), habitait rue des Forges, près le coin du Miroir (actuellement rue de la Liberté).

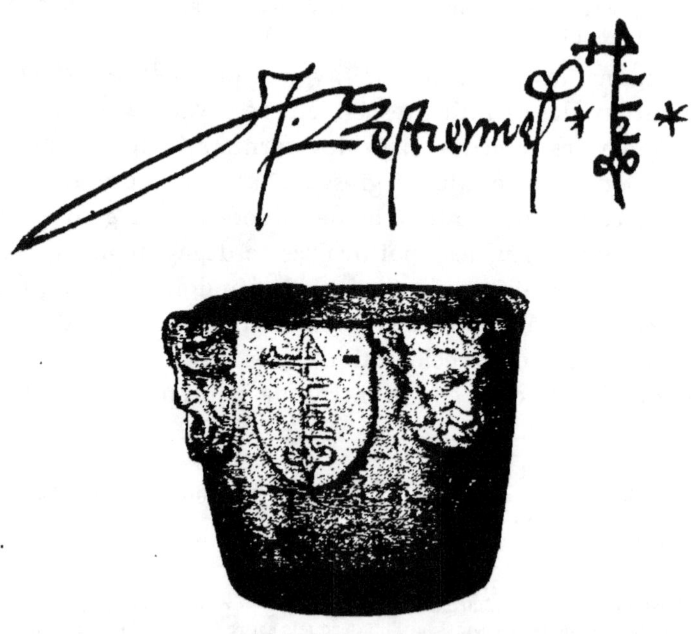

Fig. 5. — Signature de Bénigne Etienne, dit Perruchot, apothicaire à Dijon (1541, 1567)
Mortier d'apothicaire en pierre, portant le monogramme du même (p. 130).

CHAPITRE IV

Vie corporative extérieure
Rivalités avec les autres professions médicales

Première phase de la lutte des Apothicaires et des Médecins. — Les Médecins contre les Apothicaires et les Chirurgiens. — Procès de 1579, devant
la Chambre de Ville de Dijon. — Plaidoyer de 1605 au Parlement.
Professionnels parasitaires : Charlatans, Vendeurs occultes. — Professionnels
complémentaires. — Pharmacie religieuse : Infirmiers.

A mesure que, gravissant l'échelle sociale, les apothicaires, sortis d'une enveloppe indéterminée, se sépa-
raient des corps de métiers, leur situation nouvelle
les rapprochait davantage de la profession la plus élevée du
monde médical d'alors : celle des médecins. Du commerce
simple des boutiques, ils avaient passé à l'industrie de la préparation des remèdes dans l'ouvreur et la boutique; de leurs
attributions d'infirmiers au service public des malades, ils en
venaient au rôle d'aides obligés du médecin, où leur intelligent à-propos allait souvent jusqu'à réagir sur la science
plutôt philosophique ou astrologique des docteurs du temps.

Les statuts de 1490 n'avaient pas prévu ces situations respectives, car les conflits qui suivirent, entre médecins, apothicaires et chirurgiens, furent la cause principale de l'organisation ultérieure : les statuts de 1600 à 1630. Nous allons,
dans ce chapitre, suivre, au moyen des discussions d'attributions particulières, la naissance, la préparation et le développement des articles de ces nouveaux règlements.

Les premières compétitions de cet ordre, que nous ayons
retrouvées, semblent remonter au début du xvie siècle; témoin
ce projet informe de règlement, dont la date ne saurait être

de beaucoup postérieure à 1500. Nous en résumons ci-dessous deux des chapitres, le troisième et dernier concernant uniquement les chirurgiens.

Projet de règlement concernant les médecins, les apothicaires et les chirurgiens-barbiers[1], vers 1500 :

Médecins. — Ils ne pourront vendre des drogues, venir sur la pratique d'un autre, sur celle des apothicaires. Tout nouveau licencié devra se faire recevoir à la Chambre de Ville.

Apothicaires. — Ils feront les drogues en temps dû, et les compositions en présence des médecins et des jurés. Les drogues de la boutique seront étiquetées en papier, publiquement. Les réceptions se feront en présence des maîtres, de deux médecins « pour voir de la langue latine », et des échevins. Les serviteurs parleront bien le latin. Défense d'amener un autre médecin vers le patient, sans la présence du premier. Le trop grand nombre des apothicaires contribue au « mal traicté » des malades, car, faute de débit, les drogues vieillissent et, néanmoins, sont débitées par des médecins illicites, et, à cette fin, ils tiennent maisons de jeu fréquentées par ces médecins illettrés et cupides de gagner, auxquels ils donnent des remèdes dont arrivent souvent des inconvénients. Les apothicaires ne devront vendre que « choses de appoticaireries, et non aultres », telles que chandelles, lard, etc..., et seulement la « vraye appoticairerie ».

Chirurgiens.....

. Les apothicaires, nous le savons, avaient recherché et obtenu largement la protection de la municipalité. De même, en demandant, vers 1480, à couvrir leurs préparations de l'autorité et de la responsabilité des médecins, ils introduisaient dans leur sein un autre élément de protection dominatrice et inquisitoriale.

Aussi, ces zones de pénétration entre médecins et apothicaires, devaient nécessairement devenir des sources de conflits entre les deux groupements grandissants. L'année 1555 marque le début de la crise aiguë, et ce n'est qu'en 1656, soit un siècle plus tard, que nous assisterons au dénouement, qui fut une entente.

. Il est bon de remarquer que 1555 coïncide avec le moment où se produisit la dislocation entre les apothicaires et les autres métiers. Ainsi donc, sur leurs frontières inférieures comme sur leurs frontières supérieures, les apothicaires faisaient montre d'une active vitalité.

Cette longue lutte des médecins et des apothicaires présente trop de menus faits, de détails compliqués ou d'obscures réti-

---

(1) Arch. de Dijon, G, 50.

cences pour qu'il nous soit possible d'étudier en entier le volumineux dossier de nos archives sur ce sujet. Nous n'en retiendrons que les principales pièces, et, pour apporter un peu de clarté dans cette étude, nous établirons les coupures suivantes :

Tout d'abord, nous pouvons envisager deux phases principales : la première, de 1555 à 1630, est, pour les apothicaires, la phase florissante où leurs succès égalent presque leurs prétentions. Elle fera l'objet de ce quatrième chapitre et d'une partie du huitième de cette troisième période.

La seconde, de 1630 à 1656, est, au contraire, pour les apothicaires, une phase de décadence, pendant laquelle ils abandonnent la plupart de leurs conquêtes précédentes. Elle fera l'objet d'un paragraphe du quatrième chapitre de notre quatrième période.

Dans la première phase, 1555 à 1630, nous établirons plusieurs parties que nous désignerons ainsi :

Première partie, de 1555 à 1579. — Discussions préparatoires.
Deuxième partie, 1579. — Exposé du différend.
Troisième partie, de 1579 à 1604. — Décisions de la Chambre de Ville.
Quatrième partie, 1605. — Plaidoyer au Parlement.
Cinquième partie, 1614. — Statuts définitifs.

PREMIÈRE PARTIE (1555 à 1579). — DISCUSSIONS PRÉPARATOIRES.

En 1555, sous prétexte d'abus, les médecins proposent à la Ville un projet de *Règlement général* dont les points importants sont les suivants[1] :

Institution de deux médecins jurés, destinés à visiter les boutiques des apothicaires, de concert avec les jurés apothicaires et les échevins commis.

Les médicaments reconnus corrompus seront jetés à la rue; les compositions imparfaites seront remises à un apothicaire chargé de les « racoustoier, si bonnement faire ce peult, pour l'usaige des povres ».

Ces visiteurs empêcheront l'exercice du métier à tout apothicaire non reçu maître régulièrement.

Les deux médecins jurés assisteront à l'examen des chirurgiens.

Les médecins vagabonds, empiriques, devront présenter aux jurés leurs titres d'études et savoir. A défaut de suffisance, ils seront examinés et interrogés.

« Quant aux povres », il faudrait « ung appothicaire qu'il leur fera quelques compositions de petit priz......, lesquelles il leur distribuera, ou bien les donnera à l'une des seurs » à ce préposée.

---

(1) Arch. de Dijon, G, 6.

Aussitôt, les apothicaires de protester énergiquement, disant à la Chambre, le 22 octobre 1555[1], que : « Les medecins ne doibvent assister aux visitations desdits appoticaires, pour ce qu'ilz ne le sauroient faire ». Les médecins pourront, si bon leur semble, interroger les médecins étrangers et les vagabonds venant exercer en ville; ils pourront aussi assister aux examens des aspirants apothicaires; mais les maîtres apothicaires ne veulent accepter de voir les médecins visiter leurs boutiques.

Les médecins, cependant, obtinrent gain de cause, ce que nous confirme l'arrêt du Parlement, du 9 avril 1556, sur le serment, où il est établi nettement que les jurés médecins visiteront les apothicaires[2].

« Les medecins qui seront cy après receus en la ville de Dijon, jureront les articles suivants, ès mains des mayeur et echevins de ladite ville. Assavoir » :

« .... Que s'il vient à leur connoissance qu'un apoticaire ou epicier vendent de mauvaises drogues ou que les electuaires, sirops et autres compositions ne soient faites comme il apartient, et ne soient fournis de toutes choses necessaires, simples ou composées, ils le reveleront et denonceront audit mayeur et echevins. »

« Qu'à ces fins, lesdits mayeur et echevins eliront, tous les ans, deux jurés d'entre lesdits medecins des plus anciens et des plus experimentés, qui, avec les apoticaires jurés, visiteront les apoticaires. »

« .... Qu'ils ne contracteront aucunes societés avec les apoticaires et ne seront d'aucune compagnie avec eux. »

Cette présence des médecins aux visites est, en outre, affirmée par une délibération de la Chambre de Ville, du 9 avril 1569 : « Deux medecins jurés visiteront les apothicaires[3] ».

Quelques années plus tard, en 1579, les dissentiments se sont généralisés et la discussion porte sur tout l'ensemble des rapports médico-pharmaceutiques.

A part l'intérêt particulier attaché à cette lutte, une remarque plus générale doit être relevée; elle porte sur la genèse de ces statuts et règlements, ayant force de loi.

Un groupe régulièrement constitué se croit-il lésé, il adresse ses griefs à la Chambre de Ville. Celle-ci alors le convoque, concurremment avec les autres groupements intéressés, et,

---

(1) Arch. de Dijon, B, 193, fol. 99; G, 6.
(2) Bibl. de Dijon, F^{ds} Saverot, mss n° 1, t. I, Reg. du Parlement, Extraits, p. 683.
(3) — — — F^{ds} Baudot, mss n° 138, Mém. pour composer l'histoire de la Chambre de Ville, fol. 223, v°.

sous sa direction vigilante, oblige les parties à établir, de concert, un projet de règlement. Elle se borne ensuite à sanctionner ou à rejeter, en tout ou partie, le projet dont l'initiative et la conception ne lui ont pas appartenu, — forme assurément assez libérale.

Les médecins avaient à se plaindre des empiètements des apothicaires et des chirurgiens. Contrairement à beaucoup d'autres corps ou métiers moins importants, une limite précise n'avait pas encore été établie entre les attributions des uns et des autres, et une confusion regrettable en était la conséquence. A côté des médecins reçus aux Universités[1] et agréés par le corps des médecins dijonnais, la médecine était pratiquée par une foule de « vagabondz, prebstres, femmes et autres, mesmement les appoticaires et chirurgiens », confusion dangereuse pour le bien public. Apothicaires et chirurgiens, comme « membres de leur corps », étaient de ce fait tout particulièrement redoutables aux médecins.

Telles sont les raisons apportées par ces derniers, dans la requête[2] qu'ils adressent, le 12 mai, à la Chambre de Ville. Celle-ci, aussitôt, convoque médecins, apothicaires et chirurgiens, pour être entendus, à sa séance hebdomadaire du 15 mai.

Séance du 15 mai de la Chambre de Ville de Dijon[3]. — Les chirurgiens, tout de bonne volonté, sont présents, mais les apothicaires n'ayant pas daigné comparaître, la Chambre renvoie et assigne les parties au 22 mai.

Séance du 22 mai[4]. — Les apothicaires, contraints cette fois, viennent à la discussion et en profitent pour protester avec indignation contre les insinuations des médecins, « n'estant, disent-ils, imposteurs, vagabonds, empiriques et abuseurs,

---

(1) Université de Dole. — Par lettres patentes du roi Charles VIII, données à Dijon, et enregistrées le 6 août 1484, le roi, instruit des inconvénients qui arrivent de ce que plusieurs gens, tant hommes que femmes, ignorant ledit art et science de médecine, s'entremettent de curer les maladies, et pour ce que, dans brief temps, la Faculté de médecine de Dole doit être rétablie, ordonne que.... toute personne qui exerce l'art de guérir, sans être graduée en l'Université de Dole ou autre, sera punie de 10 livres d'amende. — Arch. de Dijon, G, 50.

L'Université de Dole avait été fondée, en 1426, par le duc Philippe le Bon. — Voir page 44.

(2) Arch. de Dijon, G, 50.

(3)   —   —   B, 216, fol. 100, v°; G, 50.

(4) —   —   —   fol. 102; G, 50.

versant fidellement et loyallement en leurs charges et fonctions ».

Les médecins répondent qu'ils n'ont « entendu attoucher à leur honneur, desirant vivre avec eulx en paix et union, et ne font cette poursuite pour leur regard, sinon pour avoir ung reglement... par lequel chacung conduira et versera en l'exercice de son art et praticque, sans exceder ».

La Chambre, afin de diriger utilement les débats, décide que les médecins mettront par écrit leurs demandes, écritures que les intéressés devront discuter à la prochaine séance, le 29 mai.

Pendant cet intervalle, les médecins procèdent à la rédaction d'un projet de règlement, s'appuyant, en premier lieu, sur les anciens statuts dijonnais, en second lieu, sur des statuts de Paris, qui auraient fait l'objet d'un arrêt du Parlement de cette ville.

Séance du 29 mai[1]. — Cette fois, les parties sont en présence d'un texte précis, le projet de *Règlement.* Mais à un écrit, il fallait une réponse écrite, et l'affaire dut être renvoyée à huitaine, pour donner aux apothicaires et chirurgiens, le temps de répondre au règlement proposé par les médecins.

C'est pendant cette huitaine que les apothicaires, chirurgiens et médecins, vont, à tour de rôle, porter leurs réponses au greffe de la Chambre, ou encore y prendre la copie des communications des parties adverses.

Citons parmi ces pièces :

La demande des chirurgiens tendant à obtenir communication des statuts de Paris, sur lesquels s'appuie le règlement proposé ;

La demande des apothicaires réclamant l'arrêt de Paris ;

La réponse suivante des médecins : Ce qui a « esté allegué a esté tiré de la farmacie de Nicolas Houël[2], appoticaire de Paris, faisant mention dudit reglement, auquel auteur, si bon leur semble, ilz (les apothicaires et chirurgiens dijonnais) pourront recourir, comme aussi à plusieurs ayantz escrit de

---

(1) Arch. de Dijon, B, 216, fol. 103; G, 50.
(2) Nicolas Houel, fondateur en 1576 de l'École de Pharmacie de Paris, et vers 1580 du premier jardin botanique établi en France. (*Centenaire de l'École de Pharmacie de Paris.* Paris, 1904, p. 7).

chirurgie ». Quant à l'arrêt de règlement, rendu par le Parlement de Paris, les médecins promettent de « l'exhiber » lorsqu'ils l'auront trouvé. D'ailleurs pour eux, médecins, ceci n'a pas d'importance, puisque leurs articles sont « justes »;

Enfin, la réponse des apothicaires : Tout d'abord, ils se défendent, sur reproche des médecins, d'être en intelligence avec les chirurgiens, alors qu'ils sont simplement compris par les médecins dans une même poursuite. Quant au règlement de Nicolas Houël, ils ne sauraient l'admettre tant qu'ils n'auront pas la preuve de son homologation par la Cour de Paris. Ils ont de bons livres pour leurs compositions, des statuts auxquels ils se conforment, n'ont pas d'abus à se reprocher et n'éprouvent nul besoin de nouveauté; mais toutefois si on leur apporte l'homologation demandée, ils sont disposés à rechercher « ce qui est raisonnable » et à écrire leurs observations.

Séance du 5 juin[1]. — Cette réponse des apothicaires n'est pas considérée comme telle par les médecins; la Chambre, néanmoins, décide qu'ils auront à en prendre connaissance, ce qui fut fait sans doute, car, le 8 juin, les médecins disent ne pas avoir d'arrêt à montrer aux apothicaires, ils ajoutent que leurs articles sont raisonnables ou non, et qu'ils n'ont rien d'autre à communiquer aux apothicaires.

Devant cette mise en demeure, il n'y avait plus qu'à s'exécuter; aussi, à la séance suivante, le 12 juin, les parties sont-elles en possession de mémoires discutant les articles mêmes du projet. (Les analyses du règlement, du mémoire des apothicaires, du mémoire des médecins, feront l'objet de la deuxième partie).

Séance du 12 juin[2]. — Tout semblait, cette fois, prêt pour une solution, lorsque les chirurgiens, qui jusqu'alors avaient peu participé à la procédure, vinrent à nouveau réclamer les statuts de Paris. La Chambre, faisant droit à cette demande, accorde aux médecins un délai de deux mois pour se les procurer.

Ce délai de deux mois nous conduit au mois d'août.

Profitons de ce répit pour entrer dans le détail des revendi-

---

(1) Arch. de Dijon, B, 216, fol. 105, v°; G, 50.
(2)   —   —   B, 215, fol. 141; B, 216, fol. 106; G, 50.

cations respectives, et voyons successivement les trois piêcés principales. Elles portent sur trois points capitaux : les examens, la pharmacopée, les visites.

Deuxième partie (1579). — Exposé du différend.

Projet de Règlement[1] proposé par les médecins à la Chambre de Ville de Dijon, le 29 mai 1579 :

« La profession de la medicine estoit anciennement exercée par une seulle personne », mais, peu à peu, les médecins se sont dépouillés de la partie opérative et en ont remis l'exercice aux chirurgiens et apothicaires, pour lesquels ils demandent le règlement suivant :

I. (*Examens*). — « Que, à l'approbation et installation d'ung appoticaire ou chirurgien....., iceulx medicins seront appellez, auront voix et oppinneront avec les M^{es} de l'une ou l'aultre vaccation, comm' il est assez facile à entendre et colliger par ce quj est porté aux statutz des ungs et des aultres, en ceste dicte ville, et à l'instar de Paris. »

II. (*Pharmacopée*). — « Lesdictz medicins regleront, entre eulx, ung dispensaire et roolle, tant des simples usuelz que des compositions necessaires à curer les maladies, selon la constitution du pays et temperament des hommes qui y habitent, desquelz medicamens les appoticaires seront fourniz en leurs boutiques, afin que rien ne soit inutile, suyvant le reglement de Paris. Et en tiendront ung tableau ausdictes boutiques, suivant leurs anciennes coustumes ».

III. (*Visites*). — « Deux des medicins visiteront lesdictes boutiques, avec les maistres Jurez appoticaires, deux fois l'an, scavoir : au commancement du printans et de l'autonne, comme aussj les drogues et medicamens que les estrangiers apportent en ladicte Ville ; et seront appellez au prix et taxe d'iceulx, lors que quelques parties en viendront à contestation avec lesdictz Jurez, suivant les anciennes coustumes dudict Dijon et le reglement de Paris ».

IV. — . . . .

« Les appoticaires forniront (le public) de tous medicamens dont ilz seront fourniz, tant simples que composez, par l'ordonnance d'ung medicin ou d'ung chirurgien, selon leur particulier devoir cy dessus, et non aultrement. Et applicqueront et administreront eulx mesmes, ceulx principallement que les medicins auront ordonné, pour mesmes raisons que dessus, et conformement au reglement donné par la Cour de Parlement, à Paris. »

: « .....Et sera faict deffence à toutes personnes d'exercer aulcune partie de ladicte medicine, s'il n'est receu et installé en ladicte ville de Dijon, suyvant les privileges particuliers desdictz appoticaires et chirurgiens et l'arrest de la Cour de ce pays ».

« .....Que les medicins, appoticaires et chirurgiens quj auront estez surprins d'entrer en quelque maison, où y aura danger de peste, pourront actionner les malades ou les heritiers, pour le recouvrement de leurs despens, dommages et interestz, selon que la Cour a renvoyé ledict article à Messieurs de la Ville, etc... ».

---

(1) Arch. de Dijon, G, 50.

Mémoire des apothicaires[1], sur les articles du règlement présenté par les médecins. — Juin 1579.

j. — « Assavoir, que lesdictz medecins se treuveront mal fondés, au reglement par eulx pretenduz, d'aultant qu'en cela ilz veullent invertir l'ordre polliticque (de police) de longtemps estably en l'estat de Pharmacie ».

ij. — « Aussy, que leur but tend plustost à leur proffit particulier..... ».

iij. — « Et, pour aultant qu'ilz dient se voulloir regler à l'instar de Paris, lesdictz deffendeurs les interpellent de leur communiquer les status et ordonnances de Paris, dont ilz se jactent, pour, iceulx vehuz, accorder ledict reglement, sy besoing faict, dont ilz ont esté desja interpellez ».

iiij. — Ils désirent que les médecins observent eux-mêmes les statuts de la Ville de Paris.

v. — Car par ces statuts, il est dit que nul ne sera médecin, s'il n'est docteur et ne s'est exercé six ans.

vj. — (Démontre ce qui précède à l'art. v).

vij. — Quoique n'ayant pas les qualités requises par les dits statuts, les médecins voudraient soumettre à eux les apothicaires, comme si ces derniers « estoient leurs ministres » et la pharmacie « n'estoit une partye de la medecine », suivant l'avis des anciens.

(I. *Examens*). — viij, ix, x. — La médecine ayant toujours été divisée en trois parties, bien que certains aient exercé « tous lesdictz artz ensemble », les médecins ne devraient être reçus que pour leur partie, mais néanmoins devraient posséder une exacte connaissance des « simples et compositions » pour être plus certains de ce qu'ils ordonnent aux malades.

xj. — Si les médecins avaient cette connaissance, les apothicaires se soumettraient à cet article du règlement.

xij. — Car le premier article des statuts de Dijon (1490) dit bien que les aspirants apothicaires seront examinés par « les Jurez dudit metier, en presence des medecins », sans que ceux-ci aient voix délibérative.

(II. *Pharmacopée*). — xiij. — « Pour le regard du second article (liste des drogues et compositions), lesdictz deffendeurs (apothicaires)..... se treuveront forniz des medicamens et simples propres à cela, dont sont assés advertiz lesdictz demandeurs ; du moings, le doibvent scavoir ceulx qui praticquent depuis vingt ou trante ans, ou bien en cela ilz seroient à reprendre, estantz ignorans des drogues et medicamens qui sont necessaires, pour traicter les malades du pays ».

xiiij. — « Toutefoys, sy besoing faict, lesdictz deffendeurs donneront tousjours declaration et liste des compositions et simples qu'ilz ont tousjours tenuz et usez pour le remede et cure des maladies, ou lesdits demandeurs vouldront deputer quelcung d'entre eulx, auquel ilz en bailleront communication et non aultrement, d'aultant, comme dit est, ilz doibvent estre certains desdictz medicamens et compositions ».

(III. *Visites*). — xv. — « Quant à ce qu'ilz demandent, de visiter les boutiques desdictz deffandeurs, pour veoir les drogues et medicamens qui y peuvent estre, et semblablement ce qui sera apporté par les estrangiers et en faire la taxe quant il y aura contestation avec les Jurez ; A cela respondent lesdictz deffendeurs, que leur requisition est desraisonnable, parce que, oultre qu'aulcungs d'iceulx ne cognoissent la plus grande partye des

____

(1) Arch. de Dijon, G, 50.

simples et medicamens, combien que cela soit requis principallement aux medecins, comme dict Gallien, au premier livre *de Antidotis*, aussi cela est contre le reglement et ordonnance pollitique de ladicte Ville, par lesquelles cela est delaissé aux maistres Jurez et eschevins commis sur l'estat de Pharmacie, comme il vous pourra apparoir par vos registres ».

(IV). — xvj. — « Touchant le quatriesme article du reglement pretendu par lesditz medecins, de ce qu'ilz demandent et dient debvoir estre appellés pour donner conseil et assister aux malades, lesdictz deffendeurs desireroient fort que cela eust lieu pour leur descharge et repos, moyennant que les malades s'y condescendissent, mais maintiennent qu'ilz n'y doibvent estre astrainctz ny necessitez, n'empeschant poinct qu'ilz n'en ayent reglement avec les malades et non avec eulx..... ».

Signé : De Villebichot et J. Cassal,
(jurés apothicaires).

Mémoire des médecins[1], en réponse à celui des apothicaires. — Juin 1579.

« ..... Premierement, declarent qu'ilz ne vueillent faire aucune responce à tous les articles desdites escritures, qui sont injurieux et calomnieux ».

(*Contradictions des apothicaires*) : « Car, ilz offroient de se conformer au reglement de Paris, avant qu'ilz l'eussent veu et requeroient les juges y tenir la main et y faire conformer aussi les medecins, en leurs iije et iiije articles des premieres escritures et nommement en l'onziesme. Offrent au treiziesme desdites escritures, de donner liste de leurs simples et compositions, et au xve, consentent que les demandeurs soient appellez par les malades, comme en leurs secondes aussi. Et au xe, par l'auteur de Pline, qu'un chascung se contienne en ses limites ».

« .... Puis, s'abusent au vje : 1° quand ilz confessent que les medecins ont la theoricque, après avoir revoqué en doute s'ilz ont la cognoissance des maladies, car les deux ne font qu'un ; 2° quand ilz disent, à mesme instant, que tout gist en pratique ; 3° de dire que les demandeurs le confessent, par leurs articles, soubz ces motz : Qu'ilz se sont volontairement despouillez autreffois de la partie operative ».

Assurément, « la theorie est peu proffitable sans la pratique. Mais aussi les medecins ont la cognoissance des deux, et ores qu'ilz s'abstiennent de mettre la main à l'œuvre, ne laissent pas de bien commander comme la chose doit estre faitte..... ».

« Il leur sied mal de revoquer en doute les degrez, qualitez et capacitez desdits demandeurs, et dire qu'ilz ne sont leurs ministres..... Car ilz sont tous docteurs ou graduez par les universitez, en la faculté de medecine et en filosofie, et en outre receuz audit Dijon par actes publiqs, et fort solennelz, suivant l'arrest de la Cour, (Voire suffisans et cappables, pour donner instruction à leurs ministres, comme nourriz dez leur jeunesse, parmy les bonnes lettres. Et n'y a pas un d'eux, qui n'ait pratiqué dix ans y a). »

Suivent les citations d'auteurs, définissant le sens du mot « ministre », autrement dit, de l'apothicaire *employé* du médecin.

« ... Dire que les demandeurs ne cognoissent les simples, c'est eux-mesmes qui n'en ont qu'une rude, sensuelle et palpable remarque, à force de les manier. Et les medecins, outre cela, cognoissent la propre substance et

---

(1) Arch. de Dijon, G, 50.

faculté, les degrez de chacune de leurs qualitez, les poidz et mesures, les occasions et maniere d'en user. Et finalement eulx mesmes confessent que le medecin doit scavoir tout cela, en leur xvᵉ article. »

« Quant à l'avarice dont ilz accusent calomnieusement les demandeurs, elle se voit clerement retorquée, veü qu'ilz ne font offre de donner aux pauvres leurs medicamens pour le pris d'amploitte, comme les demandeurs offrent tous leurs peines, vaccations et industrie ausdits pauvres. Et non pas d'un seul d'entr'eux, comm'ilz rapportent mal. »

(*Statuts de Paris*) : « .... Tous leurs articles sont amplement confirmez et observez à Paris, voire du consentement des appoticaires d'illec, comme appert au procès verbal precedamment escrit, de sorte qu'on s'esmerveille comme les deffendeurs forlignent de l'humilité des gens de bien et sy doctes que sont par delà. »

« Et ne sert en rien de dire que nous ne sommes pas à Paris, car il ne s'ensuit pas que ne devions imiter les bonnes meurs qui y sont. Et puis, c'est la volonté du Roy, que toutes villes se conforment à l'instar d'icelle, tant que faire se pourra. »

Ils essaient ensuite d'établir que cet arrêt du roi est général, par tout le royaume.

« Et ores qu'il ny ait point de faculté de medecine à Dijon, il ne s'ensuit pas qu'il n'y falle un reglement pour la pratique de la medecine, laquelle y est aussi fidellement exercée par lesdits demandeurs, comme à Paris, par les medecins d'illec. Et n'y a difference audit Paris, entre medecins-regens de la faculté ou medecins pratiquans, car tous se recoivent seullement par ladite faculté, ainsi que les chirurgiens, comme appert par le *jusjurandum chirurgorum* cy-joint. »

« Quant aux particuliers statutz de Dijon, faitz pour les appoticaires, ilz n'empeschent le reglement general, qui doit comprendre toute la medecine, veu que messieurs de la Ville ont la puissance d'y adjouster et diminuer quand besoing fait.... »

(I. — *Examens*). « Car, il n'est pas à croire qu'en leursdits statutz, il soit dit que les medecins assisteront à leur examen pour n'y servir que de nombre et d'images peintes, veu que lesdits demandeurs ont toujours fait et font ordinairement le rapport de la suffisance de ceux qui se recoivent en la Chambre de Ville, comme font de mesme les chirurgiens. »

(III. — *Visites*). « Quant à la visite des boutiques; ç'à aussi esté la coustume ancienne audit Dijon, que les medecins y assistassent, et mesmement aucuns d'entre les demandeurs y ont esté de leurs tans ; que s'y l'on a connivé en cela dès lors il ne peut avoir prescription ny force de profession. »

«.... Et mesmement, outre l'interest publiq et des malades, il y va de celuy des medecins, quand les boutiques ne sont bien fournies de medicamens bons et loyaux.... »

(II. — *Pharmacopée*). « Quant au role (liste) que lesdits medecins vueillent donner, de ce qu'il faut pour la fourniture d'une boutique, c'est bien la raison, puis que c'est à eux d'user de telz remedes qu'ilz cognoistront necessaires et propres pour les maladies de ce pays, et non d'autres. »

.... etc., etc.

Les statuts de Paris, tant désirés, étant arrivés enfin à Dijon, les médecins en font part à la Chambre, et lui demandent de donner aux apothicaires les quelques jours de délai utile, pour répondre. Ce délai de douze jours accordé, nous voici à la partie suivante de la discussion.

TROISIÈME PARTIE (1579 A 1604). — SUR LES STATUTS DE PARIS. DÉCISIONS DE LA CHAMBRE DE VILLE DE DIJON

De ces statuts de Paris, il ne nous appartient pas de faire l'exposé, aussi, nous bornerons-nous à dire en quelques mots leur raison d'être.

Par arrêt du Parlement de Paris, du 3 août 1536, il est dit que les apothicaires et épiciers de la juridiction de l'abbaye Sainte-Geneviève, seront visités par quatre maîtres apothicaires, députés à ce, et par deux médecins. Cet arrêt comporte, en outre, un règlement complet sur les médecins et apothicaires.

Les parties en présence dans cette affaire étaient, d'une part, les maîtres jurés épiciers et apothicaires de la Ville de Paris, d'autre part, les religieux de Sainte-Geneviève-du-Mont, de Paris, dont l'abbaye, de fondation royale (Clovis), avait toujours joui de prérogatives considérables et notamment la visite de plusieurs états, les bouchers entre autres.

Les apothicaires de Dijon, ayant pris connaissance de ces statuts, voici le mémoire qu'ils présentèrent pour leur défense, le 7 août 1579 [1].

« .... C'est ung reglement particulier pour les appoticaires qui resident et sont demeurantz riere la Justice de l'abbé Sainct-Geneviefve, lequel ne peult donner loix en ceste part, ny que sur icelui se puisse asseoir reglement aulcung tel que les medicins le pretendent.

« Pour ce que s'il estoit general comme ont voullu pretendre lesdictz medicins, le procureur scindic de ladicte Ville et Communaulté de Paris, se fut joinct avec les officiers desdictz religieux, abbé et couvent de Saincte Geneviefve.

« D'aillieurs, s'est ung reglement establly pour les estudians en medicine. lesquelz commersent plus frequantement riere la Justice de ladicte abbaye, où est assize la plus grand part de l'unniversité, mesme que l'ung des religieux de ladicte abbaye, est chansellier né de ladicte unniversité....

« Quoy que se soit, encoires que ce fut ung reglement general pour toute ladicte Ville, que non sy est, ce que lesdictz medicins ne s'en pourroient prevailloir contre lesdits deffendeurs pour en establir ung semblable.

« Pour aultant, premierement, qu'il n'y a point de profession de medicine en ceste Ville, pour promovoir ceulx qui sont appellez à la vocation, joinct que lesdictz demandeurs ne sont docteurs, comme sont ceulx de la Ville de Paris.

---

[1] Arch. de Dijon, B, 217, fol. 30, v°; G, 50.

« L'aultre, qu'il est seullement estably, comme dict est, pour ceulx quj sont residant riere la Justice dudict couvent Saincte Geneviefve.

« D'aillieurs, que lesdictz deffendeurs ont de tous temps ung reglement qui a esté observé jusques à present, en l'estat politique de la pharmacie, comme les autres artz quj sont jurés en ladicte ville, Lesquelz ilz ont tousjours suyvy et entendent encoires se reigler à iceulx.

« Toutesffois, pour montrer qu'ilz entendent totallement se ranger à la rayson, ilz n'empeschent.... que lesdictz medicins ne soient appellez pour la cure des malades, sans qu'ilz soient tenuz de les y faire appeller, sinon entend que leur estat et profession le requiert, et que les malades le veillent ainsy et s'y accordent.

« Tellement que s'est sans raison qu'ilz demandent que lesdictz appoticaires soient reiglez à l'instar de Paris, puisqu'ilz ne font point apparoir.... ung seul abus..... », les lois et statuts étant faits pour réprimer les abus ou la corruption des mœurs.

A titre de considération générale, remarquons ce point important : les médecins représentent les idées de centralisation ou d'unification du royaume ; les apothicaires revendiquent, au contraire, les privilèges locaux et l'autonomie particulière.

La dispute continua, s'étendant à tous les détails, et nous pourrions la suivre encore longtemps. Disons simplement que la municipalité donna, en général, raison aux médecins, et que le *Règlement*, dont on trouvera le résumé ci-dessous, au Plaidoyer[1], fut accepté par la Ville[2], dans sa délibération du 5 novembre 1604. Signalons notamment ces points principaux : les médecins pourront interroger les aspirants-apothicaires, les médecins participeront aux visites, une seule pharmacopée est imposée, le livre d'ordonnances est créé.

Mais la chose était trop grave, et le combat avait été trop rude pour que l'affaire ne fût pas portée au Parlement par les parties. C'est ce qui arriva en 1605.

Quatrième Partie (1605). — Plaidoyer au Parlement de Bourgogne.

Les médecins ayant demandé l'homologation, par le Parlement, du règlement accepté par la Ville, la Cour jugea sage de le soumettre, tout d'abord, à la partie intéressée, les apothi-

---

(1) Voir pages 147-149.
(2) Arch. de Dijon, B, 242, fol. 122.

caires, pour leur permettre d'établir leur défense. Telle est la raison d'être du Plaidoyer de 1605[1].

Ce « Plaidoié », que l'on attribue en entier à Bernier, ayant été analysé par le Docteur H. Montanier[2], nous nous attacherons particulièrement à ses grandes lignes, et nous présenterons la discussion de chaque article séparément, bien que les trois discours de Bernier, de Guillaume et de Vallepelle aient été prononcés successivement en leur entier, et peut-être à un certain intervalle de temps.

Nous avons pensé, en présentant ce procès fameux par coupures se rapportant au même objet, mieux établir la suite de notre sujet, et, dans la mesure du possible, en faire prévoir les conséquences.

Préliminaires. — Les médecins se plaignent que les apothicaires se mêlent d'ordonner, notamment, les potions purgatives et les saignées. Pour arrêter ce débordement sur leurs privilèges, ils se sont pourvus devant la Chambre de Ville, demandant que les apothicaires soient soumis à un règlement conforme aux ordonnances du royaume, et à leurs anciens statuts.

Ce règlement étant intervenu, fut porté à l'homologation du Parlement de Dijon. Mais celui-ci jugeant nécessaire de le soumettre au préalable aux apothicaires, ces derniers en appelèrent et chargèrent Bernier de leur défense devant la Cour. Dans ce procès, les médecins étaient représentés par Guillaume, et l'avocat général du roi était Legouz de Vallepelle.

Voici maintenant, pour chaque article du règlement, la partie de chacune des trois plaidoiries se rapportant à cet article :

Généralités.

— Bernier pour les apothicaires :

Les médecins ne sauraient attribuer aux troubles civils l'abus fait de leur état par les apothicaires, mais bien plutôt au regret qu'ils ont du partage inégal des profits.

— Guillaume pour les médecins :

Il suffit aux animaux d'un instinct naturel pour se guérir, mais les hommes doivent demander la santé à l'art et à la science. Et, tandis que les apothicaires se disent ministres de la nature, les médecins représentent cette science intellectuelle des maux, où le discours et le jugement font tout; l'apothicaire prête seulement les mains.

---

(1) *Plaidoié fait au Parlement de Bourgongne sur le reglement des Medecins et Apothicaires touchant l'exercice de leur art et profession.* Dijon, 1605 :

Bernier, Pierre, né à Dijon, avocat ;

Guillaume, Jean, né à Arnay-le-Duc vers 1570, mort à Dijon en 1626, avocat, député aux États généraux de Blois ;

Vallepelle ou Vellepesle (Guill. Legouz, seigneur de), né à Dijon, avocat général au Parlement (1586-1614). — *Conclusions données au procès des medecins de Dijon contre les apothicaires....,* Dijon, 1605.

(2) *Revue de Paris,* novembre 1868. — *Bulletin des Pharm. de la Côte-d'Or,* n° 15.

Si la médecine contient trois parties : médecine, pharmacie, chirurgie, il n'est pas permis à la deuxième d'enjamber sur la première et d'ordonner des choses dont la première a seule connaissance.

Le règlement réservant au malade le choix de se pourvoir ou non d'un médecin, celui-ci ne peut avoir pour but la recherche unique du gain. Les médecins s'offrent, d'ailleurs, à s'employer gratuitement pour les pauvres, disant que leur art n'est pas un trafic, et que leur profession n'a rien de vil et de sordide comme le métier d'apothicaire.

— Vallepelle pour le roi :

Il rappelle les différends entre les professions voisines et réclame du Parlement le soin de tracer la solution de continuité. Il essaie d'établir entre ces professions, non pas des sujétions, mais une simple préséance. Quant aux ordonnances du royaume, il les rejette, car la province ayant toujours joui de son autonomie, elles ne sauraient lui être applicables. Et, tout d'abord, il propose au règlement, un nouveau premier article, ainsi conçu : « Qu'il faut donner les remèdes spirituels avant les corporels. »

Art. I. — *Examinateurs* : deux anciens apothicaires. — Les examens auront lieu en présence de deux médecins et des échevins commis. — Les médecins *pourront interroger* et dresseront le rapport en commun, avec les apothicaires examinateurs.

— Bernier pour les apothicaires :

Pourquoi réserver le jugement à deux apothicaires, et non pas à tous, ce qui offrirait plus de garanties d'incorruptibilité ? — Les médecins appuient leur droit d'interrogation sur l'ordonnance de Blois, uniquement applicable aux villes d'Université, où les docteurs régents, seuls, peuvent approuver l'examen. — Pourquoi alors ne pas appeler les philosophes aux examens des médecins, puisque les médecins se croient nécessaires aux examens des apothicaires ?

— Guillaume pour les médecins :

Essaie d'étendre par des arguments juridiques, l'ordonnance de Blois aux villes non pourvues d'Université. — Le médecin doit contrôler l'apothicaire car si celui-ci est ignorant et exécute mal les ordonnances, le blâme de la non guérison retombera sur le médecin.

— Vallepelle pour le roi :

Propose comme examinateurs tous les apothicaires et deux médecins, et demande que le rapport soit fait par les deux apothicaires jurés et un médecin.

Art. II. — Lorsque les apothicaires jugeront nécessaire la *potion purgative* ou la saignée, ils devront avertir le malade de se pourvoir d'un médecin, qui décidera si la chose est vraiment utile. Les médecins devront se contenter du paiement offert par les malades pauvres.

— Bernier :

Les apothicaires n'ont jamais empêché les médecins d'être appelés ; si de préférence le public s'adresse aux apothicaires, c'est au public qu'il faut s'en prendre.

— Guillaume :

Discute l'inconvénient des purgatifs administrés sans discernement et montre les apothicaires employant inconsidérément les purgatifs, dans le seul but de débit. Pour cela, il leur faudrait avoir la science des médecins, des philosophes et des astrologues.

— Vallepelle :

« Qu'il importe beaucoup à la santé des malades ja trop chagrins, creintifs et aprehensifs, que quoy qu'il couste ou non, ils soient traictez par personnes agreables », et que dans ce but, les apothicaires doivent, s'il y a lieu, avertir le malade de l'utilité du médecin.

Art. III. — Défense aux apothicaires de recevoir les ordonnances des *médecins non approuvés*.

— Bernier :

Les médecins approuvés étant surtout gens de théorie, on ne peut refuser à d'autres, susceptibles d'expérience, la faculté d'indiquer des remèdes. Dans ce dernier cas, les apothicaires, par leurs connaissances, jugeront si les ordonnances de ces personnes non approuvées sont faites suivant les règles de l'art. — Tous les médecins ne peuvent être connus des apothicaires. Les médecins connus ne peuvent-ils faire mal ? Les médecins inconnus ne peuvent-ils faire bien ?

— Guillaume :

Par cet article, on a voulu seulement restreindre l'abus commis par de simples femmes, artisans, etc., dans un but de gain, et non exclure les médecins étrangers.

— Vallepelle :

Il distingue entre les vrais pharmaciens et les physiciens, les simples simplistes, herbiers, grossiers, unguentaires, parfumeurs, rhizotomes, charlatans, revendeurs de pétrole, de baume, de triacle, arracheurs de dents, sauteurs et funambules, batteleurs. — Il conclut à ce qu'il soit défendu aux apothicaires de recevoir les ordonnances des médecins non approuvés sous la réserve suivante : les apothicaires communiqueront ces ordonnances aux médecins de leur connaissance et, s'il y a lieu, avertiront leurs clients, si elles sont périlleuses ou contraires à l'art.

Art. IV. — Création du *livre d'ordonnances*.

— Bernier :

C'est une innovation : les ordonnances des médecins devront être inscrites directement par eux sur un registre spécial de l'apothicaire. — De ce fait, les maladies secrètes seront divulguées.

— Guillaume :

Une chose, parce qu'elle est nouvelle, doit-elle être rejetée ? — Les personnes curieuses et indiscrètes ne sont pas si nombreuses. — Toutefois, les médecins acceptent de voir réformer cet article.

— Vallepelle :

A passer l'éponge. — Cet article présente les inconvénients suivants : 1º Exclusion des médecins absents ; 2º Secret divulgué ; 3º Besogne allongée ; 4º Nécessité de courir après les médecins, chez les malades épars, pour faire inscrire leurs ordonnances.

Art. V. — Les apothicaires devront avoir une *armoire aux poisons*.

— Bernier :

Les apothicaires approuvent cette prudence, mais ce qui les fâche, c'est de la voir imposée, à la requête des médecins, alors que nul abus ne peut être relevé.

— Guillaume :

Le règlement n'est pas un blâme, mais la loi, par une sanction générale, doit prévoir l'avenir.

— Vallepelle :

Les poisons seront soigneusement gardés.

Art. VI. — Les apothicaires devront avoir une seule *pharmacopée.*

— Bernier :

Deux médecins ne pouvant être du même avis, on ne saurait espérer les voir tous s'entendre sur les corrections à faire à une pharmacopée. L'ordonnance du roi Jean, sur laquelle ils s'appuient, ne peut être applicable. — Les apothicaires veulent bien accepter une modification, mais seulement des Facultés.

— Guillaume :

Il y a beaucoup d'antidotaires généraux divergents; de plus, nombre d'exemplaires contiennent des erreurs de copistes. — Les médecins ne réclament pas un antidotaire nouveau, mais désirent s'entendre avec les apothicaires sur un seul antidotaire.

— Vallepelle :

Impossibilité matérielle de réglementer. — En laisser l'appréciation à une entente cordiale, car, en effet, toutes les compositions ne sont pas toujours semblables dans les différents auteurs.

Art. VII. — Les apothicaires seront *visités* deux fois l'an par leurs jurés, en présence des échevins commis et de *deux médecins.*

— Bernier :

Les apothicaires protestent contre la présence des médecins à ces visites, et en donnent les mêmes raisons que pour les examens. — D'après l'ordonnance de Blois, le droit des médecins d'assister aux visites existe uniquement pour les professeurs des Universités. D'après les statuts particuliers, les médecins n'ont jamais précédemment assisté aux visites.

— Guillaume :

Nécessité pour les médecins d'être renseignés sur ce que les apothicaires possèdent, afin de pouvoir le prescrire; les apothicaires, disent-ils, craignent de révéler le fond de leurs boutiques.

— Vallepelle :

Les visites ne peuvent être refusées.

Conclusions :

— Bernier conclut :

I. Examens : Les médecins n'auront pas voix délibérative, ni suffrage aux réceptions.

II. Potions purgatives : Libre à chacun de se faire traiter par tel qu'il voudra.

III. Médecins non approuvés : Libre à chacun de se faire traiter par recette qu'il voudra.

IV. Livre d'ordonnances : A rayer.

V. Armoire aux poisons : Injurieux. Qu'il soit déclaré que les ordonnances y ont pourvu.

VI. Pharmacopée : Il en sera usé comme il a été fait.

VII. Visites : Les médecins n'y assisteront pas.

— Guillaume conclut :

La médecine se défendant contre l'ignorance, veut assurer sa liberté contre l'injure d'une lâche servitude; il conclut à la confirmation du règlement, à l'exemple de celui rendu au Parlement de Toulouse :

Résumé de l'arrêt du Parlement de Toulouse sur le règlement de la médecine.

Visites : Les régents des Universités du Ressort (Montpellier) sont obligés,

une fois l'an, d'appeler un ou deux baillis du métier d'apothicaire et de faire
visite des grossiers, apothicaires ou autres, qui vendent drogues, compositions,
médicaments, et de jeter les gâtées ou non faites selon l'art. Cette visite dans
les autres villes pourra, à défaut des régents, être faite par les médecins pratiquant ès-villes, ou, à défaut de ceux-ci, par les médecins voisins.

Défense aux empiriques, non gradués aux Facultés de médecine, ni maîtres
en chirurgie, d'exercer l'art de médecine ou de chirurgie.

Défense aux apothicaires de faire médecine d'eux-mêmes, ni sur ordonnances d'autres que de médecins et de chirurgiens.

Les médecins et chirurgiens doivent signer leurs recettes, les dater, et y
nommer ceux pour qui elles sont faites.

Ce plaidoyer, exagéré à plaisir ou tout au moins pour les
besoins de la cause, peut servir néanmoins à déterminer de
façon précise les situations des parties en présence.

Les apothicaires grandissants, ayant une tendance à sortir
de leurs boutiques, non plus pour remplir leur rôle complémentaire d'infirmiers, mais pour supplanter les médecins au
chevet des malades, remplacent des théories trop abstraites
par une pratique trop expérimentale.

Les médecins, envahis, comprenant toute l'importance des
puissantes initiatives qui s'opposent à leur science stationnaire, proposent des mesures destructives dépassant le but,
sans penser que, dans tout conflit, les torts sont souvent partagés, et que, si leurs adversaires sont trop progressistes, c'est
peut-être parce qu'eux-mêmes ne le sont pas assez.

Les pouvoirs publics, indécis, pèsent dans cette querelle
les excès et les profits, et se déterminent indifféremment pour
les uns ou pour les autres.

Telle peut se résumer cette phase de la lutte traditionnelle
de deux esprits opposés : d'une part, les considérations abstraites de l'intelligence pure et de l'imagination, d'autre part,
les erreurs de l'expérience trop terre-à-terre, tendances que
nous avons déjà signalées, au début de ce travail, sous les
noms de mysticisme et de matérialisme.

Cinquième Partie. (1614). — Statuts définitifs.

Cependant, la sagesse devait prévaloir, et les statuts de 1614,
que nous étudierons au chapitre VIII, vont être le compromis
entre les trois parties intéressées, compromis dont les articles
mettront en procès, dans notre prochaine période, les uns et
les autres. Mais ces luttes d'attributions, préparatoires aux

statuts, et ces différends judiciaires, qui en ont été la suite, auront maintenu l'émulation entre les trois corps, et déterminé la séparation définitive de la médecine et de la pharmacie. Si, dans la suite, regardant en arrière, elles mesurent le travail accompli, la Pharmacie pourra, avec raison, se montrer fière du résultat.

Au chapitre VIII, il sera possible, en étudiant les articles des statuts, de se faire quelque idée des relations entre les médecins et les apothicaires de Beaune ou de Chalon.

A Autun[1], malgré les statuts de 1600, les situations de médecins, apothicaires, chirurgiens ne semblent pas, de fait, être encore exactement délimitées. Ils paraissent souvent agir de concert et même s'interchanger dans certains cas. En voici des exemples :

1601. — Noble Jean Comte, docteur en médecine, est chargé de donner son avis sur le chef-d'œuvre fourni par le sieur Roy, pour être reçu maître apothicaire[1].

1613. — Nous soussignés, P. Péon, docteur médecin ; Humeault et Laguille, apothicaires ; Desaulx, Pierre Goix, P. Choullot, Desully et Joffroy, chirurgiens ; « certiffions.... que, nous estans, par le commandement des sieurs vierg et eschevins de ce lieu, transportés avec le procureur syndic, pour veoir et visitter une femme... suspecte de cleptiantiose et lepre... nous avons en icelle recogneu les maladies et simptomes suivantz, etc.[2] » — Délibérations de la Chambre de Ville des 28 novembre et 26 décembre 1613.

La lèpre fut caractérisée, et la malade renfermée.

1628, 4 mars. — L'acte d'admission dans le corps médical d'Autun, du docteur Toussaint Roux est signé par les docteurs Bourguignet et François Prévost, les apothicaires Edme Jacquesson, Vestu et Goujon, le chirurgien Jacques Jouffroy[1].

Cet exemple est assez curieux, en raison de la présence d'apothicaires à un acte purement médical.

1628. — Jacques Jouffroy, chirurgien, chargé, d'après le règlement de sa communauté, de traiter et médicamenter les malades « contagiés » pauvres, ayant refusé, malgré son serment, de continuer à remplir ses devoirs, fut remplacé, le 20 août 1628, par l'apothicaire Léonard Marot. Jacques Jouffroy fut condamné à 100 l. d'amende, et Marot hérita de ses privilèges[1].

A côté et autour de ces professions médicales régulières, nombre d'autres professionnels vivaient en parasites ou bien

---

(1) Bibliographie : DOCTEUR GUYTON, Recherches historiques sur les Médecins et la Médecine, à Autun. — *Mém. de la Société Éduenne*, t. I et suivants.
(2) Arch. d'Autun, BB, 11, fol. 36-42.

encore végétaient tout en bas de cette hiérarchie dont le sommet était occupé par les médecins.

Ceci nous conduit à distinguer deux ou, plutôt, trois catégories : les deux premières, *parasitaires*, comprenant (I) les charlatans réglementés et (II) les vendeurs occultes ; la troisième, *complémentaire*, renfermant (III) les herboristes, marchands en gros, etc.

I. — On peut placer dans le groupe des charlatans les vagabonds étrangers, revendeurs de « petrole, de baulme et de triacles, qu'on a veu souvent, parmy les places, arrachants les dents, sauteurs et funambules, faisants des tours de cartes et autres batteleries[1] ». Ces gens étaient obligés de soumettre leurs drogues aux jurés apothicaires et d'obtenir de la mairie l'autorisation de séjourner, plus ou moins longtemps, dans la ville.

Ils étaient nombreux, mais leur importance particulière n'avait pas encore atteint cette apogée que nous apprécierons dans la prochaine période ; c'est pourquoi nous nous bornerons ici à citer, comme exemple, un seul cas : celui, à Dijon, de l'empirique Gubière[2].

Les médecins s'étant plaints à la Ville qu'un empirique milanais, Anthoine Gubière, pratiquait la médecine sans être reçu, celui-ci, pour se couvrir, s'empressa d'adresser une requête au Parlement, requête que cette Cour renvoya à la Ville.

Appelé à la mairie, Gubière avoua « ne scavoir rien en la medicine, pour n'y avoir estudié, Et qu'il a seullement quelque petite experience pour guerir de rupture, difficulté d'uriner. »

Devant ces explications, la Chambre ordonne que « ledit Gubiere vuidera la ville, avec deffence de pratiquer ne exercer la medicine et chirurgie en ceste ville et faubourgs. » (13 février 1582). Cette décision fut portée au Parlement, en réponse à la requête adressée à cette Cour par Gubière.

Sur ces entrefaites, Gubière avait pansé « Me Jean Vaultheron d'une dolleur dont il estoit agisté et luy avoit apliqué ung anplastre qui luy avoit augmenté sa doleur et maladie, tellement qu'il estoit en danger morir..... La femme et le

---

(1) *Plaidoié...* Dijon, 1605, p. 157.
(2) Arch. de Dijon, B, 219, fol. 111 et 114.

beaul-frère dudict Vautheron » vinrent témoigner « qu'il s'en alloit mourir ».

L'accusation étant cette fois suffisante, la Chambre délibéra le 23 février, que Gubière serait constitué prisonnier ; mais le sergent, chargé de s'assurer de sa personne, « le trouva absent ». Il était parti à Selongey panser un malade pendant trois ou quatre jours, voyage dont, sans doute, il ne revint pas.

II. — Les vendeurs occultes étaient les parasites par excellence, car ils échappaient à tout contrôle. Nous en avons trouvé, parmi les métiers voisins des apothicaires, pratiquant l'exercice irrégulier plus ou moins ouvertement[1] ; nous en voyons encore chez ces marchands sédentaires ou ambulants qui, à leurs occupations principales, alliaient les petits profits des remèdes de fantaisie ou de mauvaise qualité, tout en se gardant bien de se soumettre à la visite des jurés et à l'autorisation de la Ville : sources permanentes de fraudes et d'abus[2]. Telle cette affaire du Logis de la Croix d'Or, où un pâtissier avait acheté de mauvais gingembre d'un marchand ambulant quelconque, fraude reconnue par les échevins commis sur l'épicerie et l'apothicairie, en tournée de visite chez les épiciers et pâtissiers[3]. 17 octobre 1578.

III. — Enfin, parmi les professionnels complémentaires ou accessoires des apothicaires, à qui ceux-ci achetaient des simples et même des compositions toutes faites, nous trouvons les « simples simplistes, herbiers (marchands d'herbes), grossiers (marchands en gros), unguentaires, perfumeurs, rizotomes ou couppeurs de racines, etc. ».

---

(1) Est condamné à 10 fr., dont on le tint quitte à 40 s., Perrin Regnaut, qui, bien qu'il ne fût point apothicaire, avait donné à un boulanger une médecine, par suite de laquelle celui-ci fut fort débilité de sa personne. (Arch. de Dijon, M, 436, 1509, fol. 161, v°).

(2) Arch. de Dijon : « Faulx tryacle, chez la vesve Gillet Bruhant », 1480 (M, 428, fol. 12) ; « tryacle faulx, chez Parisot Lembelot », 1493 (M, 432, fol. 19, v°) ; « emplastre faulx, chez Estienne Urtebinet », 1495 (M, 432, fol. 158, v°) ; « faulx maitridart, chez Odo Bernard », 1500 (M, 434, fol. 9, v°) ; « une nommée Anthonie... pour soy avoir esté entremise ou mestier d'apoticarie, et avoir composé des medicines, et les faire uster aux pouvres creatures... Cent sols t. d'amende », 1502 (M, 434, fol. 215, v°). — Amendes à plusieurs tonneliers et tourneurs qui s'étaient « meslé de medicine », 1507 (M, 436, 14, v°), etc.

(3) Arch. de Dijon, B, 216, fol. 64 et 65.

Déjà, en 1550, un nommé Pontus, de Lyon, colporteur ambulant, avait été banni 10 ans de la ville, pour avoir vendu à un pauvre de la campagne, du foin au lieu d'épices. 11 janvier 1550. (Arch. de Dijon, I, 134.)

Pendant que la pharmacie civile grandissait en se transformant, la pharmacie religieuse restait enfermée dans les abbayes et les couvents. Là, de riches collections offraient aux moines et aux religieux la ressource d'ouvrages médicaux anciens ou précieux.

C'est ainsi que les inventaires des bibliothèques de l'abbaye de Citeaux[1] et de l'abbaye Saint-Bénigne de Dijon[2], nous montrent les œuvres d'Hippocrate, Galien, Boetius, Avicenne, etc., livres où avaient sans doute puisé de doctes moines infirmiers, cherchant à s'initier à la science et à l'art de guérir.

Mais les attributions des infirmiers de couvent n'étaient point limitées aux seuls soins médicaux. D'autres soucis, créés par les biens ou les rentes qui leur étaient advenus, les avaient aidés à hausser leurs fonctions, toutes de soins matériels du corps, jusqu'au niveau de l'autorité spirituelle et administrative du prieur[3]. Peu à peu, ils en étaient venus à s'occuper exclusivement de l'administration financière ou honorifique de leur temporel, restreignant ou abandonnant les attributions immédiatement inséparables du soin de leurs malades. Entre ces deux fractions de la fonction de l'infirmier, l'apothicaire civil s'était glissé, débutant par des fournitures accidentelles, pour en arriver au titre de fournisseur obligé, et supplantant ainsi, avec son collègue le chirurgien, le moine médecin, pharmacien, ou même strictement infirmier.

L'histoire du Chapitre de Saint-Étienne nous en fournit des exemples :

1506. — Serment de frère Louis Cuitet, prêtre, religieux infirmier de Saint-Étienne, prêté entre les mains de M. l'Abbé dudit Saint-Étienne[4]....
« Premierement, j'ay juré....
« Item, que je traicteray bien et honnestement, au myeulx que possible me sera, mes freres religieux malades. Et mesmement que le revenu de

---

(1) Inventaire des manuscrits de Citeaux, par l'abbé Jean de Cirey, 1480. — *Catalogue général des manuscrits des bibliothèques de France.* Paris, 1889, t. V, Dijon, p. 339 : nᵒˢ 301, 302, 303, 898, 899, 900, 901.

(2) Inventaire de *Bibliotheca Janiniana Sancti Benigni Divionensis,* dressé en 1621. — *Catalogue,* ibid., p. 453 : *In medicina.*

(3) GARNIER, *Chartes d'affranchissement* : de Saint-Germain-la-Feuille, par les abbé et couvent de Flavigny, 1511 ; de Menetreux-sous-Pisy, par l'abbaye de Moutiers-Saint-Jean, 1521 ; de Sincey-lès-Rouvray, par la même, 1543 ; etc.
Arch. de la Côte-d'Or, G, 134, fol. 601 (1460) ; G, 134, fol. 646 (1464), etc.

(4) Arch. de la Côte-d'Or, G, 146. — 17 septembre 1506.

l'enfermerie est souffisant ad ce, comme il a souffisamment apparu audit Reverend[1], En leur administrant feu, chandelles, linges, Et toutes aultres choses neccessaires..... ».

Remarque : Le texte complet de ce serment se rapporte, pour les cinq sixièmes environ, à l'administration et un sixième seulement au soin des malades.

1533. — Dépenses[2] :

« .... La somme de unze livres dix solz tournois...., payée et delivrée à Richard Richard, appoticaire de Dijon, pour plusieurs drogues et medicines, par luy delivrées à feu Me Pierre Cuytet, en son vivant enffermier de ladite abbaye, et à Me Guillaume Jaquotot, religieulx en icelle, dez le mois de feuvrier mil cinq cens xxxij, jusques au mois de may mil ve xxxiij après Pasques..... »

« .... La somme de douze livres huit deniers...., payée, baillée et delivrée à Me Philibert Rondot, aussy appoticaire dudit Dijon, pour plusieurs drogues et medicines par luy delivrées, pour les religieulx malades.... dez le mois de may derrier passé, jusques à la fin du mois de feuvrier oudit an m ve xxxiij, etc.....»

1540. — 37 livres, pour fournitures faites par Philibert Rondot « appoticaire de ladite abbaye ».

1590. — Délibération du Chapitre cathédral de Saint-Étienne, nommant Jean Quillardet, apothicaire du couvent[3].

« L'an mil cinq cent quatre-vingt et dix, le lundy dixneufieme jour du mois de Febvrier, Nous Paris Berard, Grand prieur en l'abbaye Saint-Estienne de Dijon, Albert Dubois, chantre, etc.... tous religieux en ladite abbaye, Estans deheument assanblez en leur Chapitre au son de la cloche capitulaire, comme il est accoustumé, c'est presenté pardevant lesdits Sieurs, Anathoire Joly, accompagné de Mes Jean Rondot et Jean Quillardet, maistres apoticaires audit Dijon, lequel sieur Joly, comme procureur et intendant general des affaires de Mr le Reverend Abbé de ladite abbaye, en ce pays et duché de Bourgongne, nous a fait entendre la demission de l'estat d'apotiquaire en ses mains, par ledit Rondot, soubs le bon vouloir et plaisir dudit Sr Reverend Abbé, pour et à cette fin d'en pourvoir son nepveu Jean Quillardet, Me passé audit art d'apothiquaire, comme il nous a apparu par lettres de chef-d'œuvres, mises ès mains de Nostre Secretaire, en datte du quinzieme jour du mois de may mil cinq cent quatre vingt et neuf, scellées des armes de ladite ville, et signées Beszanson, greffier de la mairie audit Dijon, avec institution faite par ledit Joly, audit Quillardet, dudit estat d'apotiquaire. Et est ce par le commandement dudit Sieur Reverend Abbé, requeste presentée auxdits Sieurs prieur et religieux par ledit Rondot, à ce qu'ilz leurs plust vouloir emologuer et ratifier ladite institution pour servir audit Quillardet; ayant fait retirer lesdits Sieurs Joly, Rondot et Quillardet, lecture faite auxdits sieurs, par le Secretaire, de ladite requeste, institution et certificat de la prudhommie, sens et capacitez dudit Quillardet....»

1601. — Transaction entre André Fremyot, conseiller au Parlement, abbé de Saint-Étienne, par laquelle il remet aux religieux la nomination des

---

(1) Antoine Chambellan, docteur en « tous droiz », abbé du monastère.
(2) Arch. de la Côte-d'Or, G, 452, fol. 74 et G, 457 ter, fol. 94.
(3)   —   —   G, 191, Chapitre cathédral Saint-Étienne, Officiers, Prédicateurs.

clercs, des médecin, apothicaire, chirurgien, buandier, jardinier et autres officiers[1] — 3 octobre 1601.

«.... Ledit sieur Abbé a recongneu ledit droict leur appartenir de tout temps, du medecin, appoticaire, chirurgien, cuysenier et boulangier de ladite abbaye, quant vaccation adviendra d'aucun d'iceux, pour estre presentés audit sieur Abbé, qui, sur ladite nomination, leur donnera et fera expedier leurs institutions, pourveu qu'ilz seront receus et presteront le serment au Chappitre d'icelle abbaye, comme aussi sera et demeurera au choix desdits sieurs prieur et religieux.... de prendre, nommer et instituer les clers de l'Eglise, à sçavoir, le clerc.... de l'enfermerie; et quant à ceux qui exercent de present lesdites charges, comme Mᵉ Guenebault, medecin, Mᵉ Jehan Quillardet, appoticquaire..., ils demeureront esdites charges suyvant le choix qui en a esté cy devant faict par lesdits prieur et religieux, et les institutions qui leur en seront données et expediées par ledit sieur Abbé, au choix duquel sera aussy.... le jardinier, le portier et buandier de ladite abbaye....»

---

(1) Arch. de la Côte-d'Or, G, 136, fol. 54.

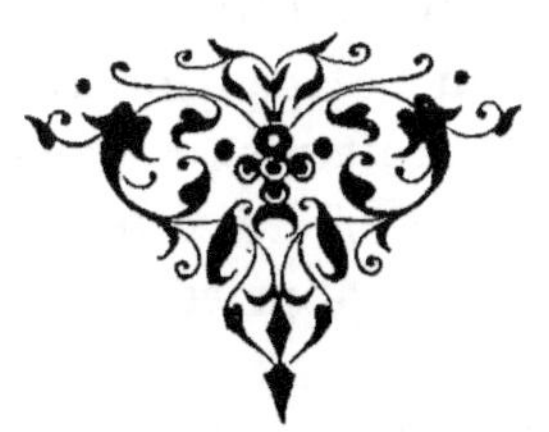

CHAPITRE V

Les Pestes
Hygiène et Pharmacie

Règlements de police de la ville de Dijon. — Mesures sanitaires et d'hygiène. — Personnel spécial. — Les Apothicaires de Peste. — Remèdes préservatifs et curatifs. — Les Pestes dans les autres villes de la Province.

L'UN des souvenirs les plus terribles que l'histoire de la Bourgogne ait conservé des pestes[1], remonte à 1349, l'année de la Grand-Mort. Venue de la Chine et de l'Orient, la peste pénétra cette fois en Bourgogne par l'Italie et la Savoie, dépeuplant les villages et réduisant à huit ou neuf pour cent les habitants des villes. Elle reparut plusieurs fois dans la suite du xive siècle, notamment en 1358, dans l'Avallonnais, en 1361 à Beaune, en 1370 à Mâcon, et à Autun en 1380. De 1392 à 1400, ce fut un ravage général qui réduisit Avallon à 94 feux (environ 470 habitants), Beaune à 133 feux (environ 665 habitants), Autun à 69 feux (environ 345 habitants). Beaucoup de dyssenteries, appelées épidémies, sont signalées en 1412 et 1413.

Quels remèdes opposait-on à de si grands maux ? Des processions tout d'abord, dans lesquelles l'Assistance divine était suppliée d'éloigner le fléau, ou tout au moins d'indiquer des moyens salutaires pour le combattre. C'est ainsi qu'à Dijon,

---

(1) Parmi les nombreuses invasions de peste, dans nos pays, citons, aux temps gallo-romains, l'épidémie de la fin du iie siècle, celle du ive siècle décrite par Grégoire de Tours, et, aux temps Burgundes, la peste qui, vers 700, ravagea tout le royaume de Bourgogne.

Bibliographie : CLÉMENT-JANIN, *Les Pestes en Bourgogne, 1349-1636.* Dijon, 1879. — AUBERTIN et BIGARNE, *Les Épidémies et les Médecins à Beaune avant 1789.* Beaune, 1885. — Dr GUYTON, Recherches historiques sur..... la Médecine à Autun. (*Mém. de la Société Éduenne,* t. I). — KAUFFEISEN, Extraits des inventaires sommaires des Archives de Dijon. (*Bulletin de la Société des Pharmaciens de la Côte-d'Or,* n° 14).

en 1428, des processions sont ordonnées aux mois d'août et septembre pour cause de « pastilance d'impedimie », de même à Avallon, en 1430.

La fuite aussi était, pour ceux qui le pouvaient, un système préservatif des plus courus ; les grands, eux-mêmes, ne dédaignaient pas d'en donner l'exemple ; la duchesse de Bourgogne, Marguerite de Bavière, avait fui à Auxonne, avec ses enfants, tout en enjoignant aux maire et échevins dijonnais de défendre aux habitants de Dijon de l'y venir rejoindre. Plus tard, lors de la peste de 1457, le bailli, le maire, les gens des comptes se réfugièrent à leur tour à Auxonne, qui semble décidément avoir été réfractaire à la contagion.

Cependant, vers cette époque, les mesures d'hygiène commencent à être en honneur ; les autorités se sont ressaisies et divers règlements sont promulgués pour en assurer le succès. En 1452, c'est l'injonction aux teinturiers d'aller faire leurs teintures hors la ville pour éviter la putréfaction ; en 1457, c'est l'obligation d'enterrer les étrangers morts de peste, et les corps des pendus dont la puanteur augmente l'infection ; puis, en 1467, l'expulsion des pauvres valides.

Enfin, la science médicale se décide à intervenir de façon active en 1466[1] ; Etienne Chevalier, docteur en médecine, reçoit cent sols pour lui et ses collègues qui rédigent « certain traité de medecine preservatif de pestillence ». Progressivement aussi, on voit s'organiser le système hospitalier, destiné à soulager les malades pauvres, et à isoler les pestiférés.

En 1480, nous nous trouvons donc en présence des moyens de défense suivants, opposés aux pestes : *Règlements de police sanitaire, Remèdes médicaux préservatifs et curatifs, Hospitalisation.* Cette dernière partie, l'hospitalisation devant être étudiée au chapitre VI, nous nous en tiendrons ici aux deux premières parties que nous diviserons en plusieurs paragraphes :

§ 1. Règlements de police de la ville de Dijon.
§ 2. Mesures sanitaires et d'hygiène.
§ 3. Personnel spécial.
§ 4. Apothicaires de Peste.
§ 5. Remèdes préservatifs et curatifs.
§ 6. Les Pestes dans les autres villes de la Province.

---

(1) 1466, 15 octobre. (Arch. de Dijon, E, 33).

Pestes les plus importantes, dans les principales villes de Bourgogne, de 1480 à 1636.

	DIJON	AUTUN	BEAUNE	AVALLON	CHALON	AUXONNE
1480				1479		
1490						
	1494	1494				
	1499					
1500	1501		1500			
	1509					
1510						
	1518–19			1517		
1520		1519–22				
				1523		
	1525					
			1529			
1530	1530–31	1529–30				
		1532				
	1533-34		1533	1535		
1540						
	1543–46					
1550						
		1551–52				
	1553–55	1557–58	1553–54	1554		1554–55
			1558			
1560						
					1563	1563
		1565–66			1565	
	1568		1568–69			
1570				1570		
			1573			
						1576
	1576–77			1577	1578	
1580	1580		1581		1580	
		1583	1584	1583		
	1586–87	1586–87	1586–87	1586–88		1587
1590						
	1594–95					
	1597	1596	1596–97	1596		
1600			1598–99			
				1602		
	1605–06					
			1607			
1610						
1620	1620–22					
1630	1628–31	1628	1628–29		1629	
	1636–38		1634–37	1636		1633–36

§ 1. — Règlements de Police.

Les règlements de police peuvent se rapporter aux deux idées principales suivantes : l'*Isolement, la Suppression des mendiants.*

Peu à peu, nos pères avaient repris cette conscience d'eux-mêmes qu'ils avaient perdue dans l'épouvante du fléau ; ils ne se bornaient plus à fuir devant la contagion, mais c'est encore la peur qui leur dicta l'organisation de l'isolement, système barbare au début, atténué dans la suite. A Dijon, nous en trouvons l'histoire dans nos archives municipales, et nous en citerons quelques traits.

Au début du xvi° siècle, la Chambre de Ville enjoint aux domestiques atteints de peste de se retirer à l'hôpital [1], ordonne d'évacuer les maisons contagiées [2], et défend aux gens sains de communiquer avec les malades [3]. Le couvent des Cordeliers, où s'est manifesté un cas de peste, voit ses portes fermées et doit recevoir ses vivres par les fenêtres [4].

Ce procédé est étendu à la province, en 1524, par le gouverneur, Louis de la Trémouille [5]. Le Parlement confirma ces ordonnances par arrêts, et tel huissier est contraint de quitter sa maison, où une de ses filles était morte de peste [6]. Si quelque pestiféré veut circuler en ville, c'est au risque d'être pendu [7], et des condamnations variées, dont la plupart comportaient la mort, sont la sanction de ces nombreux règlements. Mais ceux-ci disparaissaient généralement avec le fléau qui les avait fait naître, et leur renouvellement périodique montre assez qu'ils suivaient les fluctuations du danger.

Chaque nouvelle délibération de la Ville, sur ce sujet, indique cependant plus de sagesse ; et l'atténuation dans la gravité des peines édictées, offre plus de garanties de succès, au regard

---

(1) 1499, 3 mai. (Arch. de Dijon, B, 167, fol. 157).
(2) 1499, 14 avril avant Pâques. (*Ibid.*, B, 168, fol. 5).
(3) 1499,   —   —   (*Ibid.*, B, 168, fol. 5).
(4) 1506, 16 août. (*Ibid.*, B, 168, fol. 120).
(5) 1524, 2 août. (*Ibid.*, E, 38).
(6) 1526, 18 juin. (*Ibid.*, E, 39).
(7) 1544, 18 novembre. (*Ibid.*, B, 182, fol. 168).

du système antérieur des répressions violentes. Déjà, en 1524, on laisse espérer à ceux qui guérissent trois mois seulement de quarantaine[1]. En 1552, un vigneron qui eut un cas de peste chez lui est, sous peine d'être pendu, expulsé pour six semaines seulement[2].

De temps à autre, les rigueurs reparaissent : c'est la marque des maisons pestiférées avec des croix blanches, noires, rouges[3], ou encore la hart promise aux personnes qui, ayant communiqué avec un contaminé, sortiront en ville[4].

A partir de 1560, on y met plus de forme, et plus nombreux, par conséquent, sont les cas particuliers retrouvés. Ainsi, une enquête est faite chez un libraire ayant vendu les livres d'un médecin mort de la peste ; il est même défendu aux parents de ce médecin de communiquer avec qui que ce soit[5] ; un notaire est poursuivi pour s'être opposé avec violence à la visite d'une jeune fille soupçonnée de peste[6] ; un marchand d'allumettes venu en ville, étant « contagié », et ayant été condamné par la mairie à être arquebusé, voit sa peine réduite par le Parlement à cinq ans de galère[7].

Ces mesures, jointes à la crainte du fléau, éloignaient les habitants des villes ; les écoliers, eux-mêmes, s'enfuyaient contre la volonté de leurs régents[8].

Les foyers de contagion étaient sévèrement circonscrits[9], on interdisait aux étrangers, venant des villes pestiférées, l'accès des villes saines.

A Dijon, l'interdiction[10] fut tout d'abord absolue ; tout habi-

---

(1) 1524, 2 août. (Arch. de Dijon, E, 38).
(2) 1552, 24 mars. (*Ibid.*, B, 190, fol. 213).
(3) 1553, 16 mai. (*Ibid.*, B, 190, fol. 248).
(4) 1565, 2 août. (*Ibid.*, B, 202, fol. 42).
(5) 1606, 20 août et 27 octobre. (*Ibid.*, B, 244, fol. 87 et 137).
(6-7) 1631, 16 et 22 mai. (*Ibid.*, E, 54).
(8) 1565, 31 juillet. (*Ibid.*, B, 202, fol. 40).
   1576, 11 octobre. (*Ibid.*, B, 214, fol. 76).
   1596, 2 août. (*Ibid.*, B, 234, fol. 73).
(9) 1586, 30 septembre et 2 octobre. (*Ibid.*, B, 224, fol. 106 et 113).
(10) 1499, 14 avril avant Pâques. (*Ibid.*, B, 168, fol. 5).
   1546, 23 juillet. (*Ibid.*, B, 184).
   1554, 6 avril après Pâques, 22 juin, 5 février. (*Ibid.*, B, 191, fol. 183 ; B, 192, fol. 12 et 254).
   1555, 14 mai. (*Ibid.*, B, 192, fol. 305).
   1563, 21 mars avant Pâques. (*Ibid.*, B, 200, fol. 172).
   1568, 16 juillet. (*Ibid.*, B, 205, fol. 36).
   1571, 15 juin. (*Ibid.*, B, 207, fol. 221).

tant des villes contaminées ne pouvait y pénétrer, sous peine
d'être arquebusé. Les personnes qui venaient en « ville, pour
avoir remedes et drogues, pour aucuns des lieux à l'environ
où serait dangier...», étaient conduites chez l'apothicaire par
des chemins détournés[1]. Puis, l'interdiction devint mitigée;
ceux-là, seuls, qui possédaient des bulletins de santé[2] de leur
mairie, étaient autorisés à circuler au gré de leur volonté.

Il ne suffisait pas d'isoler les malades, d'empêcher l'apport
de la contagion, il fallait encore enlever à la maladie toute
facilité de propagation. C'est pourquoi les réunions[3], les
danses[4], les fêtes de noces[5], furent interdites; les jeux[6], les
assemblées des Cours et des tribunaux supprimés[7], les marchés transférés en lieux écartés[8], les étuves fermées[9], les bate-
leurs chassés[10].

Enfin, en 1585, on se décide à regarder l'ennemi en face et
à se rendre compte de son importance relative. La déclaration
obligatoire des malades et du genre de maladie est ordonnée[11];
on dresse des états de l'épidémie[12]. Ajoutons que, vers 1636, l'organisation des quarantaines est définitivement réglementée;
les personnes supposées atteintes sont conduites au préau de
Larrey entre autres, où des logements leur sont préparés[13].

1574, 14 mai. (Arch. de Dijon, B, 211, fol. 154).
1576, 17 avril. (*Ibid.*, B, 213, fol. 149).
1577, 13 septembre. (*Ibid.*, B, 214, fol. 63).
1583, 11 octobre. (*Ibid.*, B, 221, fol. 76).
(1) 1526, 13 avril. (*Ibid.*, E, 39).
(2) 1587, 31 juillet. (*Ibid.*, B, 225, fol. 56).
1596, 16 juillet. (*Ibid.*, B, 234, fol. 62).
1628, 22 mai, 23 juin, 8 et 20 juillet. (*Ibid.*, B, 265, fol. 275; B, 266, fol. 21, 43, 52).
1636, 4 avril. (*Ibid.*, B, 273, fol. 272).
(3) 1564, 14 novembre. (*Ibid.*, B, 201, fol. 67).
1576, 17 avril. (*Ibid.*, B, 213, fol. 149).
(4) 1564, 14 novembre. (*Ibid.*, B, 201, fol. 67).
1567, 26 août. (*Ibid.*, B, 204, fol. 67).
1576, 17 avril. (*Ibid.*, B, 213, fol. 149).
(5) 1567, 26 août. (*Ibid.*, B, 204, fol. 67).
(6) 1564, 14 novembre. (*Ibid.*, B, 201, fol. 67).
(7) 1568, 12 novembre. (*Ibid.*, B, 205, fol. 82).
(8) 1531, 6 juillet. (*Ibid.*, B, 175, fol. 20).
(9) 1566, 9 août. (*Ibid.*, B, 203, fol. 58).
(10) 1578, 7 février. (*Ibid.*, B, 214, fol. 137).
(11) 1585, 9 juillet. (*Ibid.*, B, 223, fol. 24).
(12) 1631, mai-juin. (*Ibid.*, E, 54).
1637, avril-juillet. (*Ibid.*, E, 58).
(13) 1596, 30 juillet. (*Ibid.*, B, 234, fol. 70).
1636-1637. (*Ibid.*, E, 58, fol. 295, 299).

La mendicité, par le vagabondage et la malpropreté du personnel mendiant, devait être un excellent moyen de propagation des maladies épidémiques; aussi, ne sera-t-on pas étonné de voir la mairie prendre régulièrement, au début de chaque menace de peste, de rigoureuses mesures contre ces malheureux.

On peut, d'après les règlements, diviser ce personnel en trois catégories : les mendiants étrangers sont expulsés[1]; les mendiants malades de la ville, internés à l'hôpital[2]; les mendiants valides de la ville, expulsés[3] ou interdits[4], et, pour empêcher ces derniers de mourir de faim, ce sont les échevins, et même Messieurs de la Cour, qui vont, quêtant pour eux[5].

§ 2. — Règlements sanitaires et d'hygiène.

Les règlements sanitaires et d'hygiène peuvent se rapporter aux objets suivants : nettoyage des rues et des maisons, ensevelissement des cadavres, matières usées et eaux ménagères, métiers et établissements insalubres, viandes et aliments.

Par ordonnance de la mairie de 1498, les fumiers[6], qui étaient encore répandus par la ville, doivent être enlevés pour cause d'infection; il est interdit aussi de lessiver le linge et les vêtements en ville[7]. Un peu plus tard, on commence à s'occuper sérieusement de l'entretien des rues[8] et des maisons[9]; cela devient même une chose obligatoire à chaque nouvelle peste : on défend de jeter les immondices dans les rues[10], et celles-ci,

---

(1) 1526, 26 juin. (Arch. de Dijon, E, 39).
   1550, 6 mars. (*Ibid.*, B, 188, fol. 171).
   1596, 12 juillet. (*Ibid.*, B, 234, fol. 59).
   1619, 21 mars. (*Ibid.*, B, 256, fol. 251).
   1628, 28 juillet. (*Ibid.*, B, 266, fol. 59).
(2) 1499, 14 avril avant Pâques. (*Ibid.*, B, 168, fol. 5). — Voir note 1 précédente.
(3) 1531, 31 juillet. (*Ibid.*, B, 175, fol. 28).
(4) 1550, 15 juillet. (*Ibid.*, B, 188, fol. 48).
(5) 1571, 27 mars. (*Ibid.*, B, 207, fol. 175).
(6) 1498, 3 janvier. (*Ibid.*, B, 167, fol. 145).
(7) 1499, 14 avril avant Pâques. (*Ibid.*, B, 168, fol. 5).
(8) 1531, 21 février. (*Ibid.*, B, 175, fol. 70).
(9) 1543, 16 novembre. (*Ibid.*, B, 182, fol. 116).
(10) 1550, 15 juillet. (*Ibid.*, B, 188, fol. 48).
   1595, 14 juillet. (*Ibid.*, B, 233, fol. 51).

dans la suite, sont obligatoirement nettoyées par leurs habitants[1] ; deux tombereaux, en 1564, sont affectés au transport des balayures[2], et les rues ne sont plus aussi malpropres, puisque l'on se borne à ordonner aux habitants de les entretenir[3]. En 1601, des *voyeurs* sont spécialement employés à maintenir les rues en bon état de propreté, et à empêcher de jeter des immondices dans le Suzon[4].

Les cadavres des malheureux exécutés restaient offerts aux réflexions des populations, joignant, à une morale en exemple, une infection que la mairie essaie de faire cesser par ses ordonnances[5]. De même, il est prescrit de procéder à l'inhumation des corps des pestiférés, sitôt après leur décès[6]. De son côté, l'évêque de Langres fait défense de laisser les enfants morts-nés, exposés à l'église des Carmes[7].

Les matières usées se déposaient généralement en pleine rue, ou, tout au moins, étaient déversées par des conduits à ciel ouvert. La municipalité essaie de faire disparaître ces habitudes trop libres, par la suppression des conduits[8] et par des interdictions visant, tout d'abord, les enfants et les servantes[9]. Puis, elle impose l'obligation de construire des privés[10] et ordonne de vider les latrines pendant les gelées seulement[11]. Les eaux ménagères attirent aussi l'attention de l'autorité et il est défendu de les jeter à la rue[12].

Les personnes exerçant des métiers qui, par leurs matières premières ou leur commerce, peuvent entraîner de l'infection, reçoivent l'injonction de travailler dans des lieux écartés. Tels :

---

(1) 1550, 15 juillet. (Arch. de Dijon, B, 188, fol. 48).
1563, 21 mars avant Pâques. (*Ibid.*, B, 200, fol. 172).
1568, 2 janvier. (*Ibid.*, B, 204, fol. 122).
(2) 1564, 10 novembre. (*Ibid.*, B, 201, fol. 64).
(3) 1585, 9 juillet. (*Ibid.*, B, 223, fol. 24).
(4) 1601, 15 septembre. (*Ibid.*, B, 239, fol. 125).
(5) 1567, 24 mars. (*Ibid.*, B, 203, fol. 184).
1574, 5 mars. (*Ibid.*, B, 211, fol. 125).
(6) 1586, 2 octobre. (*Ibid.*, B, 224, fol. 113).
(7) 1542, 23 janvier. (*Ibid.*, B, 182, fol. 53).
(8) 1499, 14 avril avant Pâques. (*Ibid.*, B, 168, fol. 5).
(9) 1524, 25 juillet. (*Ibid.*, B, 170, fol. 7).
(10) 1564, 21 juillet. (*Ibid.*, B, 201, fol. 36).
(11) 1628, 1er décembre. (*Ibid.*, B, 266, fol. 174).
(12) 1546, 18 mai. (*Ibid.*, B, 183, fol. 283).
1567, 26 août. (*Ibid.*, B, 204, fol. 67).
1570, 28 août. (*Ibid.*, B, 215, fol. 177).

les corroyeurs, bourreliers, chapeliers, bonnetiers [1], iront résider en des rues éloignées; les marchands de harengs [2] devront porter leurs eaux en dehors de la ville; les pelletiers [3] ne pourront jeter leurs déchets, les cordonniers [4] brûler leurs retailles; les marchands de drilles (chiffonniers) [5] ne devront pratiquer en ville, et enfin les personnes se servant de boyaux d'animaux, seront obligées de les faire sécher hors les murs [6].

Les particuliers ne peuvent lessiver leur linge en ville (1499) [7], ni les sergents vendre en temps de contagion les lits, les habillements et autres choses spongieuses [8]. Il est défendu aux habitants d'élever des bestiaux et des volailles, de nourrir des porcs, de brûler leurs pailles de lit dans la rue [9]; en outre, ils doivent démolir les pigeonniers, clapiers et tects (*tectum*) à porcs [10]. En 1634, ordre est donné de brûler tous les meubles spongieux des pestiférés de l'année précédente [11].

La mairie s'aide de conseils de gens expérimentés, capables, contre paiement, d'employer leurs talents à nettoyer et *parfumer* [12] les maisons infestées. Elle s'adresse, en premier lieu, à un homme de Châtillon qui, étant données ses grandes occupations, ne peut venir [13]; un autre de la Comté accepte [14]; enfin plus tard, Louis Delanoix nettoie, parfume et blanchit les maisons contaminées, à condition d'être fourni des poudres et parfums nécessaires, et d'être, en outre, nourri et payé à raison de 30 sous par jour [15].

Les denrées alimentaires sont soumises à une certaine surveillance; il est défendu aux expulsés pestiférés de toucher aux fruits et aux légumes du dehors, destinés à l'approvi-

---

(1) 1529, 16 avril. (Arch. de Dijon, B, 173, fol. 9).

(2) 1533, 3 mars. (*Ibid.*, B, 177. fol. 16).

(3-4) 1541, 23 juillet. (*Ibid.*, B, 181, fol. 221).

(5) 1553, 11 avril. (*Ibid.*, B, 190, fol. 220).

(6) 1613, 9 juillet. (*Ibid.*, B, 251, fol. 52).

(7) 1499, 14 avril avant Pâques. (*Ibid.*, B, 168, fol. 5).

(8) 1533, 20 avril après Pâques. (*Ibid.*, B, 176, fol. 6).

(9) 1553, 11 avril; 1554, 23 octobre. (*Ibid.*, B, 190, fol. 220; B, 192, fol. 194).

(10) 1568, 2 janvier. (*Ibid.*, B, 204, fol. 122).

(11) 1634, 11 mai. (*Ibid.*, B, 271, fol. 342).

(12) L. GRIMBERT, Les Procédés de désinfection au xviiᵉ siècle. (*Journal de Pharmacie et de Chimie,* 6ᵉ série, t. XVII, p. 541-571).

(13) 1585, 10 décembre. (Arch. de Dijon, B, 223, fol. 114).

(14) 1586, 16 septembre. (*Ibid.*, B, 224, fol. 89).

(15) 1634, 24 octobre. (*Ibid.*, E, 56).

sionnement des marchés. Remarquons aussi la prohibition d'acheter des fruits non mûrs[1] ou de vendre des fromages ayant mauvaise odeur[2].

Les bouchers ont des obligations plus strictes. Il leur est interdit d'abattre le bétail[3] ; une tuerie (abattoir) est créée[4], et une commission est chargée de s'assurer si les chairs des bêtes abattues sont saines. Il est défendu de vendre de la viande de porc mal préparée[5] ; un boucher est condamné pour avoir vendu de la mauvaise viande[6]. Les médecins prétendent même contre les bouchers que la viande de mouton « où se trouve quelque corruption en la substance du foye ou des poulmons », est malsaine[7].

§ 3. — Personnel spécial.

Un personnel spécial, en raison de l'isolement strictement pratiqué, était nécessaire pour donner aux pestiférés les soins que nécessitait leur état. Ce personnel, formé uniquement, au début, par des chirurgiens-barbiers[8], nommés par la mairie, se compléta peu à peu à chaque nouvelle épidémie, pour en arriver à constituer dans la suite une véritable organisation. Ce furent successivement les sergents de peste[9], affectés à la police sanitaire ; les « heridesses », sorte d'infirmières chargées du soin des malades et du lessivage de leur linge ; les « maulgognets » (maul gônés), hommes à qui incombait, avec le soin des malades, l'inhumation des défunts[10] ; deux femmes de bien, nommées pour visiter les femmes malades de contagion[11] ; enfin une mère jurée de peste, spécialement affectée aux accouchements[12].

---

(1) 1627, 19 août. (Arch. de Dijon, B, 265, fol. 85).

(2) 1633, 19 juillet. (*Ibid.*, B, 271, fol. 84).

(3) 1499, 14 avril avant Pâques. (*Ibid.*, B, 168, fol. 5).

(4) 1499, 14 avril avant Pâques. (*Ibid.*, B, 168, fol. 5). — Une délibération de la Chambre de Ville, de 1564, décide que les matériaux des constructions pour les pestiférés seront employés à l'édification de la tuerie des bêtes. (B, 201).

(5) 1597, 25 novembre. (Arch. de Dijon, B, 235, fol. 140).

(6) 1603, 31 juillet. (*Ibid.*, B, 241, fol. 96).

(7) 1607, 8 janvier. (*Ibid.*, E, 52).

(8) 1499, 7 mai. (*Ibid.*, B, 167, fol. 157). — 1506, 1507. (*Ibid.*, E, 33).

(9-10) 1506, 20 mars. (*Ibid.*, B, 168, fol. 123).

(11) 1518, 22 juin. (*Ibid.*, B, 169, fol. 144).

(12) 1543, 22 septembre. (*Ibid.*, B, 182, fol. 107).

Tout ce personnel était généralement confiné dans des locaux particuliers[1], et il était interdit à ceux qui en faisaient partie de communiquer avec les gens bien portants[2]. Tous portaient, pour être facilement reconnus, une bande, une écharpe ou un bonnet de couleur jaune[3], ainsi qu'une baguette noire[4] destinée à éloigner les passants. A un certain moment, ils furent même obligés de tenir une sonnette à la main ou de l'attacher à leurs chevaux pour mieux avertir le public de leur présence[5]. Les malades admis à la circulation dans les rues, devaient aussi porter des bandes de couleur jaune[6] et éviter tout rapport avec les gens sains, sous peine d'être « pendus et étranglés ». Un hôpital spécial, plus connu sous le nom de « Maison de l'Ile » (fig. 6), était spécialement affecté aux pestiférés[7].

Les chirurgiens-barbiers de peste étaient choisis par leurs collègues et agréés par la Ville[8]. La peste avait contribué pour beaucoup à transformer le barbier en chirurgien, sorte de professionnel mixte qui, suivant l'état sanitaire, maniait la lancette ou vivait du rasoir. Ces chirurgiens-barbiers avaient su s'imposer comme complément obligé du médecin, à qui les traditions interdisaient, entre autres, tout travail manuel et même tout attouchement des malades[9]. En 1534, les deux barbiers délégués pour soigner les pestiférés ayant

---

(1-2) Parmi les locaux affectés à ce service, on peut citer celui de la rue du Cherlieu (rue Richelieu actuelle), et celui de la Tour aux Anes (angle du boulevard de la Trémouille et de la rue de Suzon). — 1543, 22 septembre. (Arch. de Dijon, B, 182, fol. 107) ; 1518, 20 juillet. (*Ibid.*, B, 169, fol. 159).

(3) 1531, 17 juillet. (*Ibid.*, B, 175, fol. 23).

(4) 1544, 6 mars. (*Ibid.*, B, 182, fol. 186).

(5) 1564, 14 novembre. (*Ibid.*, B, 201, fol. 67).

(6) 1531, 22 août. (*Ibid.*, B, 175, fol. 31).

(7) *Maison de l'Ile*, ou *Hôpital des pestiférés* (fig. 6, p. 191), ou encore *Maison des Pestes* (voir p. 92 et note 3 même page).

Construite suivant délibération de la Chambre de Ville du 2 décembre 1543, avec l'aide des « aulmosnes et bienfaitz », elle reçut, jusque vers la fin du xvii° siècle, des pensionnaires à chaque épidémie. Son administration avait été confiée à la Chambre des pauvres, vers 1590. Au xviii° siècle, ayant perdu son affectation primitive, elle fut d'abord abandonnée, puis louée à des particuliers. En 1776, la Ville la cède gratuitement à une manufacture d'étoffes établie par la province. Enfin, après diverses destinations, elle est aujourd'hui occupée par l'institution des jeunes aveugles et sourds-muets, dirigée par son dévoué fondateur, M. Boyer.

Elle porte le n° 39 de la rue de l'Ile.

(Arch. de Dijon, B, 182, fol. 120 ; E, 61 ; K, 80 et 81. — Arch. de l'Hôpital, Délibérations de la Chambre des pauvres).

(8) 1499, 7 mai. (Arch. de Dijon, B, 167, fol. 157).

(9) Prof. Florence, Aux Antiquailles. (*Lyon universitaire*, 1905, n°° 124 et suiv.).

refusé ces fonctions, y furent contraints par la municipalité[1].

Les médecins, au début, ne sont appelés à la mairie que pour donner leurs conseils. A part un médecin lombard qui s'offrit pour soigner les pestiférés en 1507, moyennant cent sols par mois[2], le médecin de peste (planche VI) ne se trouve indiqué qu'en 1544 ; ses collègues réclamaient pour lui un écu de gage par mois et l'assurance de ne pas manier les malades, prétentions trouvées excessives par la municipalité qui menace de les expulser tous[3]. En 1546, c'est un médecin italien qui est accepté ; il se contentera de distribuer ses drogues sans toucher les malades[4]. Un autre[5] (1553) est un peu plus tard autorisé à soigner les pestiférés, mais après que ses capacités auront été examinées par trois médecins de la ville. Même pénurie[6] en 1595; Dijon n'ayant que deux médecins, invite le docteur Brunet, de Beaune, à « choisir sa demourance en ce lieu »[7] ; en 1606, ce sont trois médecins dont les offres sont acceptées[8]. A remarquer, en 1631, le médecin Guibaudet, poursuivi pour infractions aux règlements sanitaires et condamné à traiter gratuitement les pestiférés pendant quarante jours[9].

Un apothicaire était spécialement affecté au service de peste ; nous en verrons l'histoire au paragraphe suivant. Quant aux autres apothicaires de la ville, ils étaient soumis à des règlements spéciaux, dont les articles, en leur ensemble, peuvent se ramener à ceci :

Défense leur est faite, concurremment avec les médecins et les chirurgiens, de sortir de la ville[10] au premier danger de peste, signalé dans les environs immédiats[11] ou dans la ville

---

(1) 1533, 20 avril après Pâques. (Arch. de Dijon, B, 176, fol. 5).
(2) 1507, 7 août. (*Ibid.*, B, 168, fol. 132).
(3) 1544, 23 mars. (*Ibid.*, B, 182, fol. 190).
(4) 1546, 8 octobre. (*Ibid.*, B, 184, fol. 102).
(5) 1553, 22 décembre. (*Ibid.*, B, 191, fol. 130).
(6-7) 1595, 18 août. (*Ibid.*, B, 233, fol. 93).
La famille Brunet, de Beaune, compte plusieurs médecins et plusieurs apothicaires au xvie siècle.
(8) 1606, 15 septembre. (Arch. de Dijon, E, 52).
(9) 1631, 20 mars. (*Ibid.*, E, 54).
(10) 1564, 22 août. (*Ibid.*, E, 57, fol. 14).
1565, 17 juillet. (*Ibid.*, E, 46).
1628, 22 août. (*Ibid.*, E, 58, fol. 99).
(11) 1630, 16 juillet. (*Ibid.*, B, 267, fol. 287).

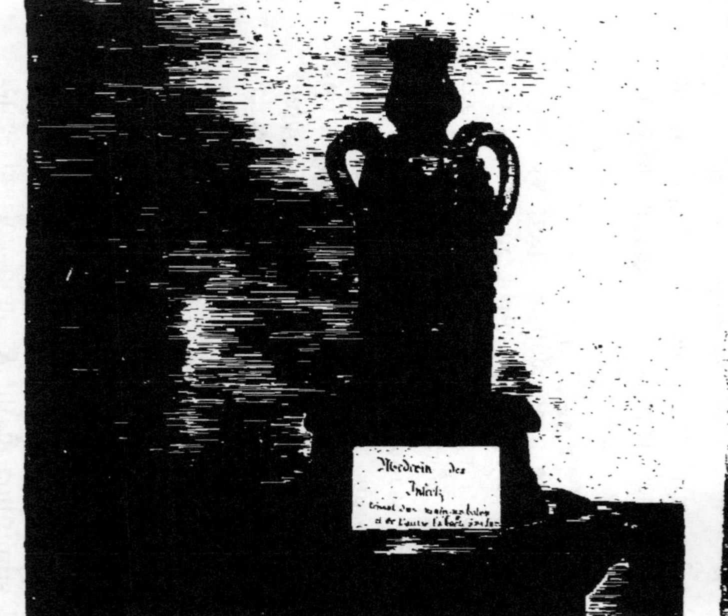
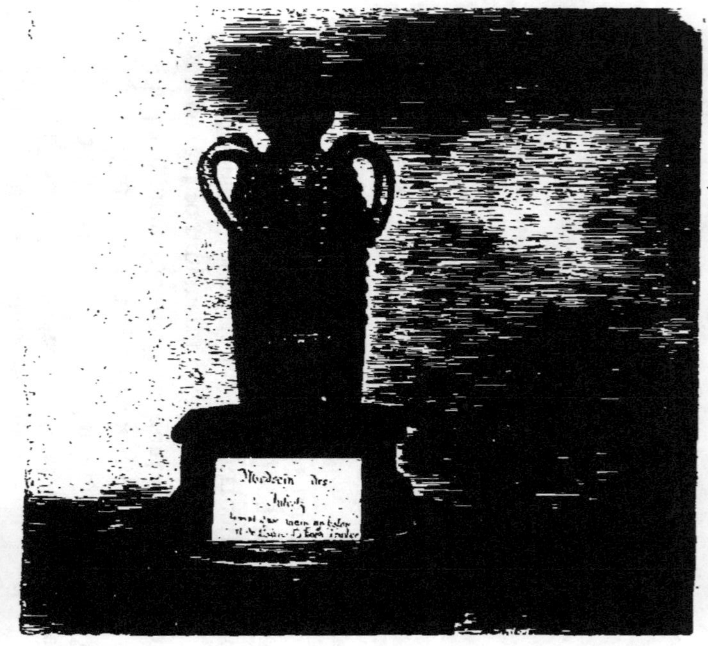

Planche VI. — LE MÉDECIN DE PESTE, revêtu de son armure protectrice, tenant d'une main le bâton destiné à éloigner le public et de l'autre la boîte de parfums préservatifs.

Poterie d'origine Bourguignonne. — Collection de M. le Professeur FLORENCE.

(Voir page 168).

même ; obligation de se pourvoir des drogues nécessaires [1] dont le tableau était quelquefois dressé par les médecins ; ils se feront payer raisonnablement de ces médicaments spéciaux [2] ; peines variées [3], telles qu'amendes, suspension ou privation de l'exercice de leur profession, incarcération ; mise en quarantaine [4] de leurs boutiques, lorsque chez eux s'était déclaré un cas de peste, ou même s'ils s'étaient rendus chez un pestiféré : cette quarantaine, commune à tous les commerçants, était réduite pour les apothicaires, suivant les besoins, les craintes ou les réclamations des intéressés.

D'année en année, ces mesures sévères furent atténuées dans la forme, sinon dans l'esprit. En 1564, les apothicaires étaient *contraints* d'exécuter les prescriptions de la Ville. L'année suivante, ils y sont *exhortés* dans le texte correspondant [5]. La même année 1565, les apothicaires sont laissés libres de quitter la ville, s'ils ont pris la précaution d'assurer le service des remèdes par la présence de deux d'entre eux [6].

L'arrêt du Parlement du 16 mai 1578 précise, à ce sujet, les détails du règlement concernant les apothicaires [7] :

« ..... Les appoticaires de ladite ville de Dijon nommeront et desputeront ung ou deux d'entre eulx, expert et suffisant, pour resider en ladite ville et fournir drogues, ongans, emplastres et aultres medicamentz necessaires aux malades, selon l'ordonnance qui leur sera faicte par les medecins, dont ilz seront payez raisonnablement.

« Les appoticaires nommez et retenuz ne delivreront desdites drogues, ongans, emplastres et aultres medicamentz, synon à ceulx qui seront destinez par les mayeur et eschevins pour les aller prendre et distribuer aux malades.

« Et s'il advient que quelque particulier s'adresse à eulx ou aux aultres appoticaires pour en demander, seront tenuz, chacung en droit soi, en advertir soudain lesditz maieur et eschevins de la paroisse, affin de scavoir le nom, qualité, demourance et quartier d'iceux pour qui lesdites drogues, ongans et medicamentz auront estez demandez, et sy n'en delivreront, si ce n'est de l'expresse licence et permission desditz mayeur et eschevins, à peine de punition exemplaire.

« Les chirurgiens seront contrainctz d'eslire deux maistres de leur art, affin

---

(1) 1564, 12 août. (Arch. de Dijon, E, 57, fol. 14).
    1565, 17 juillet. (*Ibid.*, E, 46).
(2) 1564, 14 juillet. (*Ibid.*, E, 57, fol. 18).
    1565, 17 juillet. (*Ibid.*, E, 46).
(3) 1565, 17 juillet. (*Ibid.*, E, 46).
(4) 1630, 16 juillet. (*Ibid.*, B, 267, fol. 287).
(5) 1564, 1565. (*Ibid.*, E, 46).
(6) 1565, 13 août. (*Ibid.*, E, 46).
(7) 1578, 16 mai. (*Ibid.*, B, 117, fol. 66).

de secourir lesditz malades : l'ung pour la ville et l'aultre pour les faubourgs, ausquelz seront donnez logis pour y demourer pendant le dangier, avec salaire raisonnable.

« Sy aulcung medecin, appoticaire et chirurgien, aultre que les nommez et destinez, sont mandez par surprise par quelque des contagiez et entrent en leurs maisons, ilz auront leur recours pour leurs despens, dommages et interestz, contre lesditz malades, après le dangier passé, et neantmoings en advertiront lesditz mayeur et eschevins pour y pourveoir selon l'occurance, à peine de punition exemplaire.

« Etc... ».

En 1586, ce règlement fut de nouveau mis en vigueur[1]. Parmi les apothicaires soumis à la quarantaine, citons :

ETIENNE QUANTIN, ayant été « vers la fille Benigne Patey, malade de dangier comme l'on dict », devra se retirer « ad ce qu'il n'en advienne inconvenient[2] ».

JEAN ROY « pour avoir esté en la maison de sa seur, vesve de feu Me Didier Moret, penser ung de ses enfans qui estoit malade et est mort de peste[3] ». Le caractère de Jean Roy nous est trop connu pour nous permettre de supposer un instant qu'il consentit de bonne grâce « à se contenir en sa maison »; il ne s'y décida, en effet, que sous menace d'être « mis hors la ville ou cadenez[4] ».

JEAN CASSAL, s'étant rendu en la maison de Pierre Bourguignon, maître de la Monnaie, mort de peste au mois de septembre 1577, vit sa boutique fermée par ordre de la mairie. Ses voisins, ayant fait une pétition en sa faveur, une enquête fut ouverte : le 8 octobre suivant, il était autorisé à ouvrir sa boutique sous condition, toutefois, de se « contenir » encore huit jours en sa maison[5].

BONAVENTURE FEBVRE subit des ennuis analogues pour avoir gardé chez lui, pendant dix ou douze jours, une servante malade qui mourut de maladie contagieuse[6].

En 1634, un autre JEAN ROY (II°), celui-là plus sage ou plus respectueux des règlements, après être resté chez lui « depuis dix jours et daventage » pour « avoir frequanté au Logis de la Croix d'Or, proche la Porte Guillaume, soupçonné de contagion », est autorisé « de frequanter par la ville, ainsy que bon lui semblera[7] ».

SIMON DUPREY, coupable d'avoir « recelé la maladie d'un de ses enfans, l'espace de huict jours, estant frapé de contagion, sans l'avoir revelé », est condamné « en vingt livres d'amende » et « sa maison sera fermée et cadenée, luy faisant defence d'y recidiver, à peine de la vie[8] ».

---

(1) 1586, 18 avril et 22 août. (Arch. de Dijon, E, 50; E, 58, fol. 9).
(2) 1543, 6 novembre. (*Ibid.*, B, 182, fol. 114).
(3) 1576, 18 septembre. (*Ibid.*, E, 57, fol. 65).
(4) 1576, 20 septembre. (*Ibid.*, E, 57, fol. 65).
(5) 1577, 8 octobre. (*Ibid.*, E, 57, fol. 84, v°).
(6) 1596, 6 septembre. (*Ibid.*, E, 58, fol. 66).
(7) 1634, 9 juin. (*Ibid.*, E, 58, fol. 220).
(8) 1637, 28 avril. (*Ibid.*, E, 58, fol. 298).

Ces règlements rigoureux empêchaient, à vrai dire, les apothicaires de se rendre chez les pestiférés, au vif désappointement des malades. Aussi, de grandes plaintes s'étant élevées dans la ville, la mairie, pour les faire cesser, dut contraindre les malheureux, causes de quarantaine chez un apothicaire, à indemniser celui-ci « sur leurs biens, à l'arbitrage de la Chambre de Ville[1] ». Cette quarantaine des apothicaires, ramenée à dix jours[2] en 1634, fut, en 1638, réduite à « cinq jours, durant lequel temps ilz changeront d'habictz et ce parfumeront[3] ».

On le voit, les difficultés étaient nombreuses pour assurer un service médical suffisant, et la Chambre de Ville dut souvent faire appel à l'entente, aux conseils, aux lumières des membres des corps médicaux ; c'est pourquoi de fréquentes réunions des médecins, apothicaires et chirurgiens eurent lieu sous son impulsion pour émettre des avis, élaborer des règlements raisonnables et stimuler les travaux de chacun en vue d'améliorer l'état sanitaire. Aussi, n'est-il pas étonnant de voir les membres des trois corps médicaux agir indifféremment ou de concert dans bien des cas administratifs : c'est la dissection du corps d'un pestiféré par les médecins et les chirurgiens[4] ; la visite par un médecin et un apothicaire du petit-fils du Premier Président Brulard, supposé mort de la peste[5] ; la visite par deux médecins et deux chirurgiens, de l'ancien maire, Etienne Jacquotot, qu'ils reconnaissent ne pas être mort de peste[6] ; la convocation des médecins, apothicaires et chirurgiens pour donner leur avis sur la nature d'une maladie, qu'ils déclarent n'être pas contagieuse[7] ; enfin, en 1612, c'est parmi les échevins un apothicaire qui est désigné pour aller visiter un malade[8] :

« A ce commis Maistre Claude Pera(r)t, apoticaire, eschevin, pour faire veoir & visiter ung nommé François Miette, ayde de bouchier, pour scavoir s'il est veritable qu'il soit entaché de la maladie de verolle, auquel cas qu'il s'en

---

(1-2) 1634, 1ᵉʳ octobre. (Arch. de Dijon, E, 58, fol. 243 bis, vᵒ).

(3) 1638, 23 septembre. (*Ibid.*, E, 58, fol. 278).

(4) 1529, 6 avril. (*Ibid.*, E, 39).

(5) 1554. (*Ibid.*, E, 57).

(6) 1557, 4 juin. (*Ibid.*, B, 194, fol. 267). — Étienne Jacquotot fut mayeur de Dijon de 1545 à 1547.

(7) 1595, 14 juillet. (Arch. de Dijon, B, 233, fol. 51 et 54).

(8) 1612, 11 décembre. (*Ibid.*, B, 250, fol. 130).

treuvera attainct, luy sera faict inhibition & deffances de se mesler & employer audict art & mestier d'ayde de bouchier, à peyne de punition corporelle ».

De l'ensemble de ces règlements particuliers et éphémères, sortit l'organisation d'un service médical[1], qui fut capable, dans la suite, de fonctionner immédiatement et régulièrement aux époques de contagion et devint susceptible de compléter heureusement les laborieux efforts de deux siècles de lutte contre les épidémies.

§ 4. — Les Apothicaires de Peste.

Peste de 1543-1544. — L'un des premiers apothicaires de peste fut JEAN ETIENNE-PERRUCHOT (IIIe du nom), qui cumulait la distribution des médicaments et l'enquête sur la situation sanitaire. Il fut nommé, le 7 septembre 1543, aux appointements mensuels de 100 sols[2].

Cet apothicaire devait « chacun jour aller par la ville, matin et vespres, soy donner garde quelz gens pourront estre inconveniantez » de peste et en aviser la mairie. En outre, il était chargé de « fournir et administrer les drogues, medicamens et oignemens à ce necessaires, et mesmement selon qu'il sera requis par le barbier ad ce commis, et dont il sera payé, assavoir, par ceulx qui le pourront supporter, de leurs biens, et, de ceulx qui seront pauvres,..... sur les aulmosnes des pauvres ou par la Ville ». Ces doubles fonctions étant devenues trop lourdes pour lui, Perruchot obtint, un mois après, de se renfermer dans ses seules attributions d'apothicaire[3].

L'année suivante, 1544, il fut remplacé par DEVILLEBICHOT qui, outre les médicaments, devait fournir « pour faire les croix rouges ès maisons des infectés »[4].

Peste de 1554. — L'expérience et le progrès firent, cette fois, réclamer par la Chambre de Ville deux apothicaires de peste au lieu d'un ; et, à la réunion des médecins, chirurgiens et

---

(1) 1636, 1er octobre. (Arch. de Dijon, E, 56).
(2) 1543, 7 septembre. (*Ibid.*, B, 182, fol. 104).
(3) 1543, 8 et 12 octobre. (*Ibid.*, B, 182, fol. 109, v°).
(4) 1544, 18 juillet. (*Ibid.*, B, 182, fol. 164, v°).

apothicaires tenue le 23 septembre, Pierre Maire et Pierre Joly furent choisis comme fournisseurs des pestiférés[1].

Leur incapacité reconnue les ayant empêchés d'être agréés par la Ville, une nouvelle réunion eut lieu deux jours après où, cette fois, ne voulant sacrifier la qualité à la quantité, la Chambre ne réclamait plus qu'un seul apothicaire.

Peste de 1564-1567-68. — Le fournisseur officiel est, jusqu'en 1566, l'apothicaire échevin JEAN PRÉVOST. Nommé le 12 août 1564, il était en outre chargé de tenir la comptabilité des frais de peste[2]. On remarquera qu'il fournissait aussi les cierges envoyés par la Ville aux services célébrés aux Jacobins, aux Carmes et aux Cordeliers, dans le but d'obtenir la cessation du fléau[3].

Au mois de septembre, Jean Prévost trouva un aide dans la personne de Jean Maire, fils d'apothicaire, qui vint s'offrir au service des pestiférés, si toutefois on voulait bien, en compensation, le recevoir maître estassonnier, ce qui fut accepté[4].

Jean Prévost[5] fut remplacé, le 19 juillet 1566, par BÉNIGNE DE VILLERS[6] qui exerça sa charge jusqu'en 1567.

Le mémoire de celui-ci s'éleva, du 24 juillet au 31 août 1566, à 29 l. 10 s. 3 d.[7], plus, le 1er février 1567, à 4 l. A la même date, il fut aussi payé à Bénigne Etienne-Perruchot, 9 l. 10 s.[8].

JEAN DESBORDES succéda à Bénigne de Villers, d'avril 1567 à mars 1568[9].

Peste de 1576-1577. — JEAN DE LA VACQUERIE fut institué apothicaire de peste, le 9 août 1576, aux conditions suivantes[10]. Il est chargé de fournir les médicaments aux pestiférés, et en sera payé raisonnablement. Il observera l'ordonnance des médecins mise entre ses mains, sans être tenu d'approcher les malades, ni même les chirurgiens commis à les médicamenter, mais « seullement delivrer ausdictz chirurgiens, de

---

(1) 1554, 23 septembre. (Arch. de Dijon, E, 57, fol. 2, v°).
(2) 1564, 12 août. (*Ibid.*. E, 57, fol. 13, v°).
(3) 1564, 25 août. (*Ibid.*, E, 57, fol. 15).
(4) 1564, 13 septembre. (*Ibid.*, E, 57, fol. 18, v°).
(5) 1565, 4 avril, Compte de 269 l. 6 s. 2 d. (*Ibid.*, E, 59, fol. 75 ; M, 103, fol. 165).
(6-7) 1566, 19 juillet. (*Ibid.*, E, 47).
(8) 1567, 1er février. (*Ibid.*, E, 60).
(9) 1567, 1568. (*Ibid.*, B, 216 ; E, 60).
(10) 1576, 9 août. (*Ibid.*, E, 57, fol. 46).

loing, et aux sergens....., lesdictz medicamentz. » Il est prié de faire distribuer le pain, le vin, la nourriture, de faire marché avec un boucher, un boulanger, etc.... ainsi que le faisait Jean Prévost. Il tiendra un livre et sera cru, à son serment, des médicaments par lui délivrés.

Plusieurs provisions de 100 l., pour ses débours, lui furent versées pour les premiers mois[1]; son mémoire de médicaments, du 10 août au 15 novembre 1576, fut taxé par les délégués de la Chambre de Ville à la somme de 216 l. 5 s. 2 d., avec réserve, pour la Ville, de se faire rembourser par les malades reconnus solvables. La Chambre ajouta que, dès lors, il ne serait délivré de remèdes, au compte de la Ville, que sur bulletins du vicomte-mayeur[2].

Jean de la Vacquerie fut nommé, de nouveau[3], pour l'épidémie qui eut lieu à la fin de 1577. Ses comptes[4], que nous possédons jusqu'au 18 décembre de cette année, causèrent quelques difficultés à sa veuve, Péronne Desbordes[5].

Jean Etienne-Perruchot, IVe du nom, fut appelé à lui succéder, le 8 mai 1578[6]. La Chambre promit de lui régler promptement ses mémoires[7], qu'il présenta sans doute avec trop d'empressement[8], car, faute de fonds, il fut renvoyé à plus tard[9]; il ne fut payé que deux ans après, le 8 février 1581, de la somme réclamée, soit : 4 l. 13 s. 4 d.

Les chirurgiens rencontraient des difficultés analogues pour le solde de leurs fournitures de médicaments. Il fallut même, en 1578, réunir les habitants et provoquer des assemblées pour satisfaire les chirurgiens Antoine Meure[10] et Jean Caillet[11]. En dédommagement des retards imposés, certains privilèges leur furent souvent accordés, telle l'exemption de tailles faite à Jean Caillet[12].

---

(1) 1576, 20 octobre, 8 et 27 novembre. (Arch. de Dijon, E, 57, fol. 72, 74).
(2) 1577, 26 février. (Ibid., E, 48).
(3) 1577, 8 octobre. (Ibid., E, 57, fol. 84, v°).
(4) 1576-1577. (Ibid., E, 48 ; M, 347, fol. 405-407).
(5) 1577. (Ibid., E, 49).
(6) 1578, 8 mai. (Ibid., E, 57, fol. 96).
(7) 1578, 8 mai. (Ibid., E, 57, fol. 96).
(8) 1578, 26 juin. (Ibid., E, 50).
(9) 1579, 23 octobre. (Ibid., E, 50).
(10) 1578, 24 et 26 octobre et 20 novembre. (Ibid., B, 215, fol. 48, 49, v° et 60).
(11) 1578, 2 décembre. (Ibid., B, 215, fol. 67).
(12) 1579, 18 septembre. (Ibid., B, 215, fol. 186, v°).
1581, 3 mars. (Ibid., B, 215, fol. 361).

Peste de 1585-1587. — Les apothicaires ayant offert à la Ville, le 17 octobre 1585, de se concerter avec les chirurgiens de peste pour soigner les malades au mieux, leur proposition fut acceptée[1].

JEAN PERRUCHOT (IVe) et GRANGER furent choisis par leurs collègues pour les fournitures des pestiférés, dont ils furent payés par à compte[2] et assez rapidement[3].

Malheureusement, si la Ville s'était décidée à bien payer, les apothicaires se souvenaient trop de leurs ennuis pécuniaires et les médicaments laissaient à désirer[4]. Les chirurgiens s'en plaignirent, et deux médecins furent chargés de faire une enquête et de s'assurer de la qualité des remèdes fournis par Perruchot, avant leur mise aux mains des chirurgiens. La chose étant discutable, l'échevin et apothicaire Devillebichot fut chargé de visiter l'apothicaire incriminé[5], et celui-ci dut obtenir gain de cause, car, plus tard, on le trouve toujours fournisseur jusqu'au 25 octobre 1587[6].

Peste de 1595-1597. — JEAN GAUTHIER fut apothicaire de peste durant cette épidémie. Son mémoire, du 29 juillet 1596 au 20 février 1597, s'élève à 577 l. 11 s., réduits à 170 écus 40 s. (512 l.)[7]. Le 7 mars 1597, il reçoit de la Ville « 1 escu 2 tiers pour achapt par luy faict d'ung alambiq pour faire des eaux pour les pestiferez. »[8].

Peste de 1605-1606. — L'empressement des apothicaires à se disputer les fournitures de peste, lors de l'épidémie de 1605-1606, semble indiquer que celle-ci ne fut ni dangereuse, ni meurtrière.

Le 11 septembre 1606, la Chambre ayant ordonné aux apothicaires de nommer un des leurs pour fournir de drogues les seuls malades désignés par le mayeur et les échevins[9], le

---

(1) 1585, 17 octobre. (Arch. de Dijon, E, 57, fol. 155).

(2) 1585, 5 novembre. (*Ibid.*, E, 57, fol. 161, v°).

(3) 1586, 11 avril. (*Ibid.*, E, 57, fol. 179, v°).

(4) 1586, 2 mai. (*Ibid.*, E, 57, fol. 186, v°).

(5) 1586, 24 juillet. (Arch. de Dijon, E, 58, fol. 8).

(6) 1586, 1587. Compte de Jean Perruchot du 15 janvier 1587 au 25 octobre 1587, s'élevant à 71 l. 10 s. 8 d. (*Ibid.*, E, 58, fol. 25, v°, et 31; E, 50).

(7) 1596, 1597. (*Ibid.*, E, 51; L, 481, fol. 6; L, 488, fol. 172-3).

(8) 1597, 7 mars. (*Ibid.*, L, 488, fol. 172, v°).

(9) 1606, 11 septembre. (*Ibid.*, B, 244, fol. 107).

vicomte-mayeur les assigna chez lui, le même jour, pour procéder à leur choix. Les apothicaires, trop jaloux de leurs privilèges corporatifs[1], se gardèrent bien de se rendre à cette convocation et se réunirent, le lendemain, au nombre de sept seulement, chez l'un des jurés. Leur décision, renvoyée au jour suivant, s'arrêta finalement sur Moniot et Febvre[2]. Mais pendant cet intervalle, la mairie ayant eu besoin de remèdes, s'adressa à Devillebichot, l'apothicaire.

Moniot et Febvre envoyèrent aussitôt une requête à la Chambre, réclamant confirmation de leur élection, ce qui leur fut refusé, sous prétexte que l'élection n'ayant pas été faite au jour désigné, était nulle, et la Chambre nomma à ces fonctions DEVILLEBICHOT et GILLOT[3]. Appel ayant été porté au Bailliage, cette Cour donna tort à la Ville, et ordonna que les apothicaires seraient convoqués de nouveau pour procéder à une élection régulière.

Finalement, la Chambre de Ville s'en rapporta à la Chambre des vacations du Parlement qui, sans doute, nomma les candidats agréables à la mairie[4].

Nous trouvons, en effet, Jean Gillot, l'un de ces candidats, accusé, quelques jours après, d'abuser des médicaments pour le service des pestiférés, et un échevin est chargé de vérifier ses livres[5].

Les choses s'arrangèrent avec le temps, car, plus tard, Gillot et Devillebichot présentent régulièrement leurs mémoires, sans soulever de discussion[6].

Peste de 1628-1631. — Malgré la demande de Pierre Jomard, ce fut l'apothicaire des pauvres, PIERRE MOLÉE, qui fut, en 1630, chargé de fournir les drogues, parfums, médicaments et autres choses nécessaires pour les maladies contagieuses[6], en considération de ce qu'il avait fait pour les quelques maisons contagiées, en 1628 et 1629.

---

(1) Les apothicaires dijonnais s'étaient toujours défendus d'être astreints à se rendre près de la municipalité, pour leurs actes corporatifs.

(2) 1606, 13 septembre. (Arch. de Dijon, E, 52).

(3) 1606, 15 septembre. (*Ibid.*, B, 244, fol. 108).

(4) 1606, 25 septembre. (*Ibid.*, B, 244, fol. 116).

(5) 1606, 3 octobre. (*Ibid.*, B, 244, fol. 120, v°).

(6) 1607, 6 avril. (*Ibid.*, B, 244, fol. 231 ; M, 467, fol. 287).

(7) 1630, 8 octobre. (*Ibid.*, E, 58, fol. 173, v°).

Il continua à remplir ces fonctions les années suivantes, ainsi que le prouvent ses comptes[1], qui s'élèvent :

En 1631, à 1390 l. 14 s. 9 d.; en 1634, à 737 l. 2 s.; en 1635, à 42 l.; en 1636, à 694 l. 17 s. 6 d.

Peste de 1636-1638. — Selon toute probabilité, Pierre Molée ne fut pas apothicaire de peste en 1636-1638, si l'on s'en rapporte à une délibération de la Chambre de Ville[2], du 26 septembre 1636, où les parties intéressées n'avaient pu se mettre d'accord.

Les médecins, chirurgiens et apothicaires, ayant offert chacun deux membres pour visiter les malades de peste, la Chambre accepte leur proposition, mais « les sieurs Robin, docteur en medecine, Molée, apothicaire, et Febvre, chirurgien, mandez et ouy... ne s'estant peu accorder » sur les conditions, la Chambre ordonne que les médecins, apothicaires et chirurgiens s'assembleront de nouveau.

A cette date, s'arrêtent les documents concernant les pestes proprement dites.

§ 5. — Remèdes préservatifs et curatifs.

Quels étaient les remèdes employés pour prévenir ou guérir la peste ? Ce nom générique de peste englobait toutes les épidémies, rangeant côte à côte des maladies essentiellement différentes et auxquelles il est curieux de voir appliquer des remèdes uniformes, dont l'activité réelle ne pouvait avoir qu'un caractère général de désinfection ou d'expectative.

Seuls, tout d'abord, les barbiers-chirurgiens furent appelés à médicamenter les pestiférés; et, si le résultat obtenu fut de peu d'importance, on ne saurait les accuser de mauvaise volonté ou de manque d'entrain, leur dévouement et la certitude d'être remboursés de leurs fournitures par la mairie[3] les garantissant contre toute faiblesse. Leurs moyens étaient surtout préservatifs ; comme désinfectants ou parfums, ils brûlaient les bois et les drogues aromatiques, le genièvre et

____

(1) 1631, 17 avril, 15 juillet. (Arch. de Dijon, E, 55).
      1634, 8 août, 19 septembre, 12 et 29 déc. (*Ibid.*, L, 524, fol. 100 vᵉ; M, 357, fol. 116.
      1635, 25 mai. (*Ibid.*, M, 357, fol. 165).
      1636, 26 septembre. (*Ibid.*, L, 524, fol. 99; M, 198, fol. 237; M, 357, fol. 268).
(2) 1636, 26 septembre. (*Ibid.*, E, 58, fol. 278-9).
(3) 1506, 1507. (*Ibid.*, E, 33).

l'encens[1], et répandaient du vinaigre[2], le grand antiseptique de l'époque.

Ces procédés, empiriques pour la plupart, vont se perfectionnant et se complétant dans la suite, et cela, sur les conseils des membres des corps médicaux, dont nous avons déjà suivi plus haut les convocations à la mairie de Dijon. C'est dans l'une de ces réunions, notamment, que, pour guider les chirurgiens et barbiers en cas de peste, les médecins rédigèrent certaine ordonnance[3], par laquelle les pestiférés étaient autorisés à rentrer dans leurs demeures, sous condition de purifier leurs maisons par des fumigations de genièvre et des aspersions de chaux vive[4].

Les soins de désinfection et l'habitude des médicaments pénétraient peu à peu la masse populaire, et chaque retour d'épidémie amènait un progrès médical. L'institution de l'apothicaire de peste, dans la personne de Perruchot, date de 1543; c'est dire que les drogues, médicaments, onguents nécessaires aux pestiférés, représentaient déjà, à ce moment, une fourniture importante. De leur côté, les médecins, régulièrement convoqués, cherchaient le bon remède, à qui mieux mieux. Devant tous ces préparatifs de 1544, la peste ne pouvait que disparaître et, pour cette fois, elle disparut.

Elle revint dix ans plus tard. Encouragés peut-être par des succès passés, deux médecins, Paradin et Bouchard, auteurs d'un remède certain contre la peste, vinrent proposer, en 1554, leurs services à la Chambre, offrant, s'ils étaient agréés, de donner leurs formules aux apothicaires[5]. Voici le compte rendu de l'assemblée des médecins, apothicaires et chirurgiens, tenue à cette occasion, en présence de la Chambre de Ville[6]. On y remarquera la répartition d'attributions, faite en temps d'épidémie, entre les trois corps médicaux : le médecin prescrit,

---

(1) 1507, 26 juin; 1519, 5 février. (*Ibid.*, B, 168, fol. 129; E, 36).

Les « parfums » minéraux, tels que : nitre, soufre, cinabre, ne paraissent pas avoir été communément employés à Dijon.

Bibliographie : L. GRIMBERT, *Les procédés de désinfection au XVIIe siècle*. — P. LÉON, augustin, *Parfum et remèdes contre la peste... avec la manière de parfumer les maisons, pour les préserver ou les purger de l'air infecté*. Dijon, 1721, Autun, 1720.

(2) 1507, 26 juin. (Arch. de Dijon, B, 168, fol. 129).

(3) 1518, 21 mai. (*Ibid.*, B, 169, fol. 141).

(4) 1518, 15 septembre. (*Ibid.*, B, 169, fol. 170).

(5) 1554, 25 septembre. (*Ibid.*, B, 192, fol. 157 v°).

(6) 1554, 25 septembre. (*Ibid.*, E, 57, fol. 3 v°).

l'apothicaire prépare et « delivre », le chirurgien « baille et applique. »

« .... Paradin et Bouchard, medicins, ont dict avoir conferé et consulté par ensemble et n'avoir trouvé moien meilleur, ny plus expedient, que de user pour les pestiferez, d'antidote...., qu'est une contrepoison à la peste, composé de pouldres cordialles, eaues, herbes et aultres mixtions, contenues en une ordonnance et recepte qu'ilz en ont faicte et offert delivrer aux apoticaires, pour estre observée.... Et après que l'on aura usé dudit antidote, qu'est ung bolus.... seront appliquées fleubotomies, cauteres, vantoses, epitimes, clistéres ou aultres, etc.... » (ne veulent pas être tenus d'approcher les malades, mais simplement faire les ordonnances et conseiller « de loing » les apoticaires et chirurgiens sans les accompagner dans leurs visites).

« Lesdictz apoticaires, par la voix dudict Perruchot (Bénigne), ont promis de tenir chacun d'eulx l'ordonnance et recepte desdictz medicins et l'observer soingneusement, sans toutesfois prendre charge d'aller visiter les pestiferez ny leur apliquer les medicamentz, epitimes, potus, vantoses, clisteres ny aultres, comme n'y estans tenus ny subjectz ; ains seullement de tenir leurs boutiques ouvertes et delivrer drogues propres et necessaires, Ce qu'ilz ont tousjours faict par cy-devant, quant besoing a esté et qu'ilz en ont estez requis, sans avoir delaissé ny habandonné ladicte ville[1]. Et ont offert executer lesdictes receptes et delivrer les compositions, drogues... qui seront ordonnées par les medicins aux chirurgiens, commis ausdictz pestiferez, pour à iceulx les bailler et appliquer par lesdictz chirurgiens, à toutes heures qu'ilz en seront requis, chacung d'eulx moienant salaire competant,... Offrans s'il y a quelcun des apoticaires de ladicte ville, qui de son bon gré en veuille prendre la charge, de luy delivrer drogues comme dessus ».

Les conditions des uns et des autres ayant été acceptées par la Ville, la recette fut inscrite au registre des délibérations, à côté d'autres analogues. Voici cette recette :

« Ensuit la teneur de la Recepte faicte pour le Remede de la peste, par lesdictz Paradin et Bouchard, medicins de ladicte ville.

« ℞. Conservæ rosæ, conservæ trifolii acetosi[2], borraginis, ana ℥ j ; theriacæ veteris aut mithridatii optimi, ℈ iiijᵒʳ ; Boli armeniaci orientalis ℈ j ; cum sacch(ar)o f. Bolus qui omnibus exhiberi potest. Fortioribus, urgente necessitate q(uadam), perseverante lue, et iis non cedente malo, addemus pulⁱˢ bezenici[3] grana v aut sex, si fuerit opus.

Vel :

« ℞ Acetosæ sylvestris quantumvis contineant et maceretur aceto ro(sa)to albo per diem integrum, deinde lento igne in vase vitreo distillet et reservet.

« ℞ Hujus lib. s(emi)s theriacæ veteris aut mithridatii, ℈ iiijᵒʳ, sumat....

---

(1) Les apothicaires dijonnais payèrent leur tribut à la peste : Bénigne Clemenceau dut succomber au fléau, ainsi que le donne à penser le fragment de sa tombe de famille, retrouvé dans les jardins de la Maison de l'Ile, fragment sur lequel se lit : « ..... ET HONESTE DAME MICHELLE GVELAVD SA FEMME QVI DECEDA EN LAD. MAISON LE 19ᵉ DE MAY AVD. AN. — DIEV LEVR FACE PARDON. — ET DAMˡˡᵉ PHILIBERTE CLEMENCEAV LEVR FILLE FEME DE Mʳᵉ ESTIENNE BVISSON CHIRVRGIEN DV ROY ET IVRÉ A DIION, ETC. ». (*Mém. de la Commission des Antiquités de la Côte-d'Or*, t. IX, p. xxxi).

(2) *Oxalis acetosella* L., ou Trèfle aigre.

(3) Poudre de benjoin.

« Incontinent que aucun se sentira mal de peste, le plus tost qu'il pourra, prendra ou le bolus, ou le potus dessus ordonné, qui sont de mesme vertu. Et si prend ledit bolus, bevra après deux doibz de vin, ou eau de melisse, ou scabieuse, ou de rose, ou aultres eau cordiale. Puys se promenera jusques à sueur. Et alors se mettra au lict, bien chauldement, affin que la venenosité sorte dehors, aux emunctoires ou parties prochaines.

« Alors, ayant consolé le malade par benignes parolles, l'avoir essué diligemment, le conforté par boyre et mangé, on fera promptement la saignée.... Et pour myeulx saisir la venenosité, qu'elle ne retourne aux parties nobles intericures, incontinent après lesdictes saignées...., sera applicqué un cautere potential ou vesicatoire, sur l'extremité ou du doibt petit, ou de l'artoil de la mesme partye....

« Ce pendant, on confortera le cœur avec epithimes, conserves, tablettes, opiates. Seront aussi confortez lesditz patientz avec bonnes viandes bien preparées, toujours avec ozeille, orenges, grenades, eau rose, vinaigre rosat.

« L'on purifiera l'aer avec parfuntz de genievre, benjoin, styrax et aultres assez cognuz de tous.

« Ceulx qui ne seront attainctz du mal, ains auront seulement conversé avec les pestiferez, seront separez et preservez avec l'usaige de l'opiate sequente, ou des tablettes preallegueez.

« ℞. Conservæ rosæ, borraginis, buglossi, trifolii acetosi, corticum citri conditùræ, ana ℥ ss.; mythridatii optimi ℥ j.; boli p^{ti} orientalis ℨ j.; radicum angelicæ et cardui benedictj, ana ℨ ij; Syrupi de limonibus, aut de acetositate citri, q. s. f. opiata.

« Ilz auront les parfums dessusdictz.

« Ilz tiendront en leur bouche : racines de gentiane, de zedoar, chardon benist, et tiendront en leur main souvent : rue, absinthè, saulge....[1] »

Etc.,

Autres remèdes analogues, inscrits à la suite :

C'est l' « opiate preservatif de peste, venue de Nancy, d'ung moyne que l'on dict en avoir faict merveille[2]. » Puis encore :

« Recepte des medecins de Beaulne, baillé au cirurgien des pestiferés.... En ferés prandre environ une dragme et demye, avec une cuillerée de vinaigre bien fort, ou avec quelque aultre eaue cordialle, comme d'acetosa, de scabieuse, de carduus benedictus, de borrache, d'eaue rose,... fomenter la partie malade avec decoction camomille seullement, ou avec decoction de racine de lys, de guymaulve ou de maulve; après laquelle userés de.... choses atractives, comme est un oingnon cuist avec une dragme de theriacque, le levain avec de l'huille et du sel, ung moyeul d'œuf bien sallé, ou des figues avec du miel....[3] ».

Une douzaine d'années passèrent, puis vint la contagion de 1567, où les apothicaires, jaloux des lauriers de leurs hauts collègues médicaux, présentèrent à leur tour, à la Chambre de

---

(1) 1554, 25 septembre. (Arch. de Dijon, B, 192, fol. 167).
(2) 1554, 25 septembre. (*Ibid.*, B, 192, fol. 169).
(3) 1554, 25 septembre. (*Ibid.*, B, 192, fol. 170).

Ville, copie d'une ordonnance qu'ils prescrivaient contre la maladie[1] :

A l'intérieur prendre « de l'opiaste.... delié avec eaue de scabieuse, melisse et oseille ».

A l'extérieur « emplastre de diaculum magnum avec galbanum...., de l'ægiptiacon...., de basilicum...., emplastre de diapalma.... [2] ».

En boissons « potaige de bourroiches, osilles, pourcelaines, avec verjus de grinz[3], en bouillon de veaulx...., bonne ptisanne...., syrops aceteux.... ».

Les noms des médicaments couramment employés nous sont d'ailleurs fournis par les comptes des apothicaires de pestes. Exemples :

1564. — Jean Prévost, apothicaire[4] : « S'ensuyvent les Medecines, Oppiates, Tablettes laxatives, Pouldres preservatives, Tablettes preservatives, Berbotives, Ongans pour l'estomac, Syropz pour l'alteration, huilles, confitures, Emplastres, tant Bazelicum, Diachilum ma(g)num, Diapalma, que seruze, fornys par honnorable homme Jehan le Prevost... ».

De juillet 1564 à janvier 1565 :

109 « medecines...........................	7 s. 6 d.	l'une
101 boyttes Oppiates........................	2 s. 6 d.	—
1 pot Oppiate, de 1/2 livre 3 onces.......... .	38 s.	—
9 petitz potz Oppiate, de 3 onces............	2 s.	—
20 tablettes laxatives	3 s. 4 d.	—
26 cornetz de Pouldre preservative..........	2 s. 6 d.	—
28 livrès 12 onces de Bazelicum.............	8 s.	la livre
52 livres 4 onces d'emplastre diachilum magnum, diapalma, seruze	10 s.	—
Huile rosat.................................	7 s.	
Confitures.................................	16 s.	
Berbotives .... :	5 s.	
Ongans pour l'estomac	5 s.	
Syrops pour l'alteration »...................	22 s. 6 d.	

Formule de l' « Oppiatta contra pesterij[5] :

Conservæ rosarum, ...	Conserve de roses[6],
(Cons.) Borrag., ...	— de bourrache,
(Cons.) Bugloss., ... ana ℥ j.	— de buglosse, de chaque, une once.
Mithridat. veteris, ...	Mithridate,
Teriace,.............. ana ℥ j ss.	Thériaque, de chaque, une once et demie.
Cornu cervi usti,.................	Corne de cerf calcinée,
Eboris unicornu, ...	Corne de licorne,

______

(1) 1567, 8 août. (Arch. de Dijon, B, 204, fol. 57 v°).

(2) Emplâtre diachylon magnum, avec galbanum; onguent égyptiac; onguent basilicum; emplâtre diapalme.

(3) Bourrache, oseille, pourpier, verjus en grains.

(4) 1564. (Arch. de Dijon, E, 45, cote VI).

(5) 1564, 22 juillet. (*Ibid.*, E, 45).

(6) Noms actuels correspondants.

Margarit. olit., ...	Perles,
Fol. auri, ...	Feuilles d'or,
Boli armenj verj, ...	Bol d'Arménie,
Terre sigill., ...	Terre sigillée,
Lignj aloës, ...	Bois d'aloès,
Macis, ...	Macis,
Nuc. moschat.,........... ana ʒ j.	Muscades, de chaque, une drachme,
Rad. angelice....................	Racine d'angélique,
Gentiane, ...	— de gentiane,
Tormentille, ...	— de tormentille,
Dictamj cretici, ... ana ʒ j ss.	Dictame, de chaque, une drachme 1/2.
Garioff,.................... ʒ ss.	Girofle, une demie drachme.
Rutæ,............................	Rue,
Absinthij,.............. ana ʒ iij.	Absinthe, de chaque, trois drachmes.

F. .... cum sir. de Limonibus q. s. f. oppiatta ».

Ces divers médicaments, sans doute, ne furent pas employés sans succès, car, en 1576, dans les comptes de l'apothicaire Jean de la Vacquerie, nous trouvons, beaucoup plus importants et nombreux que précédemment, les mémoires de médicaments employés au service de peste.

C'était très encourageant ; aussi tous, médecins ou non, apportaient-ils, à l'envi, leurs remèdes ou leurs trouvailles. Ainsi, en 1564, Messire Etienne Parizot, prêtre de Gissey, écrit à la Chambre, au sujet « d'ung excellent personnage, prieur de Nansy, pour donner souverain remede aux pestiferez. » Parizot est prié de faire venir ce remède aux frais de la ville[1].

En 1586, Mᵉ Philippe de Pontoux, « antique maieur » de Seurre, retiré à Labergement-le-Duc, donnait un moyen de guérir de la peste par une eau à prendre le matin en disant une courte prière ; il en envoyait même une bouteille à l'appui ; mais la Chambre de Ville, défiante, en réclama la recette, qui lui fut sans doute adressée, car, quelques jours après, elle décida d'en faire l'essai[2].

En 1631, la Ville a recours à un chevalier de l'Ordre de Saint-Jean-de-Jérusalem, habitant Bourbon-Lancy, et possédant « de très grandz et importans remedes et secretz pour la guerison..... nottamment..... de la peste. L'on y acourt de toutes partz pour en faire l'experiance qui a esté favorable à ceux qui l'ont voulu praticquer. » Le substitut du procureur

---

(1) 1564, 13 septembre. (Arch. de Dijon, E, 57, fol. 18 vᵒ). Cette recette est sans doute celle qui est intercalée dans la délibération de 1554, page 180.
(2) 1586, 21 et 29 juillet. (*Ibid.*, E, 58, fol. 6 et 9).

syndic est député « pour s'ascheminer en ladicte ville de Bourbon, conferer avec ledict S[r] chevallier de ses remedes et compositions, jusques à la somme de cent livres, pour estre distribuez à ceux qui se treuveront malades ou soupçonnez de
peste[1]. »

D'autre part, en 1628, nous trouvons « *Les Remedes contre la
Peste et air contagieux*, imprimé pour l'utilité publique, par
arrest de Nosseigneurs de Parlement », par Jean Gombault[2],
médecin.

Dans ce traitement, « deux points sont à considerer, scavoir les vivres et
les odeurs.... ».

Quant aux odeurs, « on doit tenir tout nettement, chez soy ; empescher
qu'aucunes eaux ne demeurent croupissantes parmi la maison ; et mesmes
jetter force eau fresche dans les ruës et devant chez soy ; et souvent prendre
l'air du feu ; mesme seroit bon qu'en places publiques, grands feux feussent
allumez... sur l'heure du Soleil couchant, qui est l'heure du serain qui
porte avec soy, le plus souvent, la corruption de l'air.... ».

« Prendre un citron picqué de force cloux de gyroffle pour l'odorat, et porter
sur soy musc ou civette.... ».

Voici maintenant « le remede preferable à tous », autrement dit, le Baume
Gombault :

« Prenez : huile de terebenthine, deux livres ; bois d'aloès, myrrhe, aloès
cicotin, (gomme) ammoniac, storax calamita, mastic, oliban, gummi hedere,
galanga, cinamome, giroffle, zedouar, muscade, de chacun un once ; teriaque
choisi, trochisques de vipere, graines de laurier et de genievre, saffran oriental, de chacun demy once ». Distiller, etc.

De ce Baume, on peut composer des pilules, que l'on prendra ainsi :
« d'une cerise confite, oster le noyau, et en la place d'iceluy y mettre ladite
pilule.... et l'avaller.... ».

Les vertus et propriétés de ce remède sont merveilleuses et peuvent s'appliquer à toutes les maladies.

Vers 1630, on le voit, les grands traitements d'ensemble[3]
prévalent ; on a recours aux médications rationnelles autant
que les connaissances de l'époque le permettent, et c'est, en

---

(1) 1631, 2 mai. (Arch. de Dijon, E, 58, fol. 186).

(2) JEAN GOMBAULT, escuyer, Docteur en Medecine, de present en ceste ville de
Dijon, logé au logis de Monsieur Thibault, à la porte au Fermerot, proche S. Bernard, *Les Remedes contre la Peste et air contagieux*. Dijon, 1628. (Bibl. de Dijon, n° 7618).

(3) L. KAUFFEISEN, La Peste à Dijon en 1634. (*Bulletin des Pharmaciens de la Côte-
d'Or*, n° 18) : « La maniere de soy preserver de peste par regime de vivre. » 1634-
1635. (Arch. de Dijon, E, 56). — « La maniere de proceder au trettement et cure des
pestiferés » (*Ibid.*).

1637, 5 juin. Avis des médecins de Dijon, à la suite duquel est écrit un mémoire
intitulé : « *Preservation de la Peste* ». Ce mémoire ordonne des soins de propreté et
d'hygiène, et recommande l'usage d'antidotes, opiates, tablettes ; de parfums,
pommes de senteur ou vinaigre, etc. (Arch. de Dijon, E, 58, fol. 110).

Mémoire sur le traitement et la préservation de la peste. Vers 1594. (Bibl. de Dijon,
Fonds Baudot, mss n° 182, fol. 100 et suivants).

somme, le triomphe de la pharmacie sur les fantaisies employées jusque-là, au hasard, dans les soins donnés pour combattre la peste.

Toute cette thérapeutique nous paraît aujourd'hui quelque peu surannée ; elle dut avoir pourtant des résultats appréciables, car son apogée coïncide précisément avec la fin des grandes périodes de peste. Les manifestations épidémiques postérieures à 1637 ne semblent plus être, en effet, que des atténuations de ces fléaux meurtriers, causes, pendant si longtemps, de désolation et d'affolement parmi les populations bourguignonnes.

§ 6. — Les Pestes dans les autres villes de la Province.

Dans les autres villes de la province, l'organisation des soins médicaux présente de grandes analogies avec ce qui se pratiquait dans la ville capitale. Les rouages en sont plus simples, plus rustiques, et leur spécialisation dépend des ressources particulières de chaque ville et des besoins de chaque épidémie. Dans leur ensemble, les mêmes grandes lignes s'y retrouvent facilement, bien que moins nettes, et les détails s'y rencontrent analogues, bien que moins abondants.

Aussi, de la ville la plus importante à la moindre localité, nous pourrions retracer la genèse et le fonctionnement d'organisations médicales semblables, celles-ci plus simples, plus vagues ou plus récentes, selon les ressources et les besoins. Pour éviter trop de redites, nous nous bornerons, dans ce paragraphe, à citer quelques faits saillants, anormaux ou intéressants, nous en référant, quant au reste, à ce qui vient d'être énoncé.

A Autun[1] la longueur et la gravité de l'épidémie de 1596-1597 furent telles que les magistrats ordonnèrent aux médecins, chirurgiens et apothicaires de leur transmettre tous les renseignements positifs sur l'état des malades qu'ils visitaient ;

---

(1) Règlements de police et d'hygiène. — Voir entre autres : Arch. d'Autun, Livre noir, fol. 78, 79, 167, etc. ; BB, 2, fol. 97 ; BB, 3, fol. 24 ; BB, 4, fol. 66, 73 ; BB, 11, fol. 50 ; BB, 18, fol. 113, 114, 199 et suivants ; BB, 20, fol. 126, 135, 176 ; BB, 22, fol. 118.

de plus, ils furent convoqués à l'hôtel de ville pour promettre, sous serment, de prévenir sans retard les officiers de la ville des cas contagieux qu'ils découvriraient[1]. Nous trouvons[2] les noms des apothicaires d'Autun qui prêtèrent ce serment : Jean Coulon, Pierre Jacquesson, Pierre Caudand, Pierre Humeau et Zacharie Laguille. Cette ordonnance n'ayant pas été bien observée, l'autorité la renouvela et nous pouvons ajouter à la liste précédente les noms suivants : Nicolas Jacquesson, Jacques Bocheron, Claude Roy et François Briet, apothicaires. Si les apothicaires étaient nombreux, par contre, il y avait manque absolu de médecins[3].

Plus tard, en 1627, « la Chambre du conseil convoquait le docteur Jean Bourguignet, maître Jean de Sully, chirurgien, et maître François Goujon, apothicaire, pour connaître leurs opinions sur la nature des maladies régnantes et sur les précautions à prendre en cas de contagion. Ces messieurs répondirent qu'il n'existait à Autun aucune maladie épidémique ou contagieuse, et que les malades qui avaient succombé étaient atteints d'affections différentes, n'ayant aucun rapport entre elles[4] ».

Et cependant l'épidémie, car c'en était une, ne fit que croître[5] ; Jean Ballard, le « chirurgien de la santé » étant mort, sans doute emporté par le fléau, Jacques Jouffroy, dernier chirurgien reçu, fut appelé à le remplacer. Dominé par la frayeur, ce chirurgien, malgré son serment, refusa à plusieurs fois de prendre ce service. « Aulcuns des chirurgiens et appoticaires de la ville » n'ayant « voulu entreprendre de traicter, secourir et medicamenter les pestés », Léonard Marot, « compagnon appoticaire », fut nommé à cet emploi et pourvu des privilèges y attachés[6].

Après quelques années, Jacques Jouffroy rentra en posses-

---

(1) 1596, 1597. (Arch. d'Autun, BB, 6, fol. 183 et 197).

(2) 1596, 25 juillet. (*Ibid.*, BB, 6, fol. 184).

D' GUYTON, La Médecine... à Autun. (*Mém. de la Soc. Éduenne*, t. I, p. 489).

(3) 1597, 16 janvier. Exemption de toute charge accordée « en consideration qu'il n'y a aulcung medecin de present en ceste ville, et multitude de malades, tant contagiés que aultres », au Sieur Conte, médecin à Arnay-le-Duc, qui « s'offroit à faire le debvoir de sa profession ». (Arch. d'Autun, BB, 6, fol. 203).

(4) 1627, 17 octobre. (Arch. d'Autun, BB, 18, fol. 111 v°).

(5) 1628, 11 et 19 mai. (*Ibid.*, BB, 18, fol. 147-148).

(6) 1628, 14 août. (*Ibid.*, BB, 18, fol. 184 v°, 185). — Voir page 151, et D' GUYTON, La Médecine... à Autun. (*Mém. de la Soc. Éduenne*, t. II, p. 5 et suiv.).

sion de ses esprits troublés et aussi de ses obligations envers les pestiférés ; en 1631, en effet, il est chargé, de concert cette fois avec l'apothicaire Léonard Marot, de visiter les malades, à raison de la contagion « soubsonnée en la ville[1]. » Les appointements de chacun étaient de 30 l. mensuellement. L'apothicaire de ville, Edme Jacquesson, était chargé de la fourniture des médicaments « destinés pour les pestes[2] ».

Comme à Dijon, un apothicaire, Me Jacques Bocheron, fut victime de la quarantaine. Il ne put rentrer en ville, qu'à la condition de faire « repurger » sa maison[3].

A BEAUNE, les comptes de pestes nous révèlent le nom de l'apothicaire Hugues de Salins, donnant quittance de 50 écus à compte sur les « medicaments et drogues par luy fournyes pour lesdits malades de peste[4] » (1586). Reçu analogue de l'apothicaire Jean Brunet[5] (1564).

Le maître apothicaire Claude Bardin succomba au mal contagieux, le 28 mai 1631[6].

A CHALON, les apothicaires fournissaient, en 1629, à tour de rôle et quinze jours chacun, les médicaments nécessaires aux pestiférés[7]. L'organisation se compléta dans la suite et, à côté d'un service médical régulier, un traitement et une hygiène salutaires furent institués spécialement pour les temps de peste[8] (1634-1635).

Si les villes importantes trouvaient des ressources suffisantes pour subvenir aux charges des épidémies, il n'en était pas de même pour les petites localités, et il est intéressant de citer, comme exemple, les embarras suscités à la ville de SEURRE[9] par la peste de 1579.

---

(1) 1631, 22 mai. (Arch. d'Autun, BB, 19, fol. 103 v°).

(2) 1631, 5 juin. (*Ibid.*, BB, 19, fol. 111).

(3) 1631, 9 juillet. (*Ibid.*, BB, 19, fol. 127).

(4) 1586, 24 octobre. (Arch. de Beaune, carton 48, cote 19).

(5) 1564, 13 juillet. Mémoire détaillé de médicaments « epitemes, opiates, conserves, emplastres... ». (Arch. de Beaune, carton 88, cote 4). — Voir, sur la famille Brunet, note 7, p. 168.

(6) AUBERTIN et BIGARNE, *Les épidémies.... à Beaune.* Beaune, 1885, p. 71.

(7) Arch. de Chalon, FF, 14.

(8) *Ibid.*, BB, 14; FF, 1 et 97.

(9) Bibl. de Dijon, Fonds Baudot, mss n° 46. — Registre original de la Chambre de Ville de Seurre, 1563-1594, fol. 28 v°, 34, 38, 39, 41, 47, et 60.

C'était le « dymanche vingtiesme du moys de septembre... » ;
les « sieurs mayeur, eschevins et procureur sindicq » étaient
assemblés en la Chambre du conseil de Ville et devisaient
sur ce qu'il « a pleu à Dieu affligé ladicte ville de la conty-
nuacion de maladye de peste, tellement que s'il n'y est
promptement pourveu, avec l'ayde de Dieu », ceux qui sont
atteints et ceux qui ne le sont pas encore risquent de « ter-
myner vye par mort », comme il est déjà « advenu pour n'avoir
pehu recouvrer sirurgiens et appothicaires..... chose qui pourroit apporter la ruyne de ladicte ville et habitans d'icelle. »

Or donc, on assembla tous les chirugiens et apothicaires,
parmi lesquels, le chirurgien Robert et l'apothicaire Jacques
Tainturier acceptèrent le règlement suivant : « ... de diligemment, fidellement et à toutes heures, panser, medycamenter
et secourir de tous remedes convenables... toutes personnes...
attainctz et frappez de peste,..... moyenant le pris..... de vingt-
cinq escuz à chacung desdictz sirurgiens et apothicaires pour
chacung moys ;... il leur sera advancé chacung quinze escuz ;...
ladicte ville les fornira de maison comode,.... des mebles
necessaires,.... aussy de les nourrir et fornir vivres bien
et honnestement..... Et en faveur..... doiz ce jourdhuy, l'on les
declaire bourgeois, eulx et leurs hoirs masles legitymes,.....
comme aussy ils seront exemptz de guet, garde, fornitures de
gens d'armes et tailles, pour le temps et terme de deux ans.....
Et oultre leurs dictz gaiges,..... leurs seront payez les drogues
et medicamens,.... tous linges et bandaiges,.... oultre ce que
chacung desdictz malades leur pourront bailler. »

Ce règlement, accepté en présence de témoins, parmi lesquels nous citerons Jacques Tronchot et Landrot, maîtres
apothicaires, fut complété le lendemain, 21 septembre, par
un autre, enjoignant aux habitants de faire la déclaration des
pestiférés pour « qu'ilz soient secouruz par les appothicaires
et sirurgiens ad ce depputez. »

Ces conditions, si avantageuses pour les intéressés, étaient
trop lourdes pour la ville et commune de Seurre, car déjà,
quinze jours après leur promulgation, le 6 octobre, le mayeur
et deux échevins clamaient détresse, en convoquant d'ur-
gence les échevins et les élus « affin de seurvenir aux affaires...
speciallement pour le payement des gaiges des cyreurgiens

et appoticaires, commis pour le secours et traictement des sus-
dictz malades, qui sont prest d'entrer en quartier, suyvant le
marchef faict avec eux et dont nous sommes interpellés ;
attendu et consideré que il nous a esté impossible de treuver
argent à fraiz, selon qu'il avoyt esté par nous deliberé ; ... aussy
que nous n'avons plus argent en notre bourse pour y seurvenir..... ». Ajoutons que, dans la prévision de voir la peur
retenir loin des réunions les membres convoqués, ces magistrats bien avisés imposent une amende de cinquante écus à
tous les absents. C'était peut-être un moyen de remplir la
bourse.

D'ailleurs, les gouverneurs-capitaines de la ville, les officiers du bailliage et la plupart des habitants avaient fui.

Le chirurgien Emilian Robert ayant été atteint de la peste
et l'apothicaire Tainturier aussi, selon toute probabilité, la
mairie se vit obligée, le 13 octobre, d'entrer en pourparlers
avec des étrangers, Jean Girard, chirurgien à Chalon, Clément Rampalle, apothicaire de Marseille, et Nicolas Crolebois, chirurgien de Brienne-en-Champagne, qui acceptèrent
un règlement analogue à celui de leurs prédécesseurs, mais
aux appointements mensuels de 18 écus seulement.

La mairie était devenue prudente, avec raison, car elle pouvait payer, le 8 novembre, 36 écus à Rampalle et à Crolebois
pour leur premier mois, et, le 2 décembre, 18 écus pour la
moitié du mois échéant le 13.

Parmi les signatures, nous ne remarquons plus que celle
de Jacques Tronchot, apothicaire. Son collègue était-il aussi
atteint par la maladie ?

Néanmoins, le solde assez peu régulier de ces quittances
cache une misère dorée, presque tout un drame administratif.
Le mal de peste, en effet, augmentait toujours ; les habitants
et les échevins continuaient à fuir malgré l'amende ; la bourse
municipale se vidait constamment, sans moyens aucuns de
se remplir. L'un des échevins accepta bien, le 17 octobre, de
prêter vingt écus, dont dix étaient destinés à l'achat de
drogues qu'il fallut envoyer chercher à Chalon, « attandu
qu'il n'y a appothicquaire de present en ladicte ville qui ayt
desdictes drogues », et les dix autres, en à compte à Jacques
Tainturier, l'ancien apothicaire, revenu sans doute à la santé

et au souci de ses intérêts. Mais qu'étaient vingt écus pour
tant de frais? Le jour de la Toussaint, nos mayeur et échevins sont assemblés de nouveau pour causer de « tous les
moyens de treuver argent à fraiz, pour survenir aux urgentes
affaires de ladicte ville tant pour le payement des gages et
pentions des apoticaire et chirurgien ». Ils rappellent les
démarches infructueuses faites à Beaune et autres villes pour
y faire des emprunts ; ils disent que ces villes ne veulent
accepter les offres de Seurre, que si les échevins engagent
leurs biens particuliers, procédé inusité, remarque-t-on, dans
les affaires publiques ; de son côté, l'échevin prêteur des vingt
écus ne veut aller au delà ; finalement, l'assemblée constatant
qu'elle a tout dépensé, épuisé toutes ses ressources, que les
habitants ayant quelques moyens ont tous fui, qu'elle ne peut
faire taille sur les malades restés dans la ville, décide, jusqu'à
concurrence de quatre cents écus, de vendre au plus offrant,
le greffe de la mairie.

Nous voyons comment les apothicaires et chirurgiens de
peste purent être payés. Et encore étaient-ils en butte aux
menaces et aux injures de leurs collègues de la ville, car, le
même jour, ils déclarent qu'ils veulent retourner chez eux,
si le chirurgien Burat continue de les appeler voleurs et ran-
çonneurs des personnes. La Chambre de Ville, dans sa sagesse,
enjoint à Burat de cesser ses injures, sinon de se voir contraint d'exercer la charge de chirurgien de peste.

Le règlement de tous les comptes put enfin se faire le dernier jour de novembre 1579, et, parmi le détail de ces comptes,
nous trouvons les articles suivants :

« A Vivant Desvignes, baptellier, pour avoir conduict avec son bapteaul,
au lieu de Chalon, l'apoticaire, pour achepter des drogues ; luy a esté accordé
quinze solz ».

« A Pierre Poinct, pour deux voyages faictz à Chalon pour achepter lesdictes drogues et plusieurs choses par luy fornyes pour les barbiers et apoticaire des malades, ou distribuez aux maulgognez, oultre les deux escuz
qu'il a ja heuz, deux escuz ».

« A Pierre Tronchot, quatre escuz et demy, pour ung lict, couverte, cussin,
gardon et vinaigre forny pour les chirurgiens et apoticaire ».

« A Pierre Coste, pour du vin aigre et du vin forny pour les barbiers et
apoticaire, a esté accordé dix livres dix-sept solz et demy ».

« A Claude Chavier, a esté accordé quinze solz pour de la paille fornye
pour lesdictz chirurgiens et appoticaire ».

« A Jacques Deraifort, pour deux paires de gandz et aultres choses fornyes

pour ladicte ville, pour les apoticaire & chirurgiens, a esté accordé trente
& ung solz ».

« A Me Esme Burat, pour avoir forny aux chirurgiens & apoticaire des
malades, trois lancettes, une bistoire garnye d'argent, une paire de ciseaulx,
une esprouvette & ung estuy; quarente solz ».

« A Me Jacques Tronchot, apoticaire, pour plusieurs drogues fornyes pour
les malades, selon ses partyes cy rendues; unze escuz deux tiers ».

« Plus, à Mrs Jacques Taincturier et Emilland Robert, a esté accordé par
ung appoinctement rendu en une requeste, par eulx presentée le premier
jour de decembre pour l'interestz de leur marchief, la somme de sept
escuz ».

« Plus huit frans, restans de trente huict accordez audict Taincturier sur
ses partyes à luy accordez ».

A Chatillon-sur-Seine, en 1563, les portes de la ville
avaient été fermées et les pestiférés rejetés hors des murs, où
le maire et les échevins leur fournissaient les remèdes nécessaires.

Vingt ans plus tard, en 1583, les échevins retiennent, « à
raison de six francs de gage par mois, un certain Jean de la
Noue, peigneur, cardeur de laine, pour traiter les malades ».
Ceci ne doit point étonner, car « tous les habitants avaient
accoutumé de faire trafic de laine, à cause que les 3/4 se
mêlaient de la draperie[1] ».

En 1595, c'est cependant un chirurgien, André Savery, qui
est chargé du soin des malheureux pestiférés, et, en 1633, c'est
un opérateur, Balthazar Milière, dit *La Santé*, que l'on fait
venir de Dijon. La peste de 1626 est remarquable par le
dévouement d'un prêtre, Pierre Jaulpy, qui, « aux secours de
la religion ajoutait ceux de la medecine, composant avec des
drogues telles que theriaque, tablettes cordiales, storax, benjoin, eau-de-vie, diaschillon, vinaigre, etc., un baume qu'il
administrait lui-même aux malades. Il composait aussi un
parfum pour purifier l'air dans les loges et les maisons
infestées[2] ».

Les pestes, en général, ont largement contribué à la diffu-
sion et à l'usage des médicaments; elles ont stimulé le travail
nécessaire des médecins, apothicaires et chirurgiens, dévelop-

---

(1) Lapérouse, *Hist. de Châtillon*. Châtillon, 1837, p. 323 et suivantes.
(2) Arch. de Châtillon, mss Bourcerel, dans Lapérouse, *Histoire de Châtillon*,
p. 407 et 408.

pant, chez eux, leur puissance productive et leur assurant, en retour, une brillante situation morale et pécuniaire.

En étudiant ces temps troublés, où la volonté chancelle et où le cœur faiblit devant le danger inévitable, il est réconfortant d'apprendre que le corps des apothicaires sut rester à la hauteur de sa mission de dévouement conscient, intelligent et utile, et que là, sans doute, gît l'une des principales causes de la prospérité de l'apothicaire à cette époque.

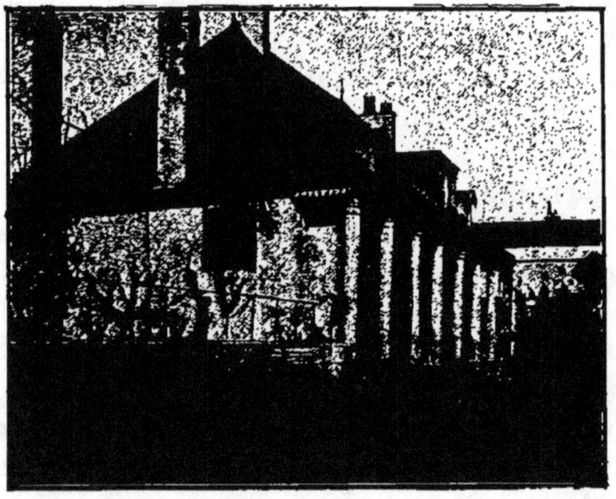

Fig. 6. — Dijon, Hôpital des pestiférés, ou Maison de l'Ile (Voir note 7, page 167).

CHAPITRE VI

Les Hôpitaux

Les Apothicaires des Pauvres

L'Hospitalisation religieuse. — Assistance médicale des pauvres non hospitalisés. — Immixtion de l'autorité civile dans l'administration hospitalière : Chambre des Pauvres, Apothicaires de l'Hôpital. — Fourniture de médicaments. — Visite des prisonniers malades. — Dons faits par les Apothicaires. — Autun, Chalon, Beaune. — Confrérie des Apothicaires à l'hôpital de Beaune.

A Dijon, l'hôpital dit du Saint-Esprit, fut fondé en 1204, au faubourg et sur la rivière d'Ouche, par le duc Eudes III[1]. A l'imitation de l'hôpital du même nom, établi à Rome par le pape Innocent III, le service en fut confié à des religieux de l'ordre du Saint-Esprit de Montpellier. L'hôpital de la Charité, d'abord contigu, puis réuni à celui-ci, fut construit en 1502.

Les hôpitaux, dus pour la plupart à l'initiative de l'esprit chrétien, furent généralement administrés, à leur origine, par des religieux qui en assumaient toutes les charges ; les abbayes et les cloîtres avaient, nous le savons, contribué en grande partie à la conservation de la médecine et de la pharmacie ; aussi est-il naturel de supposer qu'au début, la préparation des remèdes ait constitué une sorte d'apanage en faveur des

---

(1) CORNEREAU, Épigraphie bourguignonne : Les hôpitaux du Saint-Esprit et de Notre-Dame de la Charité. (*Mém. de la Commis. des Antiquités de la Côte-d'Or*, t. XII).

G. PEIGNOT, Histoire de la fondation des hôpitaux du Saint-Esprit de Rome et de Dijon. (*Mém. de la Commission des Antiquités de la Côte-d'Or*, t. I).

Voir en outre : 4ᵉ Période, Chapitre VII. Plan de l'Hôpital de Dijon.

religieux chargés du soin des malades. Cet état se maintint fort longtemps, malgré le développement envahissant des professions médicales civiles.

C'est dire assez le peu d'importance et de variété qu'offraient à ces époques le mobilier et l'approvisionnement de l'apothicairie d'un hôpital. On se limitait aux choses les plus courantes ; les ressources n'étaient pas toujours brillantes, et c'étaient déjà un effort et un progrès sensibles que de faire aux pauvres l'aumône d'un abri, d'un peu de pain et du remède minimum.

En 1501, l'inventaire de l'Hôtel-Dieu de Beaune, fondé par le chancelier Rolin et sa femme Guigonne de Salins, nous donne le détail suivant de l'apothicairie de cet hôpital[1] :

« En l'apothicarerie, a douze belles boytes d'estain à mectre ciroptz et conserve, et sont plainnes ;

« Item, six potz de Damas, plains de ciroptz ;

« Item, six petis cuvelletz, qui sont plains d'eaue de forneaul ;

« Item, trois grans forneaulz à faire eaues, assis sur ung ban ;

« Item, ung cent de fioles, plainnes de toutes eaues ;

« Item, quatre boytes de plon à mettre tyriacle et matridat, et sont plainnes ;

« Item, plusieurs bruches où sont confitures ;

« Item, du miel en ung petit cuveaul ; et du savon en ung aultre ;

« Item, trois mortiers et trois petoz de bon metal et ung aultre en fer ;

« Item, a en ladicte apothecarerie trois archebans ; en l'ung sont trois grosses chievres, servans ès grandes cuves du vin, la dolore et le grappin bigot ;

« Item, trois pastules et quatre paelles rondes et deux aultres paelles à quehue ».

A côté des hôpitaux, l'autorité civile avait créé un service d'assistance médicale en faveur des pauvres, service que nous voyons fonctionner à Dijon dès 1445, à la suite de la délibération suivante[2] :

« L'on fait scavoir à tous.... que mondit Sieur le viconte-mayeur, messieurs les eschevins et conseillers de ceste bonne ville de Diion, ayans pitié et compassion des povres....

« ..... Et premierement :

« Mesdits Sieurs ont ordonné, qu'il aura ung phisicien notable et expert, docteur en medicine, qui aura la charge de visiter et conseiller lesdites povres

---

(1) J. B. Boudrot, *Petit cartulaire de l'Hôtel-Dieu de Beaune*. Beaune, 1880, p. 14. — *Bulletin des Pharmaciens de la Côte-d'Or*, nº 4, p. 76.

(2) Arch. de Dijon, E, 30.

creatures, malades dedans le corps et de leur ordonner et escripre remede convenable, sans en prandre aulcun salaire ou recompensacion d'icelles povres creatures qui n'auront de quoy.

« Item, aura quatre barbiers cyrurgiens, ordonnez à visiter lesdites povres creatures des maladies qu'ilz ont et auront sur leurs membres ou par dehors, et seront deputez et ordonnez certains lieux en ladite ville, là où se tireront lesdits malades, et Illec viendront chacun jour lesdits cyrurgiens et barbiers qui les visiteront, et medicineront de leur science, et soingneront, et administreront tous oingnemens, huilles et amplatres, sans en rien prandre desdits povres gens. Ains se feront les choses dessusdites aux despens de ladite Ville, et en auront lesdits cyrurgiens et barbiers tels gaiges que appoincté a esté avec eulx.

« Item, etc.... ».

Les médicaments des pauvres sont, on le voit, entre les mains des chirurgiens qui, à l'occasion, cumulent médecine, pharmacie et chirurgie. D'apothicaires, il n'en est point question ; et ce n'est que bien plus tard, vers le milieu du XVIe siècle, que nous trouvons médecins, apothicaires et chirurgiens chargés simultanément de la « visitation des pauvres valides et malades[1] », sorte de service municipal réparti par paroisses.

1551. Sont nommés, le 3 février, pour cette visite :

Paroisses Notre-Dame et Saint-Nicolas.

« Pierre Turrel, medicin ;
« Jehan Prevost, appoticaire ;
« Loys Rogier et Pernet de Bussieres, cirurgiens ».

Paroisses Saint-Jean et Saint-Philibert.

« Jehan Bouchard, medicin ;
« Thibault Chaulcin, appoticaire ;
« Jaques Clement, cirurgien ».

Paroisses Saint-Pierre et Saint-Médard.

« Jehan Robin, medicin ;
« Claude le Quenistret, appoticaire ;
« Michel Bidey, cirurgien ».

Paroisse Saint-Michel.

« Jehan Paradin, medicin ;
« Anthoine Gaulthier, appoticaire ;
« Estienne Lobyon, cirurgien ».

A l'hôpital de Dijon, comme dans la plupart des villes de même importance, l'œuvre entreprise par les maîtres et recteurs de l'Hôtel-Dieu avait pris des proportions telles que ceux-ci se trouvèrent débordés par le succès et le développe-

---

(1) Arch. de Dijon, E, 26.

ment même de leur institution. On se plaignit d'eux, et l'autorité civile, représentant l'intérêt de tous, en prit prétexte pour intervenir dans l'administration des religieux. Ce fut le premier pas vers l'absorption des hôpitaux dans le domaine général.

Par lettres patentes du 14 mai 1522 et conformément à l'avis du Parlement de Bourgogne, le roi François Ier permet aux vicomte-mayeur et échevins de commettre deux ou trois personnes notables avec le procureur général pour contrôler l'administration de l'hôpital. Les lettres royales furent sanctionnées par un arrêt du Parlement du 8 mars 1528, créant la Chambre des pauvres[1], laquelle fut chargée de veiller à l'entretien et à la nourriture des malades. Elle se composait, au début, d'un certain nombre d'échevins et d'habitants choisis par le Parlement et la municipalité qui, d'ailleurs, se réservaient, avec le clergé, la haute main sur ces délégués ; les réunions se tenaient tous les dimanches. Le recteur du Saint-Esprit conservait l'administration du patrimoine hospitalier et le gouvernement des religieux.

Ces dates de 1522-1528 nous conduiront jusqu'en 1648, autre date importante, où l'administration hospitalière passe tout entière aux mains civiles, et, pendant ces cent vingt années, nous essaierons de suivre les vicissitudes de l'art des médicaments à l'hôpital et d'apprécier le rôle des apothicaires à cette occasion.

Il n'y avait pas alors à Dijon, comme à Beaune, de boutique de pharmacie proprement dite à l'hôpital, et, tout d'abord, ce furent surtout les chirurgiens qui se chargèrent de médicamenter les malades. Si l'apothicaire intervient, c'est en qualité de simple fournisseur occasionnel, au même titre que l'estassonnier ou tout autre ; et l'apothicairie, quand on en parle, ce qui est rare, semble être un local de réserve où viennent prendre place les remèdes inemployés.

Hôpital du Saint-Esprit. Administration [2].

1531, août-novembre. — « A Philippe de Villers, appothicaire, la somme de cent solz tournois, pour plusieurs drogues et medicines, par luy fournies

---

(1) *Fondation, construction, œconomie... des hospitaux... de Dijon*. Dijon, 1649.
(2) Arch. de Dijon, E, 5.

pour les pauvres de l'ospital dudit Saint-Esprit. Appert par les menues
parties et par quictance cy-rendue [1] ».

1531-1532. Décembre-juin. — « A Anthoine Jacquin, estassonier de Dijon, la
somme de trente ung solz six deniers tournois, pour certaines drogues par
luy fournies pour faire des oignemens pour les povres.... ».

« A Ricard Rochard, appoticaire dudit Dijon, la somme de trois frans
quatorze sols, que dehus luy estoient, pour certaines drogues par luy données pour les povres dudit hospital.... ».

1534. — « Loys Maire, appoticaire », 38 sols.

En 1559, la Chambre des pauvres [2] se préoccupe d'un apothicaire régulier, en commettant, le 23 avril, « Jean Prevost,
Bénigne Perruchot et Etienne Quentin (apothicaires), pour
ensemblement, avec un ou deux medecins, aviser sur les

---

(1) Le mémoire de Philippe de Villers comprend surtout des médicaments destinés aux pestiférés internés à l'hôpital, l'apothicaire de peste et l'apothicaire des
pauvres n'étant pas encore définis au sens propre du mot.

« Les parties que Philippe de Villers, apoticaire, a forny pour l'opital du Saint-
Espery, de Dijon :

Premierement pour une ℔ bazilicon (onguent basilicum)	vj s. viij d.
Item demj ℔ dya culon magnon (emplâtre diachylon)	iiij s. iiij d.
— demj ℔ dya cullon album	ij s. j d.
— j quarteron tria formacon (emplâtre tripharmaque)	j s. iiij d.
— j — emplastre de serusse (emplâtre de céruse)	j s. viij d.
— demj quarteron huille rossa (huile rosat)	ij s. j d.
— ung madaleon de melliloto (emplâtre de mélilot de Mésué)	ij s. j d.
— — — oxicrocij (emplâtre oxycroceum)	v s.
— ung potus contre peste (potion)	vij s. j d.
— — — — — —	vij s. j d.
— deux madaleon dya culon manon	iiij s. iiij d.
— — madaleon tria formacon	ij s. vj d.
— une ℔ e. basilicon	x s.
— j qrt. alun de glasse cuit	j s. viij d.
— ij ʒ soleter (argile)	j s.
— ij onces ungant dialtea (onguent d'althæa)	j s. viij d.
— une boîte verde (verdet)	iij d.
— vj onces apostoloron (onguent des Apôtres)	v s.
— vj onces egipciacon (onguent égyptiac)	vj s.
— iiij onces myel rosat	ij s.
— ung potus contre peste	vij s. vj d.
— ung clist. ordonné par le barbier	viij s.
— ung potus contre peste	vij s. j d.
— une ℔ bazilicon	vj s. viij d.
— vj billes de dya culon manon	x s.

.... le xviijᵉ jour du moy de novembre » 1531.

(Arch. de Dijon, G, 50).

(2) Bibliographie de la Chambre des pauvres de l'Hôpital de Dijon :

« Extrait des choses les plus remarquables qui sont au registre des délibérations
de la Chambre des pauvres (de Dijon), depuis 1557 jusques à présent. » (Bibliothèque
de Dijon, ancien fonds, mss nᵒ 206).

« Registre des délibérations de la Chambre des pauvres du Saint-Esprit de Dijon. »
Années 1583-1625. (Bibliothèque de Dijon, ancien fonds, mss nᵒ 207).

« Registre des délibérations de la Chambre des pauvres, qui comprend les règlements et usages... des hôpitaux du Saint-Esprit et de Notre-Dame de la Charité... »
Années 1538-1781, 2 vol. (Bibliothèque de Dijon, ancien fonds, mss nᵒ 208).

medicamens et choses qui seront necessaires pour les pauvres malades, s'enquerir d'un apotiquaire pour l'hopital[1] ».

Les attributions de cet apothicaire de l'hôpital sont consignées un peu plus tard dans la délibération du dimanche 1er septembre 1560 : « Mc BÉNIGNE DESBORDES, apoticaire à Dijon, comparant en cette Chambre, a prit charge de fournir onguens et medecines aux hospitaux, pour trois mois, à commencer de ce jourd'huy datte de cette, et raportera ses parties au bout de chacque mois, avec les certifications des medecins et autres de cette Chambre, deuement expediées, de ce qu'il aura fourny; ce qu'il luy sera aussy librement passé sans difficulté[2] ».

Ce règlement était complété par le suivant, concernant le chirurgien des pauvres ; ce dernier, aussitôt après son élection par ses collègues, s'engageait par serment à l'observer.

« Sera tenu aller en l'hospital, etc.

« Où le dit chirurgien treuveroit en visittant lesdits mallades qu'il y auroit quelque maladie accidentale requerant grande sollicitation et cure, comme paralesye, quinanzie, apoplexie, flux de sang et semblables qui peuvent advenir de jour en jour pendant la maladie, en communiquer diligemment auxdits medecins et apotiquaire commis audit hospital pour recevoir leurs ordonnances et ce qu'il y conviendera faire, etc.

« Quant aux medicamens qu'il convient avoir concernant les dittes cures, soient huilles, ongents, emplastres, ou autres, ledit chirurgien le prendra, selon que par cy devant a esté fait, où mesdits sieurs l'ordonneront[3] ».

Voici quelques noms de ces chirurgiens des pauvres[4] :

Nicolas Garin, nommé le 26 septembre 1558 ;
Jean Cassard de Rodes, nommé le 30 mai 1568 ;
Le même, continué le 24 juillet 1569 ;
Jean Caillet, nommé le 21 février 1574 ;
Le même, continué le 24 février 1577.

Le service, ainsi organisé, dut laisser à désirer, car, dès 1565, le 5 août, la Chambre de Ville élaborait un règlement sur cet objet[5] et, en 1570, le Parlement était appelé à déterminer de façon précise les obligations de la Chambre des pauvres. Celle-ci demandait — que les apothicaires de la ville fussent obligés de « choisir un ou deux d'entre eux, pour aller tour à tour, par mois ou par semaine, visiter et soulager les pauvres

---

(1) Bibliothèque de Dijon, aucien fonds, mss nᵒ 206, p. 75.
(2) *Ibid.*, p. 114.
(3) *Ibid.*, p. 43.
(4) *Ibid.*, p. 43, 247, 296, 469, 608.
(5) *Ibid.*, mss nᵒ 208, t. I, fol. 5.

estant et qui seroient en l'Hospital du Saint-Esprit dudit Dijon, et continuer cet ordre pour l'avenir ; — aussi qu'ils eussent à donner en aumosne de leurs Drogues et Compositions pour mettre en la bouticque dudit Hospital ». Le Parlement donna satisfaction à la Chambre sur la première partie, mais rejeta la seconde par son arrêt du 14 juin, où il oblige les apothicaires à nommer « l'un d'entre eux, qui sera tenu servir et visiter les Malades de l'Hospital, leur administrer medicaments & faire toutes autres choses appartenants à son art, pour la presente année ; & à l'advenir feront semblable election & nomination d'année en année, sauf d'estre payés et satisfaits des medicaments qu'ils fourniront pour les Malades[1] ». Étaient témoins à cet arrêt du Parlement, les apothicaires : Jean Rondot, Chrétien Devillebichot, Antoine Gauthier, Bénigne de Villers, Jean Prévost, Jean Desbordes, Guillaume Granger.

Ces réclamations, sans doute justifiées, avaient-elles engagé les apothicaires à pénétrer dans le sein de la Chambre des pauvres, ou encore leur utilité technique avait-elle été mise à profit par la municipalité, toujours est-il que nous voyons dès lors, et presque régulièrement, un ou deux apothicaires faire partie de la Chambre des pauvres, en qualité d'échevins. Retenons leurs noms : Jean Rondot, Jean Prévost, Antoine et Jean Gauthier, Pierre Molée, etc.

JEAN PRÉVOST[2] était à ce moment fournisseur de l'hôpital[3], et l'arrêt du Parlement ayant été signifié à la Chambre des pauvres[4], le 19 août 1571, deux délégués de cette Chambre furent chargés, le 19 février 1572, de se rendre auprès de cet apothicaire dont l'année de service était venue à expiration le 6 janvier. Ils devaient prier Jean Prévost de bien vouloir continuer aux nouvelles conditions, et, au cas où il refuserait, l'informer que l'apothicaire échevin Rondot lui choisirait un successeur, sous ratification par la Chambre[5].

---

(1) « *Fondation, construction, œconomie et reglements des Hospitaux du Saint-Esprit et de Nostre-Dame de la Charité en la ville de Dijon.* » Dijon, 1649, p. 62.

(2) 1570. La Chambre des pauvres est ainsi composée : le maire, huit échevins, Messieurs du clergé, quatre « honorables » habitants, parmi lesquels Jean Prévost, les députés du Parlement et de la Cour des comptes. (Délibération de la Chambre de Ville du 26 juin).

(3) Arch. de l'Hôpital, registre des délibérations, vol. I, fol. 1 v°.

(4) Bibliothèque de Dijon, ancien fonds, mss n° 208, t. I, fol. 5.

(5) Arch. de l'Hôpital, reg. des délib., vol. I, fol. 5 v°.

Prévost n'ayant sans doute pas accepté, JEAN PERRUCHOT, IVe du nom, fut, en 1572, élu apothicaire des pauvres[1].

« Maistre Jehan Perruchot, appoticaire en ceste ville de Dijon, a esté mandé en ceste Chambre, lequel a (été) esleu à la charge de servir d'appoticaire les pauvres mallades des hospitaulx viel & neuf, & à cest effect leur fornir tous les ongans & medecines quj leur seront necessaires, telles quj luy sera ordonné ; desquelles il sera satisfaict par le receveur des pauvres, selon le pris quj en sera convenu avec messieurs ou aultres commis à ce faire. Lequel Perruchot a prester le serment de faire son debvoir à ladicte charge & de soy transporter ausdictz hospitaulx toutes foys & quantes qu'il en sera necessité. Qu'est la mesme charge que souloyt avoir maistre Jehan Prevost, aussi appoticaire.... ».

Les ressources de l'hôpital n'étaient pas toujours à la hauteur des besoins, et le Parlement n'ayant pas voulu contraindre les apothicaires à fournir gratuitement leurs remèdes aux pauvres, le mieux était de les obtenir d'eux de bonne volonté, d'où l'habitude de cette quête aux boutiques des apothicaires, que nous retrouvons souvent au cours des délibérations de la Chambre des pauvres.

1572, 20 juillet. — « La Chambre a deliberé que les eschevins appoticaires, avec celuy des pauvres, yront visiter les boticles des appoticaires de la ville, pour demander quelques ungans et aultres choses necessaires ausdictz pauvres[2] ».

1576, 10 mars.— « Le sieur eschevin Rondot fera debvoir de, avec les Mes Jurez appoticaires, aller visiter les boticques des appoticaires...., pour avoir des drogues et ongans pour les pauvres du Saint-Esprit[3] ».

1578, 2 mars. — « .... Me Jehan Gaultier, appoticaire.... a promis.... faire la reserche par les boticques des appoticaires de ceste ville, avec Me Jehan Perruchot, qu'il appellera avec luy, pour demander des drogues pour les pauvres, où assistera Monsieur Bouchard, medecin desdictz pauvres, et où toutesfoys il n'y auroyt assés desdictz ungans qu'ilz auront heuz, seront donnez deniers par le recepveur.... ».

C'était en temps de peste, et les nécessités étaient nombreuses, aussi les quêteurs viennent-ils déclarer, le 13 avril, que « l'on ne leur a vollu donner aucungs ungans ny drogues pour lesdictz pauvres. Estant necessité d'en avoir pour penser les pauvres mallades estans audict hospital, la Chambre.... delibere que le memoire dressé par ledict sieur Bouchard des drogues & ungans.... sera mis ès mains dudict Perruchot, pour faire et delivrer.... desquelz il sera payé et contanté[4] ».

---

(1) 1572, 9 mars. (Arch. de l'Hôpital, reg. des délib., vol. I, fol. 8).

(2) *Ibid.*, vol. I, fol. 16.

A Lyon, l'apothicaire chargé de la recherche des médicaments pour les pauvres était appelé le *procureur*. En retour, il eut pendant longtemps le droit de désigner le chirurgien-major de l'Hôtel-Dieu. (Prof. FLORENCE).

(3) Arch. de l'Hôpital de Dijon, reg. des délib., vol. I, fol. 95 v°.

(4) *Ibid.*, vol. I, fol. 189 v°, 192 v°, 196 v°.

1590, 19 août. — « M' l'eschevin Prevost a prins charge d'aller faire la serche chieulx les appoticaires.... et appellera avec luy les maistres Jurez appoti- caires. Et seront demandez à M° Gaultier les drogues qu'il a en ses mains, qui sont esté donnez ausdictz pauvres despuis quelque temps en ça [1] », etc.

A part ces quêtes, nous trouvons souvent les apothicaires de la ville, mêlés aux affaires des revenus de l'hôpital, et nous voyons aussi leurs noms, à propos de legs et de dons faits aux malades pauvres.

L'apothicaire Philippe Perriquet était « commis à recepvoir le revenu dé la Chappellotte aux Riches » et devait, de ce fait, à la Chambre des pauvres, le compte « de ce qu'il a receu dudit revenu » et de « la despense qu'il a faicte sur icelle [2] » (1575-1576). En 1578, l'apothicaire Jean Rondot est chargé, à ce sujet, de poursuivre quelques censitaires récalcitrants [3].

Vers la même date de 1576, il est question d'un revenu de 200 l. t. en prin- cipal et de 14 l. t. de rente, où se trouvent mêlés l'apothicaire Bonaventure Febvre, le recteur de l'hôpital Notre-Dame et la Chambre des pauvres [4]. Plus tard, en 1590, l'apothicaire Jean Febvre avait pris à sa charge, pour le compte de la Chambre des pauvres, le recouvrement de l'impôt dû par les habitants de la paroisse Saint-Médard [5].

Le 5 février 1576, Jean Prévost apporte à la Chambre un legs de 50 l. t. fait grâce « à sa poursuitte et dylligence » par Pierrette Petit. Il est d'ail- leurs « remercié de la bonne volonté et affection qu'il a envers lesdictz pau- vres », et la garde des 50 l. t. lui est provisoirement laissée [6].

Jean Perruchot dut remplir ses devoirs à la satisfaction de tous ; ses mémoires, vérifiés par les échevins, lui étaient régu- lièrement payés [7] et nul doute qu'il ait continué longtemps de préparer consciencieusement ses remèdes pour les pauvres et de vaquer seul ou de concert avec les médecins et les chirur-

---

(1) Arch. de l'Hôpital de Dijon, reg. des délib., vol. IV, fol. 74.

(2) *Ibid.*, vol. I, fol. 72 v°, 73, 76, 118 v°, 123 v°.

« Messieurs ont deliberé qu'il sera signiffyé.... à Philippe Perriquet, appoticaire, qu'il ayt à payer au receveur des pauvres la somme de dix-neuf livres, ung sol, ung denier tz, qu'il doibt par le finito & arrest du compte par lui rendu du revenu qu'il avoyt levé durant une année de l'hospital de la Chappellotte aux Riches, sans com- prendre à ladite somme trois livres qui sont esté taxées par ledit compte au secré- taire de ladite Chambre, tant pour la fasson dudict compte, grosse, coppye que receus et les apostilz. Et au resfuz de payer ladicte somme desdictz xix l. j s. j d., il sera contrainct pour icelle somme, en ses biens, nonobstant opposition ou appel- lation quelconques. » 19 août 1576.

Hôpital de la Chapelotte (rue Berbisey actuelle).

(3) Arch. de l'Hôpital de Dijon, reg. des délib., vol. I, fol. 195 v°.

(4) *Ibid.*, vol. I, fol. 104.

(5) *Ibid.*, vol. IV, fol. 2.

(6) *Ibid.*, vol. I, fol. 89 v°.

(7) *Ibid.*, (1572), vol. I, fol. 20; (1576), vol. I, fol. 105 v°; (1579), vol. I, fol. 270; (1580), vol. I, fol. 370; (1581), vol. I, fol. 430; (1583), vol. II, fol. 30.

giens au dénombrement des malades et des pestiférés hospitalisés[1].

Disons, qu'en 1579, la peste ayant fait son apparition à l'hôpital, deux des religieuses, sœurs Jeanne et Ladagière furent, dans un but d'isolement, spécialement chargées de délivrer aux pauvres malades « les medecines qui seront envoyées par l'appoticaire des pauvres, auquel est ordonné de faire et donner toutes les medecynes qui luy seront commandées, commettant au surplus le contrerolleur des pauvres pour pourveoir à toutes aultres choses necessaires[2]..... »

Mais d'année en année, le zèle de Jean Perruchot se refroidissait, et la Chambre, en 1580, fut obligée de lui rappeler son obligation « d'aller visiter et pensser les pauvres des hospitaulx viel et neuf du Saint-Esprit, et comparoir en ceste Chambre de quinze jours en quinze jours pour rapporter le nombre des dictz pauvres mallades et comme ils se pourtent[3] ».

En 1583, fatigué de son travail pénible, Perruchot réclame, en compensation, l'exemption du guet et garde des portes, disant franchement qu'il en a assez et que ce devrait bien être le tour d'un autre. La Chambre ne se rendit pas à ses raisons et délibéra, le 2 janvier « que les Jurez appoticaires... feront assembler les appoticaires de ladicte Ville, pour... faire eslection d'ung d'entre eux, pour servir les pauvres malades en l'hospital..., attendu que ledit Perruchot s'en est departy, qui a dit y avoir dix ans qu'il vacque à la dicte charge. Et cependant a promis iceluy Perruchot de faire son debvoir, à faire ce qu'il pourra en ladicte charge[4] ».

Ce dévouement provisoire était tout à la louange de M⁰ Perruchot, mais encore fallait-il aviser. M⁰ Jean Gauthier, apothicaire et membre de la Chambre des pauvres, voulut bien, en cette occurrence, se charger d'arranger l'affaire[5], et quelques jours après, le 23, il avait la satisfaction de l'avoir menée à bonne fin, avec l'aide de son collègue juré, M⁰ Prévost[6].

---

(1) Arch. de l'Hôpital de Dijon, reg. des délib., (1572), vol. I, fol. 15 v⁰; (1573), vol. I, fol. 25 v⁰; (1579), vol. I, fol. 312.
(2) *Ibid.*, vol. I, fol. 315.
(3) *Ibid.*, vol. I, fol. 355 v⁰.
(4) *Ibid.*, vol. II, fol. 28 v⁰.
(5) *Ibid.*, vol. II, fol. 31 v⁰.
(6) *Ibid.*, vol. II, fol. 33 v⁰.

Le 13 février 1583, Bénigne de Villers acceptait, en effet, la charge d'apothicaire des pauvres et prêtait « le serment d'y faire son debvoir & de les aller visiter par chascune sepmaine, moyennant quoy luj sera faicte taxe, de troys moys en troys moys, des medecynes & aultres choses qu'il aura fornyes pour lesdictz pauvres, & payé par le receveur desdictz pauvres, saulfz toutesfois où il adviendra inconvenient de peste d'y estre porveu. Et sera achepté une seringue & ung pot, pour secourir les mallades en temps d'emynent peril[1] ».

Tout était réorganisé pour le mieux; mais Villers n'avait-il pas la constance ou le dévouement de Perruchot, ou encore était-il en butte aux difficultés que semble révéler la délibération suivante?

« Sur ce que lesdictz sieurs Rondot & Prevost ont declaré que, aux partyes dudict appoticaire sont comprinses des figues, raisins, seucre & aultres marchandizes, combien toutesfoys qu'il ne doibt rapporter que des medecynes, drogues & aultres medicamens qu'il aura faict pour les pauvres, la Chambre a faict deffense audict appoticaire, cy après avoir marchandizes, ains seullement les drogues, medecynes & aultres selon les ordonnances quj luj en seront expediées par les medecins, à peyne qu'elles luj seront rayées & non passées ; et quant à celles comptées en ses partyes, elles luj seront passées pour ceste foys seullement[2] ».

Toujours est-il que Villers déclara, au bout de son année, qu'il « ne voulloit plus venir[3] », ce qui dut fort contrarier les jurés Rondot et Prévost. Dans cet embarras, Mᶜ Jean Rondot décida de « faire des medicamens pour les pauvres, attendu que Mᵉ la Garde-Prévost, n'a voullu prendre charge de servir lesdictz pauvres des medicamens et drogues qu'il leur fault[4] ». (19 août 1584).

Il fallut en revenir à Jean Perruchot, que nous retrouvons dans la suite apothicaire des pauvres[5], de 1584 à 1595.

Pendant sa nouvelle période de dix années, Mᵉ Perruchot sut donner à cette charge un certain relief. Son expérience, son âge, l'importance acquise, l'accroissement continu des fournitures lui avaient donné conscience d'une supériorité, justifiée, il est vrai, mais dont il avait tendance à se prévaloir ; la Chambre, le médecin étaient par lui traités de haut, et le chirurgien était écrasé. On sent, à travers les délibérations, percer les discussions soulevées par cet état d'esprit; ce sont

---

(1) Arch. de l'Hôpital de Dijon, reg. des délib., vol. II, fol. 39.
(2) *Ibid.*, vol. II, fol. 124.
(3-4) *Ibid.*, vol. II, fol. 148 et vᵒ.
(5) *Ibid.*, vol. III, fol. 18 vᵒ; IV, fol. 15 vᵒ, 69, 226; V, fol. 6 vᵒ.

les difficultés, au sujet de la qualité des remèdes[1], rappelant ses mécomptes de 1586, alors qu'il était apothicaire de peste ; ce sont les listes restrictives de médicaments[2] dressées par la Chambre, ou encore le refus d'exécuter ce que le médecin ordonne[3], et de donner au chirurgien l'onguent qu'il réclame ; c'est enfin, le paiement irrégulier[4] de ses mémoires, les ressources n'étant pas toujours à la hauteur des besoins. Par contre, l'organisation de la Chambre des pauvres s'affirme, elle se fait plus complète et plus serrée ; déjà elle tend vers la suprématie sur toutes les affaires hospitalières, indication de sa transformation au XVIIe siècle.

Le 15 janvier 1595, Me Perruchot ayant « faict difficulté de plus fornir des ungans et aultres necessaires aux pauvres du Saint-Esprit, le sieur Gaultier present est prié de les fornir[5] ».

Me JEAN GAUTHIER, échevin, membre de la Chambre des pauvres, accepta la charge d'apothicaire des pauvres, charge qu'il remplit[6] jusqu'à sa mort[7], en 1622.

L'importance des fournitures pharmaceutiques aux hôpitaux s'accroissait de jour en jour, si l'on en juge par les sommes payées chaque année :

1620	95 livres
1622	127 —
1627	237 —
1630	338 —

Les ressources, sagement administrées, suivaient aussi la même progression, et, après 1602, la « serche » aux boutiques des apothicaires paraît abandonnée, toutes les fournitures devant désormais entrer en compte régulier.

Les bienfaits de la Chambre n'allaient pas seulement aux pauvres des hôpitaux, ils s'adressaient encore aux indigents de la ville. De temps à autre, en effet, des notes étaient réglées à des apothicaires ayant fourni quelques drogues[8], ou même

---

(1) Arch. de l'Hôpital de Dijon, reg. des délib., vol. IV, fol. 66 v° et 78.

(2) *Ibid.*, vol. IV, fol. 138 v° ; V, fol. 134 v°.

(3) *Ibid.*, vol. IV, fol. 66 v°.

(4) *Ibid.*, vol. V, fol. 204 v° et 213 v°.

(5) *Ibid.*, vol. V, fol. 254.

(6) *Ibid.*, vol. VII, fol. 57 et 214 v° ; VIII, fol. 32 v° et 273 v° ; X, fol. 24, 43 v°, 78, 99, 143 v° et 209 v°.

(7) *Ibid.*, vol. X, fol. 222.

(8) *Ibid.*, vol. V, fol. 145 et 229 v°.

tel apothicaire était invité à soigner aux frais de la Chambre quelque malade nécessiteux [1]. Parmi les noms de ces malheureux secourus ou aidés, il est curieux de retrouver celui de l'apothicaire Jean Roy [2], l'inlassable contrevenant.

Enfin, les maladies honteuses [3], en ville, étaient aussi du ressort de la Chambre, et les onguents, fournis à leur sujet par le chirurgien, subissaient le haut contrôle de l'apothicaire. Les malades étrangers étaient expulsés, avec quelques secours, parfois [4].

Gauthier étant mort en 1622, une transformation semble devoir se produire dans le service de l'apothicaire des pauvres, si l'on en juge par la délibération suivante du 31 juillet [5] :

« A l'exemple de ce qui se pratique à Paris, Lyon, Rouen, et autres meilleures villes de France, lesdits apoticaires feront la dite fonction alternativement d'année à autre, à tour de Rolle, selon l'ordre de reception à comancé par les antiens. Messieurs (de la Chambre) ont, pour bonnes causes et considerations, choisy et esleu Mᵉ Pierre Mollée, pour apoticaire desdits pauvres, et fornir les drogues et autres choses qui leurs seront necessaires, à condition que ce qu'il fornira luy sera taxé moderement par ceulx qui seront commis et deputez par ceste Chambre, duquel Mollée mandé, le serment de luy pris, a promis et juré de, avec toutte dilligence et fidellité, servir lesdits pauvres, et les survenir et assister de ses drogues et medicamens necessaires, lesquelz luy seront taxez moderement. »

PIERRE MOLÉE trouva sans doute sa charge avantageuse, car, loin de la quitter à la fin de sa première année, on le trouve régulièrement apothicaire des pauvres dans la suite [6].

Les apothicaires dijonnais, outre leurs aumônes de drogues, leurs peines et leur temps offerts aux pauvres, s'intéressaient particulièrement à l'hôpital et à son avenir. En voici des exemples :

1596, 18 février. — Mᵉ la Garde-Prévost lègue après sa mort, 100 l. à l'hôpital « pour la celebration d'une basse messe, à jour.... en l'hospital neuf... [7] »

1599, 15 août. — « ... Feu Bonnavanture le Fevre, luy vivant grenetier du magazin à sel de Dijon et appoticaire de ladicte ville, (a légué) cent livres aux pauvres et cinquante livres pour les prisonniers, pour estre mis à inte-

---

(1) Arch. de l'Hôpital de Dijon, reg. des délib., vol. VII, fol. 143 v° et 266.
(2) *Ibid.*, vol. IV, fol. 200. — Voir pages 104-106, 130 et 170.
(3) *Ibid.*, vol. I, fol. 231 v° et 305 v° ; II, fol. 165 et 179 v°.
(4) *Ibid.*, vol. VII, fol. 125 v° et 127.
(5) *Ibid.*, vol. XI.
(6) *Ibid.*, vol. X, fol. 238 v° et 279 ; XII, fol. 9 et 42.
(7) *Ibid.*, vol. V, fol. 56 ; VI, fol. 13 v° et 32 v°.

restz à raison du denier douze (environ 8 p. %), afin de, à perpetuité avoir souvenance de luy, et d'en norir les pauvres...[1] ».

1622, 18 septembre. — « ... La vesve de Me Jehan Gautier, vivant M^e apoticaire, qui fornissoit les drogues & medicamens à l'hospital du Saint-Esprit, a representé les parcelles des drogues que ledit deffunt a fornies aux pauvres dudit hospital, depuis le mandement à luy ordonné par ceste Chambre, revenans à xiiij l. xij s., Laquelle somme desdites xiiij l. xij s., elle a dict les donner en aulmonne ausdits pauvres, dont elle sera remercyée & ledit don accepté[2] ».

Les pauvres n'étaient pas les seuls malheureux intéressants, car, si la peste, ce fléau terrible, mettait souvent à l'épreuve le dévouement des apothicaires, la guerre[3] en était un autre, mieux connu peut-être, mais n'en causant pas moins de malheurs; et les prisonniers enfermés à la conciergerie de Dijon, avaient tout autant besoin de soulagement à leurs infortunes, leurs blessures ou leurs maladies. Ils n'en étaient pas moins oubliés, et c'est sur la plainte du concierge Pierre Aubert, que le Parlement rendit l'arrêt[4] du 16 août 1586 :

« La Cour ordonne aux medecins, apotiquaires et chirurgiens..... de visiter soigneusement et en toutte diligence, les prisonniers malades, touttes et quantes fois qu'ils en seront requis, et leur administrer touttes choses necessaires, sur peine de l'amender arbitrairement. Et qu'au defaut de ce faire, il sera pourvu d'autres medecins, chirurgiens et apotiquaires en leur lieu, comme il apartiendra, et leur sera le present arrêt signiffié, à la diligence dudit concierge par le premier huissier requis. »

Plus tard, la Chambre des pauvres semble s'être chargée des soins à donner aux prisonniers malades[5].

Tandis qu'à Dijon, l'apothicaire des pauvres, choisi parmi ses collègues de la ville, assurait le service des remèdes à l'hôpital, et ceci de façon certaine depuis 1559, il n'en avait pas été de même dans les autres villes de la province.

A Autun, les chirurgiens, tout d'abord, avaient été appelés à médicamenter les malades pauvres. Cependant, le 7 juillet 1609, nous trouvons la nomination d'un « apothicaire

(1) Arch. de l'Hôpital de Dijon, reg. des délib., vol, VII, fol. 41 v°.

(2) *Ibid.*, vol. XI.

(3) « A honnorable homme Jehan Estienne, dit Perruchot (ive du nom), la somme de huict escus, à luy ordonné payé... de ce qu'il a fourny au cappitaine Roy, blessé au service de la Ville, pendant que le mareschal d'Aulmont estoit devant icelle ville... » 19 juin 1592. (Arch. de Dijon, L, 472, fol. 177).

(4) Bibliothèque de Dijon, fonds Saverot, mss n° 3, t. II, fol. 261.

(5) Arch. de l'Hôpital, reg. des délib., vol. IV, fol. 107; VII, fol. 41 v°; VIII, fol. 112 v°.

des pauvres[1] » qui, moyennant décharge des impositions royales, s'engage à fournir gratuitement aux malades des hôpitaux, tous médicaments nécessaires au traitement de leurs maladies. Les attributions de cet apothicaire des pauvres s'étendaient aussi au service de peste et aux autres services de santé municipaux. Lazare Vestu est choisi, à cet effet, le 18 avril 1622, à charge par lui « de fournir et administrer toutes drogues et medicaments quelconques gratuitement, tant aux peres capucins de ce lieu, que aux pauvres du bureau et de l'hospital, comme aussi en cas de contagion aux pauvres pestés qui pourroient estre aux loges et maladieres de la ville[2] ».

A Chalon, l'installation d' « une boutique pour resserer les drogues et medicamens propres à la guerison des malades[3] » avait été décidée, le 17 avril 1603.

A Beaune, l'apothicairie de l'Hôtel-Dieu n'en est plus à son inventaire de 1501 ; en 1619, elle « est aussy bien fournie que boutique d'apotiquaire, et neantmoins conduite par une des religieuses servantes poür distribuer lesdictes drogues à l'apoticaire qui compose les medecines pour les malades, selon l'ordonnance du medecin[4] ». Les médecins et les apothicaires de la ville aimaient cette maison comme la leur, et c'est là que nous retrouvons le siège de la Confrérie des apothicaires de Beaune ; ceux-ci y fondèrent, le 6 octobre 1624, moyennant cent livres, une messe basse à perpétuité, le 22 de chaque mois, en l'honneur de sainte Madeleine, leur patronne[5].

---

(1) Arch. d'Autun, BB, 10, fol. 13-15.
(2) *Ibid.*, BB, 15, fol. 11 v° et 12.
(3) Arch. de Chalon, BB, 12.
(4) JACQUES FODERÉ, *Narration historique et topographique des couvents... de Bourgogne...* Lyon, 1619, p. 438. (Bibliothèque de Dijon, 16142).
(5) L'ABBÉ E. B., *L'Hôtel-Dieu de Beaune.* Beaune, 1881, p. 246.

CHAPITRE VII

Vie particulière et sociale
de l'Apothicaire

L'Apothicaire spéculateur. — L'Apothicaire dans son patrimoine. — L'Apo-
thicaire devant l'impôt. — L'Apothicaire dans les charges publiques. —
L'Apothicaire officier de milice. — L'Apothicaire huguenot ou ligueur. —
La balance de Regnault Parizot. — Le Prédicateur chez l'Apothicaire. —
Portraits-charges.

PRÈS avoir étudié l'apothicaire comme vendeur et préparateur de remèdes, nous allons rechercher ce qu'il
était dans sa vie particulière, quelles utilités ou quels
avantages il retirait personnellement de son état, comment sa
situation même le servait dans les questions d'ordre extérieur;
ou encore, quelles pouvaient être, au point de vue personnel
et au point de vue social, l'action du métier d'apothicaire sur
l'homme qui le pratiquait, et l'influence qu'il pouvait exercer
sur ses compatriotes, en raison même des idées inhérentes à
son métier.

La principale caractéristique de la deuxième période a été,
chez le vendeur de remèdes, le souci de faire prévaloir l'idée
de commerce et de l'appliquer, non seulement aux marchandises, mais encore quelquefois à l'argent. Si, à Dijon, cette
idée semble, en partie, avoir cédé sa primauté à d'autres, elle
n'en est pas moins restée activement vivace dans les différentes
villes de la province, et ceci, d'autant plus longtemps que ces
villes étaient moins importantes. Ainsi peut s'expliquer cette
situation d'un apothicaire banquier, à Autun, au milieu du
XVIe siècle :

Étienne Humeau, Humeault ou Hureault, cumulait avec le métier d'apothicaire celui de banquier ou d'argentier[1]. Nous le voyons notamment acheter, en 1554, du seigneur de Montjeu, Hugues III, en compagnie d'un médecin, Pierre d'Andozille, un pré d'une contenance de 16 soitures, appelé « la Prée de Montjeu », situé sur les bords de l'Arroux, moyennant 80 écus soleil. Tout fait croire que le vendeur, qui depuis longtemps puisait à la bourse d'Humeau, était payé d'avance.

Plus tard, Madeleine Bouton, veuve de Hugues III et usufruitière de Montjeu, créait, le 25 janvier 1566, à Etienne Humeau, une rente de 8 livres valant 8 francs, moyennant la somme de 107 livres, et elle faisait ratifier cet acte par Claude de Villers, son gendre, et par Jeanne, sa fille. Le 30 mai 1568, elle reconnaissait encore devoir au même, tant pour prêts que pour drogues, 100 écus valant 300 francs.

Les biens de cette famille, grevés de dettes nombreuses, étaient en déplorable état, et il ne semble pas que Jeanne de Montjeu, appelée à les administrer après la mort de son mari, ait apporté quelque amélioration à la position fâcheuse de ses enfants. C'est ainsi qu'elle empruntait, le 17 septembre 1574, 116 écus 2 tiers, valant 350 livres, à Pierre Humeau, fils et héritier de l'apothicaire Étienne Humeau, qui avait succédé à son père dans son commerce de drogues et d'argent. Quatre ans après, Pierre Humeau lui réclamait le remboursement des prêts faits par lui et par son père. Ne pouvant payer, elle fut obligée d'augmenter encore sa dette et elle consentit à son prêteur une rente de 21 écus soleil 8 s. 4 d., par acte du 6 septembre 1578.

A la mort de Jeanne de Montjeu, survenue en 1583, Pierre Humeau se hâta de réclamer ce qui lui était dû. Les héritiers n'ayant pu s'acquitter, il obtint un mandement de la Chancellerie pour les contraindre. Le 27 janvier 1584, Benoit Motot, sergent royal à Autun, se transportait au château de Montjeu-en-Montagne ; là, il trouva Philibert de Villers, fils de Jeanne de Montjeu, avec sa tante Charlotte de Montjeu, religieuse de Saint-Andoche, et il leur fit sommation de payer la somme réclamée par Humeau et « faulte de ce, de lui fournir meubles. » Philibert de Villers lui répondit qu'il ne l'empêchait point de faire son devoir, mais qu'il ne pouvait payer. Le sergent se mit en perquisition dans le château, « tant aux chambres basses que chambre haulte et n'y trouva meubles valant la somme. » En conséquence, il leur déclara qu'il saisissait les immeubles de Jeanne de Montjeu, apposa le brandon royal à la porte du château et leur notifia qu'il « procederoit au premier edict du decret, le lendemain 28 du present mois, lieux et heures du marché public d'Ostun. » En effet, le lendemain, il se transporta en la ville de Marchaut à Autun, devant l'auditoire de la viérie et fit sa première publication. Aussitôt se produisirent tous les autres créanciers ; dans la longue liste de ces derniers, nous voyons figurer, à côté du nom de Pierre Humeau, celui de Pierre Lagueune, au nom de défunt Jean Gorlet, apothicaire.

Au compte de Pierre Humeau, qui fournissait de tout la maison de Montjeu, on lit : « 20 octobre 1583, 4 cierges pour mettre sur le corps, 24 sols ; pour embaumement et aromates, 9 livres ; 23 octobre, pour les funerailles de Mademoiselle, une douzaine de torches de 10 sols pieces... »

La procédure dura de longs mois et la sentence définitive du Bailliage d'Autun, ordonnant la criée et la vente des biens de Jeanne de Montjeu, fut

____

(1) *Mémoires de la Société Éduenne*, t. IX, p. 88-96.

prononcée le 8 février 1585, à la requête de Pierre Humeau, contre : 1° Philibert de Villers, écuyer, seigneur de Gerland ; 2° Guillaume de Villers, etc.... » L'adjudication fut remise au 3 février 1586, auquel jour le président Jeannin fit offre de 8.100 écus soleil valant 24.300 livres ; la terre de Montjeu-en-Montagne lui fut définitivement adjugée quelque temps après.

A Dijon, nous le savons, les statuts de 1490 avaient épuré les apothicaires, et ceux qui restaient, s'en étant trouvés grandis moralement, eurent conscience de cette situation avantagée, avec quelque tendance à en exagérer l'importance. De là, en partie, cette rivalité grandissante et ces luttes d'influence, qui ne tardèrent pas à se produire, notamment avec les médecins, luttes qui, d'ailleurs, n'excluaient pas les relations particulières d'amitié, d'alliances et d'affaires.

De son côté, le public apportait de plus en plus sa confiance à l'apothicaire. Par son accès familier près des malades, par les mille petits services rendus, par les menus soins donnés, d'autant plus goûtés qu'ils étaient mieux à portée, l'apothicaire s'était fait souvent l'ami, le conseiller populaire écouté. Lentement, la clientèle lui avait confié le soin de sa santé et, quelquefois aussi, le souci de ses intérêts. Son crédit et sa valeur morale étaient augmentés, ses ressources financières étaient accrues, et tout doucement, l'apothicaire avec sa boutique, ses soins médicaux, son crédit, ses habitudes commerciales de mesures exactes et de comptes... élastiques, en était arrivé à cette situation d'égalité aisée et honorable souhaitée par tout homme sage et prévoyant.

1483, Dijon. — MONIN RICHARD, apothicaire « n'a rente, ne cense, ne aucuns heritaiges, se non que de faire pouvre mestier, de quoy il n'an peult vivre, et est très fort en debte à plusieurs marchans[1] ». Même situation lamentable, présentée par l'apothicaire ANCELME BELLECHOSE. Ajoutons, toutefois, que ceci est extrait de requêtes en modération d'impôt.

1542, Dijon. — PHILIBERT RONDOT, apothicaire, est caution de Me Guillaume Garin, commis à recevoir les droits du greffe de la Chambre des comptes de Dijon[2].

1570, Autun. — PIERRE HUMEAU est témoin au Bailliage ; il a « vehu le feu » au prieuré de Saint-Racho, lors de l'incendie allumé par les soldats de l'armée de Coligny fuyant, le 29 juin 1570, devant l'armée du duc d'Aumale[3].

---

(1) Arch. de Dijon, L, 667, 18 avril et 13 juin 1483.
(2) Bibliothèque de Dijon, ancien fonds, mss n° 225, p. 42. 9 janvier 1542.
(3) A. DE CHARMASSE, Le Prieuré de Saint-Racho. (Mém. de la Société Éduenne, t. X, p. 46).

1574, Chalon. — CELSE MARTIN, apothicaire, achète une ouvrée de vigne, puis une pièce de terre, puis encore quatre ouvrées de vigne [1].

1581, Autun. — JEAN DE LA BLATTENIÈRE, apothicaire, assiste, comme témoin, le 14 octobre 1581, à une donation faite à sa femme par Noël Cusin, maître horloger, de la famille de celui qui créa l'industrie horlogère à Genève [2].

1591, Chalon. — Les habitants de Givry empruntent à PIERRE PERNET, apothicaire à Chalon, « cent escuz soleil » moyennant la rente annuelle de « huict escuz soleil, et tiers d'escu [3]. »

1603, Chalon. — LOUIS BÉTAULT, apothicaire, achète une maison rue du Chatelet, au prix de 1.350 l. [4].

1625, Dijon. — Jean Guenebaut, médecin, et BÉNIGNE CLÉMENCEAU, apothicaire, agissant aux lieu et place d'Etienne Buisson, chirurgien (gendre de Clémenceau), réclament et obtiennent les arrérages d'une rente due par les habitants de Rouvres [5].

1625, Dijon. — CLAUDE VERRIÈRE possédait une maison qu'il veut réédifier en partie [6].

Outre ces faits divers qui pourraient être multipliés à l'infini, deux sources d'information nous permettront certaines vues d'ensemble sur la vie particulière des apothicaires. C'est, d'une part, les notes biographiques [7] auxquelles nous renvoyons pour les relations de parenté, d'amitié ou de simple convenance, ainsi que pour les grades et charges publiques ; et, d'autre part, les registres d'impositions d'où, parmi de longues listes, un peu de statistique nous permet de tirer les aperçus suivants :

Prenons par exemple, les cotes d'impositions de Dijon, aux environs de 1555 et 1627, années qui nous fournissent, dans d'autres chapitres [8] des renseignements importants sur la valeur professionnelle des apothicaires dijonnais.

---

(1) Arch. de Saône-et-Loire, E, 958.
(2) *Mém. de la Société Éduenne*, t. XVI, p. 205.
(3) Arch. de Givry, CC, 143, 19 octobre 1591.
(4) Arch. de Saône-et-Loire, D, 10.
(5) Arch. de la Côte-d'Or, B, 12231, fol. 438 v°.
(6) Arch. de Dijon, J, 17.
(7) Voir note 3, page 70.
(8) Voir pages 102, 103 et 231.

Cote moyenne [3]	1556 [1]		1560 [2]	
	8 s. 1/2	1	1 fr. 1/2	1
Claude le Quenistret .... apothicaire	55 s.	6,5	»	»
Bénigne Etienne-Perruchot .. —	35 s.	4	9 fr.	6
Jean Rondot .... —	25 s.	3	6 fr.	4
Etienne Quentin .... —	35 s.	4	5 fr. 10 s.	3,5
Chrétien Devillebichot .... —	12 s.	1,5	5 fr.	3,3
Bénigne de Villers .... —	30 s.	3,5	4 l.	2,5
Jean Prévost .... —	Garde de la Monnaie		4 l.	2,5
Antoine Gauthier .... —	20 s.	2,5	4 l.	2,5
Thibaut Chaussin, veuve ...... —	15 s.	2	»	»
Jean Desbordes .... —	3 s.	0,3	4 l.	2,5
Regnier Fèvre .... —	12 s.	1,5	2 fr.	1,3
Bonaventure Fèvre .... —	10 s.	1	2 fr.	1,3
Pierre Maire .... —	3 s.	0,3	10 s.	0,3
Pierre Joly .... —	2 s.	0,2	Mort	»
Philippe de Villers .... —	100 s.	12	»	»
Jean Roy .... —	»	»	5 s.	0,2
1 médecin	4 fr.	9		
1 chirurgien, moyen	2 fr. 1/2 à 10 s.	6 à 1		
1 estassonnier, —	15 s. à 1 s.	2 à 0,1		
1 marchand, —	4 fr. à 35 s.	9 à 4		
1 mercier, —	20 s. à 7 s.	2 à 1		
1 couturier, —	5 s. à 3 s.	0,5 à 0,3		
1 cordonnier, —	6 s.	0,7		
1 vigneron, —	3 s. à 1 s.	0,5 à 0,1		

Cote moyenne	1626 [4]	
	30 s.	1
Jean Gillot .... apothicaire	9 l.	6
Claude Pérard .... —	6 l.	4
Jean Quillardet, père .... —	5 l.	3,3
Bénigne Clémenceau .... —	5 l.	3,3
Claude Verrière .... —	3 l.	2
Jean Devillebichot .... —	50 s.	1,7
Etienne le Fèvre .... —	50 s.	1,7
Pierre Molée .... —	40 s.	1,3
Pierre Quillardet, fils ...... —	40 s.	1,3
Maclou Monyot .... —	40 s.	1,3
Bonaventure Fèvre .... —	40 s.	1,3
Corneille Alloux .... —	40 s.	1,3
Simon Duprey .... —	40 s.	1,3
Bénigne Molée .... —	35 s.	1,2
Buisson, médecin	50 s.	1,7
Rapin, —	4 l. 10 s.	3
Duprey, —	3 l.	2
1 chirurgien, moyen	50 s. à 40 s.	1,7 à 1,3
1 avocat, —	9 l. à 5 l.	6 à 3,3
1 estassonnier, —	50 s. à 30 s.	1,7 á 1
1 marchand, —	6 l.	4
1 boulanger, —	3 l. à 30 s.	2 à 1
1 tailleur, —	30 s.	1
1 cordonnier, —	50 s.	1,7
1 « garde de bestail »	10 s.	0,3

(1) Impôt de 1272 l., réparti sur environ 2980 cotes. (Arch. de Dijon, L, 170).

(2)   —   4662 l.,   —   —   2930 cotes. (*Ibid.*, L, 195).

(3) Cote moyenne, obtenue en divisant la totalité de l'impôt par le nombre de cotes. Les colonnes de gauche contiennent les cotes dues par chaque imposé. Les colonnes de droite renferment les facteurs obtenus en divisant chaque cote individuelle par la cote moyenne. Ces facteurs sont comparables dans les différentes années, quelle que soit la quotité de l'impôt, et représentent pour ainsi dire la faculté financière de chaque imposé relativement à la moyenne.

(4) Impôt de 5820 l., réparti sur environ 3984 cotes. (Arch. de Dijon, L, 229).

On le voit, durant l'espace de temps qui sépare ces dates, une transformation s'est produite dans la faculté financière des apothicaires devant l'impôt. Vers 1555, un certain nombre d'entre eux sont au-dessous de la moyenne, et quelques-uns beaucoup au-dessus, égalant presque les plus imposés ; en 1627, au contraire, ils offrent plus de cohésion et d'uniformité, ayant rejeté notamment les extrêmes inférieurs.

Résumons ces aperçus : Au point de vue de leur puissance financière, les apothicaires ont grandi, se sont rapprochés et en viennent à constituer un groupe homogène, tendant à prendre place parmi les plus importants.

De la considération dont jouissaient les apothicaires au xvi⁰ siècle, il n'y avait pour eux qu'un pas jusqu'aux honneurs municipaux. Ce pas, ils le franchirent souvent et ils réussirent même à s'implanter, de façon générale, non pas dans les situations élevées, où les honneurs, les charges et les occupations ne pouvaient se concilier avec les travaux de laboratoire et les soucis de la clientèle, mais bien plutôt dans le rôle moins en vue d'échevin [1], ou encore dans celui de conseiller influent au sein des Assemblées d'habitants et des Chambres locales.

Dans toutes les réunions où s'agitent des questions d'intérêt commun, on voit un ou plusieurs apothicaires discutant et conseillant, plus conscients de leur expérience et de leur sagesse, et plus soucieux, apparemment, de leur utilité effective que de leur succès d'amour-propre, ou de leurs avantages particuliers.

Parmi les officiers municipaux, les Jacquesson [2], d'Autun, méritent quelques développements.

Edme ou AYMÉ JACQUESSON, Jacqueson ou Jacson (1519, 1534), apothicaire, fut pendant un certain temps échevin de la ville d'Autun. Il possédait une maison près « la porte estant au bolevard de la porte des Bancs » et située

---

(1) 1570. — A Dijon, les *échevins* étaient au nombre de vingt. Ils étaient nommés tous les ans par les habitants et ainsi qu'il suit : six échevins sortants, proposés par le mayeur ; quatorze répartis complémentairement par paroisses. La paroisse Notre-Dame avait droit à six échevins, Saint-Jean à trois, Saint-Michel à trois, Saint-Médard à deux, Saint-Pierre à deux, Saint-Nicolas à deux, Saint-Philibert à deux.

Quelques jours après leur élection, le Conseil se réunissait pour « proceder aux commissions sur les mestiers et police de la Ville *(échevins commis).* »

L'élection du *mayeur* précédait de quelques jours celle des échevins.

(2) H. ABORD, *Histoire de la Réforme et de la Ligue à Autun.* Autun, 1886, t. III, p. 544.

à côté de celle du président Denis Poillot ; elle faisait partie de la ville haute et dominait le boulevard. C'était tout près de là que s'assemblait le Conseil de Ville [1].

En 1519, nous voyons Edme Jacquesson membre de la Confrérie du Saint-Sacrement ; sa femme Jeanne le fut un peu plus tard, en 1521 [2].

PIERRE JACQUESSON, apothicaire, fils du précédent, habitait aussi la maison de la ville haute. Il joua à Autun, pendant les troubles de la Ligue et avant l'avènement de Henri IV, un rôle politique assez important.

Nous le trouvons une première fois, le 23 janvier 1576, comme l'un des cinq centeniers de la milice du Château, prenant part à la résistance que voulait opposer Autun au passage de l'armée de Condé, formée de huguenots et de mercenaires allemands, armée que l'on savait être à Pont-de-Pany, depuis le 17 janvier. Les cinq centeniers avaient unanimement promis de défendre la ville et juré de mourir pour la patrie, patriotisme généreux qui ne put être mis à l'épreuve : le 2 février, en effet, arrivait la nouvelle que tout danger était éloigné, les troupes allemandes se dirigeant du côté de Chalon.

Dès 1574, cet apothicaire jouissait, à Autun, d'une certaine notoriété. Le 24 juillet 1574, il fait partie, avec d'autres apothicaires, des cent habitants d'Autun invités au cortège d'honneur, organisé pour l'entrée solennelle de Mᵍʳ l'évêque, Charles Ailleboust. En 1591, le 7 novembre, il fait partie de l'assemblée des habitants notables réunis au nombre de 80.

Notons que le duc de Nemours, après avoir affermi à Autun le pouvoir de la Ligue, ordonna, en quittant la ville, la destruction de la maison de Pierre Jacquesson, située au Château. Messieurs du Chapitre décidèrent, le 5 juin 1589, de l'en dédommager, à dire d'expert.

Pendant les guerres de la Ligue, Jacquesson est chef de la garde urbaine ; sa section comprend, en 1594, la partie de l'enceinte moderne, depuis la Tour Bretagne, au-dessous du faubourg Saint-Léger, jusqu'à la tour carrée de Saint-Andoche, dite Tour de Minerve ; en 1595, il commande la centaine du Château ; en 1597, nous le trouvons toujours centenier.

Cette activité militaire ne suffisait pas à Pierre Jacquesson : le 24 juin 1593, il est élu échevin [3], et, dans la suite, il remplit cette charge à plusieurs reprises, en 1594-5, 1597-8, 1598-9. Le 10 février 1594, il dresse avec deux autres échevins, le vierg et le gouverneur de la ville, procès-verbal de la démolition du donjon de Marchaux, suivant commission du duc de Mayenne, gouverneur de Bourgogne. Mais si les habitants de Marchaux ne se résignaient qu'à grand'peine à voir tomber leurs vieilles murailles, ils se refusaient non moins à recevoir de bonne grâce la garnison que Mayenne persistait à leur vouloir envoyer ; en leur nom, Pierre Jacquesson fut très net dans son refus, disant que « le peuple assemblé plusieurs fois avoit toujours décidé qu'il ne seroit reçu aucune troupe et que, dans le cas present, pour eviter un guelbuge et tumulte, il n'étoit besoin de garnison, parce qu'elles n'apportent ni avantages, ni profits. » Devant ces preuves de mauvais vouloir,

---

(1) *Mém. de la Société Éduenne*, t. IV, p. 485.

(2) *Ibid.*, t. XII, p. 365.

(3) La municipalité d'Autun, en 1593, était ainsi composée: *Vierg*, Philibert Venot, docteur en droit, seigneur de Drousson ; *Echevins*, Jean Humbelot, ancien contrôleur du grenier à sel, Edouard Perrin, avocat, Denis Thiroux, receveur des décimes du Bailliage, Pierre Jacquesson, apothicaire ; *Procureurs-syndics*, Bonaventure et Pierre Goujon.

Mayenne décida de venir à Autun avec 400 cavaliers. Fort embarrassés par l'annonce de cette visite en force, les habitants se tirèrent de ce mauvais pas, en proposant de renouveler leur serment de fidélité, proposition qui fut acceptée.

Malgré l'abjuration de Henri IV, Pierre Jacquesson restait un fervent partisan de la Ligue, et c'est en cette qualité que lui et ses trois collègues échevins furent confirmés dans leur réélection par Mayenne lui-même, le 30 juillet 1594. Plus tard, le 16 décembre, nous le voyons assister à la délibération de la Chambre du Conseil sur la trêve demandée au roi, en attendant le traité de reddition de la Ligue. C'était un acte de soumission à l'autorité royale, réclamé par la raison et par les plaintes des habitants effrayés des désastres causés par la lutte. Le 22 juin 1595, également en qualité d'échevin, Pierre Jacquesson assiste à l'ouverture des lettres du roi au sujet de l'élection des vierg, échevins et syndics, que le roi voulait retarder contrairement aux privilèges de la cité. Autant les magistrats municipaux, si fort compromis par leur longue révolte, mettent d'empressement à se soumettre à la volonté royale; autant les officiers du roi, plus hardis en raison de leur fidélité, se montrent jaloux des franchises communales; mais ceux-ci ne purent entraîner les habitants, et l'ajournement de l'élection fut maintenu.

Pierre Jacquesson avait épousé Jeanne de la Blattenière qui, sans doute, faisait partie de cette famille de la Blattenière où se rencontrent plusieurs apothicaires d'Autun. Son nom se trouve sur le registre de la Confrérie du Saint-Sacrement, en 1557, celui de sa femme, en 1563 [1].

Enfin, en 1596, il prête le serment d'informer de suite les autorités des cas de fièvre maligne. Ceci laisse à penser que la préoccupation des affaires publiques ne lui avait pas fait oublier son métier d'apothicaire.

Son fils, NICOLAS JACQUESSON, paraît lui avoir succédé comme apothicaire. En 1596, il est appelé à prêter le même serment qu'avait prêté son père. Il est, en novembre 1627, présent à une autopsie, à laquelle l'apothicaire Vestu avait refusé d'assister [2]. Marié à Jeanne Moireau, il faisait partie de la Confrérie du Saint-Sacrement, en 1589, et sa femme, en 1597 [3]. Enfin, nous trouvons, en 1628, l'apothicaire Edme Jacquesson, fils de Nicolas, cité comme témoin, à l'admission d'un médecin, le docteur Toussaint Roux [4].

Pierre Jacquesson n'est pas, à cette époque, le seul apothicaire mêlé aux affaires publiques d'Autun. Il est, au contraire, à remarquer que, pendant les troubles de la Ligue, la plupart des apothicaires de cette ville font partie de ce groupe d'une centaine de notables ou de politiciens prenant la responsabilité des destinées troublées, d'une ville d'environ 6000 habitants — ceci simplement pour indiquer la notabilité locale des apothicaires, relativement à l'ensemble de la population, clergé, noblesse d'épée et de robe, mis à part..

---

(1) *Mémoires de la Société Éduenne*, t. XII, p. 369.
(2) *Ibid.*, t. II, p. 6.
(3) *Ibid.*, t. XII, p. 372 et 373.
(4) Voir page 151.

Au sujet du service militaire urbain auquel étaient soumis les habitants des villes, il est curieux de rappeler un peu les grades et l'armement des apothicaires dijonnais appelés, comme tous, à « monter le guet et garde », sur les remparts ou aux portes de la ville. Ils n'en étaient exempts que dans des circonstances spéciales, soit à titre particulier, soit à titre général.

Bénigne de Villers était cinquantenier, en 1567. Son armement se composait de : « corselet, mailles, morrion, pistolle, pistolet, hallebarde, espée et dague. » Sous ses ordres était le dizenier Bénigne Perruchot, pourvu « de hallebarde, espée et dague. » Cet apothicaire se trouvait sans doute suffisamment armé, car, bien que « hacquebutier », il n'a point d' « hacquebute », malgré les ordres qui lui sont donnés de s'en pourvoir, en 1557 et 1567.

Chrétien Devillebichot était aussi, en 1567, cinquantenier. Plus tard, en 1574, il est élu lieutenant[1] de la milice bourgeoise de la paroisse Saint-Jean.

Rappelons qu'Antoine Gauthier est « picquier », Pierre Maire « allebardier », Jean Prévost « hacquebutier », et que les autres, armés de « hallebarde, espée et dague, ont à se pourvoir de picque et d'acquebute[2] ».

Comme exemple d'exemption générale, voici la délibération de la Chambre de Ville, du 24 novembre 1615 :

Messieurs de la Chambre ordonnent que tous les habitants « jouissant de leurs biens paternels ou maternels », seront compris aux dizaines pour garder la ville. Exception est faite pour les médecins et les apothicaires, obligés à toutes heures de donner leurs soins aux malades ; ils pourront se faire remplacer ou payer 12 sols chaque fois qu'ils seront appelés[3].

Plusieurs noms d'apothicaires se trouvent mêlés, à Dijon, aux troubles civils et aux affaires religieuses du xvi⁰ siècle. Disons, tout d'abord, qu'un apothicaire de Genève fut brûlé à Dijon, vers 1557 :

---

(1) « Mᵉ Jehan Robert, notaire royal, enseigne de la paroisse Sainct-Jehan, est venu en la Chambre (de Ville), assisté de Mᵉ Chrestien de Villebichot, appoticaire, a dict qu'il avoit signifié et faict savoir audict de Villebichot l'election faicte de luy par Messieurs les Viconte-maieur et eschevins, le septiesme jour du present mois et an, à l'estat et charge de Lieutenant de capitaine, en ladicte paroisse, vacquant à present par le trespas de honnorable homme Jehan Bourrelier, grossier, auquel estat ledit de Villebichot present a esté reçeu et installé moyennant le serment par luy faict aux Sainctz evangilles, entre les mains de Monsieur le viconte-maieur, d'estre fidelle au roy et à la ville, porter honneur à Messieurs et garder les ordonnances ; et a remercié Messieurs de l'honneur à luy faict. » (Arch. de Dijon, H, 6, 25 mai 1574).

(2) Arch. de Dijon, H, 16.

(3) *Ibid.*, B, 187 *bis*, fol. 111.

Même avantage est accordé en 1516 aux avocats plaidant, les jours d'audience.

« Le Cene, apothicaire, établi et marié à Genève fut brulé vif à Dijon pour cause de sa religion, environ en 1557. Il étoit normand, originaire de Saint-Pierre-sur-Dive, et avoit pour frères Charles le Cene et Nicolas le Cene, médecin, qui fut aussi brûlé à Paris, le 2 octobre de la même année[1] ».

Bénigne Etienne-Perruchot[2], Bonaventure Fèvre[3] et d'autres aussi étaient protestants, et la note suivante, due à M. E. Belle, du lycée de Dijon, va nous renseigner de façon précise sur le rôle de ces apothicaires à l'époque de la Réforme :

La Réforme, solidement implantée à Dijon, aux environs de 1560, recrutait ses principaux adhérents dans la classe des gens de métiers. Or, les apothicaires, sorte d'élite parmi ceux-ci, ne pouvaient rester étrangers au mouvement des idées.

Il apparaît bien, en effet, que certains d'entre eux embrassèrent la religion nouvelle. Des documents tirés des archives municipales[4] établissent, par exemple, la participation de CHRÉTIEN DEVILLEBICHOT aux assemblées illicites tenues à la fin d'octobre 1561. Ils nous montrent de plus, en BÉNIGNE ETIENNE, dit PERRUCHOT, un fervent adepte dès doctrines de Calvin.

Le mardi 28 octobre 1561, à 6 heures du soir, au prêche tenu dans la maison de feu Nicolas Durand, située rue des Forges, près de celle de Devillebichot, apothicaire, on remarque la présence de ce dernier en compagnie de son frère, Claude Devillebichot, notaire royal : ils furent formellement reconnus par Claude Picard, émissaire de la Chambre de Ville, dissimulé dans la salle de réunion. On signale encore la présence de l'apothicaire Devillebichot, de sa femme et de son frère au prêche tenu dans l'après-midi du 30, chez l'avocat de Prèle.

Cependant, malgré leur précision, ces faits décèlent simplement un penchant de cet apothicaire vers les idées nouvelles. Beaucoup plus explicites sont les documents relatifs à Perruchot.

Non seulement nous le voyons, au cours de novembre 1561, englobé, avec son serviteur Bailler, dans une série de poursuites intentées contre les personnes ayant pris une part active aux assemblées illicites ; non seulement il est du nombre des protestants avérés chez qui perquisitionnèrent, à la date des 12 et 13 novembre 1567, les commissaires municipaux[5] ; non seulement on trouve son nom sur le rôle des cotisations imposées aux protestants pour la garde des portes, par ordre du baron de Couches ; mais encore, dès le début des « premiers troubles », le 1er novembre 1561, un document capital met sa personnalité en relief et accuse l'activité de son rôle. Il s'agit d'une « emotion populaire » survenue à la suite du vol d'une

---

(1) Bibliothèque de Dijon, fonds Baudot, mss n° 57, fol. 118.

(2) Arch. de Dijon, M, 106, fol. 109.

(3) *Ibid.*, H, 56.

(4) *Ibid.*, D, 63.

(5) Perquisitions opérées paroisse Saint-Jean : Les recherches n'aboutissent à aucun résultat chez Perruchot ; celui-ci, très occupé, déclare aux délégués de la Chambre, qu'il a un *grand nombre de malades ès mains.* Cependant, le lundi 19 janvier 1568, le Registre des délibérations municipales mentionne la saisie d'une arquebuse à rouet appartenant à Mᵉ Bénigne Perruchot, apothicaire. (Arch. de Dijon, B, 174 *bis*, fol. 79). Singulière histoire que celle de cette arquebuse d'un arquebusier sans arquebuse malgré des ordres réitérés, et qui de mythe ne devient réalité que pour être saisie. (Voir page 217).

statuette représentant la Vierge. Les vignerons de Saint-Philibert rendirent les protestants responsables du méfait et se disposèrent à marcher en armes contre eux. Aussi bien, mieux vaut citer le texte :

« Le jour de Toussainct, premier de novembre 1561, Benigne Perruchot, apoticaire, est venu à l'Hostel de la Ville remonstrer à Monsieur le bailly et Monsieur le maieur et eschevins illec estans, que les vignerons de Sainct-Philibert avoient faict sonner le tocquesin, s'estans amassés pour courir contre ceux de la rue des Forges ; lesquels de la rue des Forges s'estoient aussi mis en armes et y avoit grand dangier de scandalle et emotion populaire. Requerant ledict sieur bailly et ledict sieur maieur d'y aller donner ordre, assurant ledict sieur maieur qu'il ne luy seroit faict aucung oultrage par lesdicts de la rue des Forges, à pene que à luy mesmes on coppe la gorge. Quoy entendu, ledict sieur bailly est allé à ladicte rue des Forges, pour appaiser d'une part et d'aultre[1]..... »

Perruchot s'instituait donc, auprès du maire et des échevins, le porte-parole et le répondant des protestants de la rue des Forges, alors véritable citadelle[2] de la Réforme dijonnaise : l'empire exercé par lui sur ses coreligionnaires était assez grand pour qu'il osât, en la circonstance, engager sa propre tête.

Nul doute que, par la suite, il ait conservé intact son prestige et soit demeuré un des membres influents de « l'Eglise » de Dijon : les poursuites et les mesures vexatoires dont il fut postérieurement l'objet de la part des pouvoirs publics en sont la meilleure preuve.

Au reste, à défaut de plus amples renseignements capables de déterminer l'évolution[3] religieuse de Perruchot, cette intéressante constatation n'en subsiste pas moins : les apothicaires, en la personne de Devillebichot et de Perruchot, méritent une brève mention dans l'histoire de la période héroïque du protestantisme dijonnais.

Citons encore : l'apothicaire dijonnais Granger[4], qui est « en peine », en 1594, au sujet de son attitude pendant les guerres de la Ligue[5] ; Jean Fleuriot, apothicaire et notable de Beaune, inscrit sur la liste de proscription dressée par le duc de

---

(1) Arch. de Dijon, B, 199, fol. 81.

(2) L'image n'est pas forcée. Peu de catholiques osaient s'aventurer dans cette rue, dont certains huguenots, comme le fameux Jean Soillot, se chargeaient de faire la police.

(3) Le 4 mars 1569, une somme de 400 l. est inscrite aux recettes comme montant des amendes infligées à plusieurs personnages qui « *ont tous esté* de la nouvelle religion ». Perruchot est du nombre. (Arch. de Dijon, M, 106, fol. 109).
Dans une note, du 11 mars, Bénigne Perruchot et un médecin sont condamnés à 50 l. t. d'amende, et invités à se « contenir en leurs maisons, sans en partir ». Ils avaient été trouvés « en la place Sainct-Jehan, hors de leurs maisons et sans garde, combien que notoirement *ilz ont esté* de la nouvelle religion », et cela, malgré la défense faite aux protestants, même convertis (seconds troubles); Perruchot alléguait d'une permission pour aller visiter un malade. (Arch. de Dijon, B, 174 *bis*, 125 v° et 126 v°). Ainsi la conversion de cet apothicaire au catholicisme peut être envisagée.

(4) Parmi les noms de Dijonnais, présents aux réunions de protestants, nous pouvons relever encore : Guillaume Granger, Bénigne Desbordes, veuve Claude le Quenistret, apothicaires.

(5) Bibliothèque de Dijon : GABRIEL BREUNOT, *Journal... du Parlement... et de la Ligue*, mss p. 3, 28 janvier 1594. V. le même *Journal* in *Analecta Divionensia*, t. II, p. 21.

Mayenne[1] ; les apothicaires autunois, Pierre Humeau et François Bryet, chassés de leur ville par le duc de Nemours[2], comme royalistes, partisans de Henri IV.

Nous n'avons trouvé, dans un autre ordre d'idées, qu'une affaire malheureuse, touchant un apothicaire bourguignon, et nous nous ferions scrupule de l'omettre :

« Loys Merle, apoticaire, demeurant à Charrolles, deffendeur et acusé de paricide commis à la personne de Claude Merle, son frere (*sic*) ; contre le procureur du Roy au Baillage dudit Charrolles, Anne Pasquier, vesve dudit Claude Merle, et M᷄ Hugues Dagonneau, curateur de ses enffans, demandeurs ; a esté condamné par arrest du huictiesme d'octobre dudit an mil cinq cent quatre-vingt et dix, en cinquante escus d'amende envers le Roy[3] ».

Opposons à ce fait-divers, plutôt tragique, quelques anecdotes plaisantes :

La balance de Regnault Parizot[4]. — Beaune, 1575. A cette époque, on éprouvait déjà, parmi les commerçants, le besoin d'attirer l'œil du passant, et, comme la ressource des éclairages rutilants et des luxueuses devantures manquait encore à nos pères, ils trouvaient ailleurs le moyen d'allécher la clientèle. Parizot, dont les idées pondérées cherchaient peut-être à s'idéaliser, voulut sans doute inspirer la confiance par l'emblème de l'équité ; aussi arbora-t-il à l'étal ouvert de sa boutique une balance au grand fléau oscillant. Le public ne sut pénétrer tant d'esprit, mais reçut souvent d'une façon un peu rude l'invitation du grand fléau, qui, peu soucieux des distractions ou des conversations des passants de la rue « tirant contre le rologe » les interrompait brutalement. Cela, loin d'engager le client à entrer dans la boutique, le porta à se plaindre à la mairie. Gravement, en la Chambre de Ville, la chose fut discutée et le malheureux Regnault Parizot dut renoncer à ses allégories, placer en autre posture sa balance et garder pour lui son idéal.

Le prédicateur chez l'apothicaire[5]. — Dijon, 1626. « A Messieurs les Viconte-maieur et eschevins de la ville de Dijon, supplie humblement Bonaventure le Fevre, marchant appoticaire en ladite ville, et dit que, durant l'octave de Caresme, il auroit receu en sa maison le Reverend Pere Jaquinot, jesuite, predicateur, auquel il auroit fourny durant ce temps les bois, fagotz, et linges pour l'essuyer au sortir de la predication, comme aussi la quantité de deux livres et demie de sirop violat, duquel il usoit auparavant qu'entrer en la cheze, et aussi à la sortie d'icelle, et autres remedes sans lesquels il n'eust peu achever sesdites predications, à cause d'un grand rhume dont il estoit incommodé ; dont il n'a esté satisfaict en aucune façon desdits frais et despens par luy supportés.

---

(1) BIGARNE, Armorial des Apothicaires de Beaune. *(Revue nobiliaire, 1875)*.
(2) COURTÉPÉE, *Description du Duché de Bourgogne*. Dijon, 1847, t. II, p. 492.
(3) Arch. de la Côte-d'Or, B, 12169. L'inventaire des archives dit que Louis Merle fut condamné à mort ; la pièce originale n'en fait pas mention.
(4) Arch. de Beaune, Cote 8, Registre des délib., 1575-1576, fol. 159 v°.
(5) Arch. de Dijon, D, 16.

« C'est pourquoy, attendu ce, il vous plaira, Messieurs, de donner un mandement audit suppliant de la somme de cinquante livres.... pour les causes et raisons cy-dessus, et sera justice. »

La ville lui octroya 24 livres, le 28 avril 1626.

Terminons ce chapitre par les portraits-charges de l'apothicaire et du médecin, dus à la verve du poète autunois du XVIe siècle, François Perrin[1] :

L'Apothicaire

« Par quelque herbe, le cerf, du fer se sçait defaire ;
Par herbe, se refont les hirondeaux des yeux ;
Par herbé, se font beaux les serpens dejà vieux,
Et s'eteinct le venin, par une herbe contraire.

« Pour se guerir, le chien sçait ce qu'il luy fault faire ;
Nombre d'oiseaux encor avoisinants les cieux,
Avec herbes purgez, se portent beaucoup mieux,
Et l'ibide sçait bien se donner un clistere.

« Ah ! (nature), as-tu tant l'homme seul depourveu
De sain entendement, que l'usage, il n'a sceu,
Des herbes, simplement sur la terre posées,

« Sans retrancher son cours, à force d'avaler
Ce que l'apotiquaire indocte a sceu mesler,
Broyant la mort parmy ses drogues composées. »

Le Medecin

« Afin que fust l'homme gaillard et sain,
Phebus tira du ciel la medecine ;
Mais à l'habit ny à la bonne mine,
L'on ne cognoit un parfaict medecin.

« En remuant l'excrement au bassin,
En guignetant l'hypostase en l'urine,
Ou cependant que le poulx on tatine,
Deux sont trompez, mais à diverse fin :

« Au patient, chef de la tragedie,
Esperant voir fin à sa maladie,
Vient Lachesis, pour luy coudre les yeux.

« Mais de son meurdre, ayant la somme prise,
Le medecin voit sa faute commise
Et en remet la coulpe sur les Dieux. »

---

(1) Le pourtraict ‖ de la vie humaine ‖ où naïfvement est de ‖ peincte la corruption ‖ la misere et le bien souverain de l'hom‖me, en trois centuries de sonnets ‖ dediez au Reverendissime ‖ evesque d'Autun ‖ Avec les antiquitez de plusieurs citez memorables, nom‖mement d'Autun iadis la plus superbe des Gaules. ‖ Exemple evident de l'inevitable mutation des ‖ choses. Au seigneur de Chevenon ‖ Par ‖ François Perrin Autunois ‖ à Paris ‖ chez Guillaume Chaudiere, rue St-Jacques à l'en‖seigne du temps et de l'homme sauvage ‖ 1574 ‖ fol. 19.

CHAPITRE VIII

Les Corporations d'Apothicaires
au début du XVIIe siècle
(1595 - 1630)

Statuts de 1600 à 1630 : Dijon, Autun, Beaune, Chalon. — Examens, privilèges des Fils de maîtres et des Veuves, Médecins, Métiers, Empiriques,
Pestes et Pauvres, Visites, Pharmacopée. — Quelques difficultés. — Emprunt corporatif. — Les liasses d'ordonnances des Apothicaires de Dijon,
en 1627.
Conclusion de la troisième période. — Statistique des Apothicaires dans les
principales villes, de 1480 à 1630.

Si Henri IV fut roi de France à Paris en 1594, il ne le
fut en Bourgogne que l'année suivante, après avoir
abattu, à Fontaine-Française, la fortune du dernier
chef de la Ligue, Mayenne, l'ancien gouverneur.

Fatiguées des luttes civiles, religieuses, militaires, les populations allaient reprendre, sous l'égide du nouveau roi, la tranquillité nécessaire à tout progrès économique ; aussi, après
un peu plus d'un siècle de discussions, de procès, de rivalités
d'influences, d'essais dans les détails, voyons-nous les corporations d'apothicaires songer à l'élaboration de règlements,
mieux définis et plus complets.

Ces règlements ou statuts, nouveaux pour certains, renouvelés pour d'autres, prennent naissance dans nos principales
villes de Bourgogne : Dijon, Autun, Beaune, Chalon, entre les
années 1600 et 1630.

AUTUN. — *Statuts de 1600*, 13 novembre, ou *Premiers statuts d'Autun.*
CHALON. — *1603*, 20 mars, ou *Premiers statuts de Chalon.*
BEAUNE. — *1612*, 4 mai, ou *Deuxièmes statuts de Beaune.*
DIJON. — *1614*, 13 juin, ou *Deuxièmes statuts de Dijon.*

Beaune, peu auparavant, vers 1571, s'était essayé à codifier les règles établies, et en avait formé une sorte de règlement qui devait servir de base aux statuts renouvelés, de 1612.

A Autun, les apothicaires n'étant pas réunis en jurande avant 1600, n'avaient pas eu, jusque-là, à se préoccuper de règlement commun. Pour eux, les statuts de 1603 constituent une nouveauté, dont la base repose sur les statuts de Dijon, 1490 — sur ceux de Beaune, 1571 — et sur les règlements particuliers de ces deux villes.

Les apothicaires de Chalon, comme leurs collègues d'Autun, n'étaient pas non plus constitués en jurande avant 1603.

Enfin, à Dijon, les statuts de 1490 étant reconnus insuffisants depuis longtemps, et les médecins ayant échoué dans leur projet de règlement, les apothicaires présentent à la Ville, en 1614, des statuts renouvelés, qui s'appuient sur les anciens statuts dijonnais de 1490 et sur les statuts de Paris.

Nous allons essayer de suivre ces documents comparativement et d'en faire ressortir ici les analogies ou les dissemblances.

Tout en coïncidant généralement dans leurs grandes lignes, ces statuts offrent des divergences remarquables dans les détails. Les besoins, qui partout étaient les mêmes, devaient forcément se plier aux conditions locales, aux habitudes antérieures, et subir des variations diverses, suivant le nombre des intéressés, ou encore suivant le caractère et les tendances de ceux qui les établissaient. Le pouvoir royal, d'ailleurs profondément affaibli par les troubles civils, avait laissé les municipalités locales s'arroger une telle puissance, que la première idée, constamment remarquée à la lecture de ces documents, est de suivre la main mise par la municipalité sur l'organisme de la corporation, et cela jusque dans ses détails les plus délicats.

Au début du règne de Henri IV, les corporations d'apothicaires, comme tous les autres groupements d'ailleurs, se trouvaient donc en présence du pouvoir municipal, très fort, et du pouvoir royal, revivifié, mais dont l'influence n'avait pas encore eu le temps de s'étendre jusqu'à elles.

Ces règlements nouveaux, sorte de compromis, comme tous

les règlements sages, prudents et durables, ajoutaient à la
discipline des corporations d'apothicaires ; celles-ci y étaient
mieux protégées et avantagées, par conséquent rendues plus
fortes ; mais aussi la municipalité y implantait définitivement
son autorité, et c'était là le prélude de la future domination unique et lourde du pouvoir central allant à l'absolutisme.

Tous, apothicaires, médecins et municipalités, étaient d'accord sur la nécessité de règlements, et il est curieux de voir
l'initiative des requêtes à ce sujet, prise indifféremment par
l'une ou l'autre des parties les plus immédiatement intéressées : les apothicaires d'une part, et de l'autre le public
local, représenté par ses municipalités. A Autun et à Dijon,
l'initiative appartient aux apothicaires ; à Beaune et à Chalon,
à la municipalité.

De plus, dans l'élaboration des projets, deux soucis dominent : conserver le passé, c'est-à-dire les anciens statuts, et
instaurer l'avenir sur des statuts de villes plus importantes
ou mieux organisées. Autun s'appuie sur les statuts de Beaune
et de Dijon ; Chalon sur les ordonnances royales de 1581 et de
1597, ayant rapport aux jurandes des bonnes villes ; Dijon sur
les statuts de Paris.

Une autre question, le concours des médecins, est soulevée
par tous les statuts. Certaines corporations, dans le fond, sont
hostiles à la prééminence de l'élément médecin, mais les règlements étant, ainsi que nous l'avons dit, appelés à jouer le rôle
de compromis, des conditions particulières s'imposent, suivant les cas ; les apothicaires de Chalon recherchent l'avis des
médecins ; à Beaune, c'est la municipalité qui est obligée de
demander cet avis ; et, à Dijon, il est à peine parlé des médecins, même dans les considérants.

Ces divergences signalent la diversité des pouvoirs, mais il
est facile d'y démêler cette tendance vers l'unité qui est le but
poursuivi.

Les généralités et les préliminaires étudiés, nous en venons
à la discussion des articles, que nous pouvons rapporter aux
principaux sujets suivants :

I. *Examens.* — Le recrutement des apothicaires était soumis aux conditions générales des ordonnances sur les métiers : le chef-d'œuvre, l'apprentissage, les droits à payer.

C'est partout trois années d'apprentissage, puis trois années de travail comme aide chez un maître de la province ou d'une ville importante (compagnonnage). Chalon exige toutefois que les six derniers mois de compagnonnage soient passés chez un apothicaire de la ville même ; Dijon règle en détail l'apprentissage, le nombre des apprentis (deux au maximum), le droit d'entrée (3 l.).

Puis, viennent les examens, généralement au nombre de trois, les deux premiers, sur l'art de la pharmacie, sont éliminatoires, le troisième consiste en une herborisation faite à la campagne sous la direction des maîtres.

Les examinateurs et les personnes présentes aux examens sont, à Dijon, les maîtres apothicaires et l'échevin commis sur le métier, assemblés dans la maison d'un juré apothicaire ; à Chalon, les maîtres apothicaires, les maire et échevins, les médecins, assemblés à la maison commune ; à Beaune, les maîtres apothicaires, les maire et échevins, les médecins, assemblés chez un juré apothicaire. Dans les trois cas, les apothicaires seuls peuvent interroger. A remarquer, les nuances de lieu et d'assistance dans chacune de ces villes.

Le chef-d'œuvre, cette sorte de quatrième et dernier examen, se divise souvent en plusieurs parties ; la première porte sur les compositions pour l'usage interne, la seconde sur les compositions pour l'usage externe. Ces travaux doivent être exécutés dans la maison d'un des jurés, sous la surveillance, à Dijon, des autres maîtres ; à Chalon, des maîtres apothicaires et des médecins.

Le jugement du chef-d'œuvre a lieu, à Dijon, en la maison d'un juré, en présence des échevins commis sur le métier et de deux médecins ; rapport en est communiqué à la Chambre de Ville. A Beaune et à Chalon, le jugement est rendu avec le concours des mêmes personnes et dans les mêmes conditions que les deux premiers examens.

Le candidat agréé prête ensuite serment et obtient l'autorisation de tenir boutique ouverte avec la qualité de maître apothicaire.

En résumé, les personnes obligatoirement présentes aux examens de maîtrise de l'apothicaire se rapportent aux trois groupes suivants :

Les maîtres apothicaires et leurs deux jurés, représentant les intérêts professionnels ;

Les maire et échevins, ou encore les échevins commis, — sortes de délégués municipaux, spécialement affectés, selon leurs aptitudes, à tel ou tel métier, — représentant les intérêts du public ;

Les médecins, représentant les intérêts médicaux.

II. *Privilèges des fils de maîtres, des veuves.* — Les fils de maîtres, nés dans la ville, étaient privilégiés de certains avantages : deux années seulement d'apprentissage, des droits moindres à payer, enfin, dans les examens, ils jouissaient de la préférence sur leurs concurrents.

Les veuves d'apothicaires gardaient le droit de continuer le travail de leurs maris, mais sous la condition d'avoir chez elles un serviteur capable. A Chalon, ce serviteur devra avoir fait un apprentissage, et la veuve devra prêter serment. A Beaune, il faut que ce serviteur subisse des examens devant les jurés, pour permettre à la veuve d'être autorisée par les maire et échevins. Dijon n'en fait pas mention.

III. *Les médecins.* — Nous venons de voir que la présence des médecins aux examens des apothicaires est constante, et que l'importance de leur rôle y est variable. Cette diversité, il est aisé de le deviner, indique des situations respectives mal définies, où les conflits d'influence risquent à tout instant, et pour un motif futile, de déchaîner la guerre civile entre les diverses parties du corps médical.

Y avait-il eu, à Chalon, une bataille antérieure ? L'expérience des autres villes avait-elle instruit les médecins de dangers possibles ? Le développement des apothicaires n'avait-il pas atteint les zones médicales indéterminées ? Les médecins et les apothicaires étaient-ils réellement tous sages, prudents et conciliants ? Quoi qu'il en soit, les marques respectueuses de déférence des apothicaires de Chalon vis-à-vis des médecins, semblent sincères, et si les rivalités d'influence ne paraissent pas devoir exister, c'est peut-être parce que les attributions des uns et des autres n'ont pas encore déterminé, dans cette ville, une cohésion suffisante de chacun des deux groupes, ou un contact immédiat de leurs intérêts.

A Beaune, les cas principaux de conflits sont prévus : l'apothicaire, en cas de besoin ou de nécessité, devra informer le malade de l'utilité du médecin, ne s'agirait-il que d'un purgatif ou d'une saignée ; l'apothicaire ayant connaissance d'un cas de maladie contagieuse devra en informer magistrats et médecins ; l'apothicaire non fourni d'une drogue ordonnée devra en aviser le médecin.

A Dijon, nous avons suivi, dans un précédent chapitre, la première phase d'une lutte où les médecins n'ont pu faire aboutir un règlement dominateur. Les statuts de 1614, participant d'un esprit tout contraire, semblent ignorer les médecins, dont le nom n'est cité qu'une fois au cours des longs considérants et des 26 articles. C'est le triomphe complet des revendications des apothicaires ; pas de médecins examinateurs, pas de médecins aux visites, pas de médecins pour la rédaction d'une pharmacopée ; triomphe éphémère, ainsi que nous le verrons dans la quatrième période.

IV. *Les autres métiers, les empiriques.* — A Dijon, il est interdit aux autres métiers, et spécialement aux estassonniers et épiciers, de faire des préparations de pharmacie, de vendre des drogues simples, d'avoir dans leurs boutiques des boîtes avec inscriptions latines ; les années passées chez les maîtres épiciers ou estassonniers, ne sauraient désormais entrer en ligne de compte pour la maîtrise d'apothicaire ; ainsi la séparation est bien complète et bien définitive. De plus, les jurés apothicaires pourront, dans des conditions déterminées, visiter les boutiques des épiciers et des estassonniers, ce qui indique une sorte de suprématie nettement imposée.

A Beaune, le monopole des remèdes, tant externes qu'in-

ternes, et nommément des purgatifs, est réservé aux apothicaires, dans la ville et la banlieue.

De façon générale, les empiriques étrangers à la ville ne
peuvent pratiquer que sous la surveillance stricte des jurés
apothicaires. Ceux-ci doivent, au préalable, visiter leurs drogues, et en faire rapport à la mairie, qui autorise ou non le
débit.

V. *Pestes et pauvres.* — L'organisation du service des pestes
et du service des pauvres ayant fait, à Dijon, l'objet de règlements spéciaux assez complets, les statuts n'avaient pas à y
revenir. Chalon, au contraire, dont l'organisation débute, prévoit la nomination, tous les ans, d'un apothicaire chargé d'assister les pauvres de la ville et de l'hôpital, et de les fournir
de médicaments au prix d'achat.

VI. *Visites.* — La prééminence des médecins pèse surtout
lourdement dans l'inspection des boutiques d'apothicaires.
Les Chalonnais, toujours très déférents, vont jusqu'à demander aux médecins de vérifier, chaque fois qu'ils font des mélanges, si les matières premières sont bien à leur convenance.
Cependant, leur jury d'inspection est le même qu'à Beaune :
deux jurés apothicaires, un médecin, un magistrat municipal.
Dijon, toujours réfractaire à cette influence, a son jury d'inspection ainsi composé : les jurés apothicaires, les échevins
commis, le procureur syndic, le secrétaire de la Chambre de
Ville.

VII. *Pharmacopée.* — Dès 1571, les apothicaires de Beaune
s'étaient engagés, par leurs premiers statuts, à établir une liste
des drogues dont ils seraient toujours pourvus. Cette liste, rédigée peu après, devait être affichée au devant des boutiques.

Ce n'était pas là une pharmacopée, puisque les noms d'auteurs n'étaient pas indiqués, mais une simple nomenclature
appelant, dans la suite, quelque chose de plus précis.

Les apothicaires de Chalon, en 1603, saisissent mieux l'idée
de pharmacopée en « suppliant » les médecins de leur dresser un catalogue des compositions les plus nécessaires, « avec
adjonction du nom de l'autheur ». Ce catalogue ne fit point
partie des statuts de 1603, nous le retrouverons plus tard.

Ces règlements furent appliqués sans grandes difficultés, sauf à Dijon, où le succès des apothicaires provoquait quelques malveillances. Signalons les suivantes :

En 1618, les échevins commis demandent à être présents, non seulement au jugement du chef-d'œuvre, mais encore à sa préparation. Cette requête fut adressée au Parlement au sujet de l'examen de Claude Verrière[1].

En 1628, la Chambre ayant délégué à l'examen de Corneille Alloux, deux médecins, outre les deux échevins commis, elle dut rapporter cette décision sur la réclamation des apothicaires, et n'autoriser la présence des médecins qu'au jugement du chef-d'œuvre ou examen général. Toutefois, la Ville pourra, de façon très prudente, déléguer un médecin à un examen d'apothicaire, si elle prévoit monopole ou abus de la part des apothicaires[2].

Au point de vue corporatif, un fait important pour les finances communes est à rappeler. C'est un emprunt de 1.200 l. t. fait, le 8 octobre 1619, par les jurés apothicaires, à un avocat au Parlement, moyennant une rente à payer de 75 l. (6.25 %). Cette somme fut remboursée en deux portions, la première de 800 l., le 7 avril 1620, la seconde de 400 l., le 15 janvier 1621[3].

Terminons ce chapitre par une affaire qui va nous permettre d'établir un dénombrement, en 1627, des apothicaires dijonnais, et de préjuger un peu la quantité proportionnelle des ordonnances qu'ils exécutaient. C'est au sujet de la thèse publique que la Ville voulait imposer aux médecins venant s'installer à Dijon ; ces derniers s'y refusant, il fut dressé le procès-verbal suivant. — On y remarquera que les apothicaires conservaient les ordonnances en liasses.

Procès-verbal de visite faite chez tous les apothicaires de Dijon, le 4 juin 1637, par le Contrôleur général des deniers en Bourgogne, accompagné d'un notaire, « affin de recognoistre les ordonnances, soit verballes ou par escript, que les medecins (aultres que ceux qui ont soustenu thezes publicques en ceste dite ville) ont faictes pour les malades depuis sammedy dernier, jour auquel le dernier delay à eux donné est expiré[4] ».

<hr>

(1-2) Arch. de Dijon, G, 6.

(3) Rente pour l'avocat Deslandes, contre Jean Quillardet et Claude Pérard, maîtres apothicaires à Dijon. (Arch. de la Côte-d'Or, E, 3353).

(4) Arch. de Dijon, G, 6.

Ce procès-verbal porte sur six journées, du 30 mai au 4 juin inclus, et les ordonnances, au nombre de cinquante-sept, non compris les ordonnances verbales, ont pour auteurs dix médecins réfractaires. Elles se répartissent ainsi. Chez les apothicaires :

Jean Devillebichot	12	ordonnances.
Pierre Molée	9	—
Claude Pérard	9	—
Jean Gillot	7	—
Etienne le Fèvre	6	—
Jean Quillardet, père	4	—
Pierre Quillardet, fils	3	—
Maclou Monyot	2	—
Bonaventure Fèvre	2	—
Bénigne Clémenceau	2	—
Claude Verrière	1	—
Corneille Alloux	0	—
Bénigne Molée	0	—
Simon Duprey	0	—

Soit au total quatorze apothicaires en 1627, exactement le même nombre qu'en 1555.

*
* *

Cette période historique de la pharmacie bourguignonne, nous a montré, chez les apothicaires, un effort constant de montée, une tendance progressive à l'homogénéité et le besoin de s'assurer la prépondérance sur leurs voisins immédiats que, dans leur inexpérience et leur ardeur juvénile, ils n'ont pas craint de supplanter ou même d'annihiler.

Quelles sont donc les causes de ces succès constants, déterminant le rôle progressif des apothicaires et l'heureuse réussite de leur évolution, malgré les troubles politiques, civils, religieux de cette époque bouleversée ?

Sans contredit, l'une des principales est, au dedans, la puissance corporative, dont cette période nous a montré toute la force et tous les avantages. C'est, tout d'abord, en effet, l'union de tous, réalisée par un recrutement très fermé, les fils de maîtres, leurs parents et amis, admis de préférence aux autres candidats ; union fortement armée et solidement cimentée par les attaques extérieures, par les luttes communes, et dont la cohésion et l'homogénéité ne laissaient place aux dissensions intestines ; puis, la valeur personnelle de chacun des membres, rendue obligatoire par de nombreux examens, les traditions d'honneur et de sincérité qui étaient, pour les jeunes apothicaires, l'héritage de leurs pères et prédécesseurs ; la situation pécuniaire et sociale, devenue, pour tous, de plus en plus favorable à mesure que tous montaient.

Au dehors, une cause non moins importante se trouve précisément dans ce concours, harmonieusement balancé, des intérêts communs ; harmonie réalisée par le temps, les frottements continus, la souplesse d'organisations neuves en plein essor de jeunesse ; intérêts de tous, pouvant se décomposer : en intérêts professionnels, sauvegardés par l'union corporative de tous les apothicaires ; en intérêts généraux, défendus par la municipalité, facteur d'action immédiate et proche ; en intérêts médicaux, assurant l'avenir par la présence des médecins. Ces derniers, par leur instruction soignée et leurs conceptions élevées, devaient maintenir dans sa voie le rôle social de l'apothicaire, trop enclin, comme toute individualité simple ou corporative, à sacrifier l'avantage durable à l'avantage passager du moment.

STATISTIQUE
DU NOMBRE DES APOTHICAIRES
dans les principales villes de Bourgogne
de 1480 à 1630

ANNÉES	DIJON		AUTUN		BEAUNE		CHALON	
	NOMBRE des apothicaires[1]	POPULATION approximative[2]	NOMBRE des apothicaires	POPULATION approximative	NOMBRE des apothicaires	POPULATION approximative	NOMBRE des apothicaires	POPULATION approximative
1480	10[3]	14.500		2.500		3.000		
	1ᵉʳˢ Statuts (1490).							
1490	9							
1500	10							
1510	11							
1520	15[4]							
1530	16							
1540	17							
1550	15							
1560	14	15.000						
1570	16							
					1ᵉʳˢ Statuts (1571).			
1580	16				7			
1590	14				6			
			1ᵉʳˢ Statuts (1600).					
1600	14		6		6			
							1ᵉʳˢ Statuts (1603).	
1610	12		6		9		7	5.000
	2ᵐᵉˢ Statuts (1614).				*2ᵐᵉˢ Statuts (1612).*			
1620	13		7		7		7	
1630	13	20.000	9	5.500	8	6.500	7	6.000

(1) Les chiffres indiqués sont des chiffres moyens, pouvant s'éloigner de 1 ou 2 unités du chiffre réel. De plus, nous n'avons voulu y comprendre que les apothicaires exerçants, dans le sens propre du mot, excluant autant que possible : les apothicaires ayant boutique sans être reçus maîtres ; les apothicaires reçus maîtres et n'ayant pas encore boutique ; les apothicaires, père, fils, gendre ou parents, co-habitant le même local ; les apothicaires n'ayant plus de boutique ; les serviteurs des veuves, souvent qualifiés d'apothicaires ; les irréguliers à traces fugitives dont le nombre égalait quelquefois celui des apothicaires, etc.

(2) Population évaluée en chiffres ronds, obtenus en multipliant par 5 le nombre de feux.

(3) Voir page 76 : Statistique du nombre des apothicaires à Dijon avant 1480.

(4) A la suite des statuts de 1490, près de 10 années s'écoulèrent sans réceptions de maîtres. Par contre, de 1500 à 1520, il y eut à Dijon 11 réceptions.

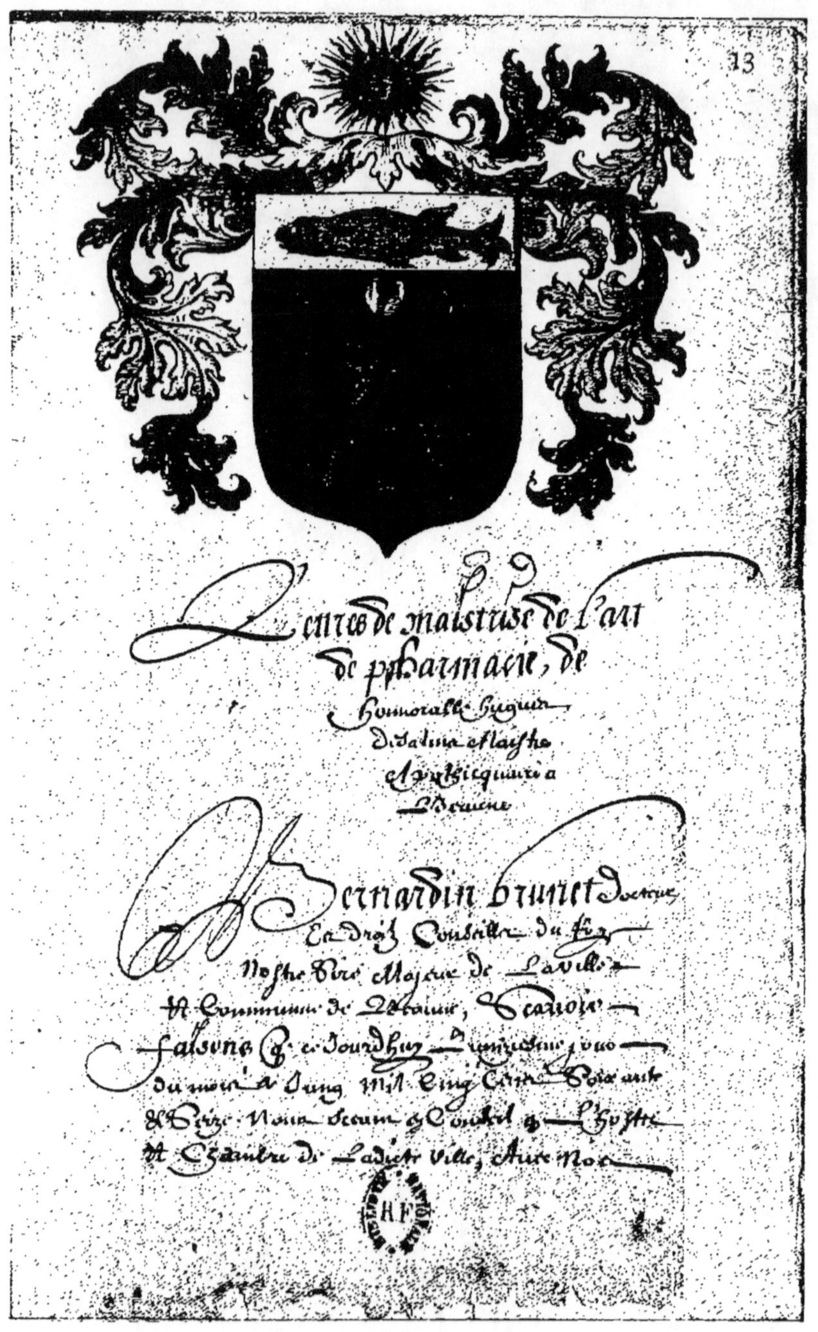

Planche VII. — BEAUNE (XVIᵉ siècle).

Lettres de maîtrise et armoiries de l'apothicaire HUGUES DE SALINS, 1576,

(Voir page 236).

CHAPITRE IX

Le Métier d'Apothicaire — L'Art de Pharmacie
La Profession d'Apothicaire

Les Lettres de maîtrise des Apothicaires de Beaune de 1576 à 1685. —
Apothicaire et Pharmacien.

CETTE page n'appartient pas plus à cette période qu'à la suivante, mais, appelée à relier l'une à l'autre, elle occupe ici une place transitoire, débordant d'un côté sur la fin de la troisième période et de l'autre sur le début de la quatrième.

Pour bien caractériser nos divisions principales ou périodes, et pour leur donner un caractère bien défini, nous les avons désignées, la première exceptée, par des titres très nets :

    Deuxième période : — boutiques, commerce.
    Troisième période : — métier, art.
    Quatrième période : — profession libérale.
    Cinquième période : — profession scientifique.

Ces titres sembleraient indiquer, à première vue, dans l'évolution des âges pharmaceutiques, des lignes absolument tranchées, ou des modifications brusques et profondes ; mais telle n'est pas notre idée : ils expriment, en réalité, la dominante de ces époques et précisent uniquement le but vers lequel elles tendent, laissant entre chacune d'elles s'écouler une série de modifications intermédiaires, permettant de passer lentement et progressivement de l'une à l'autre.

Le *Livre d'or des apothicaires de Beaune*[1] que nous avons publié séparément, vu l'importance et l'agrément de ses élé-

---

(1) A. BAUDOT, Le Livre d'or des apothicaires de Beaune. (*Bulletin de la Société des Pharmaciens de la Côte-d'Or*, n° 22).

ments constitutifs (Planche VII), va nous servir, précisément, à relier deux de ces époques professionnelles, la troisième et la quatrième, en les opposant et les unissant à la fois.

Si en effet, nous y suivons les *Lettres de Maîtrise*, nous les voyons nous révéler toute une évolution historique de l'étiquette même de notre profession.

Ces Lettres, au nombre d'une vingtaine, échelonnées entre 1576[1] et 1685, soit environ cinquante ans avant et cinquante ans après 1630, nous montrent dans leur rédaction les nuances suivantes :

Le candidat :

en 1576, est désigné du *Métier d'apothicaire,*
en 1599,　　—　　simplement *apothicaire,*
en 1625,　　—　　de l'*État de pharmacie,*
en 1628,　　—　　de l'*Art d'apothicaire et de pharmacie,*
en 1636,　　—　　de l'*Art de pharmacie,*
en 1640,　　—　　*apothicaire,*
en 1641,　　—　　de l'*Art d'apothicaire et pharmacien,*
en 1654-6,　—　　*apothicaire,* etc.....

Au début, il a *fait son apprentissage,*
en 1636, il a *appris à exercer l'art de pharmacie et d'apothicairie,*
en 1640, 1654, 1656, il a *appris la profession et l'art de pharmacie.*
en 1669, il a *appris l'art de pharmacie.*

Ses examinateurs sont :

en 1576, désignés maîtres *apothicaires,*
en 1599,　—　maîtres *dudict art et apothicaires,*
en 1606,　—　maîtres *dudict art d'apothicaire,*
en 1612,　—　maîtres *dudict art et profession,*
en 1625,　—　maîtres *dudict art de pharmacie,*
en 1636,　—　maîtres *apothicaires et pharmaciens,*
en 1641,　—　maîtres *apothicaires,*
en 1654-1656,　maîtres *apothicaires.*

Les jurés apothicaires, qui occupaient des situations à la fois mi-fonctionnaristes, mi-indépendantes, ont, relativement aux autres maîtres, des nuances plus atténuées dans leurs titres. Ils se décident cependant :

en 1625, à se qualifier de jurés *dudict art de pharmacie,*
en 1628,　—　jurés *apothicaires,*
1636 à 1656,　—　jurés *audict art,*
en 1641,　—　· jurés *apothicaires.*

Enfin, l'administration qui donne à l'apothicaire tous ses droits, le désigne :

en 1576, maître *dudict métier,*
en 1638, maître *de l'art d'apothicaire et de pharmacie.*
en 1656, maître *de ladite profession.*

---

(1) Les premiers statuts de Beaune (1571), bien que mis en vigueur dès cette date, ne furent homologués par la municipalité qu'en 1575.

Il y a donc là une transformation lente de l'étiquette, allant du métier à l'état, à l'art, à la profession, avec quelques soubresauts de retour en arrière. Néanmoins, la gradation est certaine : de 1576 à 1636, elle va du métier à l'art; puis s'arrête pour décroître, vers 1640, et reprendre ensuite sa marche ascendante vers la profession.

Presque toujours, les plus jeunes donnent l'entrain, mais se risquent parfois à des hauteurs encore inaccessibles ; derrière eux viennent les maîtres établis, puis les jurés, et enfin, fermant la marche, l'autorité administrative.

Cette étiquette, il est facile de le concevoir, n'était pas le programme d'une évolution future, mais bien la confirmation d'une situation précédemment établie, et l'on pourrait conclure en disant que, dans la succession des générations d'alors, le métier d'apothicaire était représenté par les grands-pères; l'art de pharmacie, par les pères; la profession, par les plus jeunes.

Dans tous ces documents, remarquons, en outre, l'opposition entre les mots d'apothicaire et de pharmacien qui ne sauraient être synonymes. Essayons d'en établir la différenciation.

Du seul commerce des drogues médicinales ou apothicaireries, l'apothicaire était venu à la préparation de certaines d'entre elles, au hasard des découvertes de formules des anciens auteurs. Il avait ainsi ajouté à son commerce le travail manuel et en avait fait un métier, le métier d'apothicaire. Plus tard, lorsqu'il fut plus cultivé, il put se rendre compte du pourquoi de ses manipulations, de la raison du mélange de telles ou telles drogues dans telles ou telles conditions ; son travail devint plus intellectuel que manuel et fut qualifié d'art, l'art de pharmacie. A une chose nouvelle, il fallait un nouveau nom, et ces opérations, se pratiquant sur les drogues et les poisons, en grec φαρμακόν, furent alors appelées Pharmacie, et celui qui s'en occupait devint un Pharmacien.

Mais, comme toutes les fois qu'une différenciation se produit, chacune des parties reçoit le nom de ce qui, en elle, est le plus caractéristique : l'apothicaire demeura l'homme du commerce des remèdes débités et vendus dans sa boutique, le pharmacien fut celui qui mêlait et combinait les matières premières, dans le local appelé *ouvreur*, ancêtre du laboratoire et de l'officine de nos jours. Différenciation pouvant être exprimée par l'exagération suivante : l'apothicaire vend ce que le pharmacien prépare.

La préparation raisonnée est bien la caractéristique de l'art de pharmacie, car, dans les chefs-d'œuvre ou préparations de Beaune, c'est le pharmacien qui seul paraît : *Franciscus Perier, pharmacopœus, Dyonisius Theureau, pharmacopœus..... celeberrimo* ou *dignissimo pharmacopœorum,.....* ou bien encore, la Pharmacie seulement : *Res pharmaceutica*, chaque fois qu'il s'agit de préparations. L'apothicaire reparaît lorsqu'il est question de relations extérieures générales, n'ayant plus trait à l'intimité du chef-d'œuvre ou de l'art pharmaceutique : *Chef-d'œuvre offert par les maîtres apothicaires.*

De la soudure de ces deux parties, métier et art, résulta la Profession ; le mot qui resta au xviiie siècle fut celui d'apothicaire. On disait alors couramment, la profession d'apothicaire. Le nom de *Pharmacien* devait encore attendre pendant cent cinquante ans sa consécration officielle. Elle eut lieu lorsqu'une nouvelle transformation haussa l'apothicaire à de nouveaux progrès.

Quatrième Période

1630-1789

LA BOURGOGNE ROYALE.
POUVOIR ABSOLU.

LA PHARMACIE PARMI LES PROFESSIONS MÉDICALES,
PROFESSION LIBÉRALE.

CHAPITRE PREMIER

Généralités — Communautés

Intendants et Gouverneurs. — Les Condés. — Transformation des Maîtrises :
Maîtrises royales; Suppression des chefs-d'œuvre, à l'exception de ceux
des Apothicaires et de quelques autres. — Homologation du Parlement. —
Charges royales. — Corporations, Communautés, Corps. — Apothicaires
protestants de Chalon.

RUINÉE par les guerres de la Ligue, la Bourgogne s'es-
sayait, sous l'égide du roi Henri, à ressaisir son
ancienne prospérité, lorsque, brusquement, la chute
du sceptre dans les mains d'un enfant vint affaiblir momentanément la force du gouvernement royal et renouveler les
troubles religieux et civils, troubles dont les conséquences
furent, comme toujours, l'augmentation de la misère, le
dépeuplement des campagnes, l'encombrement ou l'insuffisance militaire dans les villes, toutes choses propices à la
renaissance de l'esprit particulariste. Le Bourguignon se sou-
vint de ses ducs paternels et protecteurs, et, de ces facteurs
de désordres sortirent le soulèvement et l'émeute avec ses dé-
bordements suivis de l'inévitable répression. La défaite de ce
dernier effort de l'indépendance locale vit sombrer les privilèges effectifs et les libertés réelles de la province dans l'absolutisme du pouvoir royal. « Vous êtes pardonnés, dit le garde
des sceaux aux députés des autorités bourguignonnes age-
nouillés à ses pieds, Sa Majesté se rappelle la fidélité de vos
pères et le christianisme entré par Clotilde de Bourgogne
dans la maison royale. » Ce pardon du vainqueur laissait au
vaincu son nom, son rang, plus d'honneurs même et de

hochets, mais l'autonomie locale avait vécu de fait, et pour la Bourgogne, la date de 1630 ouvre véritablement le régime de l'absolutisme royal. Cette forme nouvelle eut pour caractéristique l'autorité civile de l'Intendant[1], haut fonctionnaire, sorte de préfet de province dont les pouvoirs étaient très étendus et quelquefois même sans contrôle. On en compte en Bourgogne vingt et un de 1630 à 1790.

A côté de cette administration civile, l'administration militaire était représentée par le Gouverneur. Là, au contraire, nous ne trouvons qu'un nom, celui des Condés, dont la dynastie gouverna la Bourgogne sans interruption, sauf pendant l'éclipse de la Fronde. Ce furent : Henri II de Bourbon, prince de Condé, nommé gouverneur de Bourgogne en 1631, qui tint surtout sa cour à Arnay-le-Duc ; son fils Louis, duc d'Enghien ou le Grand Condé, lui succéda en 1646 ; puis Henri-Jules de Bourbon, en 1686 ; Louis, en 1709 ; Louis-Henri, en 1710, et Louis-Joseph, de 1740 à 1789, époque où les divisions provinciales furent abolies. Ces princes surent s'attacher les cœurs de leurs gouvernés et souvent leur politique se ressentit des liens qui les unissaient à leur chère Bourgogne.

Les corporations d'apothicaires avaient été, à l'époque précédente, le plus souvent soumises aux règlements généraux des autres corporations, et, comme elles, avaient participé à la lutte contre le pouvoir communal, lutte dont le but était : pour les corporations, l'attribution du monopole et la suppression de la concurrence ; pour les communes, la destruction de la puissance corporative au profit du public.

Maîtresses de leur recrutement et de leur développement, les corporations s'étaient assuré une prospérité excessive, reposant uniquement sur des intérêts corporatifs. Leurs membres, parvenus à une situation brillante, en réservaient le bénéfice à leurs fils ou à leurs proches, au mépris d'étran-

---

(1) Fonctionnaire créé pour empêcher le renouvellement des révoltes comme celle de Montmorency, le « roi du Languedoc ». Les gouverneurs (comme jadis Biron en Bourgogne) faisaient de leurs provinces de véritables apanages : la création des intendants, en leur laissant tous les honneurs, leur enleva le pouvoir réel. L'intendant correspondait directement avec le roi, il était nommé et révocable par lui.

gers instruits ou meilleurs, et la maîtrise devint affaire de brigue, de luxe, de festins. Un contrôle de fantaisie, entièrement sous la dépendance des maîtres, couvrait la qualité des marchandises.

La hausse anormale du prix des denrées, l'arrogante fierté et la fortune excessive des gens de métiers, avaient rendu plus vives les revendications du consommateur, que l'autorité communale d'abord, l'autorité royale ensuite, eurent le devoir de faire prévaloir.

Affaiblie par la puissance royale grandissante et absorbante, la commune ne se sentait plus de force à défendre sérieusement ces intérêts généraux. Elle s'était bornée à des mesures palliatives ou momentanées, reculant toute solution définitive : nominations à la maîtrise réservées à la mairie ; suppression des banquets — avec accessoires et frais facultatifs, — offerts par les aspirants aux membres chargés de les examiner ; réglementation du costume trop luxueux des maîtres ; suppression du chef-d'œuvre, sauf pour les métiers de danger, et tant d'autres règlements nés ou disparus, suivant les fluctuations civiles dont cette époque était coutumière.

Devant ces abus, les États de la province se préoccupèrent, en 1614, d'y mettre un terme en émettant le vœu de voir s'accomplir la suppression radicale de toutes les maîtrises[1]. Enchantée de trouver un appui, la mairie de Dijon s'empressa[2] de demander au roi l'exécution de la mesure votée.

Les rois eux-mêmes, par politique, par prescience ou par raison, avaient favorisé ce mouvement de résistance aux corporations triomphantes, par des créations de maîtres faites à titre de don gracieux lors de quelque évènement important, à l'exception des métiers d'orfèvres, d'apothicaires, de chirurgiens et de serruriers. Et ces maîtrises royales d'occasion s'acquéraient presque sans examen[3] et sans frais, hormis le droit royal, qui était même parfois leur seule raison d'être.

---

(1) Par suppression des maîtrises, il ne faut pas entendre la suppression des corporations, mais seulement la suppression des frais, banquets, chefs-d'œuvre et autres formalités de réception.

(2) 1617, 22 août. Archives de Dijon, B, 255, fol. 70.

(3) Il en fut ainsi jusqu'à la Déclaration du roi du 30 septembre 1597, qui rendit dès lors le chef-d'œuvre obligatoire, même dans le cas de l'octroi royal d'une lettre de maîtrise.

Dans cette situation, les demandes de la mairie de Dijon et le vœu des États ne pouvaient qu'obtenir satisfaction. Les lettres royales, en forme de charte, obtenues par la ville de Dijon et portant suppression et abolition des maîtrises, à la réserve des métiers d'orfèvres, d'apothicaires, chirurgiens et serruriers, furent vérifiées et entérinées au Parlement de Bourgogne, le 17 novembre 1617. Le 21, la Ville les enregistrait et ordonnait leur publication[1].

A Autun, par arrêt du Parlement, du 14 août 1615, « les mestiers jurés, en cette ville, hors ceulx d'apothicaires, orphevres, chirurgiens et serruriers (furent) cassés, et est permis à toutes aultres personnes de travailler sans estre sujet à aulcung chef-d'œuvre[2] ».

Devant les empiètements des corporations, la commune n'avait pu qu'abdiquer ses prérogatives en faveur de l'autorité royale, et c'est bien par actes royaux que furent réorganisées, dans la suite, les communautés corporatives. Les nouveaux statuts furent, dès lors, soumis à la nécessité de l'homologation du Parlement qui seul, désormais, en assurait la validité, affirmant ainsi la prise de possession royale.

Les apothicaires, en compagnie des trois métiers cités, n'étaient pas compris dans toutes ces transformations, en raison de leur qualité de « metier de dánger » qui, à première vue, les garantissait contre les entreprises destructives venues d'en haut. Mais, en 1619, ils virent s'immiscer, parmi eux, le contrôle ou la mainmise royale sous la forme du premier médecin du roi, sorte de haut fonctionnaire chargé de maintenir et d'étendre, dans le domaine des métiers de santé, les prérogatives et l'influence du maître. Ce médecin avait, dans chaque province, un lieutenant, le lieutenant du premier médecin du roi, et, dans les lieux importants et les occasions pressantes, d'autres subordonnés, qualifiés simplement de médecins du roi, et dont les attributions étaient aussi variées que nombreuses en tout ce qui touchait à la médecine, à la pharmacie et à l'hygiène.

Si la corporation des apothicaires avait échappé aux modifications profondes qui bouleversaient le monde corporatif, elle en avait gardé les travers et les excès ; et ce sera là, ainsi que nous le verrons dans la suite, une des causes de son immobilité pendant cette période nouvelle. Dans le cours de la troisième période, nous avons suivi, en effet, une corporation nombreuse et courageuse, toujours prête à l'offensive ; nous allons, ici, rencontrer un groupement de plus en plus réduit, se limitant à une stricte défensive, sans désir de progrès et d'avenir commun, indices de régression et de disparition lente.

Comme les autres, les corporations d'apothicaires étaient soumises aux charges royales, toujours plus lourdes et plus étroites. A part les droits royaux de réception, c'était sous les formes les plus diverses et les plus imprévues que les impôts se manifestaient aux communautés. Ainsi, nous pouvons citer, en 1673, le renouvellement des statuts, contre un droit à payer ; en 1691, 1694, 1702, les créations d'offices, ou plutôt l'institution de fonctionnaires royaux à attributions spéciales sur chaque métier. Pour se débarrasser de ces importunités, les corporations furent obligées de les « racheter » contre finance ; parmi ces offices, signalons ceux de syndics, contrôleurs, receveurs, procureurs, greffiers, conseillers, etc. En 1708, ce sont les frais de justice consulaire, et, dans la suite, bien d'autres encore.

La répartition de ces impôts royaux ne pouvait se faire sans méthode, et l'administration, pour faciliter son travail, dut, en 1711, répartir les métiers en quatre classes ; les apothicaires figurent dans la première et leurs frais particuliers sont ainsi tarifés :

Droit royal d'apprentissage, 21 livres ;
—   de réception des maîtres, 90 livres, réduit à 60 livres pour les fils et gendres de maîtres.

Les frais de corporation étaient les suivants :

A chaque juré, pour la réception des maîtres, 40 sols ;
Droits de visites (4 par an), 6 livres par an.

Ces différentes charges auraient dû remplir les caisses royale et corporative, mais, malheureusement pour la corporation, la dépense dépassait de beaucoup la recette ; aussi, dans certains cas se formèrent, dans un seul but financier, des groupements où la prépondérance de l'esprit de métier était difficile à démêler. De plus, la corporation, en principe supprimée par le pouvoir royal, conservée tout au plus pour acquitter des charges fiscales, perdit son caractère ancien, et l'étiquette de communauté fut, dès lors, la seule applicable à des gens dont le seul soin commun était de remplir le trésor central. La corporation professionnelle avait sombré dans la communauté financière et nous verrons, dès lors, le mot de *corporation* appliqué à toute réunion d'artisans, de fonctionnaires, d'associés quelconques, à attributions analogues, sans autre union plus intime, et le nom de *communauté* appliqué à toute réunion de gens ayant une bourse commune, quel que fût d'ailleurs leur but particulier ou général ; ajoutons, enfin, que les marchands les plus haut placés dans l'échelle commerciale qualifiaient leurs groupements de *corps :* les corps des marchands.

Au point de vue religieux, l'information sur la religion était nécessaire, aux temps troublés du xvie siècle, pour obtenir la maîtrise. Supprimée en 1598, par l'Édit de Nantes, elle fut rétablie, avec effet rétroactif, lors de la révocation de cet Édit, en 1685, et cela fut cause de bien des émigrations[1].

La forte empreinte laissée par les luttes religieuses en Bourgogne, du fait du gouvernement des Guises, était restée très nette, entre autres dans cette ville de Chalon, réservée à Mayenne[2], avec deux autres villes de sûreté, jusqu'en 1602. On ne sera donc pas étonné de retrouver à Chalon cet esprit intransigeant opposé à la tolérance, généralement pratiquée en France, depuis 1595 jusqu'à la Révocation de l'Édit de

----

(1) Un arrêt du Conseil d'État du 21 juillet 1664 avait déjà annulé les lettres de maîtrise où n'était pas insérée la clause de la profession de la religion catholique, apostolique et romaine. (Arch. de Dijon, G, 77).

(2) « Nous voulons qu'és villes de Chalon, Seurre et Soissons, lesquelles nous avons laissées pour villes de sureté à notre dit cousin Mayenne pour six ans, et au bailliage du dit Chalon dont nous avons accordé le gouvernement à l'un de ses enfants, separé pour ledit temps de celuy de Bourgogne, et à deux lieues aux environs de ladite ville de Soissons, il n'y ait autre exercice de religion que de la Catholique, apostolique et romaine durant les six ans, ny aucunes personnes admises aux charges publiques et offices qui ne fassent profession de ladite religion. »

Nantes. Ceci nous sera facile à suivre grâce aux pièces suivantes, extraites des archives municipales de Chalon[1]. Tout d'abord, voici la requête de 1645, adressée par les apothicaires au gouverneur, prince de Condé :

A Monseigneur le Prince,
        Monseigneur,

« Les apoticaires de la ville et cité de Chalon-sur-Saone supplient très humblement vostre Altesse que, comme ainsi soit qu'en toutes les bonnes villes de ce Royaume, l'on admette point à la profession de Pharmacie ceux qui font exercice de la Religion pretendue reformée, lesquels par les Ordonnances des Roys ont tousjours esté exclus & privez des charges publiques,

« Il vous plaise vouloir ordonner, qu'en ladite ville de Chalon, tous ceux qui voudront aspirer à la maistrise de Pharmacie n'y seront point receus ny admis, s'ils ne font profession de la Religion catholique, apostolique & romaine, & que deffences seront faites à toutes personnes de la Religion pretenduë reformée de s'entremettre en l'Art de Pharmacie ; et les supplians continuëront à prier Dieu pour la prosperité et santé de vostre Altesse. Signé : P. Frere, I. Regnard, jurez, G. Burignot et G. Bertauld. »

Puis la réponse du gouverneur :

« Deffences de recevoir aucuns pour exercer la Pharmacie dans la Ville de Chalon qui soient de la Religion pretenduë reformée, à la reserve de ceux qui y sont de present establis & receus habitans. Fait à Dijon le septieme may mil six cens quarente cinq. Signé sur l'original : Henry de Bourbon, & plus bas : par Monseigneur, Girard. »

Le cas particulier se présente ensuite dans la personne de Théophile Poulet, appartenant à la religion « pretendue reformée », qui demande à subir ses examens et faire chef-d'œuvre. Les apothicaires de Chalon sont obligés, à ce sujet, d'en référer à l'intendant.

        A Monseigneur,

« Monseigneur de Machault, Conseiller du Roy en ses Conseils, Intendant de la Justice, Finance et Police en Bourgongne & Bresse.

« Supplient humblement les Maistres apoticaires de la Ville et Cité de Chalon, & vous remonstrent qu'ils sont pressez par Theophile Poulet, faisant profession de la Religion pretenduë reformée, de l'admettre au nombre des Maistres Apoticaires, soubs offre qu'il fait de subir examen & faire chef-d'œuvre, dont ils ont adverti le Procureur Scindic pour l'interest du Public, auquel peut-estre il importe que ceux de ladite Religion ne soient admis à cette profession.

« Requierent partant qu'il vous plaise ordonner audit Procureur Scindicq, de consentir ou empescher ladite reception, afin qu'ils puissent certainement repondre à la requeste dudit Poulet cy-joincte, et sera Justice. Signé sur l'original : I. Regnard, P. Frere, G. Bertauld, G. Burignot & Bertinot. »

---

(1) Voir en outre : Fouque, *Histoire de Chalon*. Chalon, 1844, p. 375.

Et l'intendant leur répond :

« Nous avons ordonné aux sieurs Maire et Eschevins, d'obeïr à l'Ordonnance de Monseigneur le Prince & empescher les supplians, ny autres d'y contrevenir. Fait à Chalon le dix-huictieme Juin 1645. Signé : de Machault. »

Et plus bas est écrit : « Signifié coppie cy-dessus donnée, les an et jour susdits, par moy Notaire Royal soubsigné residant audit Chalon, à Maistre Claude Corney, Procureur Scindicq de la presente Ville, ès presences d'Anthoine Bougot et Paschal Fratrès, clercs audit Chalon, tesmoings requis et soubsignez. Signé : Bougot, Fratres & Crochet, Notaire Royal. »

Depuis lors, assure Perry[1], il n'y eut plus de pharmaciens huguenots à Chalon. « Ostez les charges et les emplois dans les villes à ces gens-là, dit cet historien, vous verrez qu'ils changeront bientost de profession (religieuse) ». Plus tard, en 1680, il est encore interdit[2] « aux huguenots d'accoucher les femmes de l'une ou l'autre religion, sous le prétexte que des accoucheurs du culte réformé n'auraient pas fait baptiser plusieurs nouveau-nés »[3].

---

(1) PERRY (le P. CLAUDE), *Histoire de Chalon.* Chalon, 1659.

(2) FOUQUE, *Histoire de Chalon,* p. 381.

(3) A Mâcon, l'apothicaire Daniel Perraudin était, en 1667, secrétaire de la « religion prétendue réformée ». (Arch. de Saône-et-Loire, B, 1278).

CHAPITRE II

Les Communautés d'Apothicaires au XVIIe siècle

(1630-1700)

Statuts postérieurs à 1630 : Dijon, Beaune, Chalon. — Recrutement, Assemblées, Pharmacopée. — Mémoires d'Apothicaires. — Pharmacie juridique. — Préséances : l'Apothicaire et le Procureur. — La Pharmacie, profession libérale. — Louis XIV, apothicaire. — Armorial des Communautés d'Apothicaires. — Une enseigne de pharmacie d'Autun. — Confrérie d'Autun.

ᴸES institutions étaient trop modifiées par la prépondérance décisive de la royauté, pour que les statuts de 1600 à 1630, élaborés sous les régimes municipaux, ne fussent pas devenus impropres à régir, désormais, les corporations d'apothicaires.

Aussi, la nécessité de nouveaux statuts s'imposait, et nous allons les voir éclore ainsi qu'il suit[1], après 1630 :

CHALON. — *Statuts de 1638*, 15 mai,   ou *Deuxièmes statuts de Chalon.*
DIJON.   —   1652, 9 avril,   ou *Troisièmes statuts de Dijon.*
BEAUNE.   —   1658, 18 janvier, ou *Troisièmes statuts de Beaune.*

A noter pour mémoire :

PARIS. — *Statuts de 1638*, 28 novembre, ou *Statuts constitutifs de Paris*[2].

De façon générale : en premier lieu, ces statuts se rapprochent des règlements particuliers les plus récents ; en second lieu, les statuts des villes secondaires tendent vers le type adopté par Dijon, la ville capitale, tandis que Dijon

---

(1) Les statuts d'Autun (1600) ne furent pas renouvelés pendant le xviie siècle, ils furent simplement homologués par le Parlement. A Mâcon, les apothicaires établirent des statuts selon les règles et prescriptions de la ville de Lyon. A Avallon, en 1633, les apothicaires étaient visités deux fois l'an, par deux médecins, le procureur du roi, les jurés médecins et apothicaires. (Arrêt du Parlement du 21 janvier 1633).

(2) A. PHILLIPPE, *Histoire des Apothicaires.* Paris, 1853, p. 161.

essaie de s'adapter plus encore à l'organisation de Paris. C'est là, une partie de la transition provinciale, dans le passage de l'indépendance communale à la suprématie royale.

Ainsi donc, ce sont des compromis entre l'ancien et le nouvel état de choses, compromis où l'on retrouve d'antiques articles toujours bons parce qu'ils étaient sages, et aussi la recherche de l'unité définitive. L'homologation de tous ces statuts par le Parlement, au nom du roi, constitue le sceau caractéristique de cette évolution centralisatrice.

Cette homologation, généralement inconnue dans les petites villes avant 1630, se trouve indiquée, le 15 novembre 1630, sur les statuts de Chalon, et, le 29 mai 1658, sur ceux de Beaune.

Comme au chapitre VIII précédent, nous allons suivre comparativement les détails de ces documents et, pour en mieux déterminer l'esprit, nous ferons de cette étude deux parties : la première se rapportera aux analogies et aux dissemblances de ces statuts, non seulement entre eux, mais encore avec leurs correspondants antérieurs à 1630, tout ceci gravitant autour des statuts de Dijon 1614, choisis comme type ; la seconde partie mettra en présence les statuts de Dijon 1614, et ceux de Dijon 1652 ; à ces derniers, pour être complet, il eût fallu ajouter l'ordonnance de Paris 1658, mais ceci sortant de notre cadre, nous renvoyons aux travaux spéciaux sur ce sujet.

L'idée dominante nouvelle qui ressort immédiatement, à la lecture de ces pièces, est le souci d'assurer le recrutement de nos corporations dans des limites très strictes et très minutieusement édictées, idée affirmant bien la forme restrictive adoptée par les corporations d'apothicaires ainsi que nous l'avons exposé antérieurement.

Un simple calcul proportionnel vient confirmer en outre, de façon frappante, la tendance des villes de Beaune et de Chalon vers l'impulsion donnée par la ville capitale. Prélevons dans chacun des statuts, le nombre des articles consacrés au recrutement, nous trouvons, pour :

Dijon, en 1614,   15 articles sur 26, soit **60** % du tout.

Chalon, en 1603, 6   —   19, soit **32** %   —

Beaune, en 1612, 5   —   15, soit **33** %   —

Chalon, en 1638, 17   —   34, soit **50** %   —

Beaune, en 1658, 16   —   28, soit **57** %   —

On ne peut, d'après des proportions si nettes, hésiter à reconnaître la préoccupation plus active du mode de recrutement
et aussi la tendance vers l'uniformité provinciale.

Cette question occupant la plus grande partie de nos nouveaux statuts, suivons-la dans ses détails.

Apprentissage. — L'apprentissage n'était pas réglementé à
Beaune ni à Chalon. En 1614, à Dijon, le droit d'entrée est de
trois livres au profit de la corporation. L'apprenti, fils de maître, aura au moins 15 ans et sera versé dans la langue latine.
Les apprentis ne pourront changer de maître que pour raison
grave et sérieuse. Un maître ne pourra avoir plus de deux
apprentis.

Chalon, en 1638, ne précise pas encore l'âge ni le nombre
d'apprentis, mais fixe le droit d'entrée à un écu, réclame la
connaissance de la langue latine et détermine les conditions
de changement de maître.

Beaune, en 1658, prend toutes les conditions de Dijon, sauf
certaines modifications de détails, appelées à déterminer un
recrutement plus serré. Les voici : droits d'entrée, 12 livres ;
âge fixé, 16 ans au minimum ; un seul apprenti par maître ;
changement de maître réglementé.

Maîtrise. — Si nous passons aux conditions requises pour la
maîtrise, nous les trouvons amplement codifiées, relativement aux indications générales des statuts précédents. Là
encore, les règlements dijonnais servent de type, les autres
tentent de se les assimiler en les complétant ou en les augmentant.

L'information sur la religion, qui n'existe pas à Dijon, est
maintenue à Chalon et ajoutée à Beaune. De même, la connaissance de la langue latine, qui n'était pas réclamée, devient
nécessaire presque partout, car il ne suffit plus d'être bon
commerçant ou habile artisan, il faut hausser son savoir au
niveau des connaissances médicales, et l'usage du latin devient
même une sorte de monopole, en faveur des apothicaires,
parmi les gens de métier.

Trois années d'apprentissage et trois années de service chez
les maîtres des villes jurées sont obligatoires partout.

Les droits particuliers, fixés, à Dijon, à 18 livres, outre les
droits déterminés par les ordonnances générales sur les métiers

au profit de la corporation, ont été reconnus avantageux à Chalon, car, gratuite en 1603, la réception de la maîtrise oblige le récipiendaire, en 1638, au versement d'une aumône aux pauvres de l'Hôtel-Dieu, plus 12 s. t. en faveur de la corporation. Les fournitures des drogues destinées au chef-d'œuvre sont également aux frais de l'aspirant.

Les examens sont désormais fixés quant à leur nombre et à leur spécialisation : trois examens à Chalon, deux à Beaune, dont chacun est éliminatoire, le premier sur les drogues, le deuxième sur les principes de la pharmacie. L'herborisation est générale. Enfin, le chef-d'œuvre qui ne comprend à Dijon que deux compositions, en comporte trois à Chalon et à Beaune.

On remarquera également que, dans ces examens, l'influence des médecins a généralement baissé. Chalon, si déférent en 1603, ne leur laisse plus, aux examens, qu'une voix pour eux tous ; les apothicaires, seuls, assistent au chef-d'œuvre, bien que l'herborisation soit encore contrôlée par les médecins. A Beaune, les médecins n'assistent qu'aux deux premiers examens. La prépondérance médicale reçoit même, à Chalon, une forte atteinte, par la suppression de l'article 8, qui était ainsi conçu : Les apothicaires « promettent de faire voir aux medecins et jurez la dispensation des compositions notables, et mesme de celles qui entrent dans le corps humain, tant laxatives qu'autres, avant de les meslanger, afin que par icelles elles soient, selon leur merite, authorisées et attestées ou bien rejettées ».

L'influence de la mairie semble aussi décroître : à Chalon, les examens peuvent avoir lieu à l'Hôtel-Dieu, et l'Hôtel de Ville n'est plus témoin, à Beaune comme à Dijon, que de la prestation du serment de clôture, à laquelle est jointe une simple formalité de réception.

Ces succès corporatifs marquent bien encore l'empreinte de la ville capitale, où la corporation se montra, le plus souvent, réfractaire aux empiètements des médecins ou de la commune.

Fils de maîtres. — Partout les fils de maîtres sont avantagés : réduction des droits, du temps d'apprentissage et de la durée du service chez les maîtres, ramenés respectivement à

deux années ; les examens réduits à un seul ; enfin la préférence, à eux accordée, sur tous autres étrangers ou enfants
de la ville. C'était là un excès dangereux, car il marqua l'origine des dynasties d'apothicaires, trop caractérisées, aussi
bien par leurs défauts que par leurs qualités. C'était aussi le
maintien des habitudes et des procédés immuables opposé
au changement indéfini du caractère du public et des conditions extérieures. C'était enfin la diminution du nombre des
apothicaires, avantageuse à leurs intérêts particuliers, mais
préjudiciable aux intérêts généraux.

Les habitants de Chalon semblent les premiers ressentir ou
prévoir ces inconvénients, car ils stipulent que les parents ou
alliés de l'aspirant à la maîtrise ne pourront assister aux examens et au chef-d'œuvre ; ils englobent aussi dans cette prohibition, le *conducteur*, maître chargé de présenter l'aspirant et
de le conduire à travers les formalités de la réception.

La question de recrutement épuisée, il reste à étudier près
de la moitié des nouveaux statuts. Ces derniers articles, étant
la reproduction presque intégrale des articles correspondants
des règlements antérieurs à 1630, nous ne signalerons que les
nouveautés suivantes :

Visites. — A remarquer, l'atténuation de l'article vii des
statuts de Chalon : les drogues reconnues par les visiteurs,
comme vieillies et salies, ne seront plus jetées à l'eau, mais
emportées par les jurés et soumises aux magistrats municipaux ; signe assurément de temps plus doux.

Assemblées. — Une question complètement inconnue des
anciens statuts est mise au jour par ceux de 1614. Beaune
et Chalon s'empressent de se l'approprier, affirmant ainsi
une dernière fois cette tendance à la fusion générale de tous
ces règlements variés. Elle a rapport aux assemblées des
apothicaires, au mode de convocation, à l'efficacité des décisions prises par une partie des membres, et enfin, ce qui
en est une conséquence naturelle, à l'organisation des ressources financières dont le fonctionnement sera étudié plus
loin, au chapitre XI.

Pharmacopée. — Enfin, nous trouvons l'établissement d'une
pharmacopée unique, ou plutôt d'un catalogue commun où les
compositions sont indiquées avec les noms d'auteur. Nous en

avions vu l'esquisse, en 1603, dans les statuts de Chalon; elle devient un fait accompli en 1638.

Dans la deuxième partie de cette étude sur les statuts, nous n'avons qu'à résumer les quelques modifications apportées aux précédents statuts de Dijon par ceux de 1652.

La préoccupation du recrutement va toujours s'augmentant :

Dijon, en 1652, y consacre 20 articles sur 26, soit **77** % du tout.

Le droit d'entrée en apprentissage est porté de 3 l. à 6 l.; l'information sur la religion est obligatoire, aussi la connaissance de la langue latine; les examens pour la maîtrise ont désormais chacun leur objet défini : le premier examen portera sur la théorie et connaissance des plantes, le deuxième sur l'élection et connaissance des drogues, le troisième sur la pharmacie en général.

Le droit de réception à la maîtrise est porté à 100 l., au profit de la communauté.

Des médecins, il n'en est toujours point question, mais cependant nous les y trouvons sous une autre forme : Assisteront aux examens, et au jugement du chef-d'œuvre, le vicomte-mayeur si bon lui semble, et deux échevins gradués ou autres, suivant qu'il lui plaira de les choisir et pour y présider. Nous verrons un peu plus loin que les médecins pourront être nommés échevins, et ce mot de « gradué » semble être la porte de pénétration ouverte aux médecins, que les apothicaires n'entendent même pas désigner nommément dans leurs statuts.

Les Déclarations du roi[1], prescrivant ou facilitant l'établissement de maîtrises d'apothicaires dans les plus petites villes, contribuèrent, non moins que l'organisation des médecins du roi et de leurs lieutenants, à réglementer les apothicaires jusque dans les moindres centres de Bourgogne.

Le Bailliage de Charolles nous en fournit un exemple[2] :

Le 29 juillet 1666, l'unique apothicaire de Charolles, Philibert Delapraye, est assigné à la cour du Bailliage, sur demande de « noble » Mathieu Boulayne, docteur en médecine, lieutenant particulier du médecin du roi, pour

---

(1) Lettres du 14 octobre 1619, enregistrées au Parlement le 28 novembre, etc,
(2) Arch. de Saône-et-Loire, B, 614.

« faire voir » les titres, en vertu desquels il exerce son art, et, à défaut, se voir condamner à fermer boutique jusqu'à ce qu'il ait obtenu ses lettres de maîtrise.

C'était déjà une vieille affaire, dont n'avait voulu « cognoistre » l'intendant, et qui avait même nécessité un arrêt du Conseil du roi, du 30 septembre 1661.

La cour de Charolles donna raison au médecin Boulayne, et l'apothicaire fut condamné à prendre lettres de maîtrise, et à laisser visiter ses drogues en présence du juge et du procureur du roi.

Le 4 août, assignation analogue est faite aux apothicaires du ressort de Charolles, et tous sont renvoyés à l'intendant, sauf Abel Decamp et Jean Viridet, qui étaient en règle avec les arrêtés.

Sans craindre de trop généraliser, ces statuts, ces documents viennent affirmer l'existence d'une organisation méthodique des apothicaires, réalisée en Bourgogne à la fin du XVIIᵉ siècle; organisation les obligeant tous à fournir des preuves de capacité et à se soumettre au contrôle de leurs jurés et des pouvoirs publics. Les apothicaires pouvaient, en conséquence, offrir aux malades des garanties suffisantes de savoir et de bonne gestion commerciale.

Ces statuts, ces règlements leur assuraient, en retour, certains privilèges dont, avec raison, ils se montraient fort jaloux, et qu'ils défendaient avec opiniâtreté contre les autorités, lorsque ces dernières osaient y porter la main.

A Autun, le 3 décembre 1698, le procureur du roi prétendait obliger les apothicaires à se réunir à la Chambre de Ville pour nommer leurs jurés, sous le prétexte suivant :

Ce procureur, disposé pour l'instant à procéder aux visites habituelles en compagnie des jurés apothicaires, ceux-ci avaient refusé de se faire connaître, et l'un d'eux, Morisot, avait même répondu qu'à Autun, tous étaient jurés, et n'avaient que faire d'aller à la Chambre.

Finalement les choses s'arrangèrent, la municipalité y mit du sien ; les apothicaires nommèrent leurs jurés où bon leur sembla, et la visite fut ordonnée par la Ville, à jour déterminé, au cas toutefois « que ledit Morisot se trouve à la ville » (1).

Avant de passer à la Pharmacie juridique, il nous faut, parallèlement à la méthode suivie dans notre étude sur le seizième siècle, donner ici quelques listes des médicaments alors en usage dans nos pays. Nous avons choisi, comme exemples, une facture d'achat et quelques lignes d'un mémoire de vente.

---

(1) Arch. d'Autun, BB, 44, fol. 76 et 77.

Dijon. — *Facture d'achat de drogues, livrées à l'apothicaire* Meurger, *demeurant pl. Saint-Michel, près la rue du Vieux-Collège* (1644, 1648)

« Pour le Sr Meurgier, de Dijon [1] » :

	QUANTITÉS	PRIX DE L'UNITÉ	SOMMES	NOMS ACTUELS CORRESPONDANTS
« Ambre gris	on. 1/2	à lb 48	24 lb	Ambre gris.
Rheubarbe ff.	lb 2	— 11 10	23 lb	Rhubarbe.
Agaric ff.	— 1 1/4	— 4	5 lb	Agaric.
Fleurs de dittam	— 1/2	à s. 35	» 17 s. 6 d.	Fleurs de dictame.
Ellebore Bl.			» 6 s.	Ellébore blanc.
Gallangat	— 1/2	— 14	» 7 s.	Galanga.
Reglisse	— 7 1/2	— 4	1 lb 10 s.	Réglisse.
Hermodattes	— 1/2	— 8	» 4 s.	Hermodactes.
Iris	— 8	— 10	4 lb	Iris.
Pirettre	— 1/2	— 16	» 8 s.	Pyrèthre, racine.
Spica celtica	— 1/4	— 25	» 8 s.	Nard celtique.
Gingembre	— 1/2	— 10	» 5 s.	Gingembre.
Zedoard	— 1/4	— 30	» 8 s.	Zédoair.
Terra M(erita)	— 1/4	— 24	» 6 s.	Curcuma.
Balostes	— 1/4	— 40	» 10 s.	Grenadier (fleurs de).
Saffran	— 1/4	à lb 12	3 lb	Safran.
Epitimj	— 1/4	à s. 12	» 3 s.	Cuscute.
Anis d'Espagne	—12	— 8	5 lb 4 s.	Anis vert.
Cumin	— 6	— 5	1 lb 10 s.	Cumin.
S. Cartamj	— 3	— 4	» 12 s.	Semences de carthame.
S. Psillij	— 1/2	— 4	» 2 s.	Semences de psyllium.
Mirabolans quebus	— 1/2	— 30	» 15 s.	Myrobalans chebules.
Mirabolans belleris	— 1/2	— 30	» 15 s.	— bellerics.
Pignons	— 5	— 7	1 lb 15 s.	Pignons.
Dattes	— 3	— 10	1 lb 10 s.	Dattes.
Jujubes	— 1	— 10	» 10 s.	Jujubes.
Sebestes	— 1	— 10	» 10 s.	Sebestier, bois aromatique.
Muscades ff.	— 2	à lb 3 5	6 lb 10 s.	Muscades.
Poivre R.	— 4	à s. 21	4 lb 4 s.	Poivre.
Tamarins	—13	— 14	9 lb 2 s	Tamarin.

Drogue	Poids		Prix	Nom français
Cannelle ff.	— 2	à lb 3 13	4 lb 16 s.	Cannelle.
Alloes	— 3/4	— 3 10	2 lb 12 s.	Aloès.
Oppium ff.	o. 4	— 7	1 lb 15 s.	Opium.
Oppoponax	lb 1/4	— 14	3 lb 10 s.	Opoponax.
Heuphorbes	— 1/4		» 3 s.	Euphorbe (résine).
Galbanum	— 2	à s. 30	3 lb	Galbanum.
G. amoniac	— 1/2	— 36	» 18 s.	Gomme ammoniaque.
Sagapenum	— 1/4	— 25	» 6 s. 3 d.	Sagapenum.
Scamonné ff	— 1/2	à lb 12	5 lb 15 s.	Scammonée.
Mastic Bl.	— 1/2	— 3 8	1 lb 14 s.	Mastic.
Poix Bl.	— 4 1/2	à s. 6	1 lb 6 s.	Poix blanche.
G. arabic.	— 1	— 10	» 10 s.	Gomme arabique.
Camphre	— 1/4	— 55	» 13 s. 5 d.	Camphre.
Sangdarac	— 1/2	— 14	» 7 s.	Sandaraque.
Mirrhe ff.	— 1/2	à lb 4	2 lb	Myrrhe.
Storax c.	— 1 1/2	— 3 15	5 lb 12 s. 4 d.	Storax calamite.
Vittriol de C.	— 1	à s. 40	2 lb	Vitriol de Chypre (sulfate de cuivre).
Arcenic.	— 1/2	— 12	» 6 s.	Arsenic.
Orpiment.	— 1/2	— 16	» 8 s.	Orpiment.
Vittriol Bl.	— 1/2	— 16	» 8 s.	Vitriol blanc (sulfate de zinc).
Borrax de V.	— 1/2	à lb 12	6 lb	Borax raffiné de Venise.
Cœreuse de V.	— 5	à s. 8	2 lb	Céruse véritable, ou de Venise.
Soulphre V.	— 1/2	— 12	» 6 s.	Soufre vif, ou naturel.
Soulphre en C.	— 4	— 2.9	» 15 s.	Soufre en canons.
Cantarides.	— 1/2	— 28	» 14 s.	Cantharides.
S. de cittrouille	— 2	— 6	» 12 s.	Semences de citrouilles.
S. de coucourde	— 4	— 6	1 lb 4 s.	Semences de calebasses ou cougourdes.
S. de melons et concomb.	— 4	— 6	1 lb 4 s.	Semences de melons et de concombres.
Cocque de L.	— 1/2	— 28	» 14 s.	Coque du Levant.
Assa foetida	— 3/4	— 36	1 lb 7 s.	Asa fœtida.
Cortes tamaricis	— 1	— 5	» 5 s.	Ecorce de tamarix.
G. d'Alkermes	— 1/2	à lb 4	2 lb	Kermès animal.
Ambre J.	— 1	à s. 20	1 lb	Succin.
			161 lb 14 s. 3 d.»	

(1) Arch. de la Côte-d'Or, E, 3353.

CHALON. — « Memoire des remedes fournis au reverend pere prieur et religieux de l'abbaye de Saint-Pierre », par P. FRÈRE, apothicaire à Chalon-sur-Saône (1).

« Du 13 février 1669, pour un religieux, un clistere laxatif........ 12 s.

....

Du 4 juin, pour dom Joachim, 6 dragmes cristal mineral....... 6 s.
Du 14 aoust,   une medecine fort composée ... 25 s.
Du 25 septembre, pour dom Nicolas, une prise d'emulsion..... 6 s.
Du 3 octobre, pour le pere procureur, 1 once suc de reglisse noir 4 s.
.... », etc.

Les noms se répètent, avec indications fort vagues.

Les comptes d'apothicaires n'étaient pas toujours acceptés par des clients bénévoles et certains ne se gênaient point pour les contester[2]. Rien d'étonnant que, parmi ces derniers, soucieux de payer des comptes réguliers et non fantaisistes, il se soit trouvé un correcteur à la Chambre des comptes, M. Jacques Jacquinot. Celui-ci, en effet, contestait le mémoire de Monyot, apothicaire à Dijon, et le lieutenant au Bailliage avait, dans cette occurrence, ordonné de faire procéder à une expertise par des maîtres apothicaires. Mais Jacques Jacquinot n'avait pas plus confiance dans les apothicaires que dans leurs comptes, et il porta l'affaire devant le Parlement. C'est pourquoi nous le voyons, le 27 février 1671, soutenir que les apothicaires étaient trop intéressés en pareil cas, et obtenir un arrêt de réforme par lequel un médecin était chargé de l'expertise. Monyot fut condamné aux dépens[3].

Un autre point intéressant est celui de la prescription des mémoires.

Une ordonnance de Louis XII, en date de 1510, veut, parait-il, art. 58, que les apothicaires demandent le prix de leurs drogues dans les six mois[4]. La prescription pourrait donc être invoquée au-delà de ce délai. Toutefois, par un arrêt du Parlement, 21 juin 1669, les médecins, chirurgiens et apothicaires sont autorisés à réclamer, après un certain temps, ce qui leur

---

(1) Arch. de Saône-et-Loire, H, 132.

(2) Procés de la veuve Rollin, obligée de payer son médecin, Rapin, et son apothicaire, Michel Petit. — Arrêt du Parlement du 11 mars 1660. (Arch. de la Côte-d'Or, E, 3353).

(3) Arrêts recueillis par M⁰ NICOLAS PERRIER, avocat au Parlement de Bourgogne. (Bibliothèque de Dijon, Fonds Baudot, mss n° 332, p. 448).

(4) La prescription de six mois ne peut être opposée lorsqu'il y a ordonnance de médecin pour les fournitures. (LA ROCHE-FLAVIN, liv. I, tit. 12. — Traité de Bourgogne, t. IV, p. 451).

est dû lorsqu'il y a eu continuité de service, et, dans ce cas,
ils sont crus sur leur serment et au vu de leurs mémoires et
de leurs livres.

« Le médecin Loysel avoit traité et visité, pendant un certain temps, le
nommé Charmillon et sa femme, auquel sujet il leur demandoit 60 livres.
Il y eut sentence au Bailliage de Dijon, qui ordonna qu'il feroit preuve
de ses traitements ; pour quoi satisfaire, il aporta, pour toutes preuves, des
certificats de chirurgiens et apoticaires, qu'il maintint suffisants, avec son
serment supplétif. » Le lieutenant au Bailliage l'ayant débouté, Loysel en
appela. La sentence fut réformée et la Cour lui adjugea 20 l.[1].

De même « Maillot, apoticaire à Semur, demandant le prix de ses drogues
à Thevenin, 21 mois après qu'elles avoient été fournies, sur la représenta-
tion de son livre et de son serment, avoit fait condamner Thevenin, qui
apelle au Bailliage, où il fut ordonné que Maillot feroit preuve sur la déné-
gation de Thevenin ; apel par Maillot à la Cour, où la sentence fut réformée
et par nouveau jugement ordonné que la 1ʳᵉ sentence tiendroit, dépens
compensés[2] ».

Autre fait : Antoine Lefebvre, du Bailliage de Charolles, avait été traité
par Grossier, chirurgien ou empirique, la maladie étant de celles réservées
aux chirurgiens, même pour la fourniture des médicaments : « Lefebvre
néanmoins décédé, le susdit Grossier huit mois après demande son payement qu'il dit avoir été de 60 pistolles, prix convenu, sur quoi il en avoit
reçu 4. Lucienne Rey le débat de fin de non recevoir et qu'il n'est pas venu
dans les six mois, offre de jurer qu'elle ne lui devoit rien. Il y a néanmoins
sentence en la justice des lieux qui condamne Lucienne Rey à payer les
médicaments et traitements, selon qu'ils seront reconnus et affirmés par
Grossier. » Le Parlement confirme ce jugement, le 11 février 1672[3].

Toutefois, ces suspensions de prescription ne sauraient
être invoquées lorsque les livres des apothicaires et des chirurgiens présentent des irrégularités telles que blancs, antidates ou encore dans le cas suivant :

S'il existe « quelques apparences que dans le commencement les traitte-
ments ont été faits et médicaments fournis *animo compensandi* avec autre
chose, on n'a point d'égard à la demande du chirurgien ou apotiquaire.
V. g. Pierre Durand, Mᵉ chirurgien à Montcenis, traite et médicamente
pendant 10 ans Fulgon, maître d'école à Montcenis, chez lequel il envoya
pendant ledit temps ses enfans à l'école pour être enseignés ; il demande,
après les avoir retirés, ses traitements et médicaments sans offre de déduire
les mois de ses enfants durant ces dix ans. Fulgon le débat de fin de non-
recevoir, allègue un compte qui ne paroissoit point, impugne le livre de
raison de quelques deffauts, même qu'il y avoit des feuillets blancs presque
partout, dénie les parties depuis un certain tems, opose les antidates et
autres manquements, en sorte que le bailly de Montcenis ayant formé un

---

(1) Nicolas Perrier.... (Bibliothèque de Dijon, Fonds Baudot, mss nᵒ 232, p. 449).
(2) *Ibid.*, p. 448.
(3) *Ibid.*, p. 449.

préparatoire par lequel il ordonna à Durand de prouver les derniers médicaments par luy fournis, lesdites parties en apellèrent au Bailliage, où il y eut sentence qui débouta Fulgon de son apel, et faisant droit en celui de Durand, réformant, condamna Fulgon à payer lesdits traitement et médicaments, sauf à déduire les mois ; et aux dépens. Apel par Fulgon, où la cause fut plaidée par Pernot, moy (Nicolas Perrier) et Mr Daligni, avocat général : arrêt par lequel la sentence fut réformée et les parties mises hors de cour, dépens compensés ; l'arrest est du 23 février 1679, à l'audience publique »[1].

Signalons encore le privilège de l'apothicaire saisissant sur les meubles de son malade. Ce privilège n'a lieu d'être invoqué que si la saisie a été faite après la mort du malade et non lorsqu'il est entré en convalescence[2]. (Arrêt du Parlement du 4 février 1648).

Ces questions juridiques nous amènent à discuter la valeur des testaments[3] faits en faveur d'apothicaires. Voici plusieurs cas particuliers où sont intervenus les arrêts du Parlement de Bourgogne :

« Les médecins, chirurgiens et apotiquaires, durant la maladie de ceux qu'ils traitent, ne peuvent avoir aucune chose de leur libéralité, ni faire aucun traité ni contrat avec eux : L. 3, ff. (Digeste), *De extraord. cogn.* ; L. 9, Cod., *De proffessorib. et medic.* ; Mr DOLIVE, en ses *Quest.*, liv. 5, ch. 19, qui traite cela fort savemment et poliment, l'ordonnance qui deffend de donner aux tuteurs ayant été étendue à eux : si néanmoins par des actes géminés, on connaissoit que le disposant eût donné, encore qu'atteint d'une maladie cronique et de longtemps qui ne l'empêchoit pas d'agir, et que celui à qui il donne est son parent proche et son filleul, cela seroit bon. V. g. Gabrielle Pépin est atteinte d'une asme invétérée, elle a une sœur, mariée à Boillaud duquel mariage sont issus des enfans entre lesquels il y en a un qui est apoticaire, filleul de ladite Gabrielle Pépin ; avant qu'il fût marié, elle, étant fille fort âgée, lui donne à cause de mort une maison, et après, son dit filleul se mariant, elle lui donne cette maison en faveur de mariage ; depuis et 6 mois avant sa mort, elle lui fait une donation universelle de tous ses biens à cause de mort, et étant décédée, la mère du donataire plaide contre son fils pour faire casser ces donations, notamment la dernière, car cette mère étoit héritière *ab intestat*. La cause portée par un article d'apel à la Cour : arrêt par lequel les donations furent confirmées, dépens compensés ; plaidants : Chesne, Seguenot et Me Languet, procureur général. L'arrêt est de l'Audience publique, le 7 juillet 1665 »[4].

---

(1) NICOLAS PERRIER.... (Bibliothèque de Dijon, Fonds Baudot, mss n° 232, p. 449).

(2) Bibliothèque de Dijon, Fonds Baudot, mss n° 156, t. I, fol. 290.

L'apothicaire, d'ailleurs, n'est privilégié que pour les médicaments seulement de la maladie dont le débiteur meurt et non pour ceux fournis dans d'autres maladies. (LA ROCHE-FLAVIN, liv. I, tit. 12, art. 2; liv. VI, tit. 67, p. 546).

(3) Au XVIe siècle, les testaments faits en faveur des apothicaires ne pouvaient être exécutés; ainsi le décida un arrêt du Parlement de Bourgogne du 4 février 1599. (BOUVOT, t. II, *Testament*, q. 2; *Ibid.*, q. 21. — PHILLIPPE, *Histoire des Apothicaires*, Paris, 1853, p. 147).

(4) NICOLAS PERRIER.... (Bibliothèque de Dijon, Fonds Baudot, mss n° 232, p. 447).

Mais si le médecin, chirurgien ou apothicaire n'est pas filleul, c'est autre chose.

« ..... Un nommé Ruese, cordonnier de Bresse, a pour femme Bernarde Margueron, et de leur mariage ils ont pour fils André Ruese ; cette Margueron avoit alleté une fille (Izabeau) d'un nommé Maillet (Charles Maillet, apothicaire) ; la dite Margueron, en l'absence de son mari et elle étant malade, fait son testament par lequel elle institue son fils (André) son héritier, et où il viendroit à décéder sans enfans, elle lui substitue Izabeau Maillet et à deffaut Charles Maillet ; ledit Maillet, apotiquaire, avoit servi la testatrice dans sa maladie, dont elle décéda. Ruese, averti de ce testament, se pourvoit par devant le lieutenant de Bourg pour faire casser la substitution ; pendant le procès, André Ruese, son fils, décède, en sorte que la substitution est ouverte au profit d'Izabeau Maillet ; il est question de sçavoir si elle aura lieu ; il y a sentence qui la déclare ouverte au profit d'Izabeau Maillet : Ruese en apelle et la cause est plaidée en l'audience publique le 31 juillet 1662.....

« Ruese dit, que les apotiquaires sont incapables de recevoir, que la testatrice a donné indirectement en donnant à sa fille, que c'est faire fraude à la loy *per interpositam personam* : l'intimé (Maillet) répond qu'il n'est pas l'apotiquaire ordinaire mais un autre, que sa fille avoit été allaitée et nourrie par la défunte, que ce qu'elle en avoit fait étoit par pure affection, approuvée par les loys, comme nous le reconnaissons par le § *Justœ autem, 5,* Institut., *Quib. ex caus. licet manumitt.;* et la L. 1, Cod., *Quœ res pig. oblig.;* de même par la Loi 13, *Si collect.* ff. (Digeste), *De manumissis vindicta,* et par la L. 1, § 3, ff. (Digeste), *De suspect. tutorib.* Arrêt par lequel la sentence fut réformée, la substitution cassée et la succession d'André Ruese adjugée au père, dépens compensés. L'appelant (Ruese) objecte au père de l'intimée que la défunte n'avoit pu substituer, parce qu'elle étoit de basse condition, et citoit l'art. 125 de l'ordonnance de 1629, mais la Cour ne prit pas ce motif parce que cette ordonnance ne parle que des personnes rustiques[1]. »

Ces divers jugements nous conduisent à une curieuse affaire de préséance. Le besoin d'ordre et de régularité sociale était devenu tel que les questions de préséance et d'étiquette risquaient souvent de déchaîner de longs et graves procès, et il n'était pas rare d'y voir une discussion personnelle dégénérer en une affaire corporative.

Toutes ces préséances s'établirent lentement, à la suite de conflits répétés, et l'on crut être arrivé à construire une échelle unique dont chaque individu constituait un échelon déterminé.

Claude Bardin fils était né vers 1614. Dès son jeune âge, il fut appelé à recueillir la succession de son père Claude Bardin, apothicaire, emporté par la peste, victime de son devoir,

---

(1) Nicolas Perrier.... (Bibliothèque de Dijon, Fonds Baudot, mss n° 232, p. 447).

le 28 mai 1631. Sa mère, Françoise Cornuel, veuve d'apothicaire, garda la direction de la boutique jusqu'au 17 octobre 1636, date à laquelle Claude Bardin fils fut reçu à la maîtrise et put entrer en possession définitive de sa profession d'apothicaire.

Malgré la malheureuse affaire où, tout jeune, ainsi que nous le verrons plus loin [1], il se trouva compromis, il sut gagner la considération et l'estime de ses contemporains ; en 1656, en effet, il est nommé juré par ses pairs, et, en 1657, bâtonnier de la Confrérie du Saint-Sacrement en l'église Saint-Pierre de Beaune. C'est au sujet de ce dernier titre que nous allons le suivre, revendiquant la préséance des apothicaires sur les procureurs [2].

Voici d'abord l'exposé des faits tels qu'ils sont relatés dans les requêtes adressées au Parlement par les deux parties :

D'une part, Claude Bardin et les apothicaires de Beaune ; d'autre part, François Virely, procureur au Bailliage, et les syndics des procureurs.

« Requeste dudit Bardin, à ce qu'attendu que ledit Virely ayant esté receu, le premier de janvier 1657, pour faire la charge de bastonnier de la ditte confrairie, il auroit pretendu debvoir preceder ledit Bardin, antien bastonnier... et... s'y seroit... installé, quoy qu'il ne l'eust permy,..... tant parce que ledit Bardin estoit plus aagé que luy et marié avant luy, que parce qu'il estoit antien bastonnier, Et voire audit mestier d'apoticaire auparavant que ledit Virely le fust en la charge de procureur. Aultre que par divers arrests, mesme par celuy du dixiesme juin 1630, la preseance en toutes assemblées avoit esté adjugée aux apoticaires au prejudice des procureurs ; et comme ledit Bardin..... ne se pouroit pourvoir pardevant les officiers dudit bailliage, parce que aulcun procureur ne vouloit postuler pour luy, il plust à la Cour ordonner que, pardevant commissaire d'icelle, ledit Virely seroit assigné, pour voir dire que ledit Bardin seroit maintenu, à son exclusion, en sa possession et jouissance de laditte charge de bastonnier, etc... »

Requête des procureurs, « au faict de la preseance, que..... Bardin pretendoit, en consequence d'un arrest rendu en ce parlement le 8° juillet 1627 » ;..... Attendu « qu'il ne s'en peust prevalloir au prejudice..... des procureurs ;..... Que ledit arrest ne comprendroit que les bourgeois et notables marchands, du nombre desquels ils (les apothicaires) ne pourroient estre, la pharmacie n'estant qu'un mestier, pour lequel il y avoit maistrize, de mesme que pour la chirurgie, — il pleust à la Cour ordonner que, par devant commissaire d'icelle, ledit Bardin et tous autres qu'il appartien-

---

(1) Voir chapitre VI suivant.
(2) Le *procureur* correspond à notre avoué moderne, mais dans un sens beaucoup plus large.

droit seroient assignés, pour voir dire..... que lesdits procureurs seroient
maintenus au droict de preceder, en tous actes d'assemblées, iceluy Bardin
et tous aultres apoticaires....[1] »

Voici quelques arrêts rappelés par la Cour et les parties :

Arrêt du 9 décembre 1625. — Les apothicaires de Dijon ne faisant « tra-
ficqs et negotiations de marchandises... », ne sont pas considérés comme
marchands, par les impositions.

Arrêt du 22..... 1626. — Sur la préséance réclamée par Philibert Jeannin,
conseiller du roi, contrôleur de ses finances dans la province, échevin de la
ville de Dijon, contre Pierre de Gissey, bourgeois, et Claude Verrière, apothicaire à Dijon, aussi eschevins ; une délibération de la Chambre de Ville
avait « ordonné par forme de Reglement, à l'advenir, que les officiers ne
seroient considerés en ladjtte Chambre que comme bourgeois, et n'y auroient
rang de seance qu'en ordre de leur mariage..... » L'arrêt, du 22..... 1626,
annule cette délibération et décide que les conseillers du roi, et privilégiés
(pourvus d'offices privilégiés), précéderont les bourgeois et marchands,
même quand ces derniers seront plus anciennement mariés.

Arrêt du 10 juin 1630. — Une sentence du Bailliage d'Arnay-le-Duc, du
20 février 1630, contenait « que... Jean Desperrier, maistre apoticaire à Arnay... » donnerait sa voix, en l'élection des magistrats, avant Jacques Bon-
nard, notaire royal et procureur dudit Bailliage. La prévôté d'Arnay-le-Duc,
ayant réformé cette sentence, celle-ci fut rétablie par l'arrêt du Parlement du 10 juin 1630.

Arrêt du Conseil privé du roi, du 11 septembre 1648, établissant que, dans
la ville de Troyes, il ne pourrait y avoir qu'un officier nommé échevin à
chaque élection, et que, si cet officier était un procureur, le marchand précéderait le procureur, en toutes occasions.
Plusieurs actes des conseils des marchands de Dijon, Autun, Chalon nous
montrent des apothicaires comme juges, à ces conseils.

Ces différents arrêts sur les questions de préséance nous
montrent quelle importance nos pères attachaient à ces nuances d'étiquette, et nous ne serons plus étonnés, en lisant une
partie de la longue discussion qui éclata, à ce propos, entre
les apothicaires et les procureurs de Beaune. Voici des extraits
de la plaidoirie [2] de F. Perrier pour F. Virely, procureur :

« .... Bardin ayant pris dans sa requeste la qualité de Juré des maistres
appothicaires de cette ville, et y ayant fait mention du pretendu arrest
donné au profit d'un appothicaire d'Arnay-le-Duc contre un Procureur,
il n'agist pas en son nom, mais en celuy de ses confreres et de tous ceux de
sa profession, tellement qu'il est vray de dire que toute la difficulté dont

---

(1) L'arrêt et ses considérants sont au registre des apothicaires de Beaune. (Cabinet de M. DE MONTILLE, président de la Société d'Histoire et d'Arch. de Beaune).

(2) Recueil manuscrit de notes et brouillons de plaidoyers, de FRANÇOIS PERRIER,
avocat au Parlement de Bourgogne (fin du XVIIe siècle), appartenant à M. PIERRE
PERRENET, avocat à la Cour de Dijon, qui voulut bien m'en donner communication
et m'aider de son aimable compétence dans cette étude quelque peu juridique.

il s'agist ne consiste qu'en un point d'honneur et qu'à sçavoir qui, des Procureurs ou des Appothicaires, doivent preceder.....

« Messieurs, les Appothicaires ne s'entendent qu'à donner des pillules et des clysteres, encore fault-il que ce soit par l'ordonnance des Medecins.....

« Chose estrange que la vanité des Appothicaires ose s'eslever si orgueilleusement dans la Maison de Dieu », — le conflit avait surgi dans une église, — « où tout contribue à leur faire avoir des pensées de bassesse et d'humilité.

« Mais, puisqu'enfin leur ambition faict le sujet de cette cause et qu'il s'y agist de savoir qui, de Maistre François Virely, procureur, ou de Bardin, Maistre Appothicaire, doibt preceder dans la charge de bastonnier où tous deux ont esté esleus,

« Il faut examiner qui des deux est le plus eslevé en condition, comme estant le seul point qui doibt faire la decision de cette cause....

« Pour cela, il fault observer que Bardin, par la requeste qu'il a presentée à la Cour, a exposé quatre raisons par lesquelles il a dit qu'il devoit preceder celuy pour qui je parle, Virely :

« La 1re, qu'il est plus aagé que luy,

« La 2me, qu'il est marié auparavant luy,

« La 3me, qu'il est premier appothicaire qu'il n'est procureur, et la 4me et plus considerable, qu'il est plus antien dans la charge de bastonnier.

« Quand les trois premieres raisons de Bardin seroient veritables (que non) il n'y auroit qu'une responce à faire...., car il n'est pas vray, en fait, que Bardin pour estre plus goutteux que Virely, soit plus aagé que luy, la goutte ne se mesure pas au nombre des années, et quoyque celuy, pour qui je suis, soit moins goutteux que Bardin, la verité est pourtant qu'il est plus aagé que luy, qu'il est premier marié que luy et plus antien procureur qu'il n'est antien maistre appothicaire.

« Mais je veux supposer que Bardin ayt tout l'advantage ; de ces trois poincts, en peut-il conclure qu'il doive preceder Virely à moins que de faire voir qu'il soit d'une plus honnorable condition.

« ... Doncq, de quel aage que soient deux personnes, en quel temps qu'elles ayent estées mariées toutes deux, et de quelque ordre qu'elles ayent estées receues chacune en leur profession, il est certain que celle-là la doibt preceder, qui est d'une plus honnorable et d'une plus eminente condition.

« ... Mais, dit Bardin, je suis plus antien bastonnier, et partant quand il seroit vray que ma profession d'appothicaire devroit ceder à celle de procureur, je le devrois toujours emporter parmy les bastonniers, à raison de mon ancienneté....

« Cette usance est abusive ; parce qu'elle a esté deraisonnable dans son commencement, elle ne sauroit donc faire loy contre quiconque la voudroit disputer.....

« Mais comme la reformation de cet abus est inutille à ma cause, puisque je pose en fait, et que j'ay des pieces en main pour le justiffier, que les fabriciens et bastonniers de l'Eglise St-Pierre en usent tout autrement, et qu'ils ont de tout temps observé que les plus antiens en charge le cedent aux nouvellement esleus, quand ils sont plus relevés en condition....

« ..... Le sieur Claude Laurenchet, bourgeois, ayant esté esleu bastonnier en mesme temps que Virely, Bardin luy a cedé la premiere place, parce que sa condition de bourgeois estoit plus relevée que celle d'appothicaire.

« Mais à l'esgard de Virely, il luy... a soustenu qu'il le devoit preceder..., parce qu'il a pretendu que la profession d'appothicaire estoit plus relevée que celle de procureur, autrement il auroit cedé à Maistre François Virely de mesme qu'il a fait au sieur Laurenchet.

« Et pour donner aux circonstances particulieres dont Bardin se veut prevalloir tout ce qui y peut estre defferé, il faut dire qu'elles aboutissent du moings à pretendre que la profession d'appothicaire doibt aller de pair avec celle de procureur, puisqu'il soubtient qu'on doibt avoir esgard à son antienneté, à son aage et à toutes les autres circonstances dont il a esté parlé.

« … La difficulté ne consiste qu'à examiner la condition des deux partyes et scavoir laquelle est la plus honnorable et qui le doibt emporter….. » Car « si la cause estoit jugée à l'advantage de l'appothicaire Bardin, tout le corps auquel il appartient ne laisseroit pas de s'en prevalloir….. »

Quelle est la condition la plus honorable, ou des procureurs ou des apothicaires ? Les déclarations de Bardin sont autant « d'amorces et de pillules dorées, pour faire avaller aux procureurs l'absynthe, qui est cachée soubs leurs artificieuses preparations.

« … Les estats aussy bien que les sciences tirent leur dignité de la noblesse de leur objet. » Toute condition tire sa dignité de la noblesse de son art.

La justice est l'objet d'un procureur, la santé du corps humain celui d'un apothicaire ;

« Or, la justice est un objet bien plus noble et bien plus eslevé que celuy de la santé ;

« Doncq, la condition qui a pour object la justice est plus noble que celle qui n'a que la santé pour son object.

« … On pourroit dire, cependant, que la profession qui a la santé pour object est preferable à toutes les autres puisqu'elle tend à la conservation de la chose la plus pretieuse qui se puisse souhaitter.

« … Il y a autant de difference de la Justice à la santé que du Ciel à la Terre…

« … Les advocats precedent en toutes rencontres les medecins, comment estre donc que les appothicaires, qui sont plus esloignés des medecins que les procureurs ne sont des advocats, osent pretendre de l'emporter pardessus les procureurs ?

« … Quand le mot Maistre precede le nom, il denote une qualité sans comparaison plus eslevée que quand il est mis après » ; Bardin lui-même l'a bien reconnu quand il dit : Maître François Virely, procureur, et de lui : Claude Bardin, maître apothicaire [1].

Virely a bien le droit de se nommer maître puisqu'il tient son office du Roi ; Bardin au contraire n'a de sa part aucun droit de se qualifier de maître, sinon en la manière dont il s'est nommé par sa requête « ascavoir maistre apothicaire ».

Les marchands ne vendent que ce qu'ils ont façonné, tandis que les apothicaires vendent beaucoup de choses comme ils les ont achetées et beaucoup qu'ils ont façonnées ; ils tiennent le milieu entre les marchands et les artisans, « c'est la raison pourquoy on les apelle maistres appothicaires, ce qu'on ne feroit pas s'ils estoient veritablement marchands.

« Et partant, il ne faut pas qu'ils pretendent aller de pair et jouir des advantages et des prerogatives des marchands.

---

(1) Cette distinction faite par l'avocat n'était pas générale, car précédemment nous avons vu, de façon presque régulière, le nom propre de l'apothicaire être, au contraire, précédé du mot « maître ».

« Que si il y a eu un arrest rendu à l'advantage d'un nommé Desperrier, appothicaire d'Arnay-le-Duc, contre un Procureur, ce n'a pas esté sa qualité d'Appothicaire qui l'a faict preferer ; mais ça esté parce qu'il estoit pour lors eschevin de la communauté, et capitaine des hommes d'Arnay-le-Duc » ; le procureur n'avait que sa qualité de procureur.

Quand on a besoin d'un appothicaire, on le mande et on le fait venir chez soi ; d'un procureur, on va le chercher dans sa maison et partout ailleurs ; ce qui marque que la profession d'un apothicaire est servile.

« ... J'en prends à tesmoing les partyes mesmes de cette cause où vous voyés que Bardin est precedé par son Procureur, et neanmoins il fault qu'il tombe d'accord qu'il y auroit necessité qu'il fût derriere s'il luy falloit donner un lavement.

« Et pour finir enfin par un agreable trait de Martial qui descouvre adroittement la verité du mestier d'appothicaire au sujet que l'un d'eux avait quitté sa profession d'apothicaire pour se faire fossier, je ne me peux empescher de dire :

> Pharmacopola fuit, nunc est vespillo Diaulus.
> Cœpit quo poterat clinicus esse modo. (Lib. I, Epig. 31) »[1].

L'avocat fut sans doute éloquent ; mais sa cause était mauvaise, car l'arrêt fut rendu en faveur de l'apothicaire :

« La Cour, faisant droict esdittes instances, a ordonné et ordonne que ceux qui se trouveront avoir esté les premiers ès emploix et fonctions publiques, ou, à deffaut de ce, qui seroient les plus antiens dans le mariage, auront la preseance par-dessus les autres, en toutes assemblées publiques et particulieres, et, ce faisant, ledit Bardin precedera ledit Virély en laditte confrairie, despens entre lesdites parties compensés. Fait en Parlement, Chambre des enquestes, à Dijon, le vingt-septiesme may 1658. »

Cette affaire ne clôturait pas la discussion, elle vint simplement s'ajouter à la suite des autres précédents.

En 1677, en effet, un appel analogue est plaidé au Parlement de Bourgogne sur un différend de même nature, mais ayant eu lieu cette fois entre l'apothicaire Chicheret et un procureur de Nuits. L'un et l'autre, élus échevins, voulaient avoir la préséance, et la municipalité de Nuits avait donné, par provision, raison au procureur. La Chambre des vacations du Parlement, se conformant à l'usage établi à Dijon et à Beaune, décida, le 23 septembre 1677, que l'apothicaire Chicheret précéderait le procureur Camy, comme plus ancien marié[2].

La caractéristique de tous ces procès de préséance est bien nette : les apothicaires éprouvent le besoin, pour supplanter

---

(1) Vers *inspirés* de MARTIAL, Lib. I, Epig. 31 et 48.
(2) FRANÇOIS PERRIER.... (Cabinet de M. PERRENET, avocat à la Cour).

les uns ou les autres, de faire prévaloir non pas leur valeur personnelle, mais bien leur qualité d'apothicaires.

Ce n'était plus un métier ; c'était une profession de tous points honorable et considérée, et c'est pourquoi on devra dire désormais que les apothicaires exerçaient une profession libérale, ce qui est confirmé par le certificat suivant :

1689, 10 juin. — « Sur la requeste presentée par le sieur Champion, marchand appotiquaire au bourg de Vanvey[1], ouy le procureur sindicq en ses conclusions, la Chambre etc... a deliberé qu'il sera delivré certifficat et attestation que les marchands maistres appotiquaires de laditte ville ne sont point de profession mecanique, au contraire, que c'est un art liberal, dont ceux qui l'exercent entrent indistinctement aux charges d'eschevins, lors qu'ils y sont nommés avec les bourgeois et marchands, selon l'ordre de leur mariage, et que les (sieurs) Remy Turel et Carrelet, cy devant appotiquaires de laditte ville (de Dijon), en fermant leurs boutiques, ont esté receus dans les charges de conseillers du Roy, correcteurs en la Chambre des comptes de Bourgogne et Bresse, commanceans le premier degré de noblesse, et sera ledit certifficat signé par le secretaire, auquel les sceaux de laditte ville seront apposés pour valloir audit Champion ce qu'il appartiendra »[2].

Les apothicaires n'avaient pas toujours été aussi bien partagés pour l'entrée dans l'échevinage, car, lorsque le roi eut réduit, en 1668, le nombre des échevins de Dijon, les professions médicales n'étaient pas comprises dans les corps d'où l'on pouvait les tirer. Cet oubli était-il volontaire ou non ? Toujours est-il que les intéressés réclamèrent et obtinrent gain de cause, car, le 20 février 1669, le Parlement, en enregistrant les lettres du roi, ajouta que les médecins, apothicaires et chirurgiens pouvaient être nommés échevins de Dijon et que, s'il en « arrive quelque inconvenient à l'execution desdites lettres, de très humbles remonstrances en seront faictes au Roy »[3].

Louis XIV, certainement, estimait trop l'art pharmaceutique pour se montrer dédaigneux de ses confrères en cette profession, car lui-même possédait une « apothicairerie à Versailles où il travaille seul à faire des remedes pour l'hernie, qu'on dit infaillibles, et, de peur qu'on ne sache ces remedes, il se fait apporter une infinité de drogues qui ne servent à rien pour

---

(1) Vanvey (Côte-d'Or), près de Châtillon-sur-Seine et du Val-des-Choux, était au xviiie siècle, d'après Courtépée, un bourg de 190 feux (près de 1000 habitants).

(2) Arch. de Dijon, B, 328, f. 232 v°.

(3) Bibliothèque de Dijon, Fonds Juigné, mss n° 35, fol. 38 v° et 105 v°.

guerir ce mal-là, afin de donner le change à ceux qui le voudroient savoir ; il le rendra public quand il sera temps comme il a fait celuy du medecin anglois pour la fievre après sa mort. Il travaille seul à ces remedes, qui sentent extraordinairement mauvais » [1].

Les apothicaires pouvaient donc s'honorer de compter un de leurs émules sur le trône, ce qui semblait les grandir encore. A l'instar des familles nobles, ils s'étaient pourvus d'armoiries particulières et corporatives, et frappaient leurs boîtes ou décoraient leurs vases en poterie, de leurs écussons enluminés.

L'*Armorial d'Hozier*, en 1696, présente une quantité notable de blasons de communautés d'apothicaires et même quelques écus particuliers. Ces derniers trouvant leur place naturelle dans le chapitre biographique, nous donnerons seulement ici la liste des corporations d'apothicaires pourvues d'armoiries officiellement enregistrées par d'Hozier (Planche I).

La Communauté des Apothicaires de la Ville de DIJON [2]...	44 [3]	II, 516 [4]
D'or, à trois barres de sable.		
La Communauté des Maîtres Apothicaires de la Ville d'AUTUN.............	76	II, 560
D'azur, à une bande d'argent.		
La Communauté des Maîtres Apothicaires de la Ville de BEAUNE	60	II, 511
De sable, à une seringue d'argent.		
La Communauté des Maîtres Apothicaires de la Ville de CHALON-SUR-SAONE.............	31	II, 166
D'azur, à trois serpents posés en triangle et entrelacés d'or.		
La Communauté des Maîtres Chirurgiens et Apothicaires de St-JEAN-DE-LOSNE.............		II, 124
D'argent, à un saint Côme en habit long de gueules, couvert d'un bonnet carré de sable.		

---

(1) Mémoires de M. DE LAMARRE, t. II, 1682, p. 41. (Bibliothèque de Dijon, ancien fonds, mss n° 493).

(2) *Hozier (Ch. d'). Armorial de France,* publié par BOUCHET : Généralité de Bourgogne.

(3) Numéros de référence de : *Armorial manuscrit d'Hozier,* 2ᵉ partie contenant les armes coloriées avec simple mention de celui qui les porte. (Biblioth. Nationale).

Légende pour la reproduction graphique des couleurs (planche 1) :

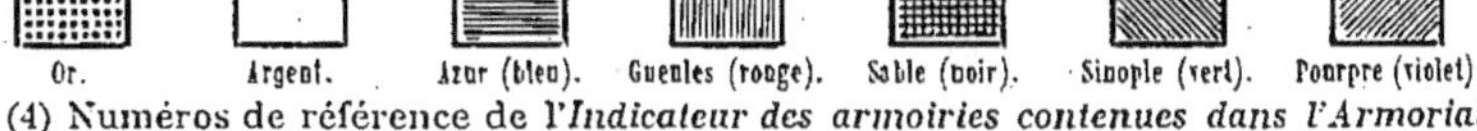

(4) Numéros de référence de l'*Indicateur des armoiries contenues dans l'Armorial général de d'Hozier,* par ULYSSE ROBERT.

La reproduction d'une enseigne de pharmacie XVIIe siècle placée en tête de ce chapitre (Planche VIII) demande ici quelques développements. Le tableau original, qui servait encore d'enseigne, au XVIIIe siècle, à l'ancienne pharmacie Cosseret, est actuellement au musée Rolin[1], à Autun. Cette peinture qui, d'après la coiffure et le costume des personnages, remonte à l'époque de Louis XIII, représente l'intérieur d'une pharmacie garnie de vases contenant les précieux onguents destinés à procurer à l'homme la santé de l'âme et du corps. Deux groupes occupent le premier plan : dans l'un, le malade, assis sur une chaise, reçoit par la bouche, d'un air de béatitude, la drogue que l'apothicaire lui fait prendre, tandis que, par le côté opposé, il laisse échapper les causes de la maladie ; dans l'autre, l'aide de l'apothicaire introduit un jeune visionnaire dans un four, de la cheminée duquel s'exhalent toutes les visions qui hantaient l'esprit du pauvre malade. Au-dessus, ces deux vers qui expriment le soulagement que nos maux trouveront dans l'officine[2] :

> Le Medecin garissant phantassie
> Purgeant aussy p. drogues la Folie.

On ne devait pas s'ennuyer dans les rues, si toutes les boutiques des villes possédaient des enseignes aussi humoristiques.

Une autre enseigne semblable, à quelques différences près, est encore à Sennecey-le-Grand dans la collection de Mme Rousselot, veuve du docteur. Le principal personnage porte la fraise, au lieu du col plat et rabattu, indice d'une date un peu plus ancienne ; le nombre des pots y est deux fois moindre ; la devise, inspirée d'un vers de Martial, est la suivante :

> Quod sis esse velis nihilque malis.

Il est à supposer que ces enseignes ont dû subir de la part de leurs possesseurs successifs, des réparations importantes et des transformations imposées, soit par le goût du jour, soit par la fantaisie des apothicaires, à qui elles servaient de réclame.

Signalons aussi, à Autun, l'existence d'un vase[3] à thériaque, très curieux, daté de 1682 (fig. 7).

---

(1) Ce tableau fut donné au musée par Mme Duchamp, veuve du pharmacien Duchamp, l'un des successeurs de Cosseret, et le prédécesseur de M. Dubois, d'Autun.

(2) *Mém. de la Société Éduenne*, t. XXV, p. 399.

(3) Ce vase, propriété de M. Dubois, pharmacien à Autun, mesure 0[m]40 de haut sur

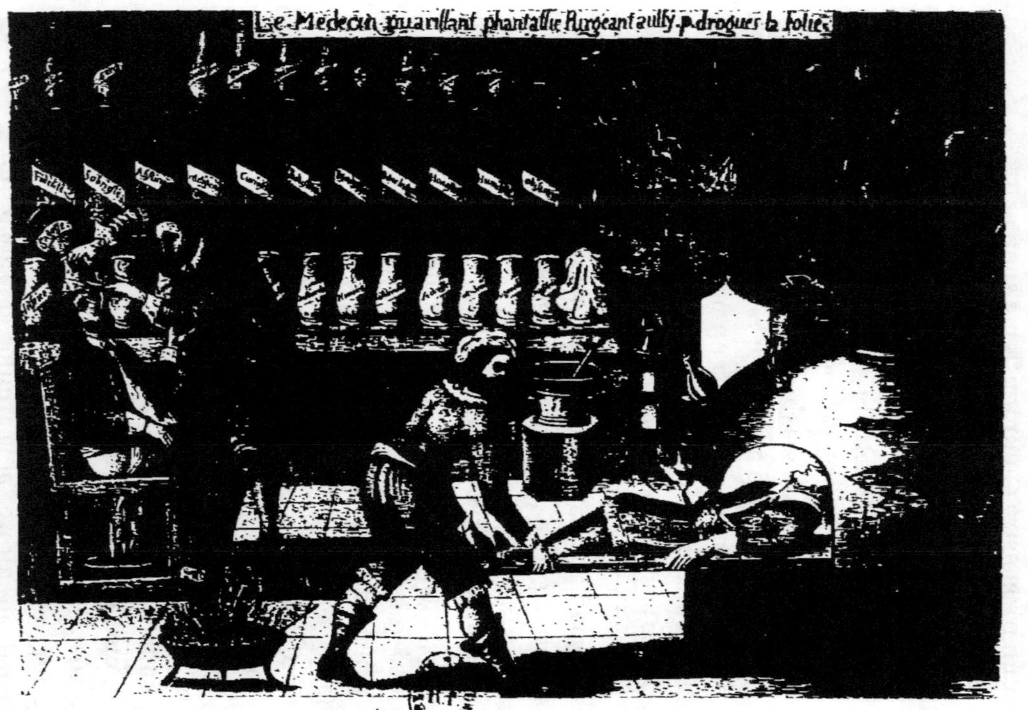

Planche VIII. — AUTUN, Enseigne de pharmacie du XVIIᵉ SIÈCLE.

Cliché de M. L. Denizot.

(Voir page 270).

...ns vu, par l'*Armorial d'Hozier*, que, dans les villes
...thicaires étaient peu nombreux, ils appartenaient à
...munautés mixtes, comprenant aussi les autres mem-
...des corps médicaux. A Autun, les intérêts religieux des
...thicaires étaient liés à ceux des médecins et des chirur-
...ens, et tous ne formaient qu'une seule confrérie mixte, sous
...patronage des saints Côme et Damien[1].

« Par contrat notarié du 22 septembre 1684, les medecins, chirurgiens et
...thicaires ont fondé les premieres et les secondes vespres de l'office de
...Saint-Côme et Saint-Damien, quadruple, avec une messe haute à diacre et
...sous-diacre, à l'autel desdits saints, en l'eglise collegiale d'Autun, le jour
...de la fete ; et le lendemain, une messe haute pour les defuncts, pareillement
...à diacre et sous-diacre, repondues par tous les chanoines, avec le *de pro-
fundis* et oraisons à la fin ; pour laquelle fondation, ils nous ont donné la
...somme de 400 l. »[2].

...45 de largeur, anses comprises. Son inscription « Theriaca Andromachi publice·
...rata. 1682 », indique qu'il servit à renfermer, en 1682, la thériaque solennellement
...préparée en public, coutume pharmaceutique généralement répandue.

(1) Les deux frères, Côme et Damien, étaient des médecins arabes, savants et for-
...tunés ; ils exercèrent gratuitement les arts médicaux, et moururent martyrs en 285.

(2) Arch. de Saône-et-Loire, G, 514, cote 78.

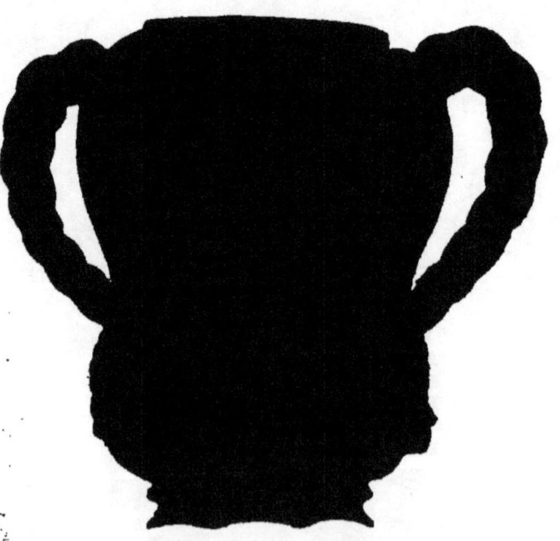

Fig. 7. — Autun. Vase de pharmacie XVIIᵉ siècle (voir note 3, page 270).

CHAPITRE III

Les Épiciers, les Droguistes

Épiciers : Règlement des Épiciers de 1666. — Procès Boulée, Marguerite Fay,
Pitoiset. — Poursuites contre d'autres Marchands. — Produits chimiques.
— Procès d'Épiciers à Autun, Beaune, Chalon.
Droguistes. — Colporteurs.

IL ne nous appartient plus, maintenant, de suivre les transformations de l'estassonnier, ou de pénétrer la formation du cirier, du confiseur, du droguiste, de l'épicier moderne, et d'autres analogues ; aussi, nous bornerons-nous à les rapporter tous à deux groupes principaux, dont les appellations ont prévalu dans la suite avec un sens général : les épiciers, les droguistes.

§ 1. — Les Épiciers.

Les statuts de Dijon 1614 avaient été très nets sur la séparation définitive des apothicaires et des épiciers ou estassonniers, et la vente comme la préparation des remèdes simples ou composés, étaient désormais attribuées aux seuls apothicaires.

Toutefois, des réserves furent faites par les épiciers, premièrement sur les articles concernant la vente de certaines drogues et compositions, secondement sur les visites pratiquées dans leurs boutiques par les apothicaires ; néanmoins, les statuts furent homologués et rendus exécutoires. Ceux de 1652, beaucoup plus concis que les précédents, se bornaient à interdirè aux épiciers la vente des médicaments composés, comme électuaires, sirops, emplâtres, onguents, etc. Il ne faut pas oublier que les apothicaires continuaient à vendre bon nombre de produits difficilement qualifiables du nom de remèdes, produits exploités parallèlement par les épiciers.

Apothicaires et épiciers restaient donc en présence avec beaucoup d'attributions communes ou encore indivises ; les départager devait être le fait des règlements et des circonstances.

L'une des plus importantes discussions eut lieu au sujet des statuts des épiciers et confiseurs. Ceux-ci ayant proposé à la Chambre de Ville un projet de règlement, le 4 septembre 1665, la Ville l'homologua le 22 novembre 1666, malgré l'opposition des apothicaires.

Les principaux articles de ces statuts[1] peuvent se résumer ainsi :

Art. I, concerne l'apprentissage des épiciers.
Ils ne sont plus tenus à faire chef-d'œuvre depuis l'abolition des maîtrises.

Art. II. — « Tous maistres espiciers pourront vendre toutes sortes d'espicerie, drogues, drogueries, confitures, dragées, ouvrages de cire et chandelles, et tous fruis venans de la ville de Lion, sans neantmoins pouvoir empescher les maistres apoticaires de vandre comme eux les drogues composées, et debiter confitures et dragées, et faire tous ouvrages de cire, pour les vendre, et ce, conformement à l'arrest du troisiesme juillet mil six cens, produict par les apoticaires, lequel la Chambre veut estre executé en tous ses poinctz, fors au chef-d'œuvre, au lieu duquel, attendu la suppression des maistrizes et chefs-d'œuvres, par declaration du Roy posterieure audict arrest, elle ordonne que ceux des apoticaires qui voudront doresnavant travailler ausdicts ouvrages de cire seront obligés de faire un acte de capacité par devant l'un des Jurés desdicts Maistres apoticaires, auquel elle permet, comme à tous autres habitans, de vendre, en gros ou en destail, en maison ou parmy les rües, tous fruis venant de la ville de Lion et autres lieux, comme raisins, citrons, oranges, marons, câpres, et autres, ainsy qu'on a uzé du passé. »

Art. III. — Ces dernières marchandises devront être déposées aux halles par les forains et ne pourront être vendues qu'après l'inspection des jurés comme suit :

 pour les drogues : un juré apothicaire et un juré épicier ;
 pour les épiceries, fruits de Lyon, confitures : un juré épicier.

Visites : les jurés apothicaires ne pourront désormais visiter que les apothicaires, et les jurés épiciers, les épiciers seulement.

Art. IV et V, relatifs à la vente directe des marchands forains et voituriers aux hôteliers.

---

(1) Arch. de Dijon, G, 7.

Art. VI, relatif aux veuves d'épiciers. Les veuves qui déclareront vouloir vendre épicerie et chandelles, à l'exclusion des drogues et confitures, ne seront pas obligées d'avoir un serviteur capable.

Les privilèges des apothicaires allaient être sérieusement entamés. Leur opposition, d'ailleurs, avait été molle, car les épiciers, pour obtenir homologation de ces statuts par la mairie, s'étaient contentés de déclarer qu'ils n'entendaient pas « empescher les maistres apoticaires de vandre leurs drogues, huilles, confitures et autres choses servans à leur profession, ny mesme de visitter les drogues des estrangiers en presence d'un ou deux maistres jurés espissiers.... » Ajoutons que ce règlement établissait trop d'attributions communes, pour être d'une application facile. De plus, il mécontentait les apothicaires déchus de leur suprématie sur les épiciers, — les apothicaires jouissant, notamment depuis l'arrêt du Parlement[1] du 27 janvier 1631, de l'avantage de visiter les droguistes et les épiciers. Aussi, les difficultés ne manquèrent pas ; les procès particuliers en sont la meilleure indication.

Le procès[2] de l'épicier Boulée et de Marguerite Fay est un des plus caractéristiques par l'ampleur et le nombre des témoignages. Il fallut quatre audiences de la Chambre de Ville, du 13 au 27 septembre 1680, pour entendre les 36 témoins cités, dont cinq étant malades, furent interrogés en leurs maisons. Les résumés des témoignages les plus intéressants permettront de descendre dans le détail de cette lutte des apothicaires et des épiciers, et de suivre les mœurs du public toujours disposé à rechercher une économie illusoire, où l'attrait du commerce irrégulier.

Jean Boulée était épicier à Dijon ; les apothicaires le poursuivaient pour vente de drogues composées. Marguerite Fay habitait place Saint-Michel, derrière le couvent des Minimes, et les apothicaires voulaient l'empêcher de continuer la préparation de remèdes composés que, contrairement à Boulée, elle distribuait, en général, gratuitement ; on l'appelait, d'ailleurs, la sœur Fay.

Voyons les dépositions des témoins :

---

(1) Bibliothèque de Dijon, Fonds Baudot, mss n° 156, fol. 290 v°.
(2) Arch. de Dijon, G, 188.

I. — Au sujet de Marguerite Fay :

Jean Demartinécourt, « procureur aux cours royales », a acheté, de mai à août 1680, chez Regnaudot et Girardot, épiciers :

        du catholicum commun......... 2 s. l'once,
             —   composé de séné . 6 s.   —
        du cristal minéral,
        de la crême de tartre,
        du jalap,
        du tamarin,

« touttes lesquelles drogues il a pris et acheptées avec du grabo de scené et jusques à dix ou douze fois pour faire des medecines ». Comme ce client ne trouvait pas le catholicum suffisamment fin, il en fit la remarque à la femme de l'épicier Girardot qui, pour le satisfaire, envoya chercher, par son garçon de boutique, du catholicum fin chez l'apothicaire Devandenesse. De plus l'épicier, n'ayant pas les nombreuses drogues réclamées par Demartinécourt, lui dit d'aller chez la sœur Fay, sa parente. Celle-ci voulut lui donner ses drogues gratuitement, mais Demartinécourt ayant insisté, elle en accepta le payement.

La femme de Demartinécourt dit qu'elle-même prépare son catholicum avec des prunes [1], et son sirop avec des fleurs de pêcher qu'elle fait venir de Marsannay.

Une autre parente de Marguerite Fay, la femme de Pierre Rouget, notaire royal, déclare qu'elle a acheté, depuis deux ans, à la sœur Fay :

        du catholicum fin .... 3 ou 4 s. l'once.
            —   commun .....   2 s.   —
        du tamarin,
        des fleurs de pêcher,

et que souvent ses enfants ont bénéficié de plusieurs petites drogues. Quant aux juleps et autres choses composées, elle va les acheter chez les apothi- caires.

Sa fille, Barbe Rouget, a acheté :

        du catholicum fin............. 5 s. l'once.
            —   commun....... 2 s.   —
        du sirop de roses .... 3 s.   —
        du cristal minéral,
        de la crême de tartre,

mais elle reconnaît que la sœur Fay lui a dit : Si vous n'étiez ma parente, et votre père mon procureur, je ne vous en donnerais point.

Claudine Thomas a pris du catholicum pour lavements chez la sœur Fay, mais celle-ci n'a pas voulu d'argent parce que l'oncle de Claudine reçoit chez lui les chevaux des Minimes.

Le chirurgien Dechaux n'a pas non plus payé le catholicum pris pour un pauvre, parce que la sœur Fay lui a dit qu'elle voulait aussi contribuer à la charité. A la bonne de l'avocat Lucotte venant réclamer du catholicum, elle répond : Je n'en fais que pour les Minimes et les pauvres.

---

(1) Le *Catholicum* est un électuaire purgatif universel ; toutefois les auteurs n'indi- quent pas les prunes comme entrant dans sa composition. Par contre, d'autres électuaires purgatifs, tels que *Diaprunum, Lenitivum, Diasebesten*, etc., sont prépa- rés avec des prunes douces.

D'autres parents de Marguerite Fay ont eu des remèdes gratuitement. Par contre la fille du receveur du domaine du roi a acheté, chez elle, pour 8 sols de drogues. Sa servante y a acheté du séné, 2 grains de jalap et du sirop de cerise pour 2 ou 3 sols, etc.....

II. — Au sujet de l'épicier Boulée :

Les chirurgiens Lorial, dit Duverger, Lamant et Midant, ont chacun acheté depuis cinq ou six ans du diapalme chez Boulée.

Lamant dit que l'épicier Pitoiset lui a vendu aussi :

    du catholicum fin,
        —   commun,
    du sirop de fleurs de pêcher,
        — de roses,

et que cet épicier a toutes sortes de sirops.

Toutes dépositions confirmant la visite des jurés apothicaires qui avaient trouvé, le 4 septembre 1680 :

Chez l'épicier Pitoiset :

    environ 55 l. de catholicum simple (y compris la bassine et le baril),
      —   5 l. 1/2 de   —   fin,
    3 sacs de papier remplis de poudre composée de grabeaux d'anis et réglisse.

Chez l'épicier Boulée :

    du diapalme.

Chez Marguerite Fay :

« Quantité de boistes et de pots au nombre de plus de quarante, dans lesquels boistes et pots il s'est treuvé des sirops simples et compozés et autres drogues composées, avec plusieurs ustancilles servant à l'apotiquairerie, lesquels composés consistent en :

    catholicum simple et fin,
    diapheniq,
    benedicte [1],
    diacartamy,
    hiere,
    extrait de genevre,
    confections de Jacinte [2] sans musque et avec le musque,
    miel rosat, mercurial, violat,
    cirop de pomes composé, capilaire, limon, nimphea, violat simple et laxatif,
    eaux distilées de rose, chardon beny, borache,
    trochisques d'agaritte, et plusieurs autres drogues. »

La Chambre de Ville rendit, le 10 juin 1681 [3], la sentence suivante :

---

(1) *Benedicta laxativa*. Électuaire purgatif; « benoite est dite, quer ceus qui la receivent la beneissent ». — BAUDERON, *Pharmacopée*. Lyon, 1623, p. 255.

(2) Confection d'hyacinthe. Cette préparation renfermait de nombreuses pierres précieuses. (LAURENT JOUBERT, *Pharmacopée*. Lyon, 1592, p. 210).

(3) Arch. de Dijon, G, 188.

Elle « consigne, au proffit des pauvres de l'hospital de cette Ville, les catholicum et diapalme saisis aux maisons desdits Pitoiset et Boulée, les condamne chacun en cinq livres d'amende et aux despens…. leur fait deffences et à tous autres marchands espiciers de cette Ville de vendre aucunes drogues composées et despendantes de la pharmacie à peine de cent livres d'amande.

« Et à l'egard de ladite Marguerite Fay, luy a fait et fait inhibitions et deffences de tenir, en sa maison, la boutique de pharmacie des Peres Minimes et de vendre ny debitter aucunes drogues, drogueries, simples, sirops et tablettes, luy enjoint de remettre incessament ausdits Peres Minimes leurdite boutique de pharmacie pour la faire exercer, dans leur couvent, par un religieux sy bon leur semble, permet neanmoins à ladite Fay de composer et distribuer des medicamens aux pauvres, gratuitement et sans aucune retribution ; lesquels seront sujets à la visite desdits apotiquaires, en presence d'un eschevin, et sans neanmoins que sous ce pretexte elle en puisse distribuer à ses parens, alliés ou amis, par affection ou pour quelque autre cause que ce soit. Ordonne, ladite Chambre, que les drogues et sirops de mauvaise qualité, enoncés au verbal, seront repandues et le vaisseau à elle restitué, despens compensés….. »

De la Chambre, le procès fut porté au Parlement[1], où nous retrouvons : Marguerite Fay, le 25 juin 1681 ; l'épicier Boulée, le 8 août ; l'épicier Pitoiset, le 3 septembre.

Là, s'arrêtent nos documents sur cette affaire.

A signaler, à côté de ces procès d'épiciers, la mésaventure suivante d'un pâtissier[2] :

En 1685, Claude Marillier, pâtissier, ayant fabriqué et vendu des biscuits purgatifs, ceux-ci causèrent des incommodités aux personnes qui en avaient mangé, et il lui fut défendu à l'avenir d'en débiter en public ou en secret.

Les apothicaires, devant leur insuccès à la Chambre de Ville, au sujet du règlement des épiciers de 1666, en avaient appelé au Parlement dans le but d'empêcher l'homologation par cette Cour ; mais, là encore, ils échouèrent. Le Parlement rendit, en effet, le 2 décembre 1691, un arrêt[3] par lequel le règlement de la Chambre de Ville fut confirmé et les apothicaires condamnés à 12 l. d'amende, dépens compensés, sous toutefois le bénéfice de la déclaration nouvelle, faite par les épiciers, « qu'ils n'entendent vendre aucunes drogues composées ».

A la suite de ce jugement, les plaideurs n'avaient plus qu'à

---

(1) Arch. de la Côte-d'Or, E, 3353.
(2) Arch. de Dijon, G, 6.
(3) Arch. de la Côte-d'Or, E, 3353.

vivre en paix, jouissant momentanément des avantages conquis, ou pansant les blessures trop cuisantes. Mais l'humeur,
autrefois si belliqueuse des apothicaires, n'était pas si complètement éteinte, et, en attendant des luttes plus sérieuses, ils
attaquèrent nombre de personnages de moindre importance,
ayant le sans-gêne de vendre aux particuliers des remèdes fantaisistes.

C'est, d'abord, une poursuite générale[1] intentée, le 14 juillet
1692, par les jurés Piron et Petit, au nom des apothicaires,
contre :

« André Levoyet, corroyeur à Dijon, autorisant Thomasse Moroge, sa
femme »

« Petronille Robinet, fille majeure en ladite ville »

« Estiennette Oudot, servante, demeurant dans l'hospital S¹-Fiacre. »

Toutes ces dames sont poursuivies pour distribuer desremèdes de pharmacie.

Etiennette Oudot, usant envers les apothicaires des mêmes procédés
dont ils se servaient à son endroit, réclame la seringue que l'un d'eux,
Armedey, lui a fait demander « sous un nom emprunté » par une
personne « interposée », ou sinon en exige la valeur.

Thomasse Moroge fut condamnée par le Parlement, le 8 décembre 1692, à
50 livres d'amende et aux dépens, ce qui ne l'empêcha pas de continuer
son petit commerce, car, le 18 mars 1698, les jurés apothicaires, Monin et
Liébault, furent obligés de s'adresser à nouveau au Parlement pour l'empêcher de vendre et débiter des remèdes purgatifs et composés. Le 26 juin, la
Cour rendit un arrêt condamnant la femme Moroge à 5 livres d'amende
envers le roi, et lui faisant « inhibitions et deffences de vendre et debiter
aucunes pillules, ou autres remedes de pharmacie composés. »

Les apothicaires de Beaune n'étaient pas en retard sur ceux
de Dijon ; l'affaire suivante en est une preuve[2], affaire dans
laquelle on leur donna tort en fin de compte :

Vers 1661, Jacquette Damoiseau, couturière à Beaune, avait le secret,
héréditaire dans sa famille depuis quatre-vingts ou cent ans, « d'une eau
pour la gravelle et le calcul », remède qu'elle distribuait à qui voulait l'employer. Les apothicaires, forts de leurs règlements et de l'utilité publique,
voulurent l'en empêcher, et pour cela lui firent un procès. Mais elle apporta
tant de certificats de médecins et de personnes de condition, elle démontra
si bien l'utilité éprouvée de son remède, offrant même de n'en point vendre,
mais d'en distribuer gratuitement à ses amis et connaissances, et surtout
d'en donner charitablement aux pauvres ; elle réfuta si bien les arguments
des apothicaires soutenant qu'elle était « une charlatane et que son remede
est mauvais et composé d'antimoine non preparé » ; enfin, elle fut si per

---

(1) Arch. de la Côte-d'Or, E, 3353.
(2) Nicolas Perrier.... (Biblioth. de Dijon, Fonds Baudot, mss n° 232, p. 444).

suasive que l'avocat du roi, devant toutes ses démonstrations, déclara que,
si les apothicaires « scavoient le remede, ils auroient raison d'empecher que
la Damoiseau ne le distribuât, mais que, l'ignorant, elle ne leur portoit aucun prejudice, et qu'ils n'avoient pas sujet de se plaindre. »

Jacquette fut néanmoins condamnée à Beaune ; mais le Parlement annula
ce jugement sous la condition que « laditte Damoiseau se contenterait de
distribuer son remede gratuitement ». (Arrêt du 24 juillet 1661).

Dix ans après le règlement définitivement imposé aux apothicaires par les épiciers, une nouvelle lutte se produisit.

Les préparations chimiques progressaient de jour en jour
et, leur emploi se généralisant, les commerçants d'alors durent
être en mesure d'en offrir au public. Une telle transformation
n'avait pas été prévue dans les statuts, aussi, apothicaires et
épiciers espéraient-ils profiter exclusivement de cette innovation. Les apothicaires s'étant acquis le monopole des
remèdes, n'entendaient point se dessaisir de ces produits,
dont peut-être ils escomptaient tout l'avenir pour les arts
médicaux.

C'est pourquoi, le 29 mars 1702, ils adressent une requête
au Parlement contre Claude Rupy[1], maître épicier à Dijon,
qui vend et débite publiquement, non seulement des « drogues composées », mais encore des « préparations de chimie ».

La Cour, le 11 mai, condamna bel et bien Rupy pour avoir
vendu des tablettes purgatives et de la confection d'hyacinthe, mais, dans sa sagesse, renvoya les plaideurs, quant aux
préparations chimiques, devant le maire de Dijon afin que
celui-ci, convoquant les jurés de leurs corporations respectives, répartît à chacun ce que les uns et les autres pourraient
vendre.

Ceci était fort prudent en face d'une question nouvelle, et
le maire, se rendant aux obligations de cet arrêt, ordonna, le
26 du même mois[2], aux apothicaires et aux épiciers, de lui
soumettre un mémoire des préparations chimiques discutées,
indiquant, en outre, si elles étaient ou non composées.

Les épiciers ne jugèrent pas utile de pousser les choses plus
avant, et la question en resta là, jusqu'aux statuts du xviiie
siècle.

---

(1) Arch. de la Côte-d'Or, E, 3353.
(2) Arch. de Dijon, B, 340, fol. 63 ; G, 6.

A Autun, une discussion assez importante[1] eut lieu entre les apothicaires et un épicier nommé Dominique Lescalier.

Conformément à l'art. 5 des statuts de 1600, la Chambre de Ville avait fait défense à cet épicier, le 8 janvier 1680, de « tenir aucune composition ny meslange de drogues dans sa boutique, ny de les distribuer au publique. » Cette sentence fut successivement confirmée par le Bailliage, puis par le Parlement. Malgré ces décisions fort complètes, Lescalier n'en avait pas moins continué à faire, comme auparavant.

Ajoutons que, parallèlement, les apothicaires l'avaient également poursuivi au sujet de la fabrication des cierges, et que, pour cette partie, ils avaient échoué au Bailliage le 19 août 1683, et avaient même renoncé à en appeler.

De cette situation, Lescalier avait tiré parti, exploitant ses affaires, sans crainte des apothicaires qui, l'ayant oublié, négligèrent de le visiter pendant près de quinze années.

En 1698, cependant, sur l'initiative du procureur du roi[2], les jurés apothicaires se décident à faire leur devoir, et à se rendre chez Lescalier, accompagnés du procureur et d'un échevin. Mal leur en prit, car ils furent reçus avec force injures et violences par l'épicier, sa fille et ses domestiques, et mis dans l'impossibilité de pénétrer dans la boutique, tandis que les compositions et mélanges, sujets à contravention, allaient sans doute s'isoler en lieu sûr.

Lescalier s'appuyait, pour refuser la visite, sur ceci : les apothicaires peuvent se vérifier entre eux, vérifier aussi les drogues et compositions dans les boutiques des autres métiers, mais ne sauraient procéder à une visite d'un épicier qui n'a ni ces drogues, ni ces compositions. Disons immédiatement que, le lendemain de cette dispute, notre épicier en vendait à tout venant, et qu'il dut continuer ainsi longtemps, malgré les arrêts, défenses et autres.

A Beaune, les difficultés entre épiciers et apothicaires sont encore très vives au milieu du XVIIIe siècle. Voici, d'ailleurs, la liste des drogues composées, trouvées en 1730, chez trois épiciers, par les jurés apothicaires[3].

Chez la veuve de François Roze, marchand épicier :

« une bouteille (avec inscription) :	sel végétal, à douze et quinze sols l'once,	
un petit pot de terre rayé —	huille d'althea,	
un autre — bariolé —	confection de jacinthe (Hyacinthe), à six sols l'once,	
— — —	extrait de garance, à 3 et 7 sols l'once,	
— — —	huille de lorier,	
— — —	confection de jacinthe, à 8 et 10 sols l'once,	

---

(1) Arch. d'Autun, BB, 44, fol. 80-83.
(2) Voir à ce sujet, page 255, les difficultés pour la convocation de ces visiteurs.
(3) Arch. de Beaune, carton 3, côte 49.

un autre pot de terre (av. insc.) : thériac., à 10 s. l'once,
   —   —   —   conserve de roze,
   —   —   —   catolicon fin, à cinq, à six sols l'once,
   —   —   —   catolicon commun, à 3, à 4 sols l'once,
   —   —   —   onguent égiptiac,
   —   —   plein d'onguent d'althea, quoique l'écriture soit égiptiac,
un pot.......................... thériacq fin,
   — .... huille de lorier,
une bouteille de ver(re)............ cirot de roze pasle,
une autre .... — de fleurs de paicher,
   — .... — de pavot blanc,
   — .... — d'apsinthe,
   — .... — de chicorée composé avec la rhubarbe,
quatre petits pots de laudanom. »

La veuve Roze se défend, en disant que son mari avait fait apprentissage de garçon droguiste.

Chez le sieur Edme Gillot ou Esmé Grillot, marchand épicier :

« six paquets de diachilon composé, dont cinq de 4 billes chacun et l'autre de 3,
un autre paquet de mesme onguent de vingt-six petites billes,
un petit pot de pouldre cornachine,
cinq paquets de diapalme divisé en plusieurs billes,
une petite boîte de tablettes de diaquartamy. »

Chez le sieur Simon Roze, marchand épicier :

Celui-ci, prudemment averti, avait enlevé toutes les drogues discutables pendant que les visiteurs opéraient chez ses collègues.

Inutile d'ajouter que les marchandises suspectes furent saisies et leurs détenteurs condamnés à l'amende.

Les situations respectives des apothicaires et des épiciers se trouvent exposées avec les idées de l'époque dans un factum[1] publié par les apothicaires de Chalon, à l'occasion de difficultés avec les épiciers de cette ville.

On peut y suivre : le dossier juridique de ces rivalités, la différenciation des drogues simples et des composées, des galéniques et des chimiques, la vogue des quatre grandes compo-

---

(1) Bibliothèque de Dijon, Fonds Carnot, *Recueil de factums et mémoires*, t. II, n° 22.

sitions et, enfin, la comparaison entre les épiciers bourguignons et ceux des autres provinces.

Voici l'exposé des faits : « La profession des épiciers a été
de tout temps restreinte à la vente des drogues simples, sans
en pouvoir débiter qui fussent composées ou pulvérisées ».

« Les maîtres apothicaires de Chalon, instruits que... les
épiciers vendoient publiquement des compositions chimiques
et galéniques... firent saisir, le 9 décembre 1734 » :

Chez le sieur Peyre :

> 3 bouteilles : 1 de sel d'absinthe,
>   l'autre de centaurée,
>   la 3e de sel végétal,
> 1 boîte de cristal minéral,
> 6 petites fioles d'autres sels non étiquetées,
> 1 bouteille d'yeux d'écrevisses préparés ;

Chez le sieur Desharbres et la veuve Deroux :

> 1 pot de sel végétal,
> 1 petit baril de confection hyacinthe,
> 1 pot de thériaque ;

Chez le sieur Argenton :

> 1 pot de confection hyacinthe,
> 1 petite bouteille de sel végétal étiquetée.

L'affaire venue devant les officiers municipaux, le 26 décembre :

Les épiciers se défendirent en soutenant « qu'ils étoient en droit de
vendre à la satisfaction du public, et à meilleur compte que les apoticaires,
les épiceries comprises au procès-verbal..... c'est ainsi qu'ils appellent les
drogues saisies chez eux. »

Les apothicaires répondirent, le 25 janvier, « que le droit des épiciers
étoit restraint à vendre des drogues simples non cariées et sophistiquées,
qu'eux seuls pouvoient débiter des drogues préparées, et dont la forme
étoit changée, parce que..... dans ce nouvel état les personnes les plus
habiles dans l'art ne peuvent plus les reconnoître ». Ils ajoutèrent qu'aux
prix vendus par les épiciers, les drogues livrées étaient encore trop chères
en raison de leur mauvaise qualité..... et qu'il y avait abus pour les épiciers
« à vendre des remèdes composez à des gens qui ne les connoissent pas,
tandis qu'ils ne sont pas en état de juger par eux-mêmes de la bonté ou
de la mauvaise qualité de ces remèdes. »

Le jugement de la Ville donna tort aux épiciers et appel fut
fait au Bailliage qui, à son tour, donna tort aux apothicaires,
le 9 janvier 1738 :

« Ordonnons que les apothicaires aviseront des Statuts et se pourvoiront
pour en obtenir l'homologation dans 3 mois, et tandis faisons défenses aux
marchands épiciers de vendre autres drogues que les drogues et sirops

simples, et les compositions de thériaque, mithridate, alkermès et hya
cinthe, qu'ils ne pourront toutefois vendre et débiter qu'après que la visite en aura été faite, soit à l'Hôtel-de-Ville, ou par jurez, en présence des
officiers de Police, et du médecin du Roy..... »

Du Bailliage, on en vint au Parlement :

Les apothicaires demandent « que défenses soient faites aux Epiciers de
Chalon de vendre aucunes drogues composées, soit chimiques ou galéniques. »

Les épiciers demandent qu'il leur soit permis de vendre :

    « tous sirops et drogues simples,

       les compositions de thériaque, mithridate, alkermès, hyacinthe,

       et toutes compositions chimiques,

aux soumissions de les faire visiter. »

Ces faits exposés, suivons les arguments des apothicaires
qui précisent assez nettement l'état de la Pharmacie tel qu'on
l'envisageait en Bourgogne au commencement du XVIIIe siècle.

C'est tout d'abord la définition de la Pharmacie, d'après
Lémery :

I. — *La pharmacie*[1] est « un art ou science qui enseigne à choisir, à préparer et à mêler les médicaments ; c'est une partie de la thérapeutique ou
médecine curative ; on la divise en deux parties : en Galénique et en Chimique.

« La pharmacie galénique est celle qui se contente du simple mélange,
sans se mettre en peine de chercher les substances dont chacune des drogues
est naturellement composée. La pharmacie chimique est celle qui fait l'analyse des corps naturels, afin d'en pouvoir séparer les substances inutiles, et
en faire des remèdes plus exaltez et plus essentiels.

« Cette exacte définition établissant deux parties dans la pharmacie, qui
ne font qu'un tout, assure l'état et les fonctions de ceux qui en font la
profession, car si l'on en retranche l'une ou l'autre, ou qu'on les rende
communes à des gens qui ne sont pas du même corps, ce ne sera plus qu'un
art imparfait... »

II. — *Drogues composées.* « A l'égard du Public, il est évident que les
marchands épiciers n'ayant aucune connoissance de l'art de pharmacie, ne
sont pas en état de juger de la bonne ou mauvaise qualité des drogues
composées et mélangées, telles que sont les compositions de thériaque, alkermès, mitridate et hyacinthe. Dès lors, ils seront chaque jour, comme
ils y ont été, dans le cas de débiter une composition nuisible, au lieu d'en
vendre une salutaire...

« En laissant, au contraire, aux seuls apoticaires le droit de vendre les
drogues composées, on ne pourra trouver aucun inconvénient : Instruits
dès leur plus tendre jeunesse par des apprentissages de trois années, des
voyages instructifs et une étude sérieuse, ils savent, et composer ces sortes
de drogues, et connoître parfaitement la qualité de celles qu'ils peuvent

---

(1) LÉMERY (NICOLAS), pharmacien-chimiste, né à Rouen. (*Pharmacopée universelle*,
1697).

tirer des lieux où on les travaille ; huit examens qu'ils subissent avant leur réception, dont quatre tombent en expériences différentes, sont au public de sûrs garants de leur savoir et de sa sûreté.

« On ne pense pas que les Epiciers veuillent faire passer les quatre grandes compositions, dont ils veulent faire la dispensation, pour des drogues simples... »

Au sujet des prix, un exemple suffira pour prouver la mauvaise qualité de leurs marchandises : « Les PP. Jésuites de Lyon vendent 12 francs la livre de confection hyacinthe, et les sieurs Peyre et Argenton (épiciers de Chalon), qui prétendent la tirer de cette source, la donnent pour 4 livres... »

Les épiciers « prétendent que les apothicaires tirent des pays étrangers les quatre compositions dont il s'agit, et ne les composent pas eux-mêmes », et, à ce titre, ils ont comme eux « le droit de s'en fournir et de les vendre ». Les apothicaires répondent que s'il n'est pas toujours vrai qu'ils composent eux-mêmes les remèdes en question, rien ne peut les en empêcher ; ils ont les drogues qui y entrent, et savent parfaitement l'art et la façon de s'en servir, et il est extrêmement indifférent que ce soient eux, ou leurs confrères des autres villes, qui les aient composées, « puisque ce sont toujours des opérations qui viennent des maîtres de l'art. »

III. — *Drogues chimiques.* « Les Epiciers ne diront assurément pas que ces sortes de drogues analysées sont des drogues simples, telles que la nature les a produites, et telles qu'ils les peuvent débiter ; ils n'oseront peut-être pas avancer non plus qu'ils scavent les travailler et tirer les principes de chaque plante comme l'eau, l'esprit, l'huile, le sel et la terre.

« Il n'y auroit pas un moindre inconvénient à leur permettre la distribution de ces drogues chimiques, parce que, ne pouvant les composer par eux-mêmes, ils sont obligez de les acheter des Forains, qui les trompent inévitablement, puisqu'il est impossible de les reconnoître et de les distinguer à la couleur, tous les sels étant blancs, et le goût seul pouvant décider sur ce point épineux. Il y a donc grande apparence que les bouteilles saisies n'étoient remplies que de sel de tartre ou sel marin », étant donnés les bas prix vendus par les épiciers. On sait, en effet, « que pour tirer une livre de sel d'absinthe, il faudroit employer les cendres de deux chariots de cette plante ».

IV. — *Jurisprudence.* C'est sur le fondement de l'arrêt du Parlement du 2 décembre 1691, « que les Apothicaires de Chalon, ayant fait assigner en la Chambre de police le sieur Cantin, épicier, qui faisoit le même commerce que les Epiciers poursuivis, il intervint sentence, le 6 mai 1683, qui lui fit défenses de vendre aucunes drogues composées, comme thériaque, confection d'hyacinte, lénitif, sirop de fleurs de pêche, violettes, roses, etc... et toutes autres compositions de l'art de pharmacie ». L'appel au Bailliage ne fit réformer ce jugement qu'à l'égard des sirops faits avec les fleurs et les fruits seulement.

« Les Epiciers de Dijon firent aussi quelques tentatives ; Claude Rupy, l'un d'entr'eux, s'avisa de vendre des tablettes purgatives et de la confection d'hyacinthe ; il fut condamné..... par arrêt du Parlement du 4 mai 1702.....

« ... Lorsqu'en 1733, la communauté des Epiciers de Dijon a fait homologuer à la Cour les statuts qu'elle avoit fait dresser, elle s'est bien gardée de s'arroger le droit de vendre des préparations chimiques ; l'article 12, qui contient un détail exact de la plupart des choses dont ils font commerce, le restraint simplement aux drogueries : Les Marchands Epiciers et autres du même corps, tiendront en leurs boutiques et y débiteront, en gros et en détail, toutes sortes de marchandises d'épiceries, comme sucre, sucrerie, cassonade, poivre, gérofle, canelle, muscade, et autres drogueries, confitures, dragées, etc.....

« Après cet exemple, on ne voit pas sur quel fondement les Epiciers de Chalon pourroient avoir plus de droits que ceux de la capitale de la province, eux qui, n'ayant point de statuts, ne peuvent se conformer qu'à ceux dont on vient de parler. »

V. — Réflexions sur les arrêts du Parlement de Paris de 1632 et 1707, rendus en faveur des épiciers-droguistes des villes de Paris et de Lyon et qui leur permettent de vendre « les compositions de tériaque, mitridate, alkermès et hyacinthe :

« Et d'abord, on observe que, dans ces villes, les Apoticaires et les Epiciers-Droguistes ne font qu'un seul et même corps ; ils ont été réunis par différentes lettres patentes,..... ils subissent des examens très sévères sur la connoissance de ces compositions,..... épreuves intéressantes, auxquelles les Epiciers de Chalon n'ont jamais été assujettis, et n'ont pas intérêt à se soumettre;..... les visites que l'on fait, dans ces villes, des drogues dont il. s'agit, sont infiniment plus exactes que celles ordonnées à Chalon, auxquelles les Epiciers n'ont pas même le droit d'assister ; enfin les parties sont dans un ressort différent..... »

De l'ensemble de ces documents, il ressort bien nettement que les drogues simples pouvaient être vendues par les épiciers, tandis que tous les remèdes composés étaient exclusivement réservés aux apothicaires. Le travail de mélange, de transformation, de préparation [1], dans un but médical, est donc bien l'une des caractéristiques de l'apothicaire.

---

(1) Le mortier, principal instrument de ce travail, participait à l'excellence de l'œuvre qu'il contribuait à faire naître. Les apothicaires d'antan aimaient qu'il fût décoré d'attributs, d'inscriptions, d'armoiries, et ils lui réservaient la place d'honneur. Nombre de pharmaciens savent de nos jours apprécier ces souvenirs artistiques et les conserver précieusement; c'est ainsi que M. Bouvet, d'Autun, possède le très beau mortier de bronze reproduit fig. 8, page 290.

Ce mortier eut pour premier possesseur l'apothicaire Humbert Dubled, dont la boutique était située à Autun, rue aux Cordiers. Fondu probablement par les fondeurs de cloches, allant de ville en ville, il présente l'anomalie d'être, comme les cloches, plus épais vers les bords qu'au fond. Il mesure 0^29 de hauteur sur 0^33 de diamètre à son orifice. Autour se lit l'inscription suivante inspirée du Livre de l'Ecclésiastique :

MEDI(CI)NA DE TERRA ORTA EST, VIR PRVDENS NON ABHORREBIT EAM. H. DVBLED. 1675.

Il porte les armes de H. Dubled et de sa femme : *parti au 1er, un chevron accompagné de trois roses ; au 2e, une tige de trois épis de blé, issant d'un croissant et surmontée de trois étoiles posées 1 et 2.*

Il appartint en dernier lieu à l'hôpital d'Autun, et fut vendu, en 1884, à M. Bouvet, son propriétaire actuel.

§ 2. — **Les Droguistes.**

Ce serait une erreur d'assimiler complètement les droguistes d'alors à nos droguistes contemporains, vendeurs de produits chimiques.

Ce mot de droguiste, pris dans le sens de l'époque, désignait des marchands de drogues, végétales le plus souvent, sortes de matières premières destinées à être transformées par les divers gens de métiers qui en étaient les acheteurs. Ces droguistes[1], tantôt formaient corporation séparée, tantôt se réunissaient avec les épiciers et d'autres encore sous une bannière commune ; nous les voyons ainsi à Dijon, à partir de 1733.

Ils offrent, avec les épiciers, de nombreuses similitudes ; aussi, leurs débats avec les apothicaires revêtent presque les mêmes caractères : c'est toujours la vente cachée ou frauduleuse, le besoin de débiter les drogues en magasin au poids médicinal, la tendance à fabriquer quelques préparations simples et de vente très courante, la nécessité d'écouler, sous une forme médicale, le produit avarié et invendable, et, d'autre part, le refus de se soumettre aux visites des jurés apothicaires ou à une dépendance, même fictive, vis-à-vis des apothicaires en général.

En narrant leurs différends avec les corporations d'apothicaires, nous retomberions forcément dans les rivalités d'influences, déjà exposées à propos des épiciers. Aussi, parmi eux, ne nous occuperons-nous que des droguistes ambulants, plus connus sous le nom de colporteurs[2].

Ceux-ci étaient, soit d'importants négociants, s'approvisionnant directement aux ports maritimes, soit des revendeurs à stock restreint, soit encore de pauvres diables, charitablement autorisés par les mairies à troquer, contre une aumône, quelque racine de menue valeur.

Leurs meilleurs clients étaient, sans contredit, les chirurgiens des campagnes qui, peu experts sur la qualité des

---

(1) A Châtillon-sur-Seine, vers 1774, il y avait trois droguistes et pas d'apothicaires.
(2) A Dijon, en 1609, on comptait trente colporteurs, vendeurs d'huile et d'épices.

drogues, se laissaient encombrer, par ces vagabonds suspects ou honnêtes, des produits les plus variés et les moins recommandables.

Quelques apothicaires aussi, alléchés par un bon marché apparent, par des paroles astucieuses, ou même par la tentation de mal faire, en venaient, certaines fois, à donner leur confiance et leur argent à des colporteurs peu ou point connus.

Sans parler des marchands sédentaires qui s'y pouvaient approvisionner, le public était invité à profiter de ces aubaines inattendues dont il était souvent dupe, car, si les habitants des villes jouissaient d'un contrôle relativement en éveil, les gens de la campagne ne pouvaient espérer aucune garantie de sincérité et de sécurité.

Non pas que le colporteur fût nécessairement mauvais, mais sa situation vagabonde offrait peu de prise à la surveillance, et il semblait, plus que d'autres, exposé à tous les abus et à tous les risques.

D'autre part, le colporteur était, pour les métiers établis, une concurrence sérieuse par l'avilissement de ses prix, par son débit rapide et imprévu et par la facilité de ses ventes occultes; aussi, tous les métiers avaient-ils, dans leurs statuts, essayé de se défendre contre lui : il ne pouvait vendre sans la visite des jurés, sans l'autorisation de la mairie, sans l'acquittement des droits, sans le contrôle du fermier des halles, etc., ce qui était cause de contestations nombreuses et de peu d'importance. Signalons-en quelques-unes :

1680, 4 avril[1]. — Jean Viard, marchand droguiste, était descendu chez un cabaretier, près le pont Arnault, avec trois balles renfermant :

> « un sac de papier, rempli de rubarbe sauvage et raponti mellée,
>> un autre sacque de mequoachampt, n'estant pas vray mequoachampt,
>> lequel (Jean Viard) a respondut qu'il ne le vaudoit que pour celuy
>> de montagne commun (bryone) et non pour celuy de Levant, »

produits qui furent saisis par les jurés épiciers.

Deux balles appartenaient à Jean Viard, la troisième à Pierre Viard.

1716, 5 novembre[2]. — Au Logis de la Croix d'Or déjà cité, page 153, se relève, en 1716, une autre contravention, sur réquisition du fermier des halles. C'est toujours un Sr Vial ou Viard, marchand droguiste de Pro-

---

(1) Arch. de Dijon, G, 188.
(2) *Ibid.*, G, 188.

vencé, qui y expose en vente des marchandises. Or, « il est défendu non seulement aux marchands étrangers de mettre en dépôts leurs marchandises dans les logis (ou auberges), mais encore aux hostes de les recevoir. »

On remarquera que cette auberge servait de rendez-vous à toute une famille de ces colporteurs droguistes, car on y apprend que :

> Pierre Vial est arrivé du 4 novembre 1716 avec deux ballots de drogues,
>
> Jean-Baptiste Vial sera là le lendemain avec quatre petits ballots,
>
> Joseph Vial est parti pour Gray depuis le 3 novembre,

tous marchands droguistes de Provence.

1719, 10 mars [1]. — Saisi sur le nommé Pierre Chabriet, marchand colporteur du Dauphiné, dans un panier :

> 7 pots d'orviétan, « que ledit Chabriet a dit estre propre pour les chevaux »,
>
> 3 racines de rhubarbe,
>
> 1 petit paquet de séné,
>
> 1 autre, de rhubarbe carriée,
>
> 3 paquets de poudre cordiale, d'environ 1 l. 1/2 chacun,
>
> 1 paquet d'asa fœtida, pour les chevaux,
>
> 2 paquets de sucre rouge, d'une livre chacun,
>
> 1 petit sac, où il y a des morceaux de cire jaune,
>
> un autre sac, dans lequel il y a des petites balances et des poids à peser.....

1719, 1er avril [2]. — Visite par l'apothicaire juré Piron, chez un boulanger où un colporteur nommé Pradoré avait déposé des drogues, à l'encontre des règlements. Une balle ouverte renfermait des paquets sur lesquels étaient inscrits :

> « Mitridatte,
>
> Opiatte de Salom(on),
>
> Confection alquermès,
>
> Thériaque fine,
>
> Sel de mars,
>
> Tartre marcial,
>
> Poudre cordiale,
>
> Emplastre diachylom. »

Tous ces produits furent confisqués.

1763, 2 juillet [3]. — Des marchandises ayant été saisies sur les colporteurs Rochon, Clément et Blaise Quantin, par les soins de la communauté des marchands épiciers et droguistes, les apothicaires Jean Milsand et François Bernard furent choisis comme experts par les épiciers dijonnais. Ils reconnurent, le 2 juillet 1763 :

> dans un paquet « de trois sortes d'ipécacuana, du brun, du gris, du blanc, qu'un apotiquaire connoisseur ne pouvoit pas acheter pour du bien bon hypécacuana.... attendu que le brun est supérieur au gris et le gris au blanc ;
>
> de la reubarbe moienne qui nous a paru vieille, dont quelques morceaux étoient piqués et vermicelés ;

---

(1) Arch. de Dijon, G, 7.
(2) *Ibid.*, G, 201.
(3) *Ibid.*, G, 219.

et le kinquina mêllé de grabot..... celuy en poudre nous ayant paru
sans mélange ;

plusieurs petites boutcilles remplies de bon sel d'epsom. »

1772-5. — Confiscation sur Jean et François Blondeau, colporteurs, de
sept flacons d'une eau de fleurs d'oranger qui, d'après le rapport de Simon
Mortet, apothicaire de Chalon, chargé de l'analyser, n'est que de l'eau de
puits mélangée de néroli, à faible dose. Les frères Blondeau sont condamnés
par la Chambre de Ville de Chalon, à 15 l. d'amende et à quitter la ville
dans les 24 heures[1].

---

1) Arch. de Chalon, FF, 38.

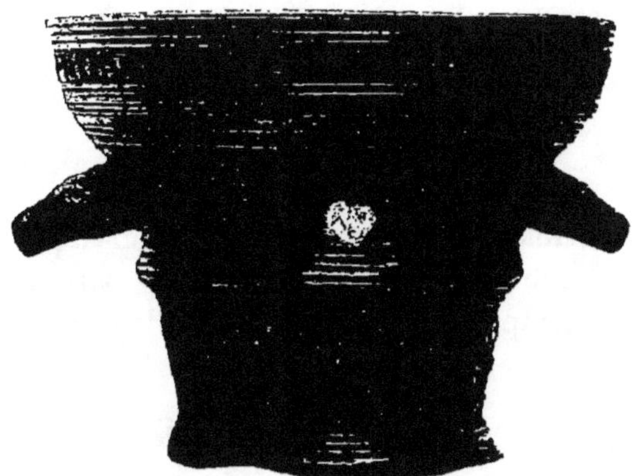

Fig. 8. — AUTUN. Mortier d'apothicaire XVIIe siècle (voir page 286, note 1).

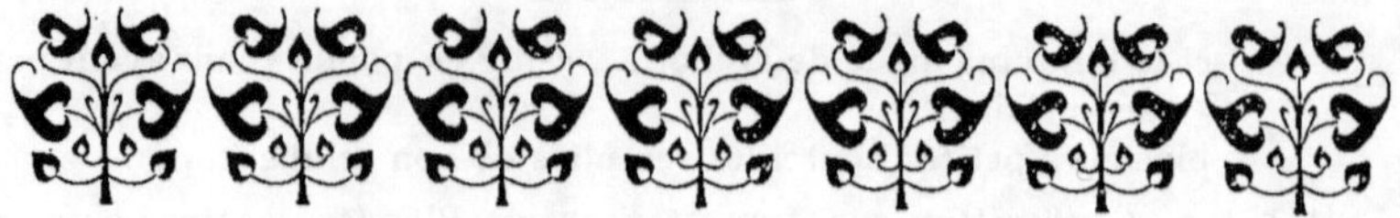

CHAPITRE IV

Les Médecins, les Chirurgiens

Les Médecins : Seconde phase de la lutte des Apothicaires et des Médecins.
— Médecins faisant de la pharmacie, et réciproquement. — Collège de
Médecine de Dijon. — Concordat de 1656. — Prétentions des Médecins sur
les Apothicaires des villes non jurées. — Rivalité des Médecins et de la
Municipalité.

Les Chirurgiens : Procès Fabarel, Arrêt de 1662. — Autres procès. — Alliance
des Médecins et des Apothicaires contre les Chirurgiens. — Faculté de
Médecine de Paris, Premier chirurgien du roi. — Évolution des Chirurgiens.

L'AMBITION des apothicaires, leur activité, leur prospérité, leurs relations, leurs liens de parenté, ou encore
leur simple valeur personnelle et leur union confiante,
les avaient placés au niveau social des médecins; Molière lui-
même, au XVIIᵉ siècle, met au même rang les ridicules des uns
et des autres.

Les luttes d'autrefois s'étaient apaisées, et la considération
plus grande attachée par les médecins à des adversaires hardis
et heureux, avait amené médecins et apothicaires à s'entendre. C'était le plus sage, et il est à leur honneur de l'avoir
compris. Si, dès lors, leurs relations ne furent pas à l'abri des
coups d'épingles, du moins furent-elles généralement cordiales et exemptes de troubles graves.

Encouragés, sans doute, par cette réussite avantageuse des
apothicaires, leurs voisins, les chirurgiens, pensèrent qu'eux
aussi étaient capables de prétendre aux mêmes satisfactions
et, par les mêmes moyens, de conquérir le succès escompté.

Il était temps pour eux d'entrer résolument en licé et de tenter la bataille contre les apothicaires et les médecins désormais unis.

Ces considérations autorisent la division naturelle de ce chapitre en deux études : les médecins, les chirurgiens.

§ 1. — Les Médecins.

La rivalité séculaire des médecins et des apothicaires nous a montré, notamment en 1566, la prédominance de l'élément médecin s'appuyant sur le principe de centralisation générale, et, en 1614, la prédominance de l'élément apothicaire s'appuyant sur le principe d'autonomie locale.

En ces temps de classification sociale minutieusement étagée, chacun était habitué à ne considérer dans son voisin que l'inférieur ou le supérieur, et, pour un individu quelconque, l'affaire capitale était son admission à l'échelon qu'il ambitionnait, avec les avantages d'une perruque plus ou moins copieuse, d'un manteau plus ou moins long, de préséance ou d'honneurs plus ou moins marqués. C'est pourquoi nous allons voir, aux xviie et xviiie siècles, les compétitions médicales rouler presque exclusivement sur des questions de cérémonial et sur la présence plus ou moins complète des médecins à l'admission des apothicaires.

Nous le savons, les statuts de 1614 autorisaient les médecins à assister uniquement à l'examen public et dernier des apothicaires. De plus, la délibération de 1628, contre les prétentions des médecins d'assister à tous les examens, les avait rappelés à l'exécution des statuts de 1614. Mais nous savons aussi, que si les médecins, malgré leur désir d'examiner les candidats apothicaires, n'avaient pas obtenu satisfaction à l'exemple de leurs collègues des villes de Faculté, c'est bien parce que les apothicaires ne leur avaient pas reconnu la qualité de professeur, de maître ou de recteur, grades nécessaires à tout examinateur et indiscutablement attachés aux membres des Facultés, fussent-ils médecins.

Lorsqu'en 1654, les médecins de Dijon reçurent du roi la

confirmation de leur Collège[1] avec les droits et prérogatives attachés aux membres des Facultés, les situations respectives des deux parties se trouvèrent changées et les médecins, profitant de leur nouveau privilège, réclamèrent le droit de présence aux examens des apothicaires, bien qu'ils n'eussent point gagné, par là même, valeur ou expérience.

Avant d'étudier la fondation du Collège de médecine de Dijon, cherchons un peu où en sont les rivalités particulières, les rapports et les empiètements réciproques. Deux faits vont nous servir d'exemple :

Le 13 septembre 1646, l'apothicaire Simon Duprey, de Dijon, qui avait injurié le médecin Guyot, est condamné aux frais et dépens, malgré ses excuses, disant « qu'il tient et repute ledit sieur Guyot pour homme de bien et d'honneur non atteint des injures mentionnées au procès[2] ». Pourquoi ces disputes ? Nous en trouvons un peu plus tard la raison : le docteur Guyot ne se contentait pas « de praticquer la medecine, mais faisait fonction de farmacie et chirurgie, pourquoy il y a procès entre les appothicaires et ledit Guyot ». La Chambre de Ville décide, le 3 octobre 1653, de l'obliger à payer la taille, dont il est exempt, puisqu'il a contrevenu à l'arrêt du 29 mars 1647[3].

Dans certaines villes, il était relativement facile à un apothicaire de se faire médecin. Tel est le cas de l'apothicaire Bertinot qui exerçait à Chalon depuis 18 ans : un jour, voulant être médecin, il part pour Valence et en revient avec ses lettres de docteur en médecine, n'ayant été absent que dix ou douze jours. Mais ses nouveaux confrères, médecins de Chalon, n'entendirent pas être dupes de ce procédé, et, ayant refusé de l'agréer parmi eux, en appelèrent au Parlement. La Cour, par arrêt de 1654, ordonna que Bertinot serait examiné par trois médecins de Dijon[4]. — Même arrêt[5] sur une espèce analogue contre Guillaume Detton, de Chalon, qui avait obtenu des lettres de docteur, à Avallon.

---

(1) L'arrêt du Parlement ordonnant la demande des lettres patentes est du 20 septembre 1651 ; les lettres patentes sont d'août 1654 ; l'arrêt d'enregistrement au Parlement est du 29 décembre 1655.

(2) Arch. de Dijon, G, 50.

(3) *Ibid.*, B, 292, fol. 152 v°. — A signaler aussi, en 1658, le docteur en médecine, Claude Loisel, condamné à 30 s. d'amende, pour avoir exercé le métier d'apothicaire. (*Ibid.*, M, 233, fol. 144).

(4-5) Arrêts de Jeannin. (Bibliothèque de Dijon, ancien fonds, n° 255 *bis*, p. 449).

Ce désordre médical faisait, on le voit, sentir ses abus. Le Collège de médecine de Dijon fut fondé au début du xviie siècle pour essayer, semble-t-il, de porter remède à cet état de choses ; ses statuts datent de 1639 et voici les articles se rapportant à notre sujet :

« Collegii Medici Divionensis

Statuta

« Anno Domini millesimo sexcentesimo trigesimo nono, die vigesimâ quartâ mensis Januarij. »

« Ut medici Divionenses abusibus varijs qui, in totâ re medicâ, in detrimentum boni publicj, et medicæ dignitatis dedecus irrepserunt, quantum in iis est, prospicerent, hæc sequentia statuta vel religiosius observanda, ex jureiurando omnes habüerunt. »

5um

« Non medicinæ candidati, non Baccalaurej in Collegium aggregandi, Licentiati examinandi, primoque die de Physiologiâ, diœtâ, vel pathologiâ interrogabuntur, secundo de Pharmaciâ, tertio de chirurgiâ, quarto ex thesi de re therapeuticâ respondebunt. »

6um

« Doctores tenebuntur, convocatis prius omnibus medicis, suas litteras exhibere : Nec cæ admittendæ, si supposititiæ, nec omnium sententijs probatæ sint. Probatis ijs, die illis dicto, de pharmaciâ primùm, tum, altero die pariter dicto, de chirurgiâ, aut uno eodemque die de Utraque materiâ respondebunt (ad respondentium videlicet libitum) : atque ubi in utroque examine satisfecerint, capient caput Theseos, thesimque impressam singulis medicis domi, ex honore et in habitu decenti ferent. »

Collège des Médecins de Dijon

Statuts

L'an du Seigneur 1639, le 24me jour de janvier.

Pour empêcher, dans la mesure possible, divers abus qui, au détriment du bien public et du bon renom de la corporation, se sont glissés dans l'exercice de leur art, les médecins de Dijon s'obligent par serment à observer religieusement les statuts ci-joints :

5me

Les étudiants en médecine, même pourvus de baccalauréats, ne doivent pas être admis dans le Collège ; les licenciés seront examinés, ils répondront le premier jour sur un sujet de physiologie, de diététique ou de pathologie ; le second jour sur un sujet de pharmacie ; le troisième jour sur un sujet de chirurgie ; le quatrième sur un point d'une thèse de thérapeutique.

6me

Les docteurs devront montrer leurs lettres (diplômes) à l'assemblée plénière des médecins. Ces lettres n'auront aucun crédit, si elles sont apocryphes ou si elles ne réunissent pas l'unanimité des suffrages. Après ce contrôle, ils auront à répondre, au jour qui leur sera fixé, sur un sujet de pharmacie, puis à un autre jour sur un sujet de chirurgie, ou à leur gré dans un seul et même jour sur l'une et l'autre matière. S'ils satisfont à cette double épreuve, ils prendront un sujet de thèse, et, par déférence et en habit de ville, ils porteront leur travail imprimé à chacun des médecins.

7ᵘᵐ

« Si spagyricj, et circumforanej circulatores ad urbem accesserint, urbisque præfectus medicorum iudicium de ïjs expetierit, sua medicis demonstrabunt remedia, et de ijs, morbisque, quos dumtaxat curandos suscipiunt, interrogabuntur, atque si inscitia, vel impostura aliqua detegatur, ipsa ad judices referenda. Salutis communis interest vitam civium periculosis ignarorum hominum experientijs non credere. »

8ᵘᵐ

« Si urbis præfectus pharmacopœorum officinas invisere decreverit, duo seniores medicj deputabuntur a Collegio medico, qui, unâ cum eo easdem officinas invisant, quo minus medicamenta obsoleta et inelegantes compositiones ad usum adserventur. Prœerunt omnibus aspirantium ad pharmaciam actibus, ut pharmacopœos contineant, impediantque, ne, aliis rebus quam pharmaceuticis, suos aspirantes interrogent, illique medici suffragia colligent, et ferent, ad fidem capacitatis vel incapacitatis adspirantium certiùs faciendam. »

11ᵘᵐ

«Ne quid ex medicis desiderarj possit (si artis pharmaceuticae, aut chirurgicæ studiosi ita postulaverint), ex ijs erunt, qui utriusque artis novitios doceant, qui dissertationibus publicis prœsint, qui medicamenta tam simplicia quam composita, quodque ad ea pertinet, exponant [1]. »

7ᵐᵉ

Quand des charlatans ou marchands forains arriveront dans une ville, si le maire demande sur eux l'avis des médecins, ils devront leur montrer leurs remèdes et seront interrogés sur les maladies qu'ils prétendent guérir. Si les médecins constatent l'ignorance ou la fraude, ils les dénonceront au tribunal. Il importe au bien public qu'on ne risque pas la vie des citoyens, en permettant les expériences de praticiens ignorants.

8ᵐᵉ

Si le maire veut faire la visite des officines des pharmaciens, le Collège déléguera deux de ses anciens pour l'accompagner et l'on fera disparaître les médicaments hors d'usage et les compositions défectueuses. Ils présideront tous les actes des aspirants pharmaciens pour empêcher les examinateurs d'interroger sur d'autres matières que la pharmacie, puis, ils recueilleront les suffrages, auxquels ils joindront les leurs — sur la capacité ou l'incapacité du candidat.

11ᵐᵉ

Pour qu'on ne puisse reprocher aucune négligence aux médecins, si les élèves de pharmacie ou de chirurgie le demandent, on leur donnera des professeurs pour présider leurs discussions publiques et leur exposer tout ce qui est relatif aux remèdes, simples ou composés.

C'était, on le voit, l'hégémonie établie par les médecins sur tout ce qui se rapportait à la médecine, mais ce Collège, malgré son caractère corporatif d'ordre intérieur, devait néanmoins,

---

(3) Arch. de la Côte-d'Or, D, 128, fol. 1. — Voir en outre : Arch. de Dijon, G, 51, un cahier contenant un projet de règlement pour l'exercice de la médecine, où il est dit qu'une assemblée annuelle des médecins, apothicaires, chirurgiens, aura lieu le lendemain de la fête de saint Luc, et qu'il y sera donné lecture des règlements : solennité destinée à maintenir entre tous l'union et la bonne intelligence. — La confrérie des médecins de Dijon était sous le patronage de saint Luc. (18 octobre 1639).

pour posséder la force nécessaire, se faire accepter par le Parlement, ce qui fut fait, le 20 décembre 1650. Aux yeux des médecins, ces statuts perdaient, dès lors, leur caractère strictement urbain et allaient, de ce fait, étendre leur influence sur toute la province.

Les lettres patentes du roi, du mois d'août 1654, ayant conféré au Collège de Dijon les avantages, prérogatives et privilèges des Collèges de médecine des villes qui possédaient une Faculté de médecine, les médecins dijonnais entendirent, dès lors, exercer une suprématie et un contrôle sur tout l'organisme médical bourguignon.

Cette force nouvelle allait pouvoir leur servir contre leurs anciens antagonistes, les apothicaires dijonnais, et la lutte pouvait recommencer. Mais, entre gens de bonne compagnie, conscients de la valeur de l'adversaire et suffisamment instruits par un passé de luttes trop souvent stériles, le bon sens fut meilleur conseiller et l'on résolut de s'entendre amiablement. Une convention fut signée le 31 août 1656, et son importance nous obligeant à la reproduire en entier, nous la publierons avec d'autres documents[1], parmi lesquels elle prendra place, immédiatement après les statuts du XVIIe siècle.

Des concessions mutuelles étaient faites, et nous y relevons ces deux idées :

1º C'est un traité d'alliance entre médecins et apothicaires contre les chirurgiens, charlatans, empiriques et professionnels religieux ;

2º Les apothicaires acceptent le contrôle des médecins : en premier lieu, dans les visites de leurs boutiques ; en second lieu, dans tous les examens de l'aspirant apothicaire.

Ce concordat fut à peu près respecté, témoin les signatures des 12 apothicaires exerçant en 1656 ; à la suite d'un procès survenu en 1720, la convention fut renouvelée en 1722, et reçut successivement les signatures des 16 apothicaires passés maîtres avant 1775. En 1759, il y eut bien quelques réclamations, mais malgré tout, il fut décidé, le 13 janvier, de continuer à s'y conformer de part et d'autre. Les visites des boutiques des apothicaires avaient lieu de façon régulière,

---

(1) Voir note 3, p. 70.

et, si l'on s'en rapporte au registre des délibérations du Collège, les compositions étaient trouvées régulièrement bien conditionnées. Le pacte, on le voit, avait une solidité presque inattaquable. La lutte des médecins et des apothicaires de Dijon était terminée, après un siècle environ de durée, de 1555 à 1656.

Si, de la capitale bourguignonne, nous passons au reste de la province, nous voyons, conformément à ce qui a été dit plus haut, le Collège de médecine de Dijon prétendre la haute main sur les apothicaires des villes non pourvues de jurande. Le procès des Garnier, d'Auxonne [1], en est un exemple.

S'appuyant sur ce que les lettres patentes du roi leur avaient enjoint de veiller aux abus médicaux, les médecins disaient avoir obligé les apothicaires de Dijon à produire devant eux des preuves de leur capacité, et ils entendaient jouir des mêmes prérogatives sur toutes les villes du ressort du Parlement, non pourvues de jurande. Aussi, ayant appris que quantité de personnes s'ingéraient à exercer la pharmacie, ils les avaient invitées à se représenter devant eux pour établir leur capacité ou incapacité ; dans ce dernier cas, ces personnes seraient tenues de fermer boutique.

Ayant eu connaissance de ces nouveautés, les Garnier, apothicaires à Auxonne, étaient venus à Dijon, en 1662, dans le but de se soumettre à ces conditions, mais, craignant d'être obligés de séjourner trop longtemps ou de ne pouvoir satisfaire aux questions et aux frais d'examen, ils avaient « voulu insinuer au syndic » des médecins dijonnais « de les recepvoir sans les formes ordinaires » et « comme l'on dit, sous la cheminée ». Le syndic, indigné, s'étant refusé à pareille compromission, les Garnier s'adressèrent au Parlement, qui les autorisa à se faire examiner par les jurés apothicaires de Dijon.

Les médecins étant présents obligatoirement aux examens des apothicaires dijonnais, prétendirent assister à ceux des Garnier, et pour cela s'appuyèrent sur quelques précédents.

Ainsi, un apothicaire d'Auxonne, Borton, avait été examiné à Dijon par trois médecins, alors qu'il existait deux médecins à Auxonne.

____

(1) Arch. de Dijon, G, 50.

Les apothicaires de Montbard, formant communauté avec ceux de Semur, sont interrogés en présence des médecins de Semur, une jurande n'existant pas à Montbard.

Guillaume Gouget, apothicaire à Seurre, aurait été, sur arrêt du Parlement du 10 juillet 1656, examiné par deux médecins de Dijon et les apothicaires jurés. L'arrêt dit qu'à l'avenir il sera procédé de même à Seurre, sauf que les apothicaires de Dijon pourront être remplacés par des apothicaires de Seurre au nombre de quatre au moins.

Quelle fut la suite du procès, nous l'ignorons. Toujours est-il que plus tard les apothicaires de la province, subissant leurs examens à Dijon, n'avaient pas d'autres examinateurs que des apothicaires.

Signalons enfin le conflit survenu entre les médecins et la municipalité dijonnaise au sujet de l'examen de l'aspirant apothicaire Goujon[1]. Les médecins arguaient de l'article de leurs statuts leur donnant la présidence des examens, d'où discussion avec les échevins qui entendaient continuer à présider.

J.-B. Goujon, aspirant à la maîtrise d'apothicaire, fils de Jean Goujon, aussi apothicaire et prud'homme de la ville, se préparait à subir son premier examen, lorsqu'une discussion de préséance vint à surgir entre les notabilités siégeant en son honneur. L'un des deux médecins délégués prétendit s'asseoir à la droite des sieurs échevins et présider ainsi que cela se pratiquait à Paris et Montpellier, alors que de coutume il siégeait à gauche. Les échevins s'étant opposés à cette prétention, les médecins, très dignes, s'étaient retirés.

Les apothicaires, à l'instigation de la municipalité, passèrent outre à l'examen. L'affaire vint au Parlement, le dossier des médecins comportait à lui seul quinze pièces, et, de décembre 1662 à juin 1663, Goujon attendit, réclamant ses examinateurs à la Cour, au gouverneur, disant qu'il n'était pour rien dans ces disputes particulières, mais ce fut en vain jusqu'à la fin du procès.

La Cour ordonna, par arrêt du 12 juin 1663, que les magis-

____

(1) Arch. de Dijon, G, 50.

trats municipaux auraient la préséance sur les médecins et que le premier examen de Goujon serait valable.

En dernier lieu, signalons le cas d'un apothicaire pratiquant irrégulièrement la médecine en 1770.

Délibération du Collège de médecine. — Le 20 octobre 1770, « sur les plaintes réitérées, portées de toute part contre le Sr Bernard, sur ce que cet apotiquaire s'ingère à juger des maladies par l'inspection des urines, et à aller voir les malades en campagne, il a délibéré que M. le Sindic mande-roit chez lui le Sr Bernard pour lui enjoindre de se renfermer dans les bornes de son état, et lui signifier que, s'il n'a point égard à ce premier avertissement, le Collège prendra d'autres voies [1].... »

§ 2. — Les Chirurgiens [2].

Notons tout d'abord, en 1640, la plainte des apothicaires contre le chirurgien Bourceret [3]. Celui-ci « vend et distribue journellement des medicamens, tant internes qu'externes, à divers particuliers, dont il est arrivé plusieurs fascheux acci-dens.... ; ledit Bourceret en auroit donné à quelques-uns qui, au mesme instant, seroient mortz sans confession ».

Malgré la gravité de l'accusation, cette affaire a moins d'im-portance que le procès du chirurgien Fabarel [4], plaidé devant le Parlement un peu plus tard, en 1662. Là, en effet, les trois corps médicaux semblent prendre position et tracer le plan de campagne de l'avenir, plan que nous retrouverons tel, cent ans plus tard.

« Le 3 février 1662, En l'audience publique, après deux audiences célèbres, il fut jugé une cause, entre les médecins, chirurgiens et apotiquaires de Dijon, au sujet que Fabarel, maître chirurgien, avoit donné des pilules au Sr Héliotte, pour le guérir de quelques ulcères, les apotiquaires l'ayant tiré en instance en la Chambre de Ville, et l'affaire fut portée au Parlement.

« ... Les chirurgiens intervinrent pour Fabarel, et les médecins... se joi-gnant aux apotiquaires, demandèrent encore qu'ils fussent présents aux examens des chirurgiens, comme ils étoient à ceux des apotiquaires. La

---

(1) Arch. de Dijon, G, 53.

(2) Les chirurgiens étaient gens de métier et avaient boutique. A Dijon, les pre-miers statuts de la corporation des chirurgiens-barbiers sont de 1426. Leur évolution scientifique date du XVIIIe siècle. (Dr MÉVEL, *Chirurgiens dijonnais au XVIIIe siècle*. Lyon, 1902).

(3) Arch. de Dijon, G. 6.

(4) *Ibid.*, G, 50. — Bibliothèque de Dijon, Fonds Baudot, mss n° 156, t. II, fol. 256; *ibid.*, Fonds Baudot, mss n° 232, p. 444; *ibid.*. ancien fonds, mss n° 255 *bis*, p. 451.

question entre les chirurgiens et les apotiquaires étoit de savoir si aux maladies extérieures et chirurgicales, les chirurgiens pouvoient donner des remèdes internes ; il fut fait par les avocats, différence entre la chirurgie, la médecine et la pharmacie..... Les chirurgiens soutenoient que, bien qu'ils ne dussent se mêler de pharmacie, et que leurs fonctions ne consistassent qu'aux maladies corporelles et extérieures, néantmoins, quand, pour la guérison de ces maladies il étoit nécessaire d'user de remèdes internes, ils le pouvoient faire parce que c'étoit une dépendance de leurs fonctions. Les apotiquaires, au contraire, faisoient voir que c'étoit entreprendre sur la pharmacie, et qu'au compte des chirurgiens, ils pouvoient donner des remèdes internes à touttes sortes de maladies, car à un malade il arrivoit toujours quelque mal extérieur. Les médecins, appuyant la cause des apoticaires, soutenoient en leur particulier qu'ils devoient être présents aux examens des chirurgiens.....

« L'avocat général montra qu'aux maladies chirurgicalles les chirurgiens pouvoient donner des remèdes internes, qu'il y avoit des maladies honteuses, qu'on ne vouloit pas confier à tant de personnes, et qu'un malade avoit confiance à un chirurgien, qu'il ne prendroit pas à un apotiquaire ; de plus, qu'il y avoit de pauvres gens, qui n'avoient pas le moyen d'apeller tant de monde à leur guérison.....

« La Cour, ..., ordonna que les chirurgiens pourront dispenser des remèdes pour les maladies honteuses et secrètes seulement, leur fait ..... deffenses d'en distribuer aucuns en toutes autres maladies ..... et ordonne qu'aux examens et réception desdits chirurgiens, deux des médecins y assisteront sans frais, et y auront voix délibérative. »

Les détails de cet arrêt n'étaient pas suffisamment précis, et, malgré les tentatives faites par les médecins, au mois de mai suivant, pour faire aboutir l'homologation d'un projet d'entente générale[1], les chirurgiens passèrent facilement à côté des décisions du Parlement, ce qui, d'ailleurs, provoqua d'autres procès et d'autres arrêts :

1671, 13 août. — « Louis Derequeleine, chirurgien à Dijon, traitant un jeune homme d'une maladie honteuse, ce jeune homme tomba dans une fièvre continue, en laquelle Derequeleine lui donna des médecines et des remèdes internes ; les apotiquaires le prennent à partie, comme ayant contrevenu à l'arrêt, entre eux rendu, et se pourvoient par requête à la Cour. Les chirurgiens interviennent en maintenant que cela se pouvoit faire, la fièvre étant une suitte de la maladie secrète[2]..... »

La Cour, avec équité, renvoya chirurgiens et apothicaires dos à dos.

Rappelons aussi que l'arrêt du 11 février 1672 avait assimilé aux apothicaires les chirurgiens délivrant régulièrement des remèdes, pour toutes conditions de comptes avec leurs clients[3].

---

(1) Arch. de Dijon, G, 50.
(2) Nicolas Perrier....: (Bibliothèque de Dijon, Fonds Baudot, mss n° 232, p. 449).
(3) Ibid., p. 449.

Ces avantages étaient pour les chirurgiens un encouragement à empiéter encore sur le domaine des apothicaires[1],
et les procès particuliers qui vont suivre affirment cet état de
choses, en précisant les moyens d'attaque des uns et la résistance des autres.

« En l'audience publique (du Parlement), le 21 juillet 1664, entre Jean
Chenu, chirurgien à Beaune, et les apotiquaires dudit lieu, il fut jugé que
Chenu, ayant une eau par forme de secret pour guérir l'hydropisie, il ne
pouvoit en distribuer dans la ville et banlieu, mais bien hors la banlieu,
comme à Pulligni et autres villages. La raison est fondée sur ceci..... Par
leurs statuts, il n'est permis qu'aux apotiquaires de distribuer des drogues
dans la ville et banlieu, ce qui se doit entendre avec rétribution et payement ainsi que faisoit Chenu, mais non pas gratuitement comme faisoit
Jacquette Damoiseau[2] ».

Le 28 décembre 1683, requête au Parlement des maîtres apothicaires
contre Julien Legoix, chirurgien[3]. Les maîtres chirurgiens interviennent
pour qu'il leur soit permis de « dispanser en toutes maladies des lavements,
tisannes laxatives, et autres remèdes », sous la condition, toutefois, qu'ils
achèteront « les compositions chez les maistres apotiquaires ». On ne pouvait être plus insinuant; aussi la Cour, par son arrêt du 16 mars 1684,
rejetta-t-elle cette demande, condamnant Legoix, et renvoyant les chirurgiens à la médicamentation de leurs seuls clients à maladies honteuses.

Le procès du chirurgien Étienne Michéa[4] débute par une contravention à
l'arrêt précédent ainsi qu'à celui du 9 janvier 1687, contravention pour
laquelle les apothicaires adressent, le 7 juin, une requête au Parlement.
Cette requête n'offrant sans doute pas de faits précis, la Cour leur ordonna,
le 27 du même mois, de faire la preuve que Michéa a bien « luy-mesme
donné des remèdes et en a tiré de l'argent, » laquelle preuve devra être
rapportée ultérieurement.

Michéa dut prendre ses précautions, car nous ne trouvons de nouvelles
réclamations des apothicaires que le 17 octobre 1690, soit trois ans après.
Les personnes, cette fois, y sont nommément désignées; d'où, grand désappointement de Michéa, qui se manifeste, le 12 décembre, par une lettre
injurieuse adressée aux jurés apothicaires. En gens avisés, ceux-ci s'empressent de produire, le 28, une nouvelle requête, par laquelle ils entendent
obliger le chirurgien Michéa, à venir déclarer qu'il tient les jurés Piron et
Petit « pour gens de bien, s'acquittant fidellement et avec probité de leur
employ et distribuant de bonnes drogues », ceci sans préjudice des dommages, et défenses de récidiver de pareils emportements.

La Cour, le 15 janvier 1691, dit, tout d'abord, que les apothicaires auront
à faire la preuve que le chirurgien Michéa a distribué les drogues et remèdes de pharmacie dénommés; elle reconnaît cependant que ces personnes

---

(1) Dans certaines villes, à Lyon par exemple, les chirurgiens s'étaient arrogé, à
l'exclusion des apothicaires, le monopole de la vente des remèdes externes et des
remèdes pour maladies honteuses. De la sorte, il s'était créé deux catégories de
boutiques de médicaments : celles des chirurgiens et celles des apothicaires.

(2) Nicolas Perrier.... (Bibliothèque de Dijon, Fonds Baudot, mss n° 232, p. 445).

(3) Arch. de la Côte-d'Or, E, 3353.

(4) *Ibid.*, E, 3353.

ont pu, en raison de leur solvabilité, payer ces médicaments. Sur la dernière requête, elle reçoit l'affirmation que Michéa n'a pas entendu injurier les jurés, et met les parties « hors de cour et de procès ».

Piron et Petit, peu satisfaits de la suite donnée à l'affaire de la lettre injurieuse, s'en rapportent à un arbitre. Celui-ci, sans doute, ne put aboutir, car, le 27 mars, nous retrouvons nos parties au Parlement, dont une décision les renvoie devant un autre arbitre pour s'en arranger, le 30 mars 1691.

De même, le 5 mars 1703, sont mis hors de cour et de procès, les apothicaires poursuivant, depuis 1680, Jean-Baptiste Luis, dit Bellerive, maître chirurgien[1]. La Cour rappelle, néanmoins, que les règlements et arrêts touchant les rapports des apothicaires et des chirurgiens seront suivis et exécutés.

Le 28 février 1719, c'est encore une requête[2] contre Nicolas Quarré, M⁰ chirurgien, lui assignant de comparaître le 1er mars. Quarré ayant fait défaut, l'affaire est remise au 25 avril, puis au mardi suivant.

Par tous ces procès, on se rend compte de la difficulté d'établir des limites précises entre des professions se complétant les unes les autres et aspirant chacune à se tailler la plus large part dans l'ensemble des corps médicaux.

Toutefois, la rivalité des apothicaires et des chirurgiens se comprendra mieux si l'on se reporte à la nature originelle du chirurgien. Spécialement affecté aux soins externes, il s'était développé à la faveur des guerres, des pestes et des grands malheurs aux temps rudes des siècles passés. Peu à peu, les mœurs adoucies l'avaient plié au sort commun, et le chirurgien dut assouplir et généraliser son art. Pour ne pas disparaître, il se vit obligé, dès lors, d'empiéter sur le domaine de la médecine et de la pharmacie.

De plus, tandis que médecins et apothicaires se localisaient dans les villes principales et quelques villes secondaires, les chirurgiens étaient les seuls représentants médicaux dans les petites villes et les campagnes. C'était là qu'ils cumulaient les trois parties, alliant au mieux de leurs intérêts les soins extérieurs aux soins intérieurs des malades. Ces derniers, d'ailleurs, au dire des chirurgiens, trouvaient plus économique de s'adresser à un seul praticien, préférablement à trois.

Les chirurgiens des villes, exerçant souvent dans un rayon assez étendu des environs, ne pouvaient facilement séparer

---

(1) Arch. de la Côte-d'Or, E, 3353.
(2) Arch. de la Côte-d'Or, E, 3353. — Biblioth. de Dijon, Fonds Baudot, mss n° 156, t. II, fol. 255.

leur champ d'action de celui de leurs confrères de l'extérieur,
et cette situation dut être un facteur de leurs revendications.

Nous l'avons vu, les arrêts du Parlement donnaient tort,
suivant les cas, aux uns ou aux autres, les renvoyant généralement à leurs disputes et laissant au temps le soin de mieux
définir les attributions de chacun.

Cet état de choses était loin d'être particulier à la Bourgogne, et, à part quelques détails ou quelques exceptions, le
mal était général. Dans ces temps de pouvoir absolu, où tout
convergeait vers le même centre, les inconvénients de cette
organisation médicale devaient forcément se faire sentir de
façon pressante dans Paris, la capitale du royaume. En 1728,
en effet, la Faculté de médecine de Paris s'en était émue, et
par une enquête sérieuse, s'était proposé d'établir le bilan de
ces luttes ; en toute indépendance, elle chercherait ensuite le
moyen d'y mettre un terme et d'établir une harmonie durable.

Les médecins, on le sait, relevaient, au point de vue médical,
des Facultés de médecine, et, au point de vue professionnel, du
premier médecin du roi, haut fonctionnaire de santé pourvu
de lieutenants dans les provinces. Les apothicaires, tout en
ne dépendant que des maîtrises d'apothicaires, étaient néanmoins subordonnés à cette administration médicale, représentée par les lieutenants provinciaux du premier médecin
du roi.

Une organisation parallèle, mais indépendante de la première, existait pour les chirurgiens, et si, pour leurs grades,
ils ne dépendaient que des maîtrises de chirurgiens, ils étaient
administrativement[1] sous l'autorité du premier chirurgien du
roi, autre grand fonctionnaire, et de ses lieutenants locaux.

Les Facultés de médecine, avec leur esprit indépendant et
local, étaient donc bien en position de prendre parti pour les
apothicaires contre les chirurgiens. On ne saurait, en effet,
supposer qu'à moins de conflits administratifs, premier médecin et premier chirurgien, tous deux représentants de l'unité

---

(1) Le premier chirurgien du roi, en qualité de chef de la chirurgie et de garde
des chartes, statuts et privilèges de cet art, exerce une espèce de juridiction économique sur tous les chirurgiens, sages-femmes et tous autres exerçant quelque partie
que ce soit de la chirurgie ou de la barberie. (Bibliothèque de Dijon, Fonds Baudot,
mss n° 156, chirurgiens).

royale, eussent daigné prendre parti chacun pour leurs subordonnés respectifs et en venir aux mains.

Le plus étonnant, c'est de voir les Facultés de médecine prises subitement d'une telle ardeur à défendre les apothicaires, gens ignorés d'elles au point de vue médical. Mais les apothicaires pouvaient être un allié puissant : les médecins avaient les mêmes reproches d'envahissement à adresser aux chirurgiens, et médecins et apothicaires unis pourraient plus à l'aise en triompher. C'est par sa lettre[1] du 16 décembre 1728, que le doyen de la Faculté de médecine de Paris, s'adressant au Collège des médecins de Dijon, lui demande non seulement d'établir ses griefs propres contre les chirurgiens, mais encore de s'informer auprès des communautés d'apothicaires « si elles ont quelque sujet de plainte à faire contre les dits chirurgiens.... ». Le doyen de Paris réclame, en outre, l'avis des médecins de Dijon sur ce qui serait « le plus convenable pour l'exercice de la médecine par rapport aux trois professions de médecins, apotiquaires et chirurgiens, l'ordre et la subordination qui s'y doit observer, tant dans les réceptions des uns et des autres, que dans les visites et traitements des malades, et l'administration des remèdes ».

Médecins et apothicaires dijonnais, on le conçoit, s'empressèrent, en moins de quinze jours, de dresser, contre les chirurgiens, les mémoires demandés et de les envoyer à Paris. Parmi les griefs énumérés, le suivant est à remarquer[2] :

1729, 1er janvier. — « ..... A l'exemple des chirurgiens, plusieurs religieux mendiants se croient authorisés à visiter les malades et distribuent impunément toutes sortes de remèdes, et quoique l'édit de 1707 soit enregistré en ce Parlement, l'appuy qu'ils trouvent chez quelques personnes de condition, semble les mettre à couvert des peines qu'il leur inflige.

« Ces abus sont tellement invétérés icy, qu'il ne faut pas moins que l'authorité souveraine pour les détruire par un nouveau règlement qui contienne chacun dans les limites de son état, de manière que le chirurgien ne puisse donner des remèdes que dans les maladies honteuses et secrètes, que l'apotiquaire, après les avoir composés, les administre aux malades suivant l'ordonnance du médecin ; et quand l'un ou l'autre sera apellé le premier chez un malade, qu'il soit tenu de faire avertir le médecin, après le second jour de fièvre, qui le visitera gratuitement, s'il est pauvre..... »

---

(1) Arch. de la Côte-d'Or, D, 128, fol. 59.
(2) *Ibid.*, D, 128, fol. 61.

Malgré ces réclamations, les contraventions et les usurpations réciproques entre les chirurgiens et les deux autres professions médicales n'en continuèrent pas moins, tellement que le premier médecin du roi se vit obligé d'intervenir. Il le fit, non comme le doyen de Paris, s'essayant à arranger les choses en douceur, mais en maître autoritaire qui charge le procureur général de maintenir chacun à sa place[1] : « Vous voudrez bien, dit-il, à cette occasion, rappeler et faire revivre les anciens règlements et arrests de votre Cour contre les contrevenants, et leur infliger, en conséquence, les peines de droit et les faire poursuivre comme empoisonneurs publics ; les remèdes, que des gens sans aveu et sans titre distribuent, devant estre regardés, quand ils sont mal appliqués, comme des véritables poisons ». (21 mai 1731).

C'était dur pour les uns et les autres, aussi les médecins de Dijon s'adressèrent-ils de nouveau, en 1747, à la Faculté de Paris, alors en discussion avec les chirurgiens parisiens, et lui apportèrent l'aide de leurs récriminations, parmi lesquelles nous citerons :

« 2º Les chirurgiens donnent et préparent les remèdes dans ces circonstances, ce qui met les apoticaires dans le cas de n'être pas fournis et d'avoir de vieilles drogues, faute de débit. »

« 7º Il n'est jamais question d'être invités quand les chirurgiens font quelques démonstrations anatomiques. »

« 8º Nous rencontrons journellement de ces messieurs qui refusent de saigner ou de faire d'autres opérations quand nous les ordonnons, jusqu'à nous mettre dans la nécessité d'entrer avec eux dans des discussions qui allarment les malades, et d'en envoyer chercher d'autres plus dociles. »

Quel fut, en résumé, le résultat de ces entreprises des chirurgiens ? Tout d'abord, pour les médecins et les apothicaires, l'obligation de s'entendre et de s'égaler en quelque sorte ; puis, pour les apothicaires et les chirurgiens, la séparation définitive excluant les remèdes du domaine de la chirurgie ; enfin, pour les médecins et les chirurgiens, la fusion générale en un seul corps médical.

Les chirurgiens, en effet, dans leur effort de montée, avaient passé par-dessus les apothicaires, tout en se détachant d'eux,

---

(1) Arch. de la Côte-d'Or, D, 128, fol. 62 vº.

et en étaient venus à s'unifier avec les médecins, aidés de l'évolution scientifique dont les chirurgiens dijonnais, Maret, Hoin, Enaux, Leroux, Chaussier[1], furent les promoteurs.

---

(1) Dr Mével, *Chirurgiens dijonnais.*
Ces cinq chirurgiens firent partie de l'Académie de Dijon, et à ce titre, on peut lire leurs nombreux travaux dans les *Mémoires* de cette Compagnie, antérieurs à la Révolution. — Voir Ph. Milsand, *Notes et documents pour servir à l'histoire de l'Académie des sciences, arts et belles-lettres de Dijon.* Paris, 1871.

CHAPITRE V

Les Charlatans, les Empiriques

Charlatans : Noms et Remèdes des Charlatans. — Règlements à leur sujet.
— Transformation du Charlatan.
Empiriques. — Guérisseurs, Sorciers. — Le Garlutot du loup.

§ 1. — Les Charlatans.

APOTHICAIRE, alors qu'il était encore simple boutiquier
et voisinait avec le triacleur, l'épicier, l'estassonnier,
avait une sorte d'indépendance due à son trop grand
éloignement des autres corps médicaux ; plus tard, lorsque,
grandi, il s'était rapproché d'eux et, de concert avec les médecins, avait fondé la famille médicale, son ambition, ses
luttes et les règlements l'avaient lié aux évolutions de l'ensemble des trois professions maîtresses, lui donnant, avec une
sorte de dépendance envers les médecins, une vie sans doute
un peu étroite, mais du moins fixe et régulière.

Ce progrès dans leur situation professionnelle rattachait dès
lors intimement les apothicaires à la Faculté elle-même,
corps d'autant plus fermé que les membres en étaient plus
prospères. Cette brillante situation, dépendante, régulière et
fixe, devait forcément amener une réaction, qui fut cette floraison remarquable des charlatans au XVIIe siècle ; car ceux-ci
étaient l'expression même de l'indépendance, de l'irrégularité
et du vagabondage, et l'on peut dire, au point de vue de leurs
situations pharmaceutiques respectives, que le charlatan fut
le complément de l'apothicaire arrivé.

C'est bien, en effet, vers 1630, au début de cette époque appelée à rester l'apogée de l'apothicaire, que vint s'abattre sur la Bourgogne tout cet essaim hétéroclite d'Italiens fantasques, dont la présence n'avait eu auparavant que le caractère du fait isolé ou de peu d'importance, sans ensemble ni continuité. Et ce qui fit leur succès croissant, c'est cette imagination fantaisiste, ajoutant à certains remèdes, peut-être sincères, le besoin d'inconnu, de croyance et de gaieté qui complétait, par une sorte de contraste, le caractère sceptique, positif et sévère de l'apothicaire du XVIIIe siècle.

Le charlatan joignait encore les fonctions de médecin et de chirurgien à celles de vendeur et préparateur de remèdes. Aussi ses succès soulevèrent-ils promptement contre lui les trois professions médicales régulières.

De leur côté, si les apothicaires avaient entendu se réserver le monopole de la pharmacie, à l'exclusion de tous autres habitants sédentaires de la ville, ils avaient, dans leurs statuts, ménagé un contrôle sur les étrangers momentanément installés, et nul marchand du dehors ne pouvait vendre ou débiter des drogues sans qu'elles eussent été visitées par les jurés apothicaires[1]. Ceux-ci dressaient un rapport qui était envoyé à la Chambre de Ville, chargée d'accorder ou non l'autorisation, et de décider dans quelles conditions les charlatans pouvaient exercer leur métier, ainsi que la somme des droits à percevoir.

Quelques-uns de ces charlatans avaient une certaine valeur professionnelle et leur panacée était parfois autre chose qu'une composition de fantaisie. Leurs remèdes, en général peu nombreux, étaient choisis, ou parmi les plus actifs, ou parmi les plus nouveaux, et les modifications que leur industrie savait apporter aux vieilles préparations, leur donnaient même quelquefois un regain de vitalité. Leur influence sur l'art

---

(1) Par la déclaration du roi du 12 mars 1697, enregistrée à Dijon le 23 juillet, la permission devait d'abord être demandée au maire, lequel ne prenait de décision qu'après la visite des jurés. Un curieux conflit d'attributions eut lieu à ce sujet à Toulon-sur-Arroux, en 1779, où le maire et le juge seigneurial voulaient l'un et l'autre avoir le droit d'accorder ou de refuser la permission. L'affaire fut même portée au roi. (Arch. de Saône-et-Loire, C, 319).

pharmaceutique fut loin d'être nulle, et, disons-le franchement, la pharmacopée leur doit des médicaments qui auraient
peut-être, sans eux, attendu encore longtemps la possibilité de
soulager les malades.

Il faudrait pouvoir citer leurs remèdes, les identifier et rechercher la part de la vérité et celle de la fantaisie, mais malheureusement le secret, dont ils les entouraient à dessein, ne
permet que difficilement d'en tirer des considérations générales certaines.

De plus ce travail ayant été fait, pour Dijon, à un point de
vue général[1], il ne nous reste à citer que des noms, des dates
et quelques faits, nous limitant aux seuls côtés pharmaceutiques.

1607, Dijon. — Pierre Barselin ou Bargelin,[2] d'Ariette (Italie), est autorisé
à débiter à Dijon, du 15 janvier au 15 février :
   « huile de bithume ou naphta, dict petrole,
      baulme du romary ou huile romary », qui fut estimée 6 livres
        l'once par les visiteurs,
   « mithridat, antidote contre tous venins, hors le diamant »,
sur rapport des médecins et de Gillot, l'apothicaire juré et commis.

La Ville fit même dresser à ses frais, en la grande salle de la mairie, un
fourneau pour servir à faire distiller, par Barselin, « de l'eau de romary[3] ».

Les apothicaires ne furent autorisés à acheter de ses drogues qu'à partir
du 23 janvier.

Pierre Barselin avait déjà visité beaucoup de villes, entre autres Chalon
et Beaune.

1616-24. — Autorisation analogue[4], est accordée, en 1616 et 1624, à Philippe
de Montdore, et, en 1624, à Antoine Girard.

Devant l'opposition systématique des médecins et des apothicaires, il n'était pas toujours possible aux charlatans d'obtenir la visite de leurs remèdes, et, par suite, l'autorisation
d'exercer leur métier. Aussi voyons-nous, en 1633, Haudibert,
dit Caille[5], maître opérateur, natif de Draguignan en Provence,
être obligé de se pourvoir au Parlement pour obtenir cette visite, qui lui avait été refusée à Autun, refus à l'appui duquel
se portaient défendeurs les apothicaires de cette ville. Haudibert obtint satisfaction, ses drogues furent visitées et il eut

---

(1) E. Fyot, Les Charlatans à Dijon. (*Bulletin de la Société des Pharmaciens de la
Côte-d'Or*, n° 22).
(2) Arch. de Dijon, B, 244, fol. 176 et 181 v°; I, 134.
(3) *Ibid.*, M, 466, fol. 278 v°.
(4) *Ibid.*, B, 187 *bis*, fol. 136 v°; B, 262, fol. 89.
(5) Arch. de la Côte-d'Or, B, 12237, fol. 529.

l'autorisation de les débiter à Dijon pendant trois mois, et, dans les autres villes de la province, durant le temps assigné par les magistrats municipaux ; les apothicaires d'Autun furent condamnés aux dépens.

1639, Dijon. — Jean-Paul Alfier, ou Gio-Paulo Alfieri, dit Braguette[1], « operateur et distillateur de Sa Majesté », ayant demandé l'autorisation, la mairie fit examiner ses drogues, le 11 juillet, par Jean Roy et Bénigne Blanche, apothicaires jurés, assistés des anciens échevins. Leur rapport expose que Braguette leur a montré :

 « une racine d'angelique avec laquelle il a composé son opiate contre la peste ». Cette racine était pourrie.

 « de la racine d'orcanette, laquelle il disoit estre racine de rubea major, ce qui est grandement absurde, ladite racine d'orcanette n'estant propre en medecine, sinon pour donner couleur aux huilles et axunges, et le rubea major auroit de grandes qualités ;
 une pièce de bois de saxafras,.... carié ;
 melilot, racine de consoulde, bistorte, etc...... plantes fort communes et de fort peu de valeur ;
 deux fioles qu'il asseuroit estre vray baulme blanc,..... pouvant peser trois onces en tout, duquel ayants faict l'espreuve, avons treuvé n'estre baulme, ains therebentine ;
 de l'escence d'escorces d'oranges,.... rance et de peu d'odeur..... faicte despuis douze ans ;
 de l'esprit d'anis, » qui n'était que de « l'eau d'anis ;..... l'avons requis de nous monstrer le vaisseau où il pretendoit faire ladite essence ; il nous a monstré un alembic contenant environ trois pintes,.... ce qui ne se peut, attendu la petitesse dudit alembic ;
 du bezoart..... lequel..... n'estoit legitime ;
 un morceau d'environ demie once d'ambre gris ;
 une fiole de son baulme ;
 un-pot d'unguent pour la bruslure ».

Cet examen n'ayant pas donné satisfaction à Braguette, une autre visite fut faite deux jours plus tard par un médecin et les apothicaires Roy et Verrière, autres commis. Cette visite confirma la précédente et il fut en outre reconnu que :

 le baume noir du Pérou était une liqueur de styrax inutilisable à l'intérieur.

1642. — Gilles Barry[2] fit une visite à Dijon, où il montra la preuve de la puissance de son orviétan[3].

1644. — Guillaume Duménille, de Montpellier[4], prétendait qu'il distillait, mais ne vendait aucun médicament. Une visite faite dans sa chambre amena la découverte des produits suivants :

 une fiole d'huile de tartre,
  — contenant du cristal minéral,
 dans du papier une once ou plus de sel de saturne,

(1-2) Arch. de Dijon, I, 134.

(3) Docteur LE PAULMIER, *L'Orviétan : histoire d'une famille de charlatans du Pont-Neuf, aux XVIIe et XVIIIe siècles.* Paris, 1893, p. 38 et suiv.

(4) Arch. de Dijon, I, 134.

2 onces de carabé,
un boisseau d'huile dudit carabé.

1645. — Orviétano[1], opérateur italien, ayant fait montre de lettres du Prince Henri de Bourbon, gouverneur, est autorisé par la mairie à débiter ses drogues et médicaments après qu'ils auront été examinés par deux échevins, deux médecins et les jurés apothicaires. Il devra soigner gratuitement les pauvres.

1646. — Jean Viard ou Joannes Vertus[2], ayant posé des affiches de charlatan sans permission de la mairie, et sans visitation de ses drogues, a dit pour sa défense ne pas connaître les règlements de la Ville. Il a montré ensuite aux jurés apothicaires une pinte d'une essence tirée du bois d'aloès. Procès-verbal fut dressé contre lui.

1648, Autun. — Damascène[3], docteur en médecine, opérateur italien.

HIC IACET IOANNES DAMASCENVS
IOANNIS BAPTISTÆ MEDICI ROMANI FILIVS
SECVNDÆ ROMÆ MORATVS
EPITAPHIVM
NVTRICEM NIGRAM NECIS NVNTIAM NVPERRIME NVNCVPANS
NVDI NOVELLI NOX NITOREM NOXIA NIGRESCIT
NOTESCAT NENIÆ NECI NVPSI
NIDVM NOSCITE NOSTRVM

Cette singulière épitaphe nous a été conservée par Crommelin, Leseure et l'abbé Duchesne. Elle était gravée sur une plaque de cuivre et a disparu pendant la Révolution. Le personnage auquel elle se rapporte est ainsi mentionné dans les registres de la paroisse Notre-Dame d'Autun :

« Le mardy douziesme may 1648 fut enterré Jean Damascenne, fils de Mr..... Damascène, docteur en médecine, opérateur italien. »

Damascène, père de Jean dont nous venons de citer l'épitaphe, semble avoir été le plus célèbre d'entre ceux qui exercèrent à Autun, avec la permission du vierg et du conseil des médecins. Il figure, en effet, dans la correspondance de Spon et dans celle de Gui Patin, et l'on peut juger, d'après la lettre de ce dernier, en date du 16 septembre 1653, que cet opérateur avait eu maille à partir avec la justice : « A ce que vous me racontez du charlatan J.-B. Damascène, je reconnais que votre magistrat n'est point plus sage que le nôtre. J'ai pitié du genre humain lorsque je vois tant de désordres ; néanmoins je n'y sais aucun remède. *Quamdiu erunt homines, tamdiu vigebunt errores et hæreses.* Mais de quel pays vient votre Damascène ? Je m'imagine qu'il est provençal, gascon ou du Languedoc, car voilà des provinces à charlatans. » Il venait de Rome, comme il est dit dans la première partie de l'épitaphe. Quant à la qualification de « *secundæ Romæ* » appliquée à Autun, elle rappelle l'expression du moine Héric : « *Roma celtica* », et la devise : « *Ædua soror et æmula Romæ* » dont on accompagne toujours maintenant les armes d'Autun.

1649, Dijon. — Jacques Canal[4], sieur du Fresne, « oculiste de la maison du Roi », est autorisé à débiter ses drogues à un prix raisonnable.

---

(1) Arch. de Dijon, B, 282, fol. 271. — G. PLANCHON, Notes sur l'histoire de l'Orviétan (*Journal de Pharmacie et de Chimie*, 1892, 2ᵉ semestre).
(2) Arch. de Dijon, G, 6.
(3) *Mém. de la Société Éduenne*, t. II, p. 45 et t. VIII, p. 411.
(4) Arch. de Dijon, B, 287, fol. 217 vᵒ.

1650. — François Fossa[1], de Milan, « ancien operateur et distillateur de Sa Majesté », est autorisé, ainsi que son fils, à débiter :

huiles, essences, liqueurs et autres drogues,

vu le rapport sur la bonne qualité de ces drogues, fait par les échevins, médecins, chirurgiens et les jurés apothicaires.

1654. — Bernard Bourdeaux, sieur de Beauregard[2], « operateur chimique », est autorisé à débiter ses drogues.

1654. — Charles Bernouin, dit la Fleur[3], « operateur, distillateur et oculiste du Roi », est autorisé à débiter ses médicaments, à des heures différentes de Beauregard, après visite par les jurés apothicaires, les médecins et les échevins. Remarqué, dans la « suite » de ce charlatan, un de ses aides, Georges Bellanger, gravement qualifié d'apothicaire, lorsqu'un jour il servit de parrain à un fils de Bernouin.

1656. — Didier Brouand[4], lorrain, peut faire jouer ses marionnettes, mais ne pourra débiter aucune drogue sans l'avoir soumise à la visite des jurés apothicaires.

Les passages réguliers de certains d'entre ces charlatans, ainsi que leurs séjours de plus en plus longs, en avaient fait pour les apothicaires des sortes de concurrents permanents ; c'est pourquoi nous voyons les apothicaires se plaindre, et obtenir de la mairie que Fontblanche et Lafleur[5] soient obligés de se faire recevoir habitants de Dijon. ou sinon de quitter la ville (16 août 1661). Lafleur dut accepter, car un mois après il est autorisé à vendre et débiter son « atavant[6] ».

1661. — Polony[7], levantin, marchand d'orviétan, avait obtenu du vierg d'Autun la permission de vendre son orviétan sur la place de la Cathédrale, mais le Chapitre s'y opposa, disant que les opérateurs devaient lui faire une demande avant de s'adresser à la viérie.

1662. — Jacques Vallet[8], sieur de Valecourt, « operateur et distillateur du Roi », est autorisé, après visite par les médecins, chirurgiens et apothicaires, à vendre publiquement au champ St-Ladre (Autun) :

« la lavande,
le baulme artificiel en nature,
l'unguent de la bruillure,
le suppositoire perpetuel,
l'essence de romarain,
la conserve royalle de sel oftalmique,
l'emplastre de sparadrap » ;

quant au remède appelé par lui « panasé », qui est un « purgatif intérieur »,

---

(1) Arch. de Dijon, B, 287, fol. 371 vº.

(2) Ibid., B, 292, fol. 194.

(3) Ibid., B, 292, fol. 195 et 244; B, 502, 25 mai 1661 ; M, 228, fol. 430.

(4) Ibid., B, 295, fol. 139 vº.

(5) Ibid., B, 300, fol. 97 vº.

(6) Ibid., B, 300, fol. 105.

(7) Mém. de la Société Éduenne, t. II, p. 46.

(8) Ibid., t. II, p. 47.

il devra, avant de pouvoir le distribuer, en faire l'essai et expérience près
des sieurs médecins, chirurgiens et apothicaires, sur les malades qui lui seront indiqués.

Le 18 mai de l'année suivante, il obtenait, en compagnie de son gendre,
Claude Fournier, une autorisation analogue pour vendre ses drogues.

A Dijon, sous les conditions habituelles de visite, sont autorisés à vendre leurs remèdes dans la ville :

1662. — Séraphin et Antoine Mansouret[1], originaires de Rome, « opérateurs empiriques ».

1675. — Le Sr Belletour, dit Dupille[2], « operateur et medecin chimique du
Roy, de S. A. de Savoie et de Mgr l'Archeveque de Lyon ». — Le véritable
orviétan.

1678. — Louis Larminier[3], de Plaisance, « operateur ordinaire du Roi. »

1678. — Le Sr Jean Boulmayer[4], de Leipzig, « operateur chimique ». —
Plusieurs drogues, médicaments, essences, poudres, racines, toutes de bonne
qualité.

1681. — Le Sr Pierre Dupillier de Belletour[5], « operateur du Roi et seul
distributeur d'orvietan dans les provinces de Languedoc, Dauphiné, Lyonnais ». — Le même qu'en 1675.

1681. — Le Sr Pelletier[6], « medecin chimique », natif d'Angers.

Sans doute, la plus grande partie de ces vendeurs ambulants nous échappe, et, à la faveur de ces invasions, d'autres
en profitaient certainement pour débiter des drogues quelconques, sans se soucier autrement de les faire visiter et de se
soumettre aux règlements. Aussi la Chambre de Ville inter-
vient-elle, le 24 mai 1681, par un règlement général[7]. Sur la
plainte du procureur-syndic, exposant que certains particuliers étrangers faisaient « la fonction de medecin, vendoient et
debitoient des poudres qui pourroient estre nuizibles au publiq, n'ayant été veues ny visitées par les M[es] apotiquaires,
ainsy qu'il est accoustumé, (il) requeroit que deffences leur
fussent faites de faire ladite fonction ni debiter aucune drogue
jusqu'après la reconnoissance..... La Chambre..... a ordonné
que lesdits particuliers estrangers..... debitans des drogues de
medicaments seront assignez à la Chambre, pour, iceux ouys,

---

(1) Arch. de Dijon, B, 301, fol. 52 v°; I, 134.
(2) *Ibid.*, B, 314, fol. 47; I, 134.
(3) *Ibid.*, B, 316, fol. 219; I, 134.
(4) *Ibid.*, B, 317, fol. 13 v°; I, 134.
(5) *Ibid.*, B, 319, fol. 147.
(6) *Ibid.*, B, 320, fol. 110.
(7) *Ibid.*, B, 319, fol. 170 v°.

y èstre pourveu..... et cependant deffences à eux..... de debi-
tér aucune drogue à peyne d'amande..... »

Dès lors, nous les voyons plus strictement limités : ainsi, le
20 novembre 1682, le sieur César Deschamps[1], opérateur, est
autorisé à vendre, en chambre seulement, son orviétan et baume
reconnu d'ailleurs, par l'apothicaire Goujon, comme composé
de drogues et poudres de bonne qualité ; mais défense lui est
faite d'ouvrir boutique et de pratiquer les opérations chirurgicales. C'était une nouvelle phase : les charlatans aban-
donnaient la place publique et tendaient vers une situation
plus régulière. Rappelons, à titre de comparaison, que déjà,
un peu plus tôt, leurs tournées répétées les avaient, en quelque sorte, fixés dans la même ville.

1684, Dijon. — Jean Notte[2], italien, est autorisé à distribuer, dans cette
ville et sa banlieue :
      de l'huile de pétrole,
que les jurés apothicaires ont certifié être de qualité requise.

1685. — Joseph Toscan ou Giuseppe Toscano[3], est à Chalon le 20 février,
et à Dijon le 24 mai :
      orviétan de Rome, certifié de bonne qualité par l'apothicaire Devan-
      denesse.

1686. — Le sieur Lescot[4], operateur :
      antidote certifié « d'assez bonne qualité » par les apothicaires
      Devandenesse et Armedey.

1690. — Joseph Toscan[5], autre passage.

1692. — Guillaume Catelan[6], « operateur pour les dents ».

1693. — Le sieur Marc-Antoine Polony[7], « operateur, oculiste et lithoto-
miste des Etats du Languedoc, fils de feu Christophe Polony : veritable
orviatan de Rome » :
      orviétan aux armes du Soleil.
Le même que nous avons vu à Autun en 1661 faire merveille, laisser de
son orviétan et d'autres remèdes aux pauvres de l'hôpital.
A Dijon, dans l'épreuve de son antidote « il a donné le poison en nombre
de 95 grains d'arceny et reagal (réalgar) ».

1695. — Claude Paget[8], opérateur des pauvres, après avoir séjourné deux
ans à Autun, demande à y être reçu comme habitant et à en acquitter les
charges. Il réclame aussi l'autorisation de composer son orviétan et de le

---

(1) Arch. de Dijon, B, 321, fol. 70 ; I, 134.
(2) *Ibid.*, B, 323.
(3) Arch. de Chalon, FF, 4. — Arch. de Dijon, I, 134.
(4) Arch. de Dijon, I, 134.
(5) *Ibid.*, I, 134.
(6) *Ibid.*, I, 134.
(7) *Ibid.*, I, 134.
(8) *Mém. de la Société Éduenne*, t. II, p. 48.

distribuer. Le médecin chargé d'examiner cette demande répond que Paget
doit se faire admettre dans la communauté des apothicaires ou dans celle
des chirurgiens. En conséquence, le vierg ordonne que Paget soit déclaré
habitant d'Autun, que la composition de son orviétan soit faite en sa présence et en celle des médecins et apothicaires jurés, et qu'alors il pourra
distribuer orviétan, baume et emplâtres.

1696. — Jean-François Demonty[1], de Venise, opérateur pour les dents,
bandagiste, vendeur de remèdes, demande à être reçu habitant de Dijon,
comme s'étant marié en Bourgogne.

1695-1710. — Jacques Lescot, « operateur[2] privilegié de Lyon », fils de
Denys Lescot déjà charlatan, vient régulièrement de 1695 à 1710 :

        confection des Grecs, trouvée de bonne qualité,
        huile de Copahu,   id.

1699-1703. — Jean Dubuisson[3], opérateur, oculiste, etc., possédait un
contre-poison infaillible qui, étant un vomitif actif, pouvait faire rejeter le
poison, s'il était donné aussitôt après son ingestion.

Il en fit l'expérience sur des chiens à Autun en 1699, le 16 juillet. Il vint à
Dijon en 1700 et y fut autorisé, le 13 janvier, à vendre ses remèdes sous les
conditions ordinaires, à partir de Quasimodo jusqu'à la fin de la tenue des
États.

En novembre, il fait une autre demande de concert avec Antoine Missely.
Autorisation leur est accordée jusqu'au 8 février 1701.

Nous retrouvons Dubuisson à Chalon, le 14 avril 1703.

1704. — « Le sieur Jacques Lescot[4], opérateur, ayant fait apporter dans
l'hostel de ville un grand vaze remply d'une composition qu'il appelle la
confection des Grecs, laquelle, suivant la délibération du 18 mars dernier,
ayant esté veüe, visittée et recogneüe publiquement par les sieurs Devandenesse et Petit, jurés maistres appoticaires, en présence des sieurs Bouhin
et Gautier, docteurs en médecine, pour ce appelés, qui ont dit et raporté
que ladite composition estoit artistement préparée et en estat d'estre distribuée au publiq ; La Chambre, ouy le Procureur sindicq en ses conclusions, et veu ladite délibération, en octroyant acte audit Lescot desdites
visitte et recognoissance, luy a permis et permet de nouveau de vendre et
distribuer ledit remède.... ».

Joleaüd[5] ayant acquis à Autun, en 1701, la charge de médecin du roi, se mit en devoir de réprimer l'exercice illégal de
la médecine, en ne permettant plus aux charlatans de débiter
leurs drogues sur la place publique sans son autorisation. Si
certains d'entre eux prétendaient posséder un remède secret,
il exigeait, avant d'en consentir la vente, que ce remède fût
préalablement expérimenté sur des animaux en présence des

---

(1) Arch. de Dijon, I, 134.
(2) *Ibid.*, I, 134.
(3) *Ibid.*, B, 337, fol. 301 ; I, 134. — Arch. de Chalon, FF, 4. — *Mém. de la Société Éduenne,* t. II, p. 59.
(4) Arch. de Dijon, B, 342, fol. 192 v°; I, 134.
(5) *Mém. de la Société Éduenne,* t. II, p. 58.

médecins, chirurgiens et apothicaires. Toujours dans cet ordre d'idées, il est obligé, en 1706, de rappeler à la Chambre de Ville que l'édit de création des charges « de medecins et chirurgiens royaux contient la defense expresse à toute personne de vendre aucun remede, sans en avoir obtenu l'autorisation du medecin du roi, chargé de l'examiner avec deux apolhicaires jurés ».

Disons aussi qu'à Nuits[1], la municipalité avait reçu, en 1700, le 28 mars, l'ordre de l'intendant d'avoir à se conformer aux règlements sur les charlatans.

1706, Autun. — Le Sr Rafanide[2], ayant vendu des drogues sans satisfaire à la loi, en fut empêché, à la requête de Joleaud, jusqu'à ce qu'il eût obtenu l'autorisation du médecin du roi et des apothicaires jurés.

1708, Dijon. — Le Sr François-Hyacinthe Chevallier[3], « operateur manuel » de Seyssel en Bügey, est autorisé à débiter son orviétan. Il avait dû auparavant le montrer et faire une composition d'emplâtre devant l'apothicaire Petit qui a reconnu le tout être de bonne consistance.

1708-1713. — J.-B. Morot[4], opérateur. — Son orviétan, examiné par les apothicaires Monin et Villemin, était un émétique propre à soulager un estomac chargé et à faire vomir, mais ne pouvait servir que contre les poisons grossiers, n'étant point cordial ; il peut cependant être distribué ainsi que :

  son baume ottoman ou judaïque,
  ses tablettes de santé,
  ses emplâtres de Paracelse.

« Ledit Morot prendra un coq ou un chappon, luy coupera l'estomach, le col, luy percera un clou au travers de la tête dont il restera sur la table, et sur le champ il le guerira par la vertu dudit baume.

« Le Sr Morot tire les dents, les blanchit, les separe, les egalise, les plombe, en fait et en remet de naturelles et d'artificielles, etc.... ».

1712. — Jean du Mortay[5], « medecin et privilegié du Roi », natif de Paris, est autorisé à distribuer son « remede infaillible ».

1721. — Michel Aymard, sieur de Belfond[6] « operateur spargerique », vendeur de remèdes.

1723. — M.-A. Roger[7], « maître chirurgien juré de la ville de Dreux », originaire d'Avallon, vendeur de remèdes.

1726. — Etienne Poissé[8], « operateur allemand » :
  remèdes souverains.

1727. — Claude-Philibert Lescot[9], fils de Jacques Lescot.

---

(1) Arch. de Dijon, liasse non inventoriée du Collège de médecine.
(2) *Mém. de la Société Éduenne*, t. II, p. 60.
(3) Arch. de Dijon, B, 346, fol. 266 v°; I, 134.
(4) *Ibid.*, B, 346, fol. 333 v° et 339 v°; I, 134.
(5) *Ibid.*, I, 134.
(6) *Ibid.*, B, 361, fol. 155; I, 134.
(7) *Ibid.*, B, 362, fol. 41 v°; I, 134.
(8) *Ibid.*, I, 134.
(9) *Ibid.*, I, 134.

1728. — Thomas Toscan [1], italien :
    orviétan de bonne qualité.

1730. — Grégoire Toscano [2], italien, fils de Joseph (1685) :
    « antidote ou contre-poison très spécifique ».

1730. — J.-B. Brun et Bernard Ferot [3]; opérateurs reçus à l'Université de Provence.

Leurs remèdes seront préparés en présence des médecins, apothicaires et chirurgiens jurés, puis le baril les contenant sera cadenassé et déposé à la mairie, pour n'être transporté sur le théâtre desdits opérateurs que pendant le temps de la vente seulement; ces admirables précautions indiquent tout au moins la valeur professionnelle de ces prestidigitateurs, sinon la sincérité de leurs remèdes.

1734. — Tassin [4], opérateur italien, a fait publiquement à l'hôtel de ville son orviétan avec des drogues préalablement visitées par les apothicaires.

1758. — J.-F. Durand [5], graveur préposé par Vial à la distribution de ses remèdes, prête serment de s'acquitter fidèlement de sa commission. Ces remèdes n'ayant pas un cachet semblable à celui déposé à la mairie, sont conservés par la municipalité jusqu'à plus ample informé.

Aux grands charlatans, succèdent maintenant les vendeurs de spécifiques secrets [6] :

1758. — Nicolas Delaire, et son épouse : secret pour les cors aux pieds.
    Jean Van Brugell : baume souverain.

1769. — Salomon Cuchet, à Dijon; Marion Peutot, à Mâcon : orviétan Dionis.

1770. — Flambeau, Majour, Sibié, etc.

Disons qu'à ce moment, à Dijon, les difficultés opposées aux charlatans par les médecins et les apothicaires, étaient les suivantes : il leur était défendu, par le Collège de médecine, « de s'ingérer à vouloir indiquer les circonstances » dans lesquelles leurs remèdes pouvaient être employés. De leur côté, les apothicaires les obligeaient à préparer leurs compositions chez les jurés apothicaires, et encore fallait-il que ce travail fût fait suivant les règles de l'art [7].

Dès 1748, le Dr Ganiare signalait à Beaune le déclin du

---

(1) Arch. de Dijon, B, 364, fol. 222; I, 134.
(2) *Ibid.*, B, 365, fol. 373; I, 134.
Il y eut arrêt du Parlement de Paris, pour les apothicaires de Lyon, faisant défense à Tosca de faire exercice de pharmacie dans la ville de Lyon. — 27 juillet 1730.
(3) Arch. de Dijon, B, 365, fol. 252 v° et 271 v°; I, 134.
(4) *Ibid.*, B, 368, fol. 85.
(5) *Ibid.*, I, 134.
(6) *Ibid.*, G, 53 ; I, 134.
(7) 2 janvier 1769. (Arch. de Dijon, G, 53).

grand charlatanisme, transformé en vulgaire médecine illégale, toute d'abus et de dangers[1] :

« Sur la fin d'aoust de cette année, il parut un homme qui se donnoit quatre-vingts ans, il n'en avoit pas soixante ; il se disoit grec de nation et dans le vray étoit italien, fils de pacha, et surement n'en avoit ni la mine ni les façons ; il guérissoit tous les maux qui pouvoient encore admettre la guérison. Tout son secret consistoit en un emplâtre auquel il est constant qu'il n'ajoutoit ni ne changeoit rien, et en pilules de diagrède (scammonée prép.), rhubarbe, cornachine et mercure doux. Son emplâtre guérissoit dix-neuf maladies et quantité d'autres qui en dépendent.

« Dans le même tems, Madame.... devoit se faire purger. Le circulateur (charlatan) à qui elle en parla, conseilla de prendre ses bols dont elle-même avoit vu le succès. Cette dame, des plus aimables et des plus spirituelles, mais d'une crédulité d'enfant, avala les trois bols qui ne demandoient, selon lui, aucune précaution ; elle pouvoit aller, venir, même se promener sans inconvénients. Le remède opéra fort tard et sans douleur. Sur le soir, elle se plaignit d'une grande chaleur à la bouche ; une heure après, elle ne put faire usage de ses dents, toutes sembloient vaciller ; c'étoit une érosion générale de toutes les gencives ; le palais, la langue, les lèvres, se trouvèrent chargées d'ulcères, etc.... ». Les bols contenaient une forte dose de mercure ; notre grec le nia fortement ; dans la suite le fit entendre ; « enfin avoua qu'il y en avoit dans les bols, mais à très petite dose, et en cela il ne disoit pas la vérité.... La femme de chambre, charmée du bon effet du purgatif, prit les mêmes bols que sa maîtresse. Le vomissement survint après un quart d'heure ; elle en rejeta la plus grande partie ; il en resta néanmoins assez pour lui donner des douleurs de colique et tous les symptômes constatés chez sa maîtresse....

« ..... Cecy me fait souvenir d'une femme soi-disant fille de médecin qui donnoit des remèdes d'une si grande violence qu'elle excita le vomissement de sang à un jeune homme qui, le même jour, mourut suffoqué par le sang ».

De l'arsenal thérapeutique employé par les charlatans, nous ferons deux groupes : médicaments internes, médicaments externes.

Les médicaments internes sont généralement, ou une panacée propre à la guérison de toutes les maladies, ou un contre-poison pouvant être opposé à tous poisons. La panacée est du type thériaque plus ou moins modifié et défiguré dans sa forme et dans son emploi ; on sait qu'à cette époque la thériaque jouissait de réputation et de propriétés universelles. Le contre-poison est un vomitif énergique capable, ainsi que nous l'avons vu, de faire rejeter le poison, aussitôt son absorption,

---

(1) Biblioth. de Dijon, ancien fonds, mss n° 265 A4, t. II, p. 853. — VIVANT GANIARE, ex-oratorien, médecin à Beaune, au XVIIIe siècle.

moyen très simple de frapper avec succès l'imagination des foules.

Les remèdes externes peuvent se ramener aux types baumes et emplâtres. Ceux-ci relevaient du domaine de la chirurgie comme compléments obligés de tous soins chirurgicaux, lors de brûlures, blessures, accidents, maladies externes et même, à leur défaut, dans les maladies internes que s'appropriaient les chirurgiens. Dans les baumes, on peut remarquer certains produits, inconnus jusqu'alors des apothicaires, ou encore certains autres rajeunis, souvent méconnaissables, et qui reprenaient, dans les mains des charlatans, une célébrité passagère.

C'est une erreur de croire que ces remèdes n'étaient pas pris au sérieux par les apothicaires. Ils les examinaient, au contraire, avec attention, et quelquefois même en achetaient des provisions qu'ils continuaient à vendre après le départ de leurs auteurs, soit qu'ils en eussent apprécié la valeur, soit par l'espoir d'un succès durable et des profits en résultant ; c'est ainsi que s'introduisirent chez les apothicaires certains médicaments d'origine purement charlatanesque.

En résumé, les charlatans, vendeurs de remèdes, chirurgiens et comédiens avaient débuté sur les places publiques, allant de ville en ville, séjournant peu dans chacune d'elles. Peu à peu, certains succès locaux les ramenèrent, à des époques indéterminées, là où ils avaient déjà passé, et progressivement, il s'établit pour quelques-uns d'entre eux des tournées régulières, dont chaque passage prenait de plus en plus un caractère de durée et presque de stabilité. C'était une concurrence sérieuse pour les médecins, chirurgiens et apothicaires établis, concurrence qui porta bientôt ceux-ci à réclamer des mairies, l'obligation pour les charlatans, de concourir aux charges de la Ville et de se faire recevoir habitants. Le premier pas du charlatanisme vers la régularité était fait. Le deuxième pas fut la défense de vendre sur les places publiques et la restriction de débiter en chambre sans tenir boutique ouverte. Enfin, troisième pas : la visite des apothicaires ne consistait plus à voir seulement si les drogues étaient loyales ou non ; c'était, désormais, un véritable examen, où le charlatan devait, tout comme l'aspirant apothicaire, faire la démonstration des drogues et procéder à la composition des remèdes qu'il employait, sorte de chef-d'œuvre partiel, réduit aux seules préparations vendues par lui. Et cet acheminement est tel que nous ne sommes pas étonné lorsque nous voyons enfin les apothicaires demander que les charlatans soient, au préalable, reçus dans les communautés d'apothicaires ou de chirurgiens. Bien que la Chambre de Ville d'Autun n'ait point accédé à cette dernière requête, l'idée était lancée et fit son chemin. Le charlatan, devenu habitant des villes, exerçant son métier en chambre, après avoir subi un examen, devint un professionnel dépendant, régulier et fixe, sorte d'apothicaire réduit à quelques remèdes. La ligne de séparation ne portait désormais que sur une question de plus ou de moins, et le charlatan ancien avait vécu.

De ses débris, les uns allèrent au comédien et au saltimbanque, d'autres étaient venus à l'apothicaire, et l'on peut conclure en disant qu'à la suite du remède charlatanesque, l'esprit du charlatan avait, en partie, pénétré l'apothicaire.

Parmi ces ruines, il subsista quelque chose qui, se joignant à l'empirisme, fut le remède secret : l'homme charlatan avait fait place au remède charlatan. Celui-ci, exploité indifféremment par les apothicaires et par les profanes, eut, comme ses devanciers, ses heures de succès, tant existe chez le malade ce besoin d'inconnu et de merveilleux nécessaire à sa guérison immatérielle. Ceci fera l'objet d'un des chapitres suivants : La publicité du remède à la fin du xviiiᵉ siècle.

§ 2. — Les Empiriques.

Dans ce groupe des empiriques, — d'ἐμπειρία, expérience, — nous ne saurions placer les professionnels, réguliers ou non, dont les connaissances reposaient bien plus sur une expérience lentement et sagement acquise que sur les leçons de maîtres studieusement écoutés aux cours des Facultés. Nous ne nous arrêterons pas davantage aux savantes théories qui opposent l'expérimentation au dogmatisme, considérant ces études comme hors de notre sujet, ou déjà incidemment exposées dans ce qui précède.

Nous n'appliquerons donc le mot d'empirique qu'aux seuls ignorants faisant œuvre de pharmacie. Et encore, par ce mot d'ignorant, nous ne voulons nullement attenter à l'ensemble des connaissances, à la valeur personnelle ou à l'habileté professionnelle des profanes adonnés à l'art de guérir, mais seulement désigner de façon générale ceux qui, pratiquant la pharmacie, n'avaient pas de connaissances pharmaceutiques au-dessus du vulgaire. Ce n'est donc point de pharmacie que nous allons parler, mais de choses qui sont et doivent rester en dehors d'elle. Aussi, malgré le nombre considérable des empiriques, nous rappellerons seulement quelques anecdotes caractéristiques, en nous souvenant, qu'à côté, existaient nombre de situations, n'ayant de commun que la fantaisie, souvent la malhonnêteté et toujours l'âpreté au gain.

Les statuts des apothicaires, comme ceux des médecins, d'ailleurs, se sont montrés invariablement opposés aux empiriques ; c'était une prohibition générale, alors que les charlatans bénéficiaient d'une sorte de réglementation, et, aussi, d'une certaine considération.

L'origine des empiriques se trouve, ainsi que nous l'avons vu, dans les professionnels qui, s'écartant, dans la suite des temps, des situations régulières et organisées, périclitèrent en se dégradant : sorciers, triacleurs, herboristes, porte-boîtiers, colporteurs, infirmiers, bonnes-femmes, etc.

Pour en bien faire ressortir la vivace persistance, nous prendrons nos exemples dans la seconde moitié du xviiie siècle :

« C'est à Varennes que l'imbécille François Oudot, dit le Saint de Varennes, attiroit en 1759 et 1760 tant de gens crédules et malades qu'il prétendoit guérir avec de l'eau bénite et cinq *Ave Maria*. Le concours devint si grand que M. de Tavannes, pour arrêter le fanatisme dans sa source, fit enlever le prétendu saint et l'enfermer à l'hôpital de Dijon d'où, deux ans après, il est venu mourir en sa patrie, oublié et ayant perdu toute sa vertu miraculeuse. Quatre cabaretiers et ses deux filles qui, à la porte, tendoient l'écuelle aux arrivans, y ont le plus perdu [1] ».

En 1761 et 1762, le sieur Colonne, de Talant, reçoit sommation du Collège de médecine, d'avoir à cesser de venir journellement à Dijon pour y voir les malades et leur administrer des remèdes [2].

---

(1) *Mém. de la Soc. Éduenne*, t. XIX, Voyage de Courtépée en Bourgogne (1676-1677).
(2) 24 octobre 1761 et 4 janvier 1762. (Arch. de Dijon, G, 53).

1775, Chalon. — Atteinte d'une maladie de poitrine, la demoiselle Louise Loyseau, fille de M. Loyseau, écuyer, seigneur de Vessey, a suivi, à l'insu et contre la volonté de son père, un traitement que lui a recommandé Madame Vacherot, née Suzanne de Larue, épouse d'Antoine Vacherot, bourgeois de Paris.

Celle-ci, pour se payer de ses ordonnances et médicaments, lui a fait souscrire un billet ainsi conçu : « Au 20 mai, je paierai à M. Vacherot ou à son ordre, la somme de 790 livres, valeur reçue comptant. A Chalon-sur-Saône, ce 10 mai 1775 ». Le procureur syndic requérant des explications, la dame Vacherot présente cet état de frais :

8 bouteilles d'un breuvage dont la composition est son secret.	576 l.
2 bouteilles 1/4 de sirop	90 l.
une gelée, dont la composition est également un secret	120 l.
pommade à mettre sur la poitrine	4 l.
Total	790 l.

Sur quoi la Chambre de police fait défense aux époux Vacherot, d'administrer aucun médicament qui n'ait été examiné et approuvé par le syndic des apothicaires, en présence du premier médecin du roi et de l'un des chirurgiens jurés, à peine d'être expulsés de Chalon, et même poursuivis extraordinairement[1].

Des chiffres aussi éloquents se passent de commentaires.

Terminons par une historiette de sorcier : Le Garlutot du Loup.

Le père Cacquot avait étranglé le loup qui avait tué son chien et en avait conservé précieusement le Garlutot pour s'en servir comme d'un talisman, car les loups morvandeaux sont amis du sorcier.... Il faut s'en défier.......

. . . .

Il faut s'en défier ! — Notre homme en eut la preuve ;
Car, dès le lendemain, son visage pâlit :
Il grelottait de fièvre et, pour comble d'épreuve,
Il souffrait à la gorge. Il dut se mettre au lit.

Il dut se mettre au lit. — Était-ce un maléfice ? —
Cacquot n'en douta point ; et pour sa guérison
Il voulut recourir au puissant artifice
D'un sorcier renommé : Grosjean de Roussillon.

Grosjean de Roussillon, tout en vidant bouteille,
Examina le cas, en rebouteur expert.
Il secoua la tête ; il se gratta l'oreille,
Et puis.... se mit à lire en son Petit Albert.

En son Petit Albert, mystérieux grimoire,
Il lut une sentence en abracadabra,
Et dit : « Père Cacquot, cherche dans ton armoire :
Le remède s'y trouve, et ton mal guérira.

« Oui, ton mal guérira.... Le loup en est la cause :
Étranglé par tes mains, il t'étrangle à son tour.
Mais plonge son gosier dans une forte dose
De tisane, et bois en deux ou trois fois par jour.

« Deux ou trois fois par jour avale ce remède,
Et baise chaque fois la peau du garlutot,
En disant : « Loups-garous, venez tous à mon aide ! »
— Puis, le gousset garni, Grosjean partit au trot.

Grosjean partit au trot de sa vieille haridelle....
Et Cacquot prépara le breuvage prescrit ;
Il observa les rits avec un soin fidèle,
Et dès le lendemain.... sa gorge se guérit.

Sa gorge se guérit. — Or, dans tout le village
On racontait tout bas l'étrange événement,
Et chacun voulait voir le fameux cartilage
D'où l'on pouvait tirer un tel médicament.

Et ce médicament eut bientôt grande vogue.
Depuis lors, pour guérir tous les maux de gosier,
Les gens de Saint-Forgeot prennent pour seule drogue
Le remède indiqué par Grosjean le sorcier.

Telle est, enfants, la merveilleuse histoire
De la maison du Garlutot du Loup,
Maison célèbre en tout le territoire
De Saint-Forgeot et de Dracy-Saint-Loup.

C. NOUVEAU.

CHAPITRE VI

Les Empoisonneurs
La Réglementation de la vente des Poisons

Le Poison et les Statuts. — Procès fameux : Le Président Giroux, l'Affaire
de Cîteaux. — Arrêt de 1671. — Les vicissitudes de l'apothicaire Midor. —
Autres empoisonnements. — Rappels de l'édit de 1682.

CE titre sensationnel n'implique pas pour nous le désir
de retracer l'historique des empoisonnements, si fré-
quents à l'époque qui nous occupe ; il indique simplement que, sur cette question, notre étude se limitera aux
côtés pharmaceutiques de la réglementation de la vente des
poisons, l'une des conséquences de ce débordement des pratiques criminelles. Les pouvoirs publics, en effet, s'étaient émus
de la facilité avec laquelle le premier venu pouvait se procurer
les poisons, et, pour remédier à cet abus, avaient édicté des
règlements appelés, sinon à faire disparaître les empoisonnements, du moins à les réduire dans la mesure du possible.

Nous savons que le remède, avec son caractère d'élément
inhabituel, a pour effet de réagir sur un état anormal de l'organisme, et que, par suite, il ne peut produire dans un organisme sain, que des effets préjudiciables. De ceci, il ressort
que l'excès du remède énergique peut devenir, pour l'individu, une cause de troubles intérieurs, capables de déterminer
une issue mortelle. Ainsi, le passage du remède au poison
étant insensible, la profession d'apothicaire éminemment dispensatrice des remèdes, pouvait devenir accidentellement
dispensatrice des poisons, et complice, involontaire ou non,
de certains crimes d'empoisonnement. Non pas que l'apothi-

caire dût être forcément criminel, mais, par occasion, inattention, manque de surveillance ou habitude du danger, il était, plus que tout autre, exposé à être compromis dans ces tristes affaires, en raison même de ses devoirs mal délimités, et abandonné qu'il était, trop souvent, à sa seule appréciation.

Nous ne reviendrons pas sur les erreurs d'apothicaires qui causèrent, au xve siècle, la mort de pauvres clients, ou encore sur la complicité de crimes que la fantaisie de certains écrivains a mis à la charge de malheureux apothicaires; nous nous contenterons d'étudier ce sujet au moment où, en Bourgogne, il semble prendre corps, et peut, par suite, présenter quelques vues d'ensemble.

Avant 1630, les statuts de Dijon et de Chalon ne font pas mention des substances vénéneuses, tandis que Beaune et Autun s'en préoccupent activement.

Dès 1571, en effet, les statuts de Beaune défendent aux apothicaires de donner des drogues vénéneuses à toutes personnes autres que les chirurgiens, orfèvres et maréchaux assermentés. En 1612, il y est ajouté que les drogues et médicaments vénéneux devront être tenus « fermés et soubz clefz », à seule fin que les valets et domestiques n'en abusent, et au cas où quelques personnes en viendraient demander, les apothicaires sont tenus d'en avertir « incontinent » les magistrats municipaux.

A Autun, en 1581, la Cour du Bailliage « enjoint à tous apotiquaires et autres vandans drogues, de prendre les noms, surnoms de ceux qui leur demanderont à vendre des poisons, et en appeller temoins pour en avertir incontinent les magistrats des lieux affin d'y estre pourveu...[1] ». Ceci avait été motivé par le crime du domestique Blaise Barberet qui, avec la complicité de la femme de son maître Turrelot, avait empoisonné ce dernier et sa propre femme. Ils furent, d'ailleurs, brûlés vifs, par jugement du 28 janvier 1581.

Après 1630, les statuts de Chalon 1638 s'occupent à leur tour de ces questions, mais se montrent moins restrictifs; ils permettent de délivrer des drogues vénéneuses simples ou composées aux personnes bien connues, — toutefois, sous la

---

(1) Bibliothèque de Dijon, fonds Baudot, mss n° 160, p. 25.

responsabilité de l'apothicaire. Disons aussi que Beaune, en 1658, ajoute à ses précédents règlements la responsabilité des apothicaires, même au cas de fautes de leurs serviteurs et domestiques. Par contre, le monopole des poisons est assuré aux apothicaires, défense étant faite à tous autres d'en « tenir dans leurs boutiques ».

Ainsi donc, en Bourgogne, le régime de la vente des poisons variait sensiblement suivant les lieux et suivant les cas plus ou moins retentissants. De ceux-ci, nous ne retiendrons que les affaires judiciaires dans lesquelles l'importance des accusés, l'ampleur des crimes et la compromission d'apothicaires pourront jeter quelque clarté sur la formation et l'unification de ces règlements, assez diversifiés au début de notre période.

Dans le procès Giroux[1], il y a, en quelque sorte, deux affaires fort différentes, bien que simultanées.

L'une est l'affaire de rapt Giroux-Saumaise :

Le conseiller au Parlement, Pierre de Saumaise, avait été accusé par le président Giroux[2] du rapt d'une jeune fille de Bligny-sur-Ouche, crime supposé commis en janvier 1640. Pour mieux étayer sa fable, le président Giroux avait soudoyé Françoise Cornuel, veuve de l'apothicaire Bardin, de Beaune, et Claude Bardin, son fils.

L'autre est l'affaire d'empoisonnement[3] Baillet-Giroux :

Pourquoi le président Giroux accusait-il Saumaise ? Parce que peu de temps auparavant, le 6 septembre 1638, le président Baillet et son valet de chambre ayant brusquement disparu, Saumaise avait accusé Giroux d'avoir empoisonné le président Baillet. Une enquête habilement conduite amena d'ailleurs, en 1643, la découverte des restes du président chez la marraine de l'accusé, et les faits ayant été reconstitués, Giroux se trouva avec dix ou douze empoisonnements à son acquit, dont celui de sa propre femme. Il nia jusqu'au bout, mais néanmoins condamné à mort, il eut la tête tranchée au Morimont, en mai 1643.

Ces procès conduits simultanément ont pu faire croire à une compromission directe de l'apothicaire Claude Bardin, fils, dans les faits d'empoisonnement. Par les pièces du procès, il est bien établi au contraire que ce sont notamment Lazare Raudot, médecin à Avallon, et Hugues Reposeur, dit la

---

(1) Voir à ce sujet et pour plus amples détails : DE LA CUISINE, *Le Parlement de Bourgogne*. Dijon-Paris, 1864, t. II, p. 340 et suiv. — J. GARNIER, *Annuaire de la Côte-d'Or*, pour 1858, p. 411 et suiv. — PH. MILSAND, *Bibliog. bourguignonne*, p. 75, et *Suppl.*, p. 18, qui renvoient à de nombreux manuscrits et imprimés de la Bibliothèque de Dijon.

(2) Philippe Giroux, en faveur de qui son père avait résigné sa charge de président au Parlement, épousa, grâce au prince de Condé, Mlle Marie Legoux de la Berchère, et s'allia ainsi aux meilleures familles de la magistrature bourguignonne.

(3) Le crime eut lieu dans l'hôtel du président Giroux, sur l'emplacement de l'hôtel aujourd'hui occupé par la Préfecture de la Côte-d'Or.

Croix, chirurgien en la même ville, qui furent convaincus d'avoir composé des poisons avec Giroux et participé aux empoisonnements faits par celui-ci.

Claude Bardin, fils, âgé de 26 ans, n'est accusé que de s'être laissé suborner par Giroux pour combiner le faux crime de rapt (affaire Giroux-Saumaise), et c'est seulement pour cette cause qu'il est condamné à 50 livres d'amende envers le roi, 100 livres d'intérêts envers le conseiller Saumaise, à tenir prison jusqu'à entier paiement, et enfin à se retrouver à la barre du Parlement, en présence dudit Saumaise et de ses dits parents et amis, dire qu'il le tient pour homme de bien et d'honneur, non atteint de rapt.

Sa mère, Françoise Cornuel, qui avait alors quarante-six ans, plus généralement appelée la Cornuelle, était sans doute le principal artisan de cette machination, car elle est bannie cinq ans du ressort de la Cour, condamnée à 400 livres d'amende envers le roi, 300 livres en faveur des pauvres des hôpitaux de Dijon, et 1.000 livres d'intérêts audit Saumaise, pour lesquelles amendes elle tiendra prison jusqu'à entier paiement.

Le médecin Raudot, arrêté le 20 mai 1641, fut condamné, le 13 mai 1643, à servir à perpétuité sur les galères du roi, à l'amende de 300 livres, et à 500 livres de dommages-intérêts envers la mère du président Baillet. Le chirurgien Hugues Reposeur fut mis hors de cour par le même arrêt.

Ce procès fameux excita la verve de nos écrivains bourguignons, car, en 1645, parut le pamphlet : *Amalazonte*[1], qui raconte la chose avec beaucoup de fantaisie. Les noms de nos héros y sont remplacés par des pseudonymes assez transparents[2].

Rufinius personnifie le président Giroux, du Parlement.

Clusanus	—	Mr de Saumaise de Chazans, conseiller au Parlement.
Balistère	—	Mr Baillet, président à la Chambre des comptes, cousin de Giroux.
Kéralie	—	la femme de Giroux, fille de J.-B. le Goux de la Berchère, premier président, et sœur de Pierre le Goux de la Berchère, premier président, et de Mr de la Berchère, abbé de Saint-Sulpice.
Toxaris	—	Raudot, médecin à Avallon.
Hermocrate	—	Finot, médecin.
Crisalde	—	un chirurgien.
Pharmacide	—	l'apothicaire Bardin[3]. — Apothicaire corrompu par Giroux pour déposer qu'il avait fourni les drogues convenables à la guérison du prétendu crime de Saumaise (affaire de rapt).

Une autre affaire[4], non moins fameuse, eut lieu en 1671. L'abbé et général de l'ordre de Cîteaux, avait failli être empoisonné, avec quinze ou seize autres personnages, tant religieux que séculiers, le 4 février 1671, par un hachis de poisson

---

(1) *L'illustre Amalazonthe*, par le sieur DES FONTAINES. Paris, 1645.
(2) Bibliothèque de Dijon, Fonds Baudot, mss n° 24, p. 372.
(3) *Ibid.*, ancien fonds, mss n° 244, Pharmacide.
(4) *Ibid.*, mss n° 460, t. III.

où avait été mélangée une certaine quantité de poison. Le coupable fut arrêté aussitôt et remis, par ordre du roi, entre les mains du Parlement. Le procès se termina le 31 juillet, et, le 7 août, le condamné eut la tête tranchée au Morimont.

La recherche légale du poison avait été confiée « aux sieurs Henrion et Derequelaine, docteurs agregés au College des medecins de Dijon, étant dans ladite abbaye de Citeaux, — (ladite recherche) portant que par toutes les marques, tant de la maladie de tous ceux qui ont mangé dudit hachis de poisson, que par la visitte qu'ils ont faite de la vaisselle où il avoit été servi, il paroit certainement qu'il y a été mis de l'arsenis broyé..... »

Les complices étaient nombreux, et certains occupaient une haute situation. D'autres personnes s'y trouvèrent compromises et furent renvoyées ou ajournées. Parmi ces dernières, nous voyons figurer le nom de Gérard Clerc, apothicaire à Dijon, qui fut l'objet d'un « adjournement personnel ».

Mais, pour notre sujet, le résultat le plus important de ce procès fut la mise en vigueur d'un règlement général sur la vente de l'arsenic et des poisons, règlement applicable à tout le ressort du Parlement :

1671. — « Et a été fait arrêt sur les conclusions de M[r] le Procureur general du Roi, touchant les frequens venefices et empoisonnemens commis depuis peu dans l'étendue de ce ressort, par lequel arrêt la Cour, les Grand Chambre et Tournelle assemblés, a fait et fait très expresses inhibitions et deffenses à tous étrangers d'exposer ni vendre de l'arcenic ni aucun poison de quelque nature qu'ils soient, chauds ou froids, secs ou humides, sinon aux droguistes, apoticaires et épiciers à peine de la vie, et à toutes autres personnes d'en acheter des étrangers à même peine ; fait aussy très expresses inhibitions et deffenses à tous lesdits apoticaires, droguistes et marchands épiciers d'en vendre qu'à personnes de connoissance et de probité reconnüe ; leur enjoint de tenir un registre particulier où ils écriront les noms, surnoms, qualités et demeurances de ceux qui acheteront de l'arcenic ou d'autre poison, la quantité qu'ils en auront vendus, l'employ que les acheteurs en veullent faire, et les jours, mois et an de la vente, ce qui sera signé par les acheteurs s'ils scavent écrire, et s'ils ne scavent signer, par deux temoins qui seront apellés par lesdits apoticaires, droguistes et marchands épiciers, de leurs voisins domiciliez et aussy de probité connüe ; deffend aussi à ceux qui auront achetté lesdits poisons de les debiter ou remettre à d'autres personnes de quelle qualité qu'elles puissent être et pour quelques pretextes et occasion que ce soit, le tout à même peine de la vie ; ordonne auxdits apoticaires, droguistes et marchands épiciers de tenir sous clefs les poisons qu'ils auront, leur deffend de les laisser manier et debiter par leurs garçons de boutique ni de souffrir qu'ils les mettent en œuvre à peine de mille livres d'amande et de punition corporelle. Sera ledit arrêt lû, publié par les carrefourgs de cette ville et registré en la Chambre du Conseil d'icelle, et les extraits dudit arrêt envoyés à la diligence dudit Procureur General dans toutes les villes et bourgs de ce ressort pour y être pareillement lû, publié

par les carrefourgs, et régistré ès Chambres desdites villes et bourgs à ce
qu'aucun n'en pretende cause d'ignorance[1]. »

La réglementation de la vente des poisons était, dès lors,
unifiée dans toute la province, et, quelques années après, elle
devenait générale dans tout le royaume par la déclaration du
roi, faite en juillet 1682, enregistrée à la Cour de Dijon. Elle
indiquait les précautions que doivent prendre les apothicaires,
chirurgiens, épiciers et maréchaux, pour la composition, vente
et distribution des drogues, qui peuvent servir à la composition des poisons.

Une dizaine d'années plus tard, le 11 octobre 1694, la justice de Nantua
fut saisie d'une affaire d'empoisonnement, au moyen de mort-aux-rats[2],
tentée par Ennemonde Robert sur les personnes de son père et de ses frère
et sœur.

Claude Midor, apothicaire à Nantua, ayant vendu de la mort-aux-rats à
l'une des complices, se trouvait, de ce fait, mêlé à l'affaire ; le juge de Nantua
condamna la coupable à être pendue et renvoya l'apothicaire.

Ce procès ayant été appelé au Parlement le 28 février 1695, la sentence
concernant Ennemonde fut maintenue, mais l'apothicaire Midor fut cette
fois condamné à 100 livres d'amende envers le roi, pour l'inobservation des
règlements ; il est d'ailleurs mis hors de cause quant au fond du procès. Le
Parlement profita de cette occasion pour rappeler la défense faite aux
« apotiquaires, épiciers, droguistes, orphevres, tainturiers et marechaux de
distribuer et vendre de l'arsenic, du reagal, de l'orpiment et sublimé, ensemble tous autres mineraux de quelque nature qu'ils soient à autres personnes qu'à ceux qui, par leur profession, sont obligés d'en employer, à
peine de punition corporelle. »

Ce pauvre Midor ou son fils, fut encore compromis[3], en 1734 et 1735, dans
l'affaire de Claude Mutin, dit Janet, empoisonné par sa femme Jeanne Bon-
det. Celle-ci, ayant donné du poison à son mari à différentes reprises, notamment dans sa soupe, poison qui le fit mourir quelques jours après, fut
condamnée par le Bailliage à être pendue. Le Parlement jugea qu'il convenait mieux de la brûler vive et assigna le nommé Midor, apothicaire à Nantua, pour venir répondre, en personne, sur les charges résultant des procédures, par devant le commissaire-rapporteur du procès ; et la Cour de
rappeler à nouveau aux apothicaires et droguistes les ordonnances, arrêts
de la Cour et déclaration du Roi de 1682, concernant les poisons, afin qu'ils
s'y conforment (19 décembre 1735).

Quelques années après, en 1738, c'est un marchand de Montbard qui est
mêlé au procès Contour-Sonnois[4]. La Cour, « à l'égard dudit Bienaymé, pour
avoir contrevenu à la Déclaration du Roi du mois de juillet 1682, et aux
règlements de la Cour intervenus en conséquence concernant la vente du
poison, l'a condamné et condamne en 100 l. d'amende envers le Roi, ordonne

---

(1) Voir note 4, page 328.
(2) Bibliothèque de Dijon, Fonds de Juigné, recueil imp. et mss n° 1, t. I, fol. 37.
(3) *Ibid.*, t. III, fol. 106.
(4) Bibliothèque de Dijon, Fonds de Juigné, imp. et mss n° 1, t. III.

qu'à la diligence du Procureur général du Roi, ledit Bienaymé sera mandé derrière le bureau, pour être blâmé et très aigrement repris de sa contravention.

« Enjoint audit Bienaymé et à tous autres marchands, médecins, chirurgiens, apotiquaires, épiciers, droguistes, orphèvres, tainturiers, maréchaux et autres qui ont droit par leurs professions et métiers de vendre, acheter et mettre en usage le poison et autres minéraux, de se conformer à l'avenir aux articles 7, 8 et 9 de la Déclaration de 1682, ce faisant, d'inscrire ou faire inscrire exactement, sur un registre en forme, les noms, qualités et demeures de ceux qui auront acheté ledit poison ou autres minéraux, la quantité qu'ils en auront pris, débité ou préparé, et généralement observer ce qui est prescrit par ladite déclaration à peine de punition corporelle. » (7 août).

Malgré toutes ces sages prescriptions, les crimes continuaient et les procès aussi ; mais les apothicaires sont désormais exempts de compromission dans les causes célèbres, et les tribunaux se bornent à rappeler aux intéressés, d'une façon générale, le respect de la législation concernant les poisons.

C'est, en 1752, François Lavigne[1] qui, ayant fourni du poison à Clémence Devin, pour empoisonner son mari, est pendu et brûlé. Beaucoup de mémoires et de pamphlets ayant été publiés à cette date sur cette cause criminelle, il était nécessaire de la rappeler.

En 1754, un gros marchand de vin de Dijon[2], désireux d'arrondir sa fortune, se maria à Metz, et, quinze jours après ses noces, amenait sa femme et la dot à Dijon. Mais, en route, il crut bon de se débarrasser de la première pour ne conserver que la seconde ; pour ce faire, il servit à l'infortunée un bouillon et des œufs empoisonnés dont elle mourut à quelques lieues de Langres. Il sut ensuite, par la fuite, se soustraire aux recherches de la justice. Chez lui, on trouva en perquisitionnant, une livre et demie d'arsenic dans un pot de faïence, et il fut établi que c'était avec cette drogue qu'il avait empoisonné sa femme.

« Une jeune fille[3] atteinte et convaincue d'avoir empoisonné sa maîtresse, avec du vert-de-gris, a été condamnée à être pendue et brûlée par arrêt de la Chambre des vacations de 1778,.... quoique la maîtresse ne soit pas morte du poison qui lui avoit été donné dans des gaudes. — Dans ce procès la Chambre des vacations avoit décrété de prise de corps un marchand épicier et sa femme pour avoir vendu du vert-de-gris. Mais la Cour ayant reconnu que cette substance minérale n'est point dans le nombre des poisons dont la vente est prohibée, ces particuliers ont été renvoyés de l'accusation, par arrêt rendu à la Tournelle, dans le courant de l'hiver 1779. »

« Par arrêt rendu à la Tournelle, le 2 août 1781, une femme de Poiseul[4], atteinte et convaincue d'avoir empoisonné son mari, a été condamnée à faire amende honorable et ensuite être brûlée, ce qui a été exécuté le même jour.

---

(1) *Mercure Dijonnois.* (Bibliothèque de Dijon, ancien fonds, mss nʳ 448¹, p. 153).

(2) Bibliothèque de Dijon, collection L. B. Baudot, recueils manuscrits, t. XIV, fol. 265 vᵒ.

(3) *Ibid.*, fonds Baudot, mss nᵒ 156, t. X, fol. 299 et 300.

(4) *Ibid.*, fonds Baudot, mss nᵒ 156, t. X, fol. 300.

Le chirurgien qui avoit vendu la drogue, croyant que c'étoit pour détruire des rats, a été condamné à 50 l. t. d'amende envers le Roi. »

Ces faits divers et d'autres encore avaient, en quelque sorte, vulgarisé l'emploi du poison, et les brigands eux-mêmes s'aidaient de narcotiques pour se faciliter l'accomplissement de leurs attentats. Tous ces crimes obligèrent le roi à intervenir de nouveau[1]. Le 4 mars 1780, il rappelle l'édit de juillet 1682, en exagère les pénalités, et renouvelle les injonctions faites « aux médecins, chirurgiens, maîtres en pharmacie et apothicaires, pour qu'ils aient à s'y conformer » :

« Faisons défenses à tous autres qu'aux maîtres en pharmacie et apothicaires de tenir dans leur maison, magasin et boutique, aucuns poisons ou plantes vénéneuses, à la charge toutefois pour lesdits apothicaires, d'observer à l'égard desdites plantes les mêmes précautions ordonnées pour les autres poisons, le tout sous les peines portées par ledit Édit. » Enregistré au Parlement de Dijon, le 5 juin 1780.

---

(1) Arch. de la Côte-d'Or, E, 3353.

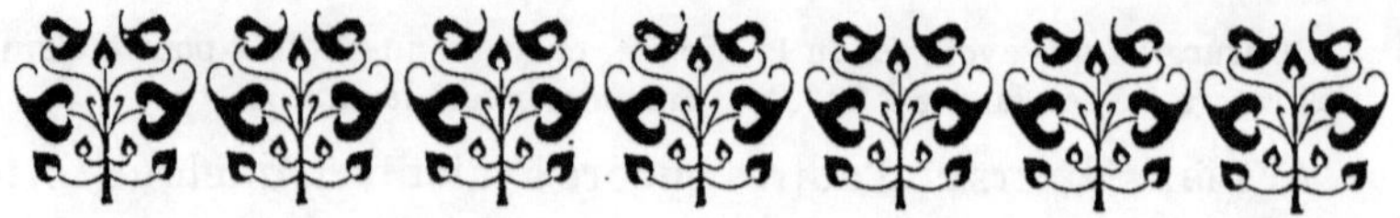

CHAPITRE VII

La Pharmacie dans les Hôpitaux
Pharmacies d'Hôpitaux, Sœurs apothicaires

L'Hôpital de Dijon : Donation Claude Pérard. — Règlement de 1643, concernant les Sœurs et les Apothicaires. — Suppression, en 1662, des Sœurs apothicaires; leur rétablissement définitif en 1683. — Apothicaires chargés du contrôle, puis des fournitures par adjudication. — Règlement des Sœurs apothicaires en 1683. — Liste des Sœurs apothicaires. — Disparition de l'Apothicaire à l'hôpital.
Hôpitaux d'Autun, Beaune, Chalon, Nuits, Auxonne, Semur, Tournus, Louhans, Saint-Jean-de-Losne, Seurre, Bourbon-Lancy, Mâcon, etc.

Les filles[1] de l'apothicaire Claude Pérard firent don, en 1644, à l'hôpital de Dijon, des drogues, médicaments, compositions et ameublements nécessaires à l'établissement d'une boutique de pharmacie. Cette donation fut acceptée, le 28 février, par la Chambre des pauvres qui, en mémoire et reconnaissance de cette charité de « notable valeur », fonda, à perpétuité, une grand'messe anniversaire pour le repos de l'âme de Claude Pérard, et permit « ausdictes damoiselles ses filles de faire mettre et poser une table d'airain dans ladicte pharmacie, qui contiendra comme, pour l'establissement d'icelle, lesdictes damoiselles ont donné lesdictes drogues, unguentz, ustencilz et autres choses[2]. »

Beaune, que nous avons souvent vu à l'avant d'importants progrès dans l'organisation pharmaceutique, possédait depuis

---

(1) Françoise Pérard, veuve de Mr Barthélemy Joly, conseiller du roi, avocat général en la Chambre des comptes; Catherine Pérard, veuve de Mr Georges Desmaillard, conseiller du roi, maître ordinaire à la même Chambre.
(2) Arch. de l'Hôpital de Dijon, reg. des délib., vol. XIV.

longtemps une apothicairie de l'hôpital, et aussi son complément obligé, le régime des sœurs apothicaires. La pharmacie actuelle conserve encore un très beau portrait de l'une d'elles, sœur Pierrette Monnet. Ce portrait[1], que nous reproduisons en tête de ce chapitre (planche IX), est dû, paraît-il, à Quentin[2], l'artiste dijonnais dont le Poussin admirait les œuvres.

A Chalon, la construction d'une boutique de pharmacie à l'hôpital, décidée en 1603, fut commencée en 1635, grâce à la générosité d'Ant. Guillier, avocat, d'Elisabeth Tapin, son épouse ; de Pierre Tapin, chantre de la cathédrale, et de Jean Foucault. La sœur Ponsard, de la famille Quarré, fonda les onguents et les sirops pour les pauvres externes de la ville et de la campagne[3].

Autun, vers 1630, paraît vouloir conserver l'organisation des apothicaires et chirurgiens des pauvres. Les uns et les autres, nommés par leurs collègues, médicamentaient seuls ou de compagnie les malades.

Ce dernier système semblait cependant définitivement condamné en raison même de son inconstance, de l'insouciance des apothicaires, et de l'excès des prétentions de certains d'entre eux. Les occupations, la situation des apothicaires, leur nombre de plus en plus limité, ne leur permettaient plus de vaquer à la préparation et à l'administration des remèdes à l'hôpital, et même peu à peu à la seule surveillance du travail pharmaceutique.

Les hôpitaux, de leur côté, ajoutaient à leur organisation et la complétaient. D'établissements privés, créés et entretenus par la sollicitude de quelques-uns, ils s'élevaient au rang de services publics, fonctionnant administrativement et régulièrement.

---

(1) La sœur apothicaire est représentée (planche IX) armée du mortier et de son pilon. Ce mortier, qui existe encore à l'hôpital, est reproduit plus bas dans l'angle gauche de la planche. Dans le haut du tableau, à droite, se lit l'inscription :
AETATIS SVAE : 67, 1624.
A gauche, se remarquent les armoiries : *d'azur, au chevron d'or, accompagné de trois têtes encapuchonnées d'argent, posées de profil, deux et une, et surmontées d'une étoile d'or, le chevron accosté des lettres P M, aussi d'or.*
Pierrette Monnet, d'après l'inscription précédente, était née en 1557 ; elle mourut de la peste en 1628, avec la plupart des sœurs hospitalières. (L'Abbé E. B., *L'Hôtel-Dieu de Beaune*, p. 162).
(2) QUENTIN (NICOLAS), peintre, né à Dijon, mort dans la même ville en 1646.
(3) COURTÉPÉE, t. III, p. 236.

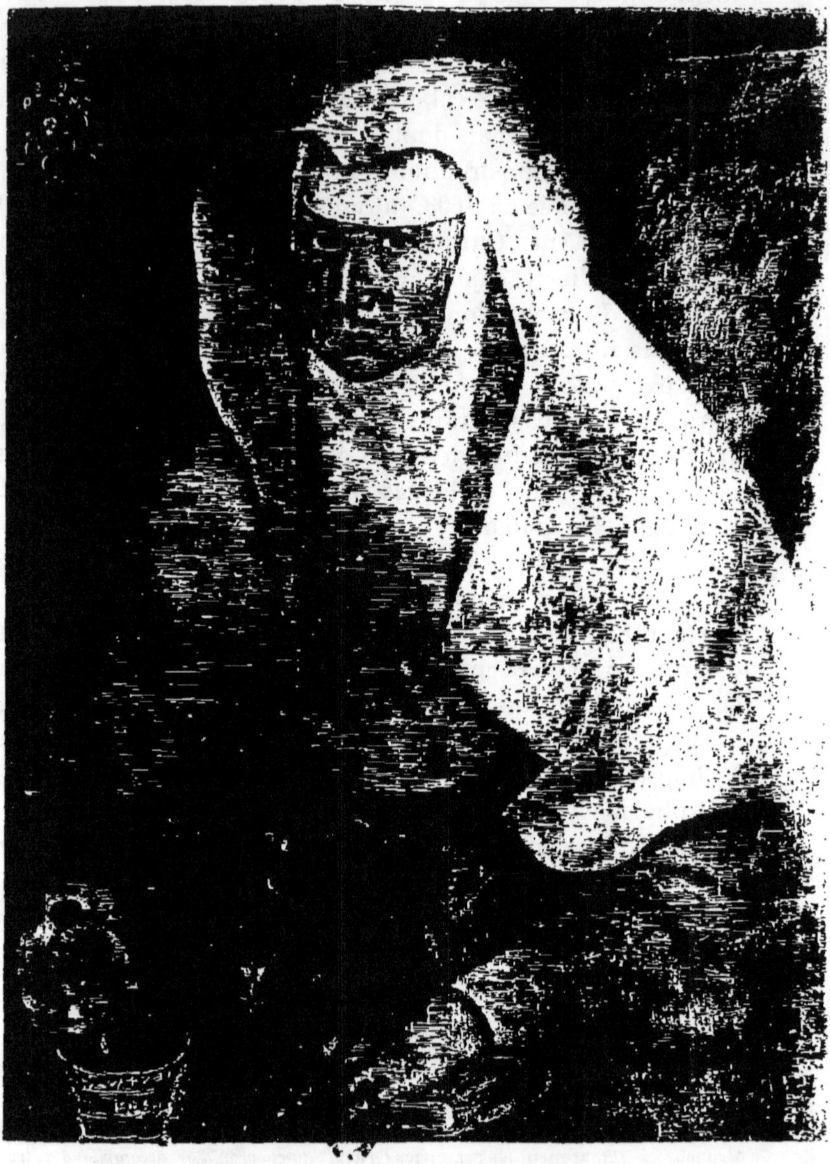

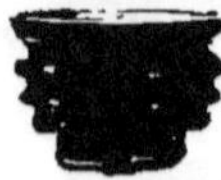

Planche IX. — Hôpital de BEAUNE.
La sœur apothicaire Pierrette Monnet (1557-1628).
(Voir page 334)

Mortier de pharmacie, reproduit dans le tableau ci-dessus, et
conservé à la pharmacie de l'hôpital.

Cette transformation est bien nettement marquée à Dijon par l'arrêt du Parlement du 4 avril 1648, par lequel il est ordonné que tous les biens et revenus de l'hôpital du Saint-Esprit seront désormais régis par les intendants des pauvres, ou membres de la Chambre des pauvres, à charge de servir une pension au maître et recteur du Saint-Esprit, à qui toute autorité temporelle est enlevée. Cet arrêt fut confirmé par lettres patentes de Louis XIII, en date de septembre 1650 ; et depuis, la Chambre des pauvres fut composée de trois magistrats du Parlement, de deux députés de la Chambre des comptes, d'un trésorier de France et des vicomte-maïeur et échevins.

Ce n'étaient plus les pères du Saint-Esprit qui administraient sous le contrôle de la Chambre des pauvres ; c'était cette Chambre qui, dès lors, était la seule autorité investie du droit d'établir des règlements sur tous les services hospitaliers.

Ainsi les inconvénients du service irrégulier de l'apothicaire de ville se rendant à l'hôpital, et, d'autre part, l'organisation administrative des hôpitaux, furent les causes principales qui contribuèrent à la création des pharmacies d'hôpitaux, pharmacies dont l'indépendance alla jusqu'à exclure d'elles les apothicaires. Les registres de la Chambre des pauvres de l'hôpital de Dijon vont nous permettre de suivre une partie de cette vie de la pharmacie d'hôpital avec son personnel intermittent d'apothicaires ou de sœurs apothicaires, l'un et l'autre système prédominant successivement, selon que l'influence de l'hôpital ou celle du corps des apothicaires devenait prépondérante. L'hôpital de Dijon nous fournira un exemple de ces organisations, que nous retrouverons plus ou moins analogues dans les autres villes de la province.

L'Hôpital de Dijon, en 1649.

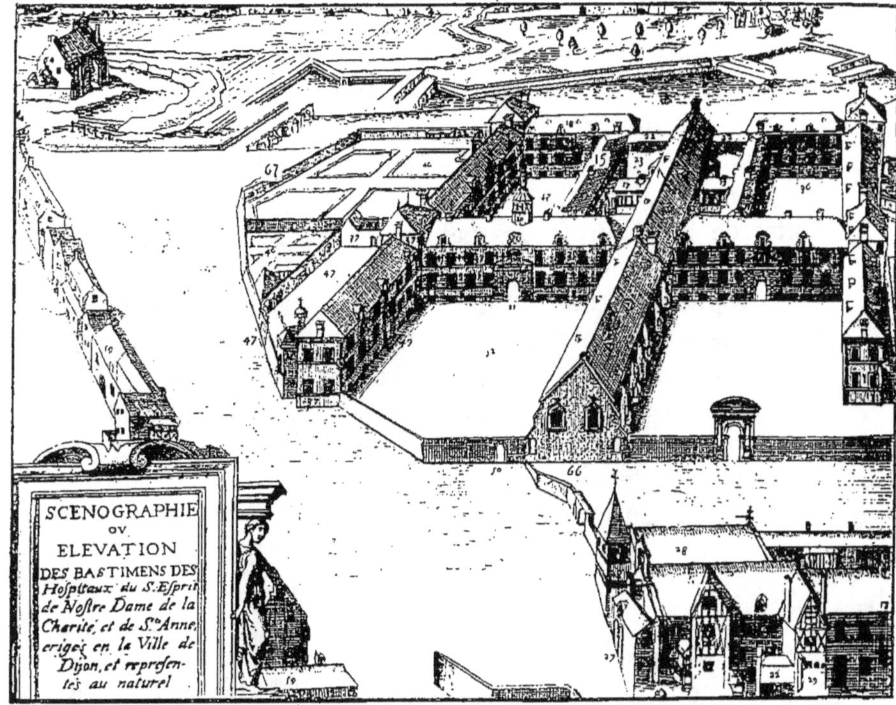

Fig. 9.

Extrait de : *Fondation, construction, œconomie et reglements des Hospitaux... de Dijon*,
Dijon, 1649.

27. — Entrée de l'Hôpital du Saint-Esprit, fondé en 1204.
11. —   —   —   de la Charité,   —   1502.
49. —   —   —   Sainte-Anne,   —   1633.
28. — Église du Saint-Esprit.
66. — Emplacement du portail de la chapelle actuelle. — Salle construite sous Louis XII.
15. — Apothicairie (voir planche X).
18. — Cuisine.
19. — Logement des sœurs.
67. — Emplacement de l'École de pharmacie actuelle.
20. — Partie du jardin, encore consacrée à la culture de quelques plantes officinales.
      (Voir note 1, page 339).
27, 50, 47. — Rue de l'Hôpital actuelle.
54. — Hôpital des pestiférés ou Maison de l'Ile (angle supérieur gauche de la figure). —
      Voir aussi fig. 6.

§ 1. — L'Hôpital de Dijon[1].

Pierre Molée, nous le savons, était apothicaire des pauvres depuis 1622, et, malgré la délibération du 22 juillet de la même année, qui prescrivait un roulement annuel, il fut continué dans sa charge pendant 20 années consécutives[2]. Peut-être l'eût-il été plus longtemps encore, si les décisions suivantes de la Chambre des pauvres n'étaient venues bouleverser les habitudes reçues.

Le 6 septembre 1643, la Chambre, sentant le besoin de réorganiser le service pharmaceutique hospitalier, faisait appel aux jurés apothicaires ; les pourparlers durèrent deux mois[3], et malgré l'abstention et peut-être l'opposition de Pierre Molée, le règlement suivant fut adopté, règlement que l'on peut caractériser par ces deux lignes :

Une boutique de pharmacie est créée à l'hôpital ;

Le régime des sœurs apothicaires est institué.

Voici, d'ailleurs, ce document en son entier[4] :

« Le Dimanche vingt-neufieme jour de novembre mil six cents quarante trois, en la Chambre des pauvres des hospitaux de ceste Ville de Dijon, après midy, pardevant Messieurs les Intendans du bien de la communauté desdictz pauvres, ont comparu : Claude Perard, l'un des antiens maistres apoticaires de ladicte Ville, Jean Monyot et Simon Duprey, aussy maistres apoticaires, jurez audict mestier la presente année, lesquelz, ayans charge et pouvoir des autres maistres, ont representé les articles signés de tous lesdictz maistres en nombre de seize, pour l'establissement d'une boutique de pharmacie dans l'hospital Nostre-Dame, proche celuy du Sainct-Esprit, pour le soulagement desdictz pauvres, desquelz articles lecture faicte, s'estans encores lesdictz Perard, Monyot & Duprey, tant pour eux que pour les autres maistres presens et advenir, à perpetuité, soubzmis à l'entretenement & acomplissement desdictz articles, lesdictz sieurs intendans les ont accepté, et deliberé qu'ilz seront cy après incerez pour estre executez selon leur forme & teneur.

« Ensuit la teneur desdictz articles.

« Premierement, lesdictz maistres apoticaires, pour tesmoigner leur charité envers lesdictz pauvres, ont acordé :

« Que deux desdictz maistres apoticaires, un des plus antiens acompagné d'un des jeunes, yront trois fois la sepmaine, ou plus si la necessité le re-

---

(1) Bibliographie : voir notes des pages 193 et suivantes.
(2) Arch. de l'Hôpital, reg. des délib., vol. XII, XIII.
(3) *Ibid.*, vol. XIV. 6 et 13 septembre, 15 novembre.
(4) *Ibid.*, vol. XIV. 29 novembre.

quiert, audict hospital pour instruyre les sœurs, particulierement celle qui aura charge de la boutique, et luy montrer la methode de travailler et les preparations necessaires des medicamentz dont on se servira, tant pour l'interieur que pour l'exterieur.

« (II). — Lors que le sieur medecin dudict hospital fera quelques ordonnances dificilles et qu'il manquera, en la boutique qui sera dressée audict hospital, quelque remede ou composition qu'il aura ordonnée, d'autant qu'il n'est pas necessaire d'avoir tant de medicamentz simples et composez comme les maistres les treuvent en leurs boutiques, ceux qui seroient en charge pour y aller durant le mois fourniront les remedes qui manqueront en ladicte boutique pour un prix mediocre et au prix du marchant, sans profict.

« (III). — Lors que le chirurgien aura besoin de quelques remedes pour l'exterieur, comme emplastres, cerat, liniment, unguentz et huilles, lesdictz maistres apoticaires, qui seront en charge pendant le mois, les fourniront aux conditions que dessus.

« (IV). — Qu'une fois l'année, les maistres Jurez apoticaires se transporteront audict hospital, avec ceux qui serviront audict mois que l'on fera ladicte visite, en presence desdictz sieurs intendans, pour visiter les medicamentz tant simples que composez, pour recongnoistre s'il y aura aucune alteration ou defectuosité en iceux.

« (V). — Que inventaire sera faict tous les ans en presence desdictz sieurs intendans des pauvres, maistres jurez, et ceux qui seront en charge pendant le mois, des drogues, compositions, ustencilz et generalement de tout ce qui dependra de ladicte boutique ; lequel inventaire sera signé par lesdictz sieurs intendans, et des maistres apoticaires qui y auront vaqué, et (sera) laissé entre les mains de la seur qui aura charge de ladicte boutique, copie dudict inventaire signé desdictz sieurs intendans et maistres apoticaires, & l'original delaissé en la puissance d'iceux sieurs intendans, afin de le representer l'année suyvante, lors que on voudra renouveller ledict inventaire et le tout recongnoistre ; promettans, tous lesdictz Maistres apoticaires d'executer ponctuellement le contenu des presentz articles.

« (VI). — Que ladicte sœur, ny autre, qui aura charge de ladicte boutique, ne pourront donner aucun remede, tant pour l'interieur que pour l'exterieur, à qui que ce soit, hors de l'hospital, ains seulement aux pauvres dudict hospital.

« (VII). — Que lesdictz maistres apoticaires dresseront un livre de toutes les compositions, tant pour l'interieur que pour l'exterieur, de tout ce qu'il faudra faire en ladicte boutique.

« (VIII). — Lequel livre sera en langage françois, afin que lesdictes sœurs s'en puissent servir quant il faudra faire quelque composition, encores que la metode de travailler s'aprend mieux par la veue et par le travail que par la lecture des livres.

« (IX). — Lesquelles compositions, tant pour l'exterieur que pour l'interieur, seront tirées des bons et apreuvez auteurs, et comme lesdictz maistres les font en leurs boutiques.

« (X). — Que les lictz où seront les malades seront marquez par chifre, afin que quant le sieur medecin ordonnera quelque remede, il mette sur son ordonnance la marque du lict où sera le malade, de crainte de quelque inconveniant.

« (XI). — Que lesdictz apoticaires dresseront le memoire et estat, tant pour les drogues simples qu'il faudra pour ladicte boutique, que pour les ustancilz d'icelle.

·· « (XII). — Au regard d'un jardin pour mettre quelques simples et herbes servans à la medecine, quand le printemps sera venu, on advisera de choysir une place qui sera commode, afin d'y mettre les choses les plus congnues et necessaires [1].

« L'original est signé : Quillardet, Perard, Monyot, de Villebichot, S. Dupré, J. Roy, de Requeleyne, Blanche, Marchant, Jomard, Goujon, M. Petit, B. Fleur, Villemin, P. Mathion et F. Murgier. »

A ce règlement, ajoutons les dispositions d'ordre intérieur [2] :

« Du devoir des quatre religieuses qui servent les pauvres enfermés, et à l'apoticairerie et boulangerie :

« ... Deux d'entre elles, outre le service qu'elles rendent aux enfermés ont charge de l'apoticairerie, et sont obligées d'executer les ordonnances du medecin pour les malades : ce qu'elles doivent faire dans la charité que requiert leur profession, fidellement, ponctuellement et diligemment, prenants soigneusement garde d'eviter les *qui pro quo*, et de ne se pas equivoquer aux marques des licts.

« Elles tiendront la main à ce que leur apoticairerie soit fournie de drogues et des autres choses necessaires, et que ces drogues soient des meilleures qui se puissent trouver.

« En temps et saison, elles prepareront les eaux, syrops et confitures pour les malades ; et de mesmes les onguents et tout le reste dont il faut tenir provision.

« Elles ne pourront donner aucun remede, soit pour l'interieur, soit pour l'exterieur, à qui que ce puisse estre, hors de l'hospital, sans la permission de MM. les Intendants ».

« Du devoir des apoticaires envers les pauvres de l'hospital : »

Deux sœurs, instruites par les apothicaires, savent dispenser les drogues, mais s'il advenait que l'hôpital fût « sans aucune sœur qui sçeut cette methode, les apothicaires devront y aller comme ils ont promis, pour l'enseigner à d'autres. Cependant celles qui la sçavent, la pourront monstrer à leurs compagnes.

« Les apothicaires se partagent entre eux pour le service qu'ils ont à rendre en l'hospital, en sorte que, chasque mois, deux sont commis pour cela, à scavoir, un ancien et un jeune.

« Ils y doivent donc aller en leur ordre toutes et quantes fois qu'on les demande, mesmement quand on leur fait scavoir qu'il y a quelque composition à faire, et, de temps en temps, sans estre mandés...».

Suivent les articles du règlement, puis :

« Ils doivent tous, en particulier, se rendre affectionnés à cette œuvre de charité, puisqu'en matiere d'affaires où plusieurs ont à contribuer leurs soins successivement et l'un après l'autre, il est necessaire, afin que tout aille bien, que chacun à son tour se porte d'affection à la faire reussir. *Ut omnia bene sint fieri non potest, nisi omnes boni sint.*

« Les predecesseurs de ceux qui vivent aujourd'huy peuvent avoir manqué en ce point puisqu'il a fallu arrest de la Cour (15 juin 1570) pour les y

---

(1) Une partie de ce jardin, contiguë à la façade nord de l'École de Pharmacie, est encore consacrée à la culture de quelques plantes officinales ; — voir fig. 9.

(2) *Fondation... des Hospitaux... de Dijon* (note 1, p. 199), chap. V, p. 47 et IX, p. 48 et 60.

obliger ; lequel il ne faut pas pourtant prendre pour le foudre, dont autrefois un Esculape fut frappé, n'ayants rien de commun avec luy que la profession de medecine ».

Disons, tout d'abord, que l'établissement de l'apothicairie
de l'hôpital fut beaucoup facilité par la donation Claude
Pérard, la mort de cet apothicairé étant survenue deux mois
seulement après la décision de la Chambre des pauvres. Ajoutons aussi que l'autonomie de l'apothicairie s'affirme dès ses
débuts ; la Chambre, en effet, traite directement[1] de l'achat
des ustensiles et drogues nécessaires pour compléter[2] l'assortiment, et l'apothicaire Michel Petit, échevin et membre de
la Chambre des pauvres, est tout particulièrement chargé du
paiement des drogues, et, le plus souvent, de leur fourniture.

Une remarque curieuse est de rencontrer, dans la liste des
assistés par la Chambre, le nom d'un apothicaire, Didier
Marchand[3]. De septembre 1647 à septembre 1648, il reçoit huit
solz par semaine. Cette aumône est portée à dix solz de 1648 à
1652, et, le 24 novembre de cette dernière année, il est, sur sa
demande, « reçu à la salle des malades de l'hospital pour y
estre nourry comme les autres pauvres, jusques à guerison ».
Il y est encore reçu en 1659.

Pendant les premières années, le régime des sœurs donna
de bons résultats, et, en 1655, le service des médecins fut même
calqué sur celui des apothicaires. Notons qu'en 1657, l'apothicaire Bernard Turrel[4] remplaça Michel Petit dans la fourniture de l'hôpital.

Mais, en 1652, naquit une première difficulté. La transformation de 1648-1650, dans l'administration hospitalière, n'avait
pas été, peut-être, acceptée sans arrière-pensée, et, deux des
sœurs ayant refusé d'obéir aux nouveaux commissaires, l'une
d'elles, sœur Pierrette, de l'apothicairie, fut, à ce propos, rem-
placée pendant trois mois et envoyée « en la salle »[5]. D'autres

---

(1) Arch. de l'Hôpital, reg. des délib., vol. XIV. 15 mai 1644.

(2) Arch. de l'Hôpital, comptes des receveurs. En 1644, il est acheté : rayons,
eschelles; clous, aiz de sapin; trois creuzets, deux escuelles à bec d'estain ; un banc,
une banque; deux bassines, deux poislons de rosette ; un mortier eschangé contre
un mortier cassé ; une presse, etc., et, en outre, 371 l. 10 s. de drogues. — Un mortier,
avec la date de 1644, existe encore à la pharmacie de l'hôpital.

(3) Arch. de l'Hôpital, reg. des délib., vol. XV, fol. 220, 300, etc.; vol. XVI; vol. XVII,
fol. 20 v°; vol. XVIII, fol. 118.

(4) Dʳ Dorveaux. Jean-Bernard Turrel (*Bull. des Pharm. de la Côte-d'Or*, n° 19, p. 91).

(5) *Ibid.*, vol. XVII, fol. 21 v°.

refus d'obéissance à la direction ayant eu lieu dans la suite, la Chambre dut sévir :

24 septembre 1662. — « ... La sœur servant en l'apotiquairie de l'hospital sera depossedée de la fonction dudict exercice, auquel effect elle sera dessaisie des clefs, et dressé inventaire des drogues et medicamentz, et en son lieu et place a commis le nommé Cornille (l'apothicaire Corneille Alloux) pour servir les pauvres et les traicter[1] ».

Les religieuses furent même supprimées le 1er octobre 1662, « par mort », c'est-à-dire par extinction. Cette décision de la Chambre fut complétée par une délibération, où il est dit « que le procureur des pauvres se pourvoiera à la Cour, contre les chirurgiens et apoticaires, pour l'execution des arrestz du Parlement... concernans le service des pauvres[2] ». Devant cette mise en demeure, les apothicaires de la ville déléguèrent B. Fleur, l'un d'entre eux, pour venir déclarer à la Chambre, le 22 octobre :

« que par arrest de ce Parlement, il avoit esté ordonné auxdicts apotiquaires de servir les pauvres de l'hospital, à la forme des transactions et arrestz rendus pour cet effect, et demeuroit d'accord que les années dernieres il y avoit heu quelque refroidissement au service desdicts pauvres à cause que les religieuses avoient montré en ville les secretz de la pharmacie, mais assuroit la Chambre, au nom des autres apotiquaires, qu'ilz desirent entretenir les arrestz et transactions dans tous leurs poincts et qu'à cest effect, ilz desputeroient tous les mois l'un des maistres pour frequenter l'hospital[3]... ».

On le voit, les apothicaires aussi faisaient montre d'hostilité envers les sœurs, et le régime inauguré en 1643, fut momentanément condamné. C'était le retour au passé ; la première organisation des sœurs apothicaires avait duré un peu moins de vingt années.

Rappelons les noms des religieuses qui remplirent cet emploi de 1643 à 1662 :

Sœur Pierrette Courtois, de 1644 à 1657 ;
Sœur Catherine, de 1657 à 1660 ;
Sœur Marie Maigret, de 1660 à 1662.

Cette dernière avait remplacé sœur Pierrette pendant ses trois mois de suspension, en 1652.

A quel titre et dans quelles conditions, l'apothicaire COR-NEILLE ALLOUX était-il à l'hôpital ? Il est assez difficile de le pré-

---

(1) Arch. de l'Hôpital, reg. des délib., vol. XVIII, fol. 293.
(2) *Ibid.*, vol. XVIII, fol. 294.
(3) *Ibid.*, vol. XVIII, fol. 298 vº.

ciser, étant donné le peu de durée de ses fonctions. Toujours
est-il, qu'émule ou non de Didier Marchand, il était aux lieu et
place des sœurs, et que la Chambre, en considération de ses
services, lui allouait « chacun jour, ung pintat de vin, et...
pareille quantité de chair crüe que celle qu'on luy donne toutte
cuitte, pour la faire cuire et s'en servir comme bon luy semblera, sans tirer à consequence[1] ». Catherine Alloux, sa fille,
adonnée aux soins des pauvres à l'hôpital, est continuée dans
ce service jusqu'à la fin de ses jours ; elle sera occupée à l'apothicairie[2]. Turrel était toujours chargé des achats[3].

C'est à cette époque, où, sans conteste, domine l'élément
apothicaire, que se produit une nouvelle donation, celle de
Pierre Jomard. Les apothicaires, nous le savons, témoignaient
une affection particulière à ces asiles des pauvres ; déjà, nous
avons vu ceux de Beaune considérer l'Hôtel-Dieu comme leur
maison, ceux de Chalon subir leur examen général à l'hôpital
comme si ce dût être leur maison commune ; à Dijon, il en
était de même, et, après Claude Pérard, un autre apothicaire,
Pierre Jomard, lègue par testament, publié le 31 janvier 1663,
540 livres aux pauvres de l'hôpital, à la charge « de faire dire
et célébrer, à perpétuité, tous les ans, deux messes des tré-
passés, à haute voix, l'une au jour du décès dudit testateur et
l'autre au jour du décès d'Elisabeth Lablanche, sa femme ; les
pauvres de l'hôpital doivent y assister. Lesdites messes se célè-
brent, scavoir, celle pour le dit Pierre Jomard, le 14 novembre,
et celle pour ladite Elizabeth Lablanche, le 16 novembre[4] ».

La transformation de 1662 dans le service hospitalier, était
trop précaire pour être durable, et les sœurs ayant demandé
leur réorganisation, elle leur fut provisoirement[5] accordée en
novembre 1663. Quelques jours après, « la sœur qui travaille
à l'apothicairerie » prêtait serment en présence des jurés apothicaires de cette ville, qu'elle ne révèlerait point les « secrets

---

(1) Arch. de l'Hôpital, reg. des délib., vol. XVIII, fol. 302 v°.

(2) *Ibid.*, vol. XVIII, fol. 320 v°. 18 février 1663.

(3) *Ibid.*, vol. XIX, fol. 15.

(4) Fondations de l'Hôpital, Bibliot. de Dijon, ancien fonds, n° 373, fol. 68 et 99.

(5) Le différend entre les sœurs et la Chambre des pauvres fut porté par le commandeur du Saint-Esprit devant le Conseil d'État. Le roi, en 1675, confirma la décision de la Chambre du 1er octobre 1662, et la communauté des sœurs du Saint-Esprit
de Dijon ne put dès lors continuer à se recruter.

de l'art de pharmacie[1] », condition sans doute imposée par les apothicaires.

Si les sœurs étaient désormais plus soumises à l'autorité de la direction, elles avaient par contre perdu l'initiative et l'indépendance qui faisaient leur force ; et, à défaut de suprématie nettement établie entre elles et les apothicaires de ville, il y avait lieu de craindre des conflits de réciprocité entre les uns et les autres, conflits dont tout le monde serait appelé à supporter les conséquences. C'est ce qui arriva, et les plaintes suivantes en sont la preuve.

1665, 19 avril. — « Sur les plaintes faictes de ce que les maistres apotiquaires de ceste ville ne vont point dans l'hospital, comme ils y sont obligés pour veoir l'apotiquairerie et recongnoistre les drogues qui manquent dans l'hospital pour les pauvres, la Chambre des Pauvres... a commis et deputé M⁰ Gault, eschevin, pour veoir les jurés apotiquaires et leur dire de satisfaire aux deliberations qui leur ordonnent d'envoier chacune sepmaine ung d'entre eux dans l'hospital[2] ».

1667, 17 janvier. — « Sur les plaintes faictes que bien souvent l'on distribüe des drogues, medecines & lavements dans l'hospital, par ordonnance des medecins, sans que la sœur qui a soing de l'apotiquairerie se donne la peyne de les porter elle-mesme aux malades pour lesquels ils sont ordonnés ; a esté deliberé que cy-après, la religieuse de l'hospital qui aura soing de l'apotiquairerie, sera tenue de porter elle-mesme les medecines, lavements et autres medicaments qui seront ordonnés par les medecins, et de les distribüer aux malades sans les pouvoir donner à autres pour en faire la distribution, etc. [3] ».

1666, 4 avril. — « Sur ce que..... depuis quelque temps, aucungs particulliers entreprennent de distribuer des drogues et medicaments de l'apotiquairerie de l'hospital à d'autres qu'aux pauvres dudict hospital, et que l'on prestoit des drogues de la mesme apotiquairerie à des particulliers de la Ville, lesquels ne les rendent que quand il leur plaist, et bien souvent ne sont pas de la qualité de celles qui sont tirées dudict hospital, à quoy il importe de pourveoir, La Chambre des Pauvres... a faict et faict inhibitions et deffenses aux sœurs dudict hospital et autres personnes, qui pourront avoir le maniement de ladicte apotiquairerie, de bailler aucunes drogues, soubz quelque pretexte et pour quelque occasion que ce soit, qu'aux pauvres dudict hospital, suivant qu'elles seront dispansées par l'ordre des medecins, chirurgiens ou apotiquaires, sans que cy-après l'on en puisse ceder,... et affin qu'il n'y soit contrevenu à l'advenir, extraict de la presente deliberation sera affixé contre la porte de ladicte apotiquaireric[4] ».

Insouciance des apothicaires de service, où chacun abandonne ses devoirs, et cache ses torts derrière l'impersonnalité

---

(1) Arch. de l'Hôpital, reg. des délib., vol. XIX, fol. 32 v⁰.

(2) *Ibid.*, vol. XIX, fol. 102 v⁰.

(3) *Ibid.*, vol. XIX, fol. 135 v⁰.

(4) *Ibid.*, vol. XIX, fol. 144.

de tous ; laisser-aller des sœurs, dont la libre activité est annihilée par la direction lourde, mais anonyme de la Chambre des pauvres ; tout cela indique un certain désordre qu'il était nécessaire de faire cesser. La Chambre s'y essaie d'abord par diverses mesures administratives : inventaires régulièrement dressés en la présence des apothicaires, obligation pour la sœur de remettre à la Chambre le registre des ordonnances de médecins[1], établissement de feuilles des dépenses faites à l'apothicairie[2], commandes des fournitures réservées à la direction, etc... toutes mesures palliatives capables d'enrayer le mal, mais non de le faire disparaître. Entre les apothicaires et les sœurs, il fallait choisir, et, parmi les uns ou les autres, prendre des personnalités uniques, capables d'user de certaines libertés, tout en offrant en retour certaines garanties de responsabilité.

La Chambre opta pour les sœurs ; l'une d'elles, la « premiere », car elles étaient deux à l'apothicairie, reçut ou absorba les différentes fonctions de la sœur apothicaire d'autrefois, et l'on crut, vers 1683, être revenu au premier régime de 1643.

Il est curieux de remarquer, qu'à la faveur de ces transformations momentanément déprimantes, le charlatan s'était glissé à l'hôpital.

1681, 15 juin. — « ..... requeste de Pierre Channet, medecin suisse, natif de Roolle, canton de Berne, à ce que depuis environ cinq semaines en ça, ayant, par la permission de la Chambre, visitté... aucuns des pauvres atteintz d'ulceres qui paroissoient incurables..., il s'estoit appliqué à les traitter et medicamenter et... estoient parfaitement gueris,.. de toutes lesquelles operations et traittemens, il requiert la Chambre luy vouloir accorder son attestation en forme, dheument signée et scellée, et luy ordonner en outre quelques dedommagemens des medicamens qu'il a fourny...»

Cette requête fut agréée ; Channet reçut le certificat, signé et scellé, et 20 l. « pour son dedommagement des medicamens qu'il peut avoir fourny, ayant gratuittement remis ses peynes et traittemens[3] ».

Antoine Pelletier, « natif d'Angers, medecin chimique », associé avec le précédent, aussi bien dans le travail que dans les dédommagements, vient aussi réclamer son certificat et le complément financier ; mais la Chambre estime que, si sa peine vaut bien un certificat particulier, ses frais de dro-

---

(1) La sœur Papillon n'accepta de remettre ce registre à la Chambre qu'après avoir fait coter et parapher tous les feuillets par le secrétaire, et en avoir obtenu décharge. (Arch. de l'Hôpital, reg. des délib., vol. XIX, fol. 304 v°).

(2) Arch. de l'Hôpital, reg. des délib., vol. XX, fol. 325 v°.

(3) *Ibid.*, vol. XXI, fol. 129 v° et 130.

gues relèvent de l'association, et, par suite, doivent être compris dans le dédommagement de Channet[1].

Le rétablissement définitif de la sœur apothicaire en 1683, s'affirme par les faits suivants : changements dans le personnel des sœurs de l'apothicairie[2]; enseignement donné par les apothicaires de la ville aux nouvelles sœurs appelées à servir à l'apothicairie; maintien aussi longtemps que possible de la « premiere » dans ses fonctions, alors que la seconde est soumise à une sorte de roulement; paiement direct des fournitures par la sœur apothicaire, etc. Peu à peu, les apothicaires n'eurent plus de raison de venir à l'hôpital, et il sembla que l'on pouvait s'en passer.

A ce sujet, il est bon de citer le règlement très précis des sœurs apothicaires[3], mis en vigueur dès 1683, et imprimé peu après.

« Règle des sœurs de l'Hôpital de N.-D. de la Charité de Dijon.

« Chap. 29. — Des Sœurs apoticairesses.

« I. — Il y aura deux sœurs qui auront soin de l'apoticairerie de l'hospital; leur principal soin est d'instruire de la maniere de faire les remedes dont on se sert ordinairement pour les malades, comme medecines, lavemens, potions, juleps, emulsions et autres semblables, et les aprester à l'heure, à la maniere, et selon l'ordonnance du medecin de la maison, en marquant exactement les billets touchant la salle, le lit et le nom des malades, soit sur les remedes qu'elles ont coustume de porter elles-mêmes, soit sur ceux que l'on vient querir, donnant pour ce sujet les instructions necessaires à celles des appartemens qui les viendront prendre dans l'apotiquairie.

« II. — Elles auront soin que l'apotiquairerie soit bien fournie de toutes les drogues et autres choses necessaires pour servir aux compositions, remedes et emplastres; et elles feront leurs provisions dans les saisons propres, surtout : à la Saint-Jean-Baptiste, que se tient la foire de Chalon; ou à Saint-Simon, que se tient celle de Verdun; ou autres tems de l'année. Elle fera aussi acheter les remedes extraordinaires, ordonnés par les medecins, qu'elles n'auront point dans l'apoticaïrerie.

« III. — Elles seront diligentes à faire les compositions, dans les tems propres et avec toute la regularité prescrite par la Pharmacie, prenant garde, d'un costé que les dites compositions ne viennent pas à manquer, et de l'autre qu'on n'en fasse point de surabondantes, de peur qu'elles ne vieillissent trop. Et si elles ne sont pas assez experimentées pour bien faire les dites compositions, elles feront avertir les apoticaires de la ville, qui doivent les

---

(1) Arch. de l'Hôpital, reg. des délib., vol. XXI, fol. 130.

(2) A la suite de la dissolution des sœurs du Saint-Esprit de l'Hôpital de Dijon, l'installation des nouvelles hospitalières de Notre-Dame de la Charité eut lieu le 14 juillet 1683. (L'Abbé E. B., *Vie du vénérable Bénigne Joly.* Paris, 1878, p. 416).

(3) Bibliothèque de Dijon, Fonds Baudot, mss n° 130, fol. 172 v°.

venir aider en ces rencontres ; avec lesquels elles observeront tousjours une singuliere retenue et modestie, ne familiarisant jamais avec eux, et tenant toujours les portes de l'apartement ouvertes tandis qu'ils y seront.

« IV. — Elles prendront garde encore de ne point converser longtems dans l'apoticairerie avec leurs parens, amis, et autres seculiers ; et si elles étoient obligées de les y recevoir pour un peu de tems, les portes seront toujours ouvertes.

« V. — Elles auront un grand soin de faire les infusions pour les sirops de roses ou de pesches dans la saison des fleurs, ce qu'elles observeront à l'égard des autres sirops qui se mettent en usage et des choses qui se font ausdites saisons comme baume, huile et onguent.

« VI. — Elles feront aussi les compositions pour les emplastres, et s'informeront, dans le besoin, des apoticaires, touchant les tems qu'il faut faire chacune desdites compositions.

« VII. — Elles auront soin de cueillir les herbages et fleurs, et en feront distiller les eaux autant qu'il en faudra, pour le cours de l'année, aiant soin qu'il n'en manque jamais dans l'apoticairerie.

« VIII. — Elles distriburont les remedes ordonnés aux sœurs et aux pauvres de la maison, avec douceur et charité, étant promptes à donner à un chacun ses besoins, et quittant mesme pour cela leurs exercices spirituels s'il est necessaire, se proposant sans cesse devant les yeux Nostre-Seigneur qui est appellé Jesus, c'est-à-dire medecin, parce qu'il est venu sur la terre pour porter et guerir toutes nos infirmités et maladies, luy demandant part à sa charité pour cet exercice, en considerant que tout ce qu'elles font pour subvenir aux necessités du prochain ne sera pas privé de sa recompense.

« IX. — Lors que les malades seront pressés de quelques remedes en l'absence des medecins, lesdites sœurs, selon l'experience qu'elles auront, pourront leur apprester et donner quelques petits remedes pour leur soulagement. Mais elles ne donneront rien de l'apoticairerie aux personnes externes, comme encore elles ne distriburont pas des sirops et autres douceurs, que selon la necessité, et aux malades de l'hôpital, n'en donnant point à d'autres que par la permission de la superieure.

« X. — La premiere apoticairesse sera continuée dans cet employ autant que la superieure le jugera necessaire.

« XI. — La seconde changera plus souvent, afin que plusieurs sœurs de la communauté y puissent passer et se rendre capables de faire les remedes qui sont les plus en usage.

« XII. — Les sœurs apoticairesses iront ordinairement, tour à tour, ensevelir les morts, conjointement avec les sœurs de l'appartement de la personne deffunte ; et la mere superieure pourra quelquefois commettre la dite charge à quelqu'autre, quand elle le jugera à propos.

« XIII. — Les dites sœurs apoticairesses auront soin de l'horloge et seront très exactes à le regler et le monter aux heures convenables ».

Si les sœurs avaient pu acquérir toute l'habileté nécessaire pour préparer les compositions variées, s'il leur était possible de donner tous les soins minutieux indispensables à la dispensation des remèdes, elles ne possédaient ni l'expérience, ni les connaissances suffisantes pour faire choix des matières premières, ni les facilités de se les procurer avec les garanties d'économie et de qualité désirables. La Chambre s'en aperçut, et, après de longues délibérations, décida de s'en rapporter sur ce sujet à l'expérience d'un apothicaire. Celui-ci serait, non choisi par ses collègues, mais nommé par la Chambre ; à lui incomberaient le souci des compositions, la vérification des drogues, les débats commerciaux, un contrôle désintéressé, l'enseignement des sœurs, et en général tout ce qui manquait au bon fonctionnement de l'organisation pharmaceutique hospitalière, et cela sans rétribution aucune, sans même la prétention de résider à l'hôpital, en un mot, un dévouement zélé, mais gratuit.

1695, 16 janvier. — « Monsieur le president a representé : Que l'une des plus importantes et necessaires fonctions et administrations des hospitaux estant de veiller à ce que la Chambre de pharmacie, establie à l'hopital, soit toujours bien garnie des drogues et medicaments necessaires pour le service des pauvres malades..... et que, pour cet effet, l'on est contraint de renouveller souventes fois les drogues et en composer fort souvent de nouvelles, pourquoy faire il est besoin d'une connoissance particuliere de la qualité et bonté des plantes, fleurs et autres choses dont elles doivent estre composées, et les savoir prendre en temps et saison ; qu'il est aussi besoin de les savoir employer et dispenser en temps propre, pour en avoir un meilleur usage et plus heureux succez.

« Que les religieuses hospitalieres, establyes en ladite Chambre de pharmacie, pour y composer et dispenser lesdites drogues et medicaments, affin de les distribuer aux pauvres malades suivant leurs necessités,.... ont esté obligées, diverses fois, de prendre des advis des personnes qui ont la connoissance de la pharmacie, sur les doubtes et difficultés qui leur surviennent, tant en la connoissance des plantes, du temps qu'il les faut tirer, de celuy qu'il faut aussy prendre pour les dispenser et les faire entrer dans les compositions, que pour le bon choix des drogues et autres choses qu'il faut faire venir de dehors pour entrer ausdites compositions ; dans laquelle conduitte desdites religieuses et les advis qu'elles ont pris, elles employent des personnes ausquelles elles se sont adressées pour l'achapt desdites drogues estrangeres, (pour) la connoissance desdites plantes, (pour) la maniere et le temps de les dispenser, (dans lesquelles personnes) elles ont trouvé quelques secours, mais que leurs soins n'avoient pu empescher qu'il n'y ayt eu quelque retard dans lesdites compositions.....

« Qu'il seroit très important et necessaire d'establir un pharmacien experimenté qui puisse donner ses soins et son employ à ce que ladite Chambre de pharmacie, estant à l'hôpital, fut toujours garnie de bonnes drogues et medicaments bien dispensés et preparés dans leurs temps et saisons, les changer et renouveller lors que besoin sera, et tenir en ladite chambre les herbes, plantes, fleurs et autres choses necessaires pour la composition desdites drogues et medicaments, prises en temps propre, affin qu'il n'y puisse avoir aucun retard dans la distribution desdites drogues et medicaments ;... lequel pharmacien qui sera nommé et choisy n'aura pourtant aucune résidence audit hôpital, ce qui sera d'une très grande utilité et d'autant plus grande, sy ledit pharmacien veut donner ses soins et visitter ladite Chambre de pharmacie pour satisfaire à ce que dessus, sans pretendre aucune rétribution ny gages, comme il espere qu'il s'en trouvera, tant par une charité particuliere, que pour donner une plus grande connoissance de la pharmacie aux sœurs dudit hôpital.....

« A esté déliberé que lesdites propositions de M. le president se trouvent justes..... et, à cet effet, est nommé Me Gaspard de Vandenesse, Me appoticaire en cette ville, en cas qu'il veuille se sousmettre aux susdites conditions. A esté aussy déliberé, qu'il sera mandé presentement pour, iceluy ouy, en cas d'acceptation, estre estably l'apoticaire dudit hôpital, sans pourtant aucuns gages ny résidence, comme dit est. Et à l'instant, ledit sieur de Vandenesse... a remercié ladite Chambre de l'honneur qu'elle lui faisoit, et déclaré qu'il donneroit ses soins au bon entretien des drogues et medicamens qui sont presentement, et seront cy-après necessaires dans ladite Chambre de pharmacie dudit hôpital, où il se trouvera, avec autant d'assiduité qu'il luy sera possible, pour la composition et dispensation desdites drogues et medicaments en leurs temps et saisons, et pour l'achapt des choses qui doivent entrer dans lesdites compositions ; dont, et du tout, il donnera toute la connoissance et experience qu'il a, et peut avoir, aux sœurs hospitallieres qui sont, et pourront estre preposées en ladite chambre de pharmacie establye à l'hôpital, sans pour ce pretendre aucun droit, sallaire ni résidence audit hôpital, mais seulement pour s'y rendre[1] ».

Il convient d'ajouter que la nomination de DEVANDENESSE s'agrémenta cependant d'un avantage, l'exemption du logement des gens de guerre[2], au même titre que celle du médecin et du chirurgien de l'hôpital.

Cette délibération annulait de fait le règlement de 1643. Ce règlement, on le sait, avait institué un roulement parmi les apothicaires de la ville, qui tous, indistinctement, étaient appelés à participer aux fonctions pharmaceutiques de l'hôpital.

La transformation fut définitive, et elle marque le début du régime moderne, que nous allons voir, un peu plus tard, complètement réalisé.

Les attributions de Devandenesse manquaient assurément de précision pratique, et les avantages de la situation étaient trop faibles, même aux yeux d'un apothicaire désintéressé, pour assurer à la combinaison nouvelle, la durée et la stabilité. Quelques années seulement après la délibération de 1695, une autre décision de la Chambre venait, en effet, apporter la modification nécessaire. Un apothicaire de la ville était institué, à bail, fournisseur de l'hôpital, avec surveillance sur le service pharmaceutique[3], contre paiement d'une annuité

---

forfaitaire fixe, et modération des impôts ou obligations urbaines.

1699, 25 janvier. — « M. le president (de la Chambre des Pauvres) a dit : qu'il y a quelque tems, il representa que la pharmacie de l'hôpital revenoit par communes années à plus de 600 l. (il est à noter que cette somme comporte les seules fournitures directes faites par l'entremise des sœurs et de la Chambre, l'apothicaire Devandenesse n'ayant reçu aucune somme pendant la durée de ses fonctions, ainsi que d'ailleurs il avait été convenu); que cependant Mᵉ Jean Liebaut, Mᵉ apoticaire en cette ville, homme également habil et charitable, offroit de l'entretenir et preparer tous les remedes, moyennant 200 l. par chacune année..... ».

Ces conditions furent acceptées pour six années et en voici quelques articles :

« ..... fournir, apprester et distribuer tous les remedes, sirops et autres choses necessaires..... Mᵉ Jean Liebaut sera tenu d'aller tous les jours audit hôpital pour executer l'ordonnance desdits medecins, comme encor de fournir tous les emplastres, onguents, huilles, poudres, cataplames, et generallement tout ce qui sera jugé par lesdits medecins et chirurgiens propre et necessaire pour le soulagement des pauvres, tant du grand hôpital que du Saint-Esprit; bien entendu que, pendant lesdites six années, il luy sera fourni du bois et du charbon pour la preparation des remedes, et qu'il pourra se servir des boetes, phioles, bassines, mortiers et tous autres instruments qui sont dans ladite pharmacie, à condition touttefois qu'après lesdites six années il sera obligé de la remettre au même état qu'elle est presentement, et qu'il la rendra fournie des drogues et de remedes de même quantité, poids, et qualité qu'elle est à present; et même pendant ledit tems d'enseigner la composition des remedes à celles des religieuses servant audit hôpital, qui voudront apprendre la Pharmacie ; ayant, en outre, ledit Sʳ Liebaut demandé qu'auparavant qu'il se puisse immisser à l'execution des conditions cy-dessus, il fût fait un inventaire de tout ce qui est contenu et compose la pharmacie dudit hôpital, et qu'il soit exempté du logement de gens de guerre ainsy qu'il a été accordé aux apotïquaires ayants servi ledit hôpital, et qu'il ayt aussy quelque moderation de la taille ordinaire à laquelle il est imposé[1] ».

Pendant les années qui suivirent ce marché, il n'est plus fait, dans le service de l'apothicairie, d'achats ou de paiements directs par la sœur ou par la Chambre ; les annuités de LIÉBAUT sont d'ailleurs payées régulièrement[2], soit : 200 l. somme fixée, et 40 à 60 l. tant pour modération de taille, que pour gratification en raison de services rendus.

Liébaut, qui était aussi docteur en médecine, ayant été

---

il est dit que le médecin de l'Hôpital devra s'assurer « que les remedes qu'il aura ordonnés soient preparés fidellement et sans deslais par l'apothicaire.... » (Arch. de l'Hôpital, reg. des délib., vol. XXIV, fol. 39 vᵒ.

(1) Arch. de l'Hôpital, reg. des délib., vol. XXIII, fol. 343 vᵒ.

(2) *Ibid.*, comptes des receveurs : 1700, fol. 101 vᵉ; 1701, fol. 100, etc.

nommé médecin de l'hôpital, la fourniture des remèdes fut, à l'expiration de son bail, mise à l'enchère publique.

La gestion de Liébaut avait-elle été vraiment très désintéressée ou ses fournitures des plus économiques, l'hôpital avait-il ajouté considérablement au nombre de ses malades, toujours est-il que les offres des apothicaires présentent une augmentation importante. L'apothicaire Villemin demande 600 l. par an, un marché de 9 ans et la fourniture gratuite du bois, du charbon, des ustensiles, plus un garçon pour le service[1]. AIMÉ PIRON l'emporta avec 575 l. par an et pour 6 ans[2] (7 décembre 1704). Encore cette somme fut-elle insuffisante dans la suite, car les réclamations de Piron sont nombreuses, et, généralement, elles obtiennent satisfaction.

1709, 3 février. — « ..... en consideration de l'augmentation faite l'année derniere..... de vingt lits..... et de ce qu'encore que le prix des drogues soit augmenté considerablement, il (Piron) s'est neantmoins trouvé chargé de préparer jusqu'à cent ou six-vingt remedes par jour, tant à cause du grand nombre de pauvres passants malades que des soldats estropiés qui sont receus ausdits hôpitaux depuis deux ou trois ans; il plust à la Chambre augmenter d'un cinquieme ses apointements, et luy accorder par forme de dédommagement des avances par luy faittes depuis quatre ans, la somme de deux cent livres ». La Chambre augmente ses appointements de 1/5, et, en outre, lui alloue 100 l. une fois payé[3].

1710, 23 février. — Allocation supplémentaire de 200 l. [4].

1713, 19 février. — Renouvellement du marché avec Piron, à raison de 880 l. par an, et pour deux ans, aux conditions précédentes, sauf adjonctions suivantes :

« ..... qu'il tiendra un catalogue, écrit sur du carton, dans la pharmacie dudit hôpital, contenant la liste des médicaments simples et composés que l'apotiquaire doit tenir toujours prest dans ladite pharmacie.

« Que la boutique sera incessamment visittée par les médecins dudit hopital, en présence de quelqu'uns de Messieurs les directeurs et intendants des hopitaux; que cette visite sera faitte reglement(airement) tous les trois mois pour reconnoistre le bon ou mauvais état de la boutique et pharmacie; que ledit Piron s'oblige de préparer les sirops, les électuaires avec la cassonnade, avec deffences à luy de les préparer avec le miel.

« Que les médecins donneront à l'apotiquaire la description des compositions qu'il sera obligé de suivre et d'executer ponctuellement.

« Que ledit apotiquaire fera le dispensaire de ces compositions, et qu'il avertira lesdits médecins de le venir voir et visitter, avant qu'il fasse le meslange d'icelles, lequel..... sera fait en présence desdits médecins[5] ».

---

(1) Arch. de l'Hôpital, reg. des délib., vol. XXV, fol. 113.
(2) *Ibid.*, vol. XXV, fol. 115.
(3) *Ibid.*, vol. XXVI, fol. 241.
(4) *Ibid.*, vol. XXVII, fol. 34.
(5) *Ibid.*, vol. XXVII, fol. 262 et 310.

Piron obtint une distribution gratuite de charbon[1], qui s'éleva à dix-huit vans en l'année 1713, et un pauvre à sa disposition pour le servir[2].

Voilà donc en plein fonctionnement, et succédant au système du désintéressement complet, le système de la simple concurrence commerciale ; comme le précédent, il devait sombrer aussi dans son excès même, et, à suivre cette évolution, il est curieux de remarquer à travers les difficultés, ce désir constant de prépondérance professionnelle opposé par l'un ou l'autre des éléments en présence : sœurs, apothicaires, médecins, direction.

1713, 17 décembre. — « Monsieur Brondeau (maître des comptes, membre de la Chambre) a dit que, faisant sa visitte à l'hôpital, il avoit receu des plaintes, tant des médecins qui servent les pauvres que des sœurs hospitalieres, qu'il manquoit beaucoup de remedes à l'apoticairerie.... et que les remedes qui y étoient et dont on étoit obligé de se servir, n'étoient pas de bonne composition et ne faisoient aucun effet, les malades n'en étant point soulagés ; il a été déliberé que la visite de l'apoticairerie sera faite demain, neuf heures du matin, par Monsieur Lebelin avec les médecins qui servent à l'hôpital et le sieur Vandenesse, apoticaire, qui sera appellé pour reconnoitre les remedes, et ce qu'il y faut rétablir des choses et drogues necessaires pour le soulagement des pauvres, pour ensuite obliger le sr Piron à l'execution de son traitté[3] ».

Piron étant arrivé, en 1715, à la fin de son engagement, la « pharmacie de l'hôpital » fut à nouveau mise aux enchères, et délivrée à VILLEMIN[4], à raison de 900 l. par an, et pour 3 ans, comptés du 1er mars 1715.

Au moment de la reprise du service et de l'inventaire des drogues, eut lieu un différend[5] entre l'ancien et le nouvel apothicaire. Villemin prétendait qu'il manquait des drogues, et Piron offrait 700 l. de dédommagement, ce que Villemin ne voulut accepter sans l'assentiment de la Chambre, et celle-ci d'obliger Piron à remplacer les drogues dans les trois mois.

A l'expiration, Piron ne s'étant pas exécuté, reçut un nouveau délai de huit jours, sous menace de porter l'affaire devant la justice. Finalement, après neuf mois de pourparlers, la Chambre dut convoquer les deux partenaires, qui, d'accord sur la somme, ne pouvaient s'entendre, faute de fonds : Piron

---

(1) Arch. de l'Hôpital. reg. des délib., vol. XXVII, fol. 284 v°. 23 septembre 1714.
(2) *Ibid.*, reg. des délib., vol. XXVIII, fol. 81.
(3) *Ibid.*, vol. XXVIII, fol. 28.
(4) *Ibid.*, vol. XXVIII, fol. 100 et 102.
(5) *Ibid.*, vol. XXVIII, fol. 141, 154, 156, 182 et 183.

n'avait « point d'argent, quant à présent, pour paier, il prioit Messieurs d'acheter une maison à luy appartenant..... amodiée cent vingt livres par an » ; Villemin « ne pouvoit se charger du remplacement que la somme dûe... ne luy soit paiée » ; à titre de transaction, la Chambre proposa deux termes de paiement, lesquels furent acceptés par les deux parties.

La gestion Villemin fut en butte aux mêmes plaintes[1] que celle de Piron, plaintes dont la généralisation indique bien mieux les défauts de l'institution elle-même, que les travers des apothicaires appelés à en faire partie. Aussi lorsqu'en 1717, il fallut donner un successeur à Villemin, personne ne se présenta, malgré l'affichage répété de la « délivrance de la pharmacie de l'hôpital »[2]. Le seul souci des considérations purement commerciales venait à son tour de supprimer l'apothicaire de l'hôpital.

Il ne restait plus qu'à se passer d'apothicaire, et c'est ce que fit la Chambre. L'apothicairie fut inventoriée par Liébaut et la clef en fut remise à « la Mere Garnier, pour ensuitte être donnée, avec le soing de la bouticque de ladite pharmacie, drogues, remedes et effects qui y sont, à celle des hospitalieres qui sera choisie par ladite Mere Garnier, par la participation ..... des principaux de messieurs les Intendans et Directeurs ; et sera dressé un inventaire de tout ce qui sera délaissé à l'hospitaliere qui sera choisie ; et lui sera donné une fille pour la soulager, qui sera tirée de l'hospital[3] ».

Quelques mois après, le service se réorganisait avec la sœur Verchère et le médecin de l'hôpital, Liébaut[4]. La sœur faisait les achats et tenait un livre de leur distribution ; les comptes étaient certifiés tous les trois mois par le médecin, et le receveur payait les droguistes, ou Liébaut[5].

Quel était exactement, dans ce dernier cas, le rôle de Liébaut ? Il ne se bornait pas, comme médecin de l'hôpital, à quittancer les factures, assurant ainsi un contrôle plus ou

---

(1) Arch. de l'Hôpital, reg. des délib., vol. XXVIII, fol, 230.

(2) *Ibid.*, vol. XXVIII, fol. 243 ; vol. XXIX, fol. 4 vᵒ, 22 vᵒ et 27 vᵒ.

(3) *Ibid.*, vol. XXIX, fol. 27 vᵒ. 20 février 1718.

(4) Le médecin Liébaut avait exercé le métier d'apothicaire de ville seulement les premières années après son mariage. Il était membre de la Chambre des pauvres.

(5) Arch. de l'Hôpital, reg. des délib., vol. XXIX, fol. 44, 45 et suivants ; comptes des receveurs, 1718, p. 145.

moins effectif, mais encore achetait les drogues nécessaires, directement et pour le compte de l'hôpital, près de droguistes ou de marchands de son choix.

Ce médecin-apothicaire donna sa démission de médecin de l'hôpital[1] en 1728, mais n'en continua pas moins son office dans l'approvisionnement de la pharmacie. En 1730, il pensa qu'après 37 ans de dévouement gratuit envers les pauvres, la Ville lui devait bien aussi quelque faveur, et c'est à ce titre qu'il réclame les anciens privilèges, attachés autrefois à la fonction d'apothicaire de l'hôpital. La Chambre de Ville les lui accorda sa vie durant, considérant « qu'il a toujours fourny des drogues nécessaires et des meilleures, qu'il a pris soins de chercher et acheter luy-mesme, par la connoissance particulière qu'il en a, en sa qualité d'apotiquaire ; en quoy, l'hôpital et les pauvres ont reçeû un grand avantage, tant sur le prix desdites drogues, que pour leurs qualités[2] ».

L'apothicaire Poissonnier fut appelé à remplacer Liébaut[3], en 1736, dans ses fournitures et dans son dévouement envers les pauvres, « mais comme il ne doit pas négliger les petites douceurs que la Chambre a attachées à cette place et à touttes celles que remplissent ceux qui rendent service aux pauvres, qui consistent dans l'exemption du logement des gens de guerre et dans une si petite portion de taille qu'elle passe en non-valeur, il suplie la Chambre de Ville de luy accorder lesdites exemptions ». Il fut acquiescé à sa demande[4], et tous les privilèges lui furent attribués « à l'exception des gages ».

A signaler, en 1738, l'achat pour la pharmacie du « *Traité universel des drogues*, de Lemery ; sa *Chimie* et sa *Pharmacopée*[5] ».

Poissonnier étant mort en 1753, Guillaume Auprestre lui succéda[6], puis son fils Étienne Auprestre, en 1756[7].

Tandis que les sommes payées à Liébaut et aux droguistes

---

(1) Il fut remplacé par son neveu, M. Gurry, qui déjà lui avait été adjoint en 1718 « en survivance ». (Arch. de l'Hôpital, reg. des délib., vol. XXX, fol. 170 v°).

(2) Arch. de Dijon, B, 365, fol. 207 v°. 24 mai.

(3) Arch. de l'Hôpital, reg. des délib., vol. XXXI, fol. 122 et 124 v°. 7 et 28 octobre.

(4) Arch. de Dijon, B, 370, fol. 213. 12 décembre 1736.

(5) Arch. de l'Hôpital, reg. des délib., vol. XXXIII, fol. 102 v°. — Voir note 1, p. 284. Cet ouvrage est encore actuellement à la pharmacie de l'hôpital.

(6) *Ibid.*, vol. XXXVII. 8 avril 1753.

(7) *Ibid.*, vol. XXXVII. 23 mai 1756.

étaient encore d'égale importance, les droguistes dijonnais l'emportèrent peu à peu sur les apothicaires, ses successeurs, pour en arriver, vers le milieu du xviiie siècle, à être les fournisseurs directs et exclusifs de l'hôpital[1].

Avec le temps, le reproche fait aux apothicaires, de vendre à des prix trop élevés, s'étendit aux marchands qui les avaient remplacés. Le sieur Nubla ayant présenté, le 2 mars 1766, un mémoire de 1.397 l. 8 s., la Chambre jugea ce prix exagéré et décida de s'approvisionner, à l'avenir, soit chez les négociants en gros, soit directement à Marseille[2]. Cette transformation fut néanmoins soumise aux médecins et aux chirurgiens de l'hôpital, qui y acquiescèrent. Malgré l'économie, il en résulta de si grandes irrégularités dans la livraison des marchandises, que l'on dut en revenir, en partie, à un épicier-droguiste dijonnais[3].

L'apothicaire ne remplissait plus à l'hôpital qu'une fonction superflue, et, par un simple visa[4], se bornait de temps en temps à rappeler son existence.

Il est curieux de résumer cette lente disparition de l'apothicaire à l'hôpital, et, à la suivre, on croit retrouver à rebours l'histoire du développement heureux de l'apothicaire au cours de la période précédente (xvie siècle).

Abandonnant le travail effectif des pharmacies d'hôpitaux, l'apothicaire avait laissé les sœurs s'emparer de la dispensation des remèdes et de la préparation des médicaments magistraux. Il crut se réserver l'honneur du contrôle, alors que les médecins s'appropriaient la surveillance et la vérification des compositions et des drogues. Réduisant sa profession à une trop courte vue, il n'en considérait plus que les avantages pécuniaires, se persuadant qu'un bénéfice commercial devait lui suffire, tandis que des commerçants exclusifs plus avisés, droguistes, marchands, puis négociants, venaient lui enlever

---

(1) Arch. de l'Hôpital, comptes des receveurs.

(2) *Ibid.*, reg. des délib., vol. XXXIX. 2 mars 1766, 21 juin 1767. — En 1786, le 4 juin, il est en outre délibéré « qu'il sera pris dans le jardin un espace suffisant pour y élever les plantes médicinales nécessaires ». (*Ibid.*, vol. XLI); voir note 1, page 339.

(3) La maison Lancel, et veuve Perrot, successeur. (Arch. de l'Hôpital, comptes des receveurs, 1767 à 1792).

(4) Arch. de l'Hôpital, reg. des délib., vol. XXXVIII. 15 février 1761.

les grosses fournitures, et plus tard même les petites. Enfin, sa disparition consommée, c'est l'empirique qui souvent est agréé à sa place, et, comme dernière ironie, on lui laisse le visa formaliste, devenu l'étiquette d'une profession vide.

Les mêmes antagonistes, contre lesquels il lutta jadis avec succès, reprennent un à un leurs avantages perdus. L'apothicaire laisse faire, ayant remplacé sa témérité d'autrefois par la prudence molle de ceux qui, arrivés en haut, ne peuvent plus que descendre. L'excès de sa prospérité avait causé sa perte.

Tandis que disparaissait l'élément apothicaire, nous voyons s'éteindre l'ordre religieux du Saint-Esprit, dont le dévouement avait concouru à la naissance et au développement de l'hôpital. A mesure que grandissait le service public hospitalier, les fonctions de ces religieux devenaient de plus en plus réduites, et leur raison d'être cessant, ils disparurent[1], le 29 avril 1778, après 574 ans de soins hospitaliers continus à Dijon. Leurs biens allèrent aux pauvres avec les charges des messes et prières dont il fut dressé un catalogue, où nous retrouvons Claude Pérard, apothicaire, Pierre Jomard, apothicaire, Elisabeth Lablanche, sa femme, figurant parmi les bienfaiteurs et les soutiens de l'hôpital.

Plus haut, nous avons cité les noms des sœurs apothicaires, antérieures à 1662. Complétons cette liste[2], de 1662 à 1791 : Sœur Papillon (1670) ; sœur Marie Maigret (1673, 1682) ; sœur Marie Galette (1682) ; — sœur Tonnelier (1685, 1694) ; sœur Chalonnay (1686, 1698) ; sœur Verchère (1717, 1726) ; sœur Béruchot (1726, 1738) ; sœur Sennequier (1738, 1767) ; sœur Guillot (1746, 1784) ; sœur Rodier (1785, 1791).

Le 28 février 1790, le maire et les officiers municipaux prennent la charge de l'administration de l'hôpital, et, le 26 juin 1791, les « Dames de l'hôpital » sont installées, en remplacement des sœurs ; les clefs du jardin sont remises à Mme la Supérieure, celles de la pharmacie à Mme Clerget, et les trois filles qui travaillaient à ce dernier service sont continuées[3]. L'apothicaire JACQUES TARTELIN, membre de la muni-

---

(1) Arch. de l'Hôpital, reg. des délib., vol. XL. 29 avril 1778.
(2) Sœurs du St-Esprit, antérieurement à 1683 ; sœurs de la Charité, de 1683 à 1791.
(3) *Ibid.*, vol. XLI.

cipalité, est chargé des fournitures de drogues ; nous retrouvons son nom constamment jusqu'à l'an XI.

Les noms des hospitalières, chargées de coopérer avec Tartelin aux fonctions pharmaceutiques de l'hôpital, pendant la Révolution, sont les suivants : Dem[lle] Pecatier et dame Chouard (1791) ; dame Pembroch et dem[lle] Suisson (1792) ; cit[nnes] Suisson et Pétrot (1793) ; cit[nnes] Pétrot et Teinturier (1794) ; cit[nne] Teinturier (1794, 1797) ; cit[nne] Méot, puis sœur Méot (an VI à an XI).

Malgré ces transformations, la pharmacie de l'hôpital de Dijon a conservé son ameublement et ses poteries[1]. Nous la reproduisons, planche X.

§ 2. — D'autres Hôpitaux de Bourgogne.

Lorsque dans les villes de moindre importance que Dijon, la capitale, on cherche à suivre la vie pharmaceutique hospitalière, on la retrouve évoluant de façon analogue, retardant ou avançant, selon la faiblesse de l'administration locale ou

(1) Inscriptions des pots, 1re travée, à gauche de la porte : *H. de Laurier, — M(iel) Mercurial, — M. Violat, — S(irop) de Tussilage, — S. de Pommes Elleb(oré), — O(l). Liliorum, — S. de Pav(ot) R., — S. Magistral, — H. d'Anct(h), — H. de Camomille, — Baume d'Arceus, — C(ons). d'Enula campa(na), — Op(iat) de Salomon, — O(ng). Basilicum, — E(lect). Diaprun(um) Comp.*

2e travée, à droite de la porte : *H. d'Hypericu., — S. de Meures, — S. de Nenuph., — H. de Lis, — S. de Roses, — S. Capillorum Vene., — E. de Genièvre, — Theriaque, — Benedicte Lax., — O. de la Mère, — Tamarind, — C. de Cynorhodon, — O. Mundificatif, — E. Lénitif, — O. Rosat, — O. Dessicatif R., — Mitridat., — Hiera Picra.*

3e travée : *S. de Nympheai, — S. de Pavots Bl., — S. de Limons, — S. de F. de Pesche, — O. Cappar., — S. Emetique, — S. de Coins, — S. Pommes c., — V(ng). Apostolorum, — Theriaque, — C(onf). Alkerme(s), — V. Baselicum.*

4e travée : *S. de Limons, — S. de Pavots Bl., — S. de Nenuph., — S. Flor. Persicor(um), — S. de Capill., — S. de Chicor. c., — S. de Roses, — S. Papaveris Rhead., — E. Diacatho-l(icum) dupl., — E. de Psyllio, — E. Hydragogue, — V. Lorinum.*

5e travée : *S. de Chicor. c., — M. Rosat, — S. de Berber., — S. de Fl. de Pesche, — S. D'œillets, — Catholicum C., — Caryocostin., — E. Catholicon Fin, — C(ons). de Kinorhodon, — V. Ægiptiac, — V. Populeum, — C. de Hyacinte, — C. de Hyacinte, — E. de Psyllio, — Orviétan, — E. Lenitif.*

6e travée : *S. de Meures, — H. de Castor, — H. Rosat, — S. Pommes C., — M. Mercurial, — M. Rosat, — M. Romarin, — S. Cydonior., — S. de Capill., — H. Rosat, — O. Blanc Rhasis, — E. de Genièvre, — E. Diascordium, — Catholicum Com., — O. d'Altea.*

En 1741, Piron, alors membre de la Chambre des pauvres, avait été chargé « de faire changer les pots d'étain, qui sont dans la pharmacie, en pots de fayance ». (Arch. de l'Hôpital, reg. des délib., vol. XXXIV, fol. 103). Ils furent achetés au sieur Sigault, faïencier, pour la somme de 90 l. (*Ibid.*. comptes des receveurs, 1741, p. 356).

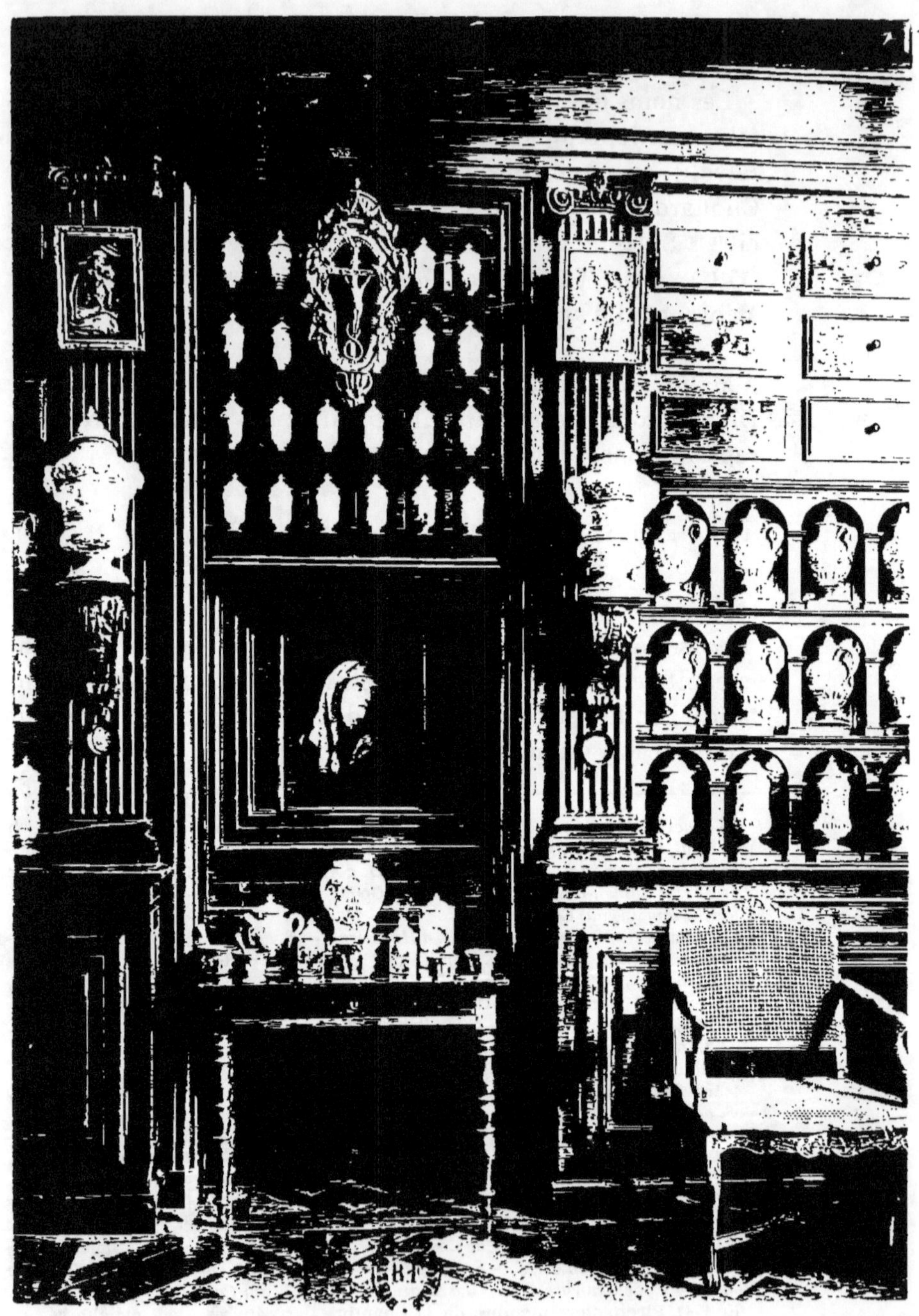

Planche X. — Dijon, Pharmacie de l'Hôpital.

(Voir page 356).

la richesse de bienfaiteurs généreux. Ce sont toujours les chirurgiens ou les apothicaires qui, au début, médicamentent les malades ; tout d'abord choisis par leurs collègues, ils sont dans la suite nommés par l'administration de l'hôpital ; les sœurs viennent alors, et, dans les petites villes surtout, prennent du premier coup la plénitude des fonctions pharmaceutiques. Souvent même, elles font une sorte de concurrence aux apothicaires de la ville, concurrence charitable, il est vrai, dans son but, mais en tout cas désagréable aux pharmaciens établis.

Il faudrait répéter les mêmes choses pour Autun, Beaune, Chalon, etc.,.. aussi nous contenterons-nous, pour les autres villes de la province, de citer les faits intéressants ayant quelque caractère particulier.

AUTUN. — Vers 1630, les chirurgiens Jacques Jouffroy (1631), Anthoine Ballard[1] (1637), Pierre Pillot[2] (1662), chargés de la médication des pauvres en ville ou à l'hôpital, réclament directement au Bureau des pauvres, ce qui leur est dû pour leurs fournitures de médicaments.

L'apothicaire des pauvres, Vestu, étant mort en 1631, Claude Vacherot fut appelé à le remplacer, mais il mit tant de négligence dans son service, s'absentant continuellement sans raison, que son confrère Goujon sollicita sa place[3]. Vacherot fut néanmoins maintenu, et nous le retrouvons dans cette fonction en 1652, au sujet de l'affaire suivante :

Les apothicaires voulaient bien députer l'un d'eux à l'hôpital Saint-Antoine, mais se refusaient à se rendre à l'hôpital Saint-Nicolas, spécialement affecté aux passants étrangers, service considéré, par eux, comme en dehors de leurs devoirs urbains. La Chambre de Ville étant intervenue pour les y obliger, ils réclamèrent en compensation l'exemption des tailles, du logement des gens de guerre, de la garde. En outre, l'apothicaire Vacherot, qui avait été choisi par ses collègues pour le service des pauvres, vint se plaindre « de fournir des medicamens qu'il est obligé d'achepter, et qui montent par

---

(1) *Mém. de la Société Éduenne*, t. II, p. 20.
(2) *Ibid.*, t. II, p. 25.
(3) Arch. d'Autun, BB, 19, fol. 148 à 163.

année à de grande somme, tant par la cherté desdits medicaments que par le nombre des pauvres qui augmentent. Qu'il
plaise pour ce subject à la Chambre d'ordonner qu'il sera
remboursé desdits medicaments au prix de l'achapt, comme
il offre de s'en purger par sebmene ou suivant qu'ils seront
extimés par gens à ce cognoissans[1] ». Finalement la Chambre
de Ville promit aux apothicaires d'alléger leurs charges et de
faire payer les médicaments par le Bureau des pauvres.

En 1667, nous trouvons un curieux projet de réinstallation
d'une apothicairie à l'abbaye Saint-Andoche[2]. Cette maison
venait d'être réformée, et, comme elle avait autrefois renfermé
un hôpital, il est à supposer que l'on se proposait d'y installer, à cette date, un service de pharmacie, comportant tous
les perfectionnements modernes d'alors. Voici ce document[3] :

1667. — « Apotiquairerie :
    « un grand mortier pour faire les poudres pour les compositions,
    un autre mortier de marbre pour les conserves & un de plomb,
    un estuy garny de lancettes, six espatules de fer & une d'argent,
    un gobelet d'argent pour les medecines,
    un escuelle d'argent avec la cuilliere,
    deux seringues pour renouveller les vieilles,
    deux bassins à queue pour les bien malades, deux petits à cracher,
    six grands alambics de verre et des moyens,
    des pots de faiance de toutes grandeurs avec des phioles pour les
      medecines et compositions, deux rechauds de fer,
    du linge pour les infusions & de la toille pour des tabliers pour
      l'apotiquairesse.
« Drogues pour garnir l'apotiquairerie :
    « douze livres de casse pour les compositions & medecines,
    deux livres de rubarbe,
    1/2 livre de sandal citrin,
    six livres de tamarin,
    6 livres de manne,
    quatre livres de sené,
    2 livres d'anis verd,
    deux livres creme de tartre,
    1 livre cristal mineral,
    4 livres polipode,
    turbit une livre,
    2 livres dattes,
    jujubes et sebestes, de chacun 2 livres,
    mastic 1 livre,
    1 livre d'agaric.

---

(1) *Mém. de la Société Éduenne*, t. III, p. 116.
(2) COURTÉPÉE, t. II, p. 519.
(3) Arch. de Saône-et-Loire, H. 683.

> 1/2 livre d'esprit de vitriol,
> 1/2 livre d'esprit de souffre,
> 1/2 livre de tartre vitriolé,
> 4 onces d'esprit de sel,
> cinquante livres de sucre pour estre emploié aux sirops, compositions & confitures pour les malades, comme sirops de rose, de nymphée, capillaire, violat, etc., & les tablettes de sucre rosat et conserves,
> trente pintes de miel pour le catolicon & lenitif,
> cinq livres de sucre rouge ».

En 1729, le chirurgien des pauvres, Pierre Champeaux[1], qui avait remplacé Labory destitué, recevait un traitement annuel de 30 livres. Mais après quelques années, en 1736, ces 30 livres suffisaient à peine au paiement des médicaments de chirurgie, aussi voulait-il abandonner à la Chambre de Ville le soin de fournir les remèdes nécessaires, à moins toutefois qu'elle ne consentît à augmenter son traitement de 20 livres, soit au total 50 livres, somme déjà fixée pour celui de J.-B. Grangier, l'un de ses prédécesseurs. Ce chiffre accordé, il en vint, en 1745, à réclamer 300 livres pour procurer aux malades les médicaments nécessaires ; cette réclamation étant justifiée par le séjour d'un grand nombre de soldats, reçut encore satisfaction. Enfin, en 1752, il demande un second aide chirurgien, et on désigne pour cet emploi Blaize Maire, fils de l'apothicaire Maire.

BEAUNE. — Le cas du chirurgien Lordelot[2] mérite d'être cité :

1727. — Maître Lordelot est, depuis 1707, chirurgien de l'hôpital ; malheureusement, il a rompu avec les nobles et belles traditions de ses devanciers ; sa tenue est peu correcte, ses manières violentes contrastent avec les habitudes douces et courtoises de la maison. Il néglige ses malades et ses médicaments. D'après une singulière coutume, il reçoit chaque année « une feuillette de vin blanc pour laver et mondifier les playes » ; il en boit plus qu'il n'en dépense au service de ses clients, ce qui ajoute à l'acrimonie de son caractère. Un concert de plaintes s'élève de tous côtés. L'intendant, M. de la Mare, avertit et consulte Mme de Toulongeon. « Par considération pour M. le comte d'Epinac, mon frère, qui a donné l'institution au sieur Lordelot, répond la patronne, j'invite M^{rs} les administrateurs à le laisser dans son emploi pendant une année, à condition qu'il s'acquittera mieux de son devoir que par le passé ».

Le 14 décembre, devant le conseil administratif, l'intendant signifie au

---

(1) *Mém. de la Société Éduenne.* t. II, p. 76 et suiv.
(2) L'Abbé E. B., *L'Hôtel-Dieu de Beaune*, p. 246-248.

vieux chirurgien « qu'on le laisse encore une année en exercice à l'hôpital, à condition qu'il portera honneur et respect aux religieuses, qu'il traitera les malades avec douceur, qu'il ne les maltraitera ni de paroles, ni d'effect; que ses emplâtres et autres remèdes seront bons et de qualité nécessaire ». Il le prévient qu'il sera obligé de fournir à ses frais les drogues et les poudres nécessaires à la composition des remèdes, et que si ces éléments ne sont pas convenables, l'apothicaire y pourvoira en déduction des gages de 300 livres que recevait annuellement le chirurgien. « A l'égard des lotions et des vins aromatiques, ajoute-t-il, on ne vous fournira plus la feuillette comme autrefois; mais la maison vous donnera seulement le vin nécessaire. Vous apporterez la sauge, le romarin, l'origan, la centaurée et les autres herbes nécessaires, vous ferez ces vins aromatiques en présence de l'apothicaire, et ils seront enfermés sous clef, à côté des autres médicaments, dans des armoires. Quand les plaies seront un peu considérables et que les opérations seront graves, vous serez obligé d'appeler M^{rs} les médecins qui font la charité aux pauvres et vous demanderez l'assistance de leurs conseils. Lorsque vous serez indisposé ou malade, vous aurez soin de vous faire remplacer par une personne capable ».

Ces sages prescriptions furent consignées dans un règlement que, sur l'honneur, Lordelot prit l'engagement de suivre. Le vieux praticien exerça encore cinq années; il fut mis à la retraite le 28 décembre 1732. Comme il était pauvre, « en reconnaissance de ses services », on lui fit une pension de cent livres, à prélever sur les 300 livres de gages du chirurgien Morelot, son successeur.

CHALON-SUR-SAONE. — L'hôpital fut bâti par charité publique, suivant les lettres patentes de 1529. L'apothicairie[1], construite en 1649, possédait, en 1684, le règlement suivant[2] : « Il y aura un lieu propre pour dresser l'apoticairerie dans l'Hôpital, qui sera meublé et fourni des drogues avec tous ustanciles necessaires pour faire les compositions dont une ou deux desdites filles auront le soin, et seront instruites en l'art de Farmacie pour le plus prompt secours des malades. »

« Le chirurgien visitera aussi une fois le jour au moins les malades, pour les traiter et medicamenter suivant la qualité de leurs maladies. »

NUITS. — L'hôpital Saint-Laurent est de fondation antérieure à 1458. Six à sept sœurs y servaient les malades, préparant et donnant le remède ordonné par le médecin et le chirurgien. La dépense des drogues pour les années ordinaires

---

(1) FOUQUE, *Histoire de Chalon*, p. 571. — COURTÉPÉE, t. III, p. 236.
(2) Arch. de la Côte-d'Or, C, 375.

y était de 500 livres, non comprises celles que l'on composait
à la maison. En 1786, elle s'éleva même jusqu'à 600 livres[1].

AUXONNE. — En 1712, eut lieu un dissentiment entre les
sœurs de l'hôpital et les apothicaires de la ville, dissentiment
terminé au désavantage des apothicaires.

« Deux apothicaires de la ville d'Auxonne, Humbert d'Autecloche et Jacques Tavernier, demandèrent à Mgr de Grammont, Archevêque de Besançon,
qu'il daignât « défendre aux religieuses hospitalières de distribuer et vendre des drogues aux habitants et bourgeois d'Auxonne »; le prétexte invoqué
était que « les sœurs négligoient le soin des pauvres au service desquels
elles s'étoient consacrées, qu'elles mettoient à leur profit singulier le prix
des remèdes et qu'elles faisoient composition sans l'advis du médecin ».

« Mgr Joseph de Grammont transmit aux religieuses la réclamation des
apothicaires et leur demanda des explications. Elles répondirent : « Les
sieurs d'Autecloche et Tavernier n'ont pas exposé à votre Grandeur, que
tous les remèdes qu'elles débitent dans l'apothiquairerie se font de l'advis
du médecin, qu'elles en rendent compte aux directeurs qui en emploient
le prix au profit des pauvres, et que bien loin de quitter le service d'iceux,
il paroît que les suppliantes s'y sont d'autant plus attachées qu'elles travaillent gratuitement et entretiennent l'esprit de charité dans les maisons
des bourgeois et habitants affectionnés à l'hôpital ».

« Le Conseil de l'hôpital, sur la proposition de M. Jean Pelletier, conseiller
à la Cour des aides du Comté de Bourgogne avait, de son côté, permis aux
sœurs de vendre des produits pharmaceutiques. Le 1er décembre 1712, Mgr de
Grammont, ayant lu la lettre explicative des hospitalières, écrivit en marge :
« Permettons aux suppliantes de débiter et vendre dans l'apothiquairerie
les remèdes et drogues qui seront demandés par les bourgeois et habitants
malades de la ville d'Auxonne, à la charge par elles d'en rendre compte
aux directeurs et de leur remettre sans retardement le prix, qui sera employé au profit des pauvres malades[2] ».

On voit par là que si, dans un but charitable, certains privilèges étaient accordés aux religieuses dans la vente des
remèdes au public, privilèges opposés aux prétentions des
apothicaires, cette vente était soumise à un contrôle sévère de
la direction hospitalière.

Le règlement de l'Hôtel-Dieu d'Auxonne date de 1736; il fut
homologué par le Conseil d'État en 1741. Nous en extrayons
les articles suivants[3] :

« Art. LIX. — Le médecin ordinaire de l'hôpital visitera.... et ses ordonnances seront registrées dans un livre à ce destiné, par la sœur qui sera
chargée du soin de la pharmacie et de la distribution des remèdes.

---

(1) Arch. de la Côte-d'Or, C, 376.
(2) L'Abbé J.-Th. BIZOUARD, *Histoire de l'Hôpital d'Auxonne*. Dijon, 1884, p. 86.
(3) Arch. de la Côte-d'Or, C, 374.

« Art. LX. — Ladite pharmacie sera, comme du passé, gouvernée par celle ou celles desdites sœurs hospitalières qui seront préposées à cet effet, et qu'on choisira ayant de l'expérience dans la connaissance des drogues et dans la composition des remèdes, et qui puissent remplir avec autant de fidélité que d'économie cet employ important qui leur sera confié.

« Art. LXI. — La sœur ou les sœurs qui seront préposées au soin et gouvernement de l'apoticairerie achetteront les drogues nécessaires pour la fourniture d'icelle. Et pouront, comme il s'est jusqu'à présent pratiqué utilement pour les pauvres, distribuer des remèdes dans le public, à la ville et à la campagne. Au moyen de quoy, elles compteront chaque année, par le bref état de leur recette et dépense, au bureau de la petite Direction. Si la recette excède la dépense, l'excédant sera remis entre les mains du receveur de l'hôpital, pour être employé au profit des pauvres. Si au contraire la dépense excède la recette, il sera pourvû au suplément nécessaire par ledit receveur sur les mandements du directeur temporel, du consentement du bureau de la petite Direction.

« Art. LXII. — Au cas que dans la suitte il n'y eût point de sœur audit hôpital qui eût la capacité requise pour ledit employ, il sera choisi par lesdits s^{rs} magistrats un apoticaire tenant boutique ouverte dans la ville d'Auxonne, lequel servira l'hôpital jusqu'à ce que quelqu'une des sœurs se trouve suffisament instruite pour administrer l'apoticairerie.

SEMUR-EN-AUXOIS. — L'hôpital, très ancien, avait été autorisé par Eudes, duc de Bourgogne. Dans le règlement[1] de 1763, nous trouvons deux articles intéressants ayant rapport, le premier, aux médecin et chirurgien, l'autre, à la sœur pharmacienne.

« Art. IV. — Du Médecin et Chirurgien. — ... Ils veilleront à ce que la sœur chargée de la Pharmacie et celles qui auront soin des salles, exécutent ponctuellement et fidèlement leurs ordonnances, soit pour la composition, soit pour la distribution des médicamens ; s'ils s'aperçoivent qu'elles y manquent, ils les en avertiront et en informeront la maîtresse, et si elles ne se corrigent pas, ils en donneront avis au Bureau, pour y mettre ordre.

« Lorsque la sœur chargée de la Pharmacie achètera des drogues, elle ne le fera qu'en présence du Médecin ou du Chirurgien et de leur agrément, et ils auront aussi la charitable attention de l'aider dans la composition des onguens et distillations qu'elle aura à faire, afin de la perfectionner et de s'assurer eux-mêmes de la bonté des remèdes qu'ils emploieront pour la guérison des malades.

« Art. VI, § VIII. — De la sœur pharmacière. — Celle qui sera préposée à la Pharmacie se fera instruire de la méthode de travailler en cet art, par le Médecin ou par le Chirurgien, ou même par un apothicaire.

« Elle tiendra la main à ce que l'Apothicairerie soit toujours propre et fournie des drogues nécessaires, et des meilleures qui se puissent trouver, dont elle ne fera emplette que de l'avis et en présence du Médecin ou du Chirurgien.

---

(1) Arch. de la Côte-d'Or, C, 376.

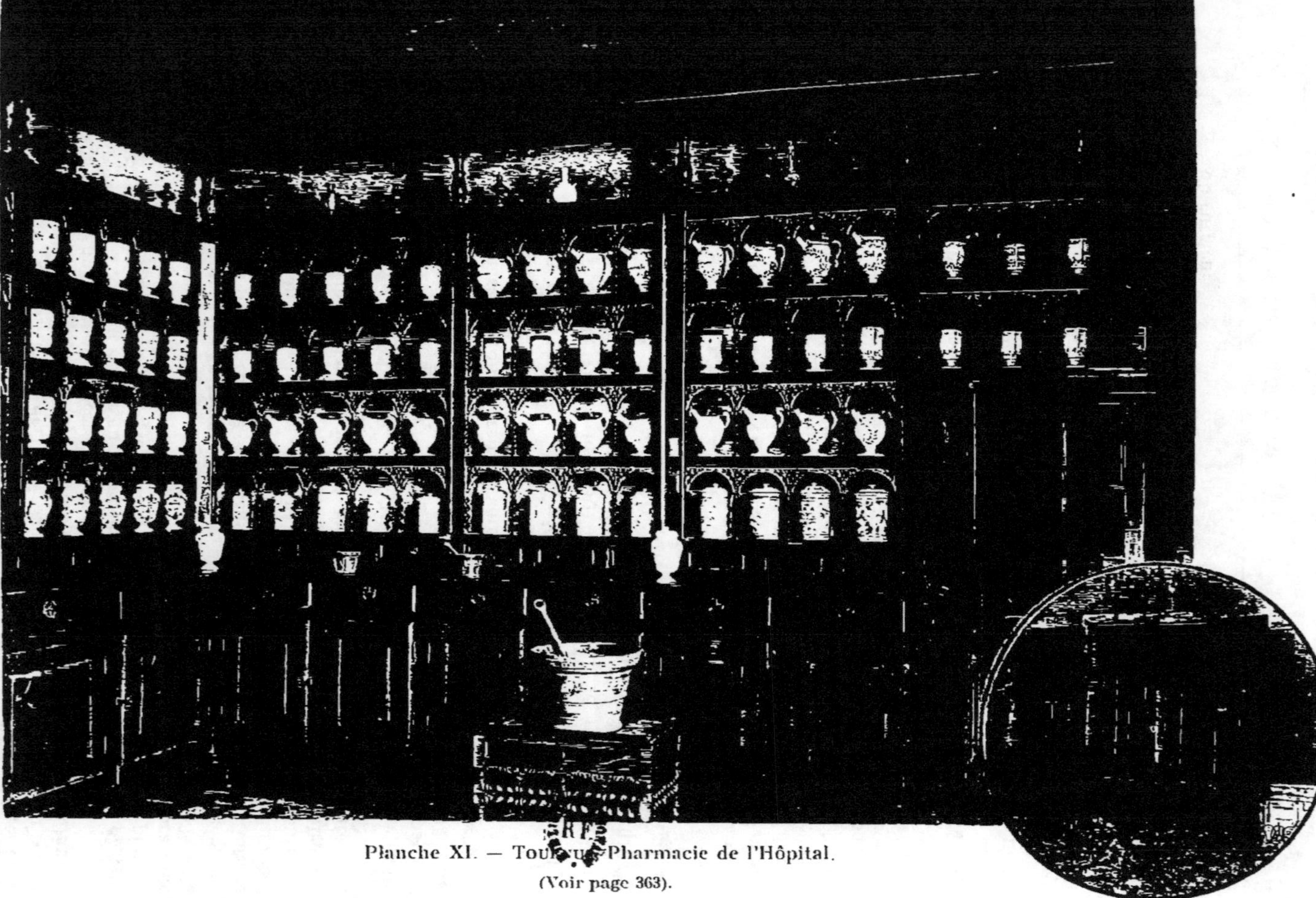

Planche XI. — Toulouse. Pharmacie de l'Hôpital.

(Voir page 363).

« Elle préparera dans les temps et saisons les eaux et sirops, de même que les onguens, emplâtres et huiles ; elle recueillera et fera sécher les simples ; en un mot, elle fera provision de toutes les choses nécessaires à cette petite Pharmacie.

« Elle donnera une attention singulière à exercer les ordonnances du Médecin et Chirurgien, à l'égard des remèdes et médecines qu'ils ordonneront, sans rien changer, ajouter ni diminuer de son chef, pour qu'elle n'ait rien à se reprocher de l'événement.

« Il y aura un inventaire des effets et drogues de la Pharmacie, dont révision sera faite tous les ans en présence de MM. les Administrateurs, des Médecin et Chirurgien, ou au moins de l'un d'eux, afin de reconnoître les drogues qui doivent être renouvellées, et celles qui doivent être ajoutées ».

Les dépenses annuelles pour l'achat des drogues destinées à être consommées à l'hôpital, s'élevaient, en 1766, à 400 livres.

Tournus. — Au milieu du XVIIe siècle, les médicaments fournis aux pauvres, paraissent être délivrés par les apothicaires de la ville. Guillaume Milliers, Pierre Clerc, en 1654, se font rembourser par l'hôpital des comptes de fournitures faites à des soldats blessés, à des pauvres, etc...[1].

Commencé vers 1675, l'établissement d'une apothicairie à l'hôpital ne fut terminé[2] qu'en 1679, date à laquelle nous voyons sœur Jeanne Simonot présider à son aménagement. Il est à remarquer que cette sœur s'occupe de ces travaux plutôt en qualité de Maîtresse que comme sœur apothicaire ; différentes pièces, en effet, parlent souvent, à la même époque, de la servante de l'apothicairie, sans plus amples renseignements, d'ailleurs.

L'heureuse conservation de cette pharmacie, restée telle depuis plus de deux siècles, nous a permis de la reproduire[3], planche XI, et, pour compléter l'idée qu'on se pourra faire de cette installation au XVIIe siècle, nous donnons ci-dessous l'inventaire de son mobilier[4] entre 1672 et 1688, suivi de quelques prix de drogues en 1691.

---

(1) Arch. de l'Hôpital de Tournus, E, 19 et 20.

(2) *Ibid.*, E, 33, 37, 39 et 51.

(3) Inscriptions des pots : *C(ons). Salviæ,* — *C. Violarum,* — *C. Buglossi,* — *E(lect). Diaprunum,* — *Benedicta laxativa,* — *Theriaca A(ndrom).,* — *Vng. Rosatu(m),* — *Looch de Cassia,* — *Vng. Mundificativ(um),* — *Vng. Aegiptiacu(m),* — *Vng. Basilicum,* — *E(lect). Lenitivum,* — *Vng. Albu(m) Rasis,* — *Vng. de Althea,* — *Ongant Rosa.,* — *Miel de Narbone,* — *Sucre Rouge,* — *Ongant à la Mère,* — *P(il). de Agarico,* — *P(il). Agregativæ,* — *S(yrup). Violatus,* — *O(l). Hypericu(m),* — *Mel. Violatu(m),* — *Mel. Mercuriale,* — *O(l). Liliorum,* — *S(yrup). Rosatus Solut(ivus).*

Mortier avec l'inscription : Hôpital de Tournus, 1764. (Voir planche XI).

(4) Arch. de l'Hôpital de Tournus, E, 251.

1672. — Inventaire. — Pas d'apothicairie.

1672-1678. — Inventaire (Extraits de l'). — Meubles de l'apothicairie :

« deux bassines de rozetes,
    un fourneau de fer,
    un grand mortier de pierre,
    un petit mortier de fonte, sans pilon,
    deux paires de balances,
    une petite ecumoire de rozette,
    un espatule de fer,
    une livre de fer blanc,
    six gobelets d'etain,
    un petit entonnoir de fer blanc,
    une grande rape de fer blanc,
    douze broquetes de faïance [1],
    une douzaine et demie de pots à canon,
    six plats de faïance,
    quatre passoirs de draps ».

1688. — Inventaire (Extraits de l') :

« .... Item, dans l'apotiquairerie s'y est trouvé un grand mortier de fonte, avec son pilon de fer, posé sur un pied de bois noyer en menuiserie et couvert aussi d'un couvercle de bois noyer en menuiserie ; deux autres mortiers de cuivre jaune avec leurs pilons de même..

« Item, un grand mortier de pierre, avec son couvercle aussy de bois noyer en menuiserie, avec son pilon de bois ; un autre mortier de pierre non couvert ; un resipuant de cuivre rouge.

« Item, un bain-mary, aussy de cuivre rouge,
    quatre bassines,   —   —   ,
    deux paires de balances,
    un mart pesant seize onces,
    une cuillere et une ecumoire d'argent,
    une autre poche de cuivre jaune, avec un ecumoire rouge,
    deux posches garnies d'une feuille de fer,
    une seringue avec son pot à clistaire,
    une ecuelle à bec,
    dix-huict pots d'estain, où sont les huilles propres pour ladite apoticquairerie,
    six gaublets à couvercle d'estain,
    quarante-six chevretes de tere de faïance blanche, faceon de pourcelaines, de differantes grandeur,
    un trebuchet à peser or et argent, et garny,
    trois douzaines de boetes vernissée,
    le surplus garnis de fiole et poudrier de differents longueur et largeur, eticqueté chacune en lettres d'or des drogues qui sont dans chacune une.

« Item, une table quarrée à colonne torse, sur laquelle il y a un tapis à serge de Dijon rouge garnie de frange de soye ; deux chaises matelassées aussy à colonne torse, couvertes de moucquete rouge ; deux autres chaises de bois noyer à grain de chapelet, dont les sieges sont couverts de paille.

« Item, deux rideaux de toile devant la fenestre de laditte boutique.

---

(1) Vases à pied, en forme de cruche. (Voir planche XI).

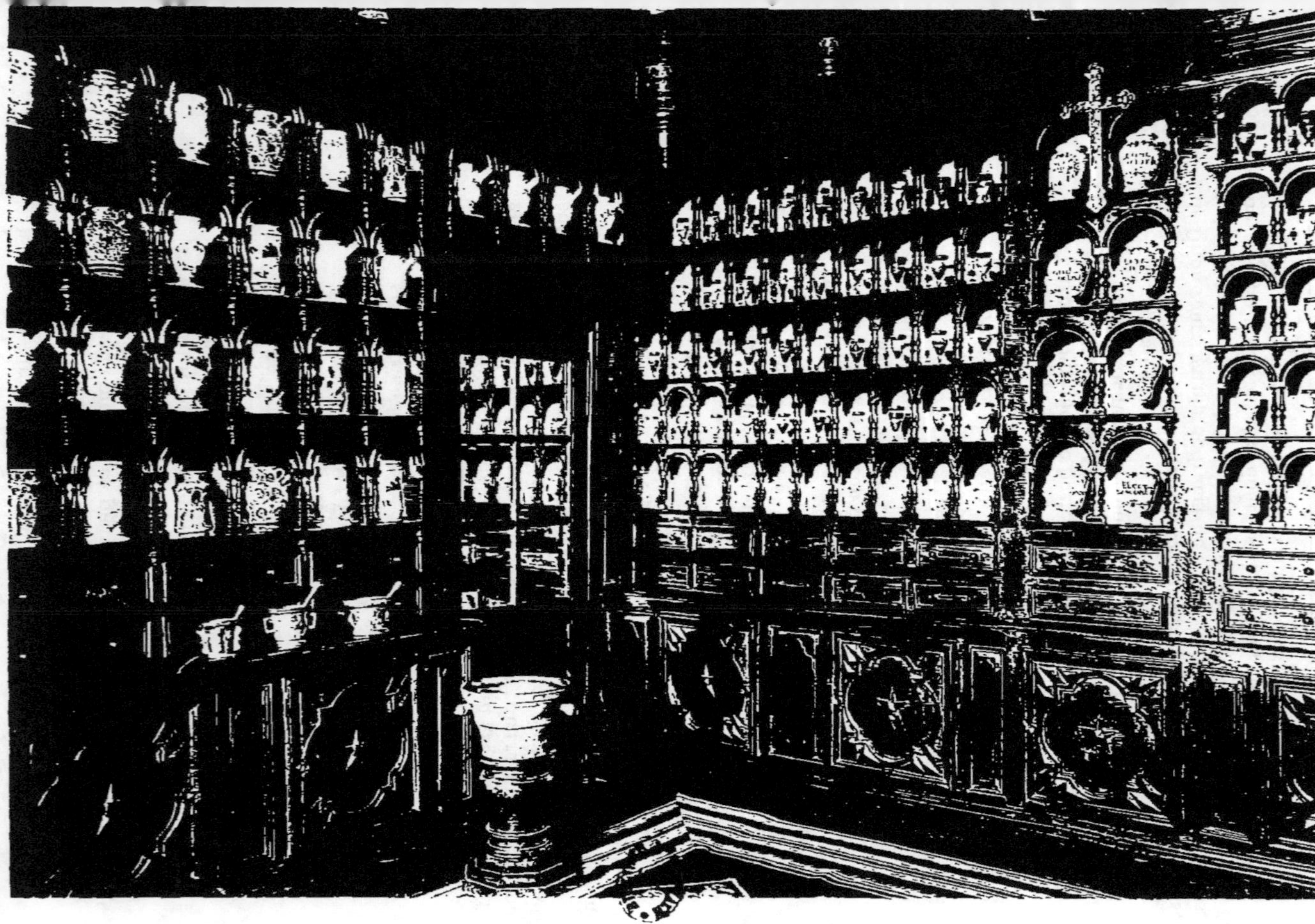

Planche XII. — LOUHANS, Pharmacie de l'Hôpital.

(Voir page 365).

« Item, un alembic, avec son fourneau, duquel le dessus est de plomt et le dessous de cuivre rouge.

« Item, un grand fourneau posé sur trois piliers de fer ».

1691. — Mémoire[1] de E. Gamet :

« douze livres de réglice, à huit sols la livre.............. 4 l. 16 s.
une livre de quinquinat, à .... 5 l.
une demye livre de grabaut de séné »................... 12 s.

Mémoires[2] de Louis de Pradourat :

« 2 ℔ senné .... 4 l. 10 s.
1 ℔ creme de tartre .... 16 s.
2 ℔ casse .... 1 l. 6 s.
1 ℔ fleurs de souphre............................. 15 s.
4 on. alouès .... 1 l.
3 on. vitriol.................................... 4 s.
2 on. camphre.................................... 1 l. 2 s.
2 on. sel de tamaris............................. 8 s.
2 on. crocus .... 9 s.
3 1/4 on. escamonné.............................. 3 l.
de la manne une ℔ et demy........................ 3 l. 3 s.
du mecouaquant, du quatoliquan fin, du cristal myneral, du tamarin. »

« Les dames hospitalières ne quittèrent pas l'hôpital pendant la Révolution, il y eut de la gêne et beaucoup ; je ne sais même pas comment on pouvait marcher. J'ai ouï dire dans mon enfance que c'était par le secours de l'apothicairerie, car pendant la Révolution, il n'y avait point de pharmacien à Tournus[3] ».

LOUHANS. — Hôtel-Dieu du XVe siècle, patenté en 1689. On y remarquait, au XVIIIe siècle, les plantes rares du jardin botanique, et le bon goût de la boiserie de l'apothicairie[4].

Cette apothicairie[5] est classée parmi les monuments historiques ; nous en reproduisons une photographie, planche XII.

(1-2) Arch. de l'Hôpital de Tournus, E, 63.

(3) *Ibid.*, B, 134; note de M. Bompar, notaire et administrateur de l'Hôpital, 1846.

(4) COURTÉPÉE, t. III, p. 296.

(5) Salle principale (planche XII). — Inscriptions de quelques pots : *Catholicum simple,* — *Pilule(s) mercuriel(les),* — *Onguent populeum,* — *Onguent d'althea,* — *E(x)trt de genièvre,* — *Sirup. mor(orum).* — *Huile de vaire* (vers), — *Blanc raisin* (Ong. blanc de Rhazis), — *Cond(itur). kinorod.* (cynorrhodons), — *C(ons). cari(o)phil.,* — *Conf. alkerm.,* — *Huile de laurie(r),* — *Conf. Ham(ech),* — *Conf. hyacinth.,* — *Extr. junip.,* — *Confection d'hyacinthe,* — *Élect. diascord.,* — *C(ons). apii,* — *Cond. rac. hel(e)nii.* — *Onguent gris,* — *Cond. angelic. Bohem.*

Inscriptions de quelques ampoules : *P(ulv). de diarhodon,* — *Orvale* (Sem. de Salvia sclarea), — *Spath fluor,* — *Perles fines,* — *Troch. d'agaric,* — *Spode* (Ivoire calc.), — *Ivoire,* — *Orpiment,* — *Karabé* (Succin), — *Terre sigillée,* — *Sang de bouc,* — *Poudre cornachine,* — *P(oudre) d'herniole* (Herniaria glabra).

Seconde salle. — Inscriptions de quelques pots : *Sirup. papav. rub.,* — *Sirup. viol.,*

Saint-Jean-de-Losne. — Hôpital fondé en 1657. La pharmacie, avec ses boiseries anciennes, est d'un joli effet[1]. A remarquer, les niches avec leurs doubles colonnettes entrelacées formant un ensemble ajouré, léger et gracieux. Des bocaux modernes ont remplacé depuis peu les anciennes poteries ; quelques échantillons seulement en ont été conservés. (Planche XIII).

Seurre. — L'Hôtel-Dieu Saint-Louis fut établi au xviie siècle. Dans le détail des personnes attachées au service des pauvres et de la maison, nous voyons que le médecin y fait ses visites régulièrement le matin et le soir; « il est gagé adhoc par la ville ; les remèdes sont administrés aux malades sur ses ordonnances par la sœur apotiquairesse, et le chirurgien y vient exactement pour les pensements[2]. »

La pharmacie, avec niches en boiseries, n'a rien de très particulier. A l'entrée, est un mortier en bronze argenté, qui, avec son support et son pilon (fig. 10), constitue un véritable monument[3].

Bourbon-Lancy. — L'hôpital des eaux minérales fournit « la nourriture et tous les remèdes nécessaires à 25 pauvres, tant hommes que femmes, qui sont reçus à l'hôpital des eaux ;..... outre cela, l'hôpital fournit encore la nourriture et les

---

— *Huile d'amand.*, — *Sirup. Long. Vit.*, — *Sirop de nerprun*, — *Sirup. nymph.*, — *Sirup. cariophil.*, — *Sirup. limon.*, — *L. sebesten.*
Mortier avec l'inscription :
PHILIBERT JOMARD APOTICAIRE DE LOVHANS MA FAICT FAIRE, 1632.
IHS MARIA
Et l'écusson : *de..., au chevron de..., accompagné de deux coquilles en chef, et d'un mortier muni de son pilon en pointe. A droite de cet écusson, une plume.* Diamètre : 0ᵐ35; hauteur : 0ᵐ23. (Dr L. Marchant, *Le Mortier des pharmaciens.* — *Bulletin des Pharmaciens de la Côte-d'Or*, n° 14).
(1) Un mortier porte l'inscription suivante :
PIERRE BARRETTE, NICOLLE CORTOYS, 3IE.
(2) Arch. de la Côte-d'Or, C, 376.
(3) A la partie supérieure de ce mortier se lit :
PETRVS PIGNALET PHARMACOPEVS BVRGENSIS, 1679.
Au-dessous, les armoiries de cet apothicaire : *d'azur, au chevron de..., accompagné de trois pommes de pin, 2 et 1, et chargé de trois étoiles.* — Poignées : deux têtes d'aigles; des personnages dans l'attitude de prisonniers, les mains liées derrière le dos, forment le piédestal. (*Bulletin des pharmaciens de la Côte-d'Or*, n° 14).
Il fut donné à l'Hôpital par Pignalet, le 28 octobre 1720, pour se libérer des intérêts échus d'un principal de 200 livres. (Arch. de l'Hôpital de Seurre).
Mortier et pilon classés comme monuments historiques le 9 août 1901.

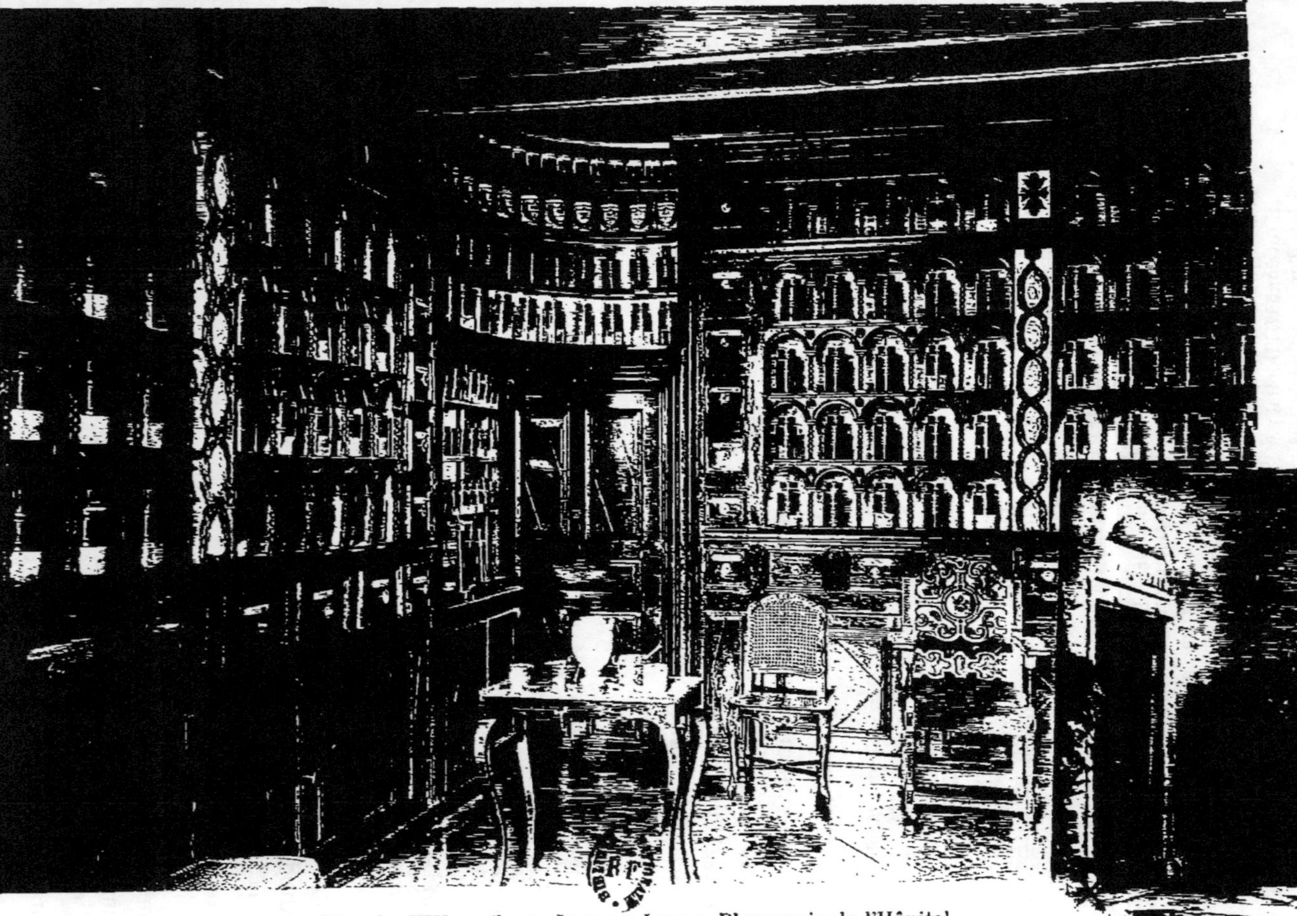

Planche XIII. — Saint-Jean-de-Losne, Pharmacie de l'Hôpital.

(Voir page 366).

remèdes... à beaucoup de pauvres externes qui se procurent des logements au dehors[1]. »

Nolay. — La dépense annuelle des drogues servant à la composition des remèdes à la Maison de charité, montait à 200 livres environ, en 1766.

De plus, on donnait chaque année, à deux sœurs séculières, 24 livres « pour le bois nécessaire à préparer les remèdes journellement et faire quelques fois le bouillon des pauvres malades[2] ».

Bar-sur-Seine. — L'hôpital a été fondé en 1210; il payait, en 1767, à l'hospitalière pour nourriture, pansements et médicaments, « 12 sols par chaque journée, par ordonnance des administrateurs..... », soit 950 l. annuellement[3].

Charolles. — L'hospice Sainte-Agnès, devenu hôpital en 1688, était desservi, en 1775, par dix sœurs qui possédaient un spécifique contre la teigne et un remède contre la rage[4].

On le voit, les hôpitaux, en Bourgogne, étaient nombreux, et la conservation de leurs pharmacies présente un caractère de généralité faisant honneur au sens artistique local, et aussi à la protection dont les hôpitaux ont bénéficié à l'époque des convulsions intérieures ou des invasions étrangères. Toute la région méridionale de la Bourgogne pourrait nous fournir encore de beaux types de ces pharmacies d'hôpitaux, mais, craignant d'aller au-delà des limites provinciales naturelles, nous resterons en deçà, nous bornant, pour compléter la série, à citer la pharmacie de Mâcon[5] (planche XIV), dont la riche élégance XVIIIe siècle vient faire opposition à ses aînées.

A part les principales villes, on rencontrait des hôpitaux dans les lieux les plus divers, hôpitaux dont la fondation était due à une généreuse conception, à quelque don princier, ou même à quelque cause d'utilité disparue.

---

(1) Arch. de la Côte-d'Or, C, 375.
(2) *Ibid.,* C, 376.
(3) *Ibid.,* C, 375.
(4) Courtépée, t. III, p. 16.
(5) L'hôpital de Mâcon fut reconstruit en 1761.

Saint-Sernin possédait ainsi un hôpital avec un médecin et quelques remèdes sûrs et prompts. Une personne de confiance était chargée de les distribuer avec intelligence, et au besoin soignait les malades. De plus, une école y était attenante et les plus âgées des élèves pouvaient apprendre les premières notions d'hygiène et du soin des malades, « notions dont elles auront certainement besoin plus tard, et qui trop souvent sont remplacées dans nos campagnes par des préjugés invétérés et nuisibles, ou par des pratiques ridicules et niaises[1] ». L'idée de cette institution était due à un membre de la famille de Fénelon, qui ne put en obtenir la réalisation qu'après 30 années, en 1779.

A Beaujeu, en Beaujolais, Courtépée raconte avoir acheté à l'hôpital « de la sœur Desers de Dyo, une phiole d'eau pour ses yeux[2] ». Dans ces temps de communications difficiles et lentes, c'était une vraie bonne fortune que de rencontrer dans des lieux éloignés quelques remèdes pour les maux les plus communs.

Par opposition aux apothicaires, dont le but était forcément intéressé, les sœurs, que nous trouvons constamment attachées aux hôpitaux, durant cette période, pratiquaient la pharmacie dans un but uniquement charitable ; elles ont, comme jadis les moines du moyen-âge, contribué à conserver intactes les traditions pharmaceutiques des âges précédents, et, au moment précis où l'apothicaire, descendant de son apogée, semblait voué à une décadence certaine, elles furent l'élément pondérateur, réserve latente des anciennes pratiques et de l'art d'autrefois. Mieux que toutes autres considérations, ces pharmacies d'hôpitaux, immobilisées dans leur ameublement et dans leur organisation pendant ces trois derniers siècles, viennent apporter la preuve de ce rôle conservateur dévolu à la sœur apothicaire.

Si même on rejette cette conception, il ne peut être mis en doute que le dévouement et les soins minutieux font partie intégrante de la pharmacie, qu'une bonne parole ou une

---

(1) *Mém. de la Société Éduenne*, t. IV, p. 395.
(2) *Ibid.*, t, XXII, p. 215.

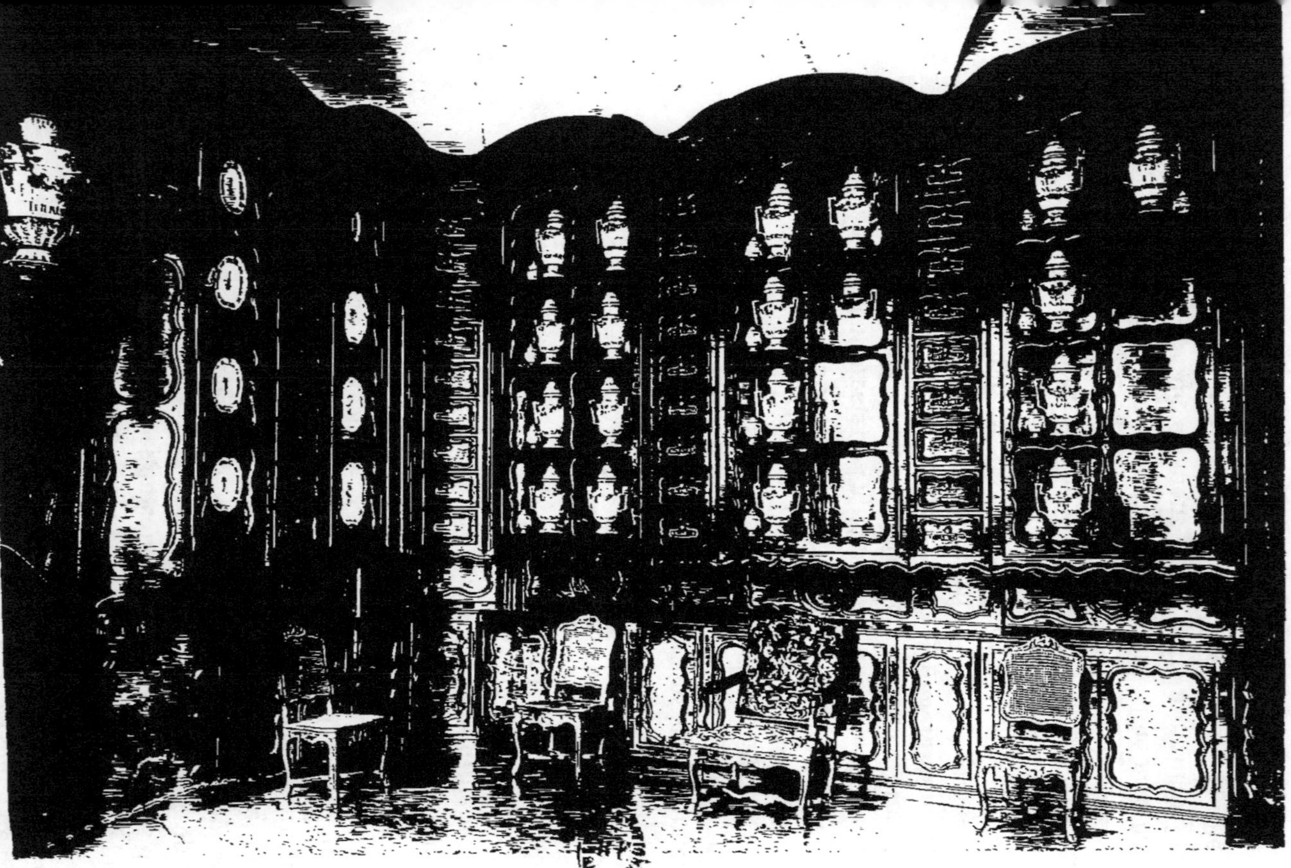

Planche XIV. — MÂCON, Pharmacie de l'Hôpital.

(Voir page 367).

attention délicate sont un remède moral aussi utile à la maladie physique que le remède matériel. L'esprit de finesse et
de sollicitude mystique fut la grande force de la sœur pharmacienne, il lui assura son succès par opposition même au
positivisme quelque peu indifférent de l'apothicaire du xviiie
siècle.

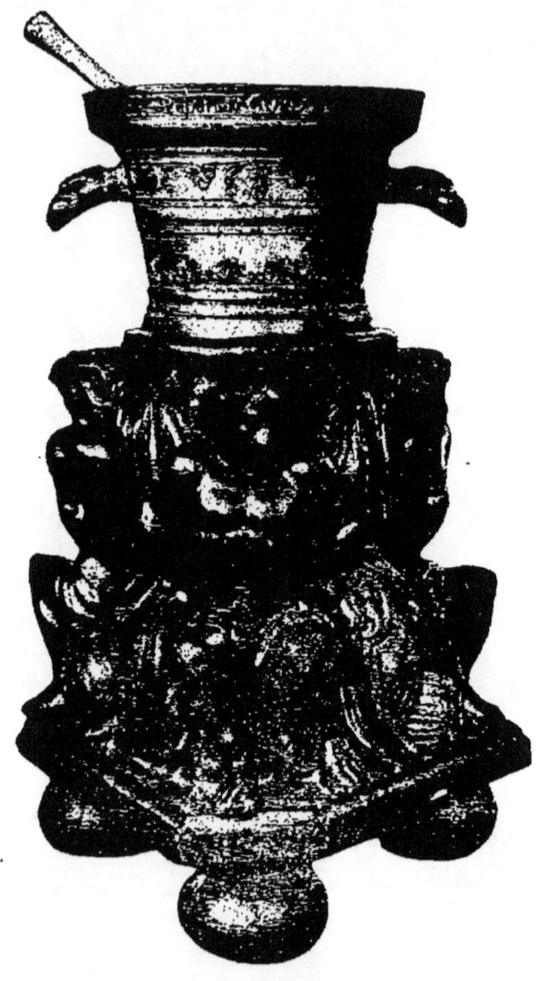

Fig. 10. — Hôpital de Seurre, Mortier de pharmacie xviiie siècle (voir note 3, p. 366).

CHAPITRE VIII

La Pharmacie dans les Services de santé

Bureaux de santé : Service pharmaceutique d'assistance. — Hygiène et épi-
démies. — Remèdes anti-épidémiques prescrits par les médecins et les
chirurgiens. — Asiles, Confréries, Sociétés de bienfaisance.
Pharmacie militaire : Hôpital de campagne. — Apothicaires d'armée. —
Apothicaires du prince de Condé. — Claude Biet, apothicaire du roi.
Prisonniers.

Dans les villes, les principaux hôpitaux n'étaient pas seuls à dispenser des remèdes aux pauvres; de plus, entre eux et les apothicaires établis, surtout fournisseurs du public aisé, existaient quantité d'institutions jouissant d'une certaine autonomie dans leurs services de santé.

Les couvents et les petits hôpitaux, les sociétés d'assistance privée et les bureaux municipaux des pauvres, certains services publics locaux ou certaines institutions royales, collèges, armées, cours princières, possédaient le plus généralement leur apothicairie particulière, complétée d'apothicaires, de sœurs, d'infirmiers, de préposés, à attributions plus ou moins complexes.

Les grouper dans une seule étude, serait vouloir unir ensemble nombre d'éléments des plus disparates, quant à leur but ou à leurs fonctions ; éléments n'ayant d'ailleurs, pour chaque cas particulier, qu'un intérêt pharmaceutique trop peu important ou trop général. Aussi nous bornerons-nous à exposer ici, sans autre liaison, quelques cas divers de pharmacie, évoluant à travers ces services de santé.

§ 1. — Bureaux de santé.

Notons tout d'abord la délibération suivante de la Chambre de Ville de Dijon, touchant le service pharmaceutique d'assistance.

1660, 20 septembre. — La Chambre, acceptant les offres que font les apothicaires, de nommer chaque mois deux personnes de leur profession qui donneront gratis les remèdes nécessaires aux pauvres honteux et malades, défend à toutes autres personnes de distribuer des remèdes aux pauvres, sous le prétexte de charité[1].

A titre de document intéressant l'hygiène et les épidémies, il convient de signaler le projet d'établissement d'un Bureau de santé à Dijon, tel qu'il fut conçu[2] peu après 1721.

« Art. I. — Sera incessamment établie en cette ville, une Chambre de santé, composée de :

Un de MM. les présidents, et deux de MM. les conseillers de la Cour,
2 députés de la Chambre des comptes,
Le lieutenant général du Bailliage,
Le vicomte-maïeur et les échevins,
2 députés du Corps ecclesiastique, choisis par le clergé de la ville,
2 gentilshommes, choisis par les susdits commissaires,
2 notables bourgeois ou marchands, choisis par les susdits commissaires,
2 médecins, choisis par les susdits commissaires,
2 chirurgiens,   id.
2 apothicaires,   id.

« Art. II. — Tous les dits commissaires s'assembleront à l'hôtel de ville, en la Chambre où se tient le Bureau des pauvres, et y prendront leurs séances en la même forme et maniere qu'audit Bureau des pauvres et de l'aumône générale de cette ville, et ce, aux jours et heures qu'ils trouveront le plus convenable.

« Art. III. — Sera pourveu en la dite Chambre de santé, à tout ce qui sera nécessaire, tant pour la purification de l'air, nettoyement de la ville, retraite et bannissement des pauvres étrangers, l'examen des billets de santé, règlement sur l'entrée des hommes et marchandises en ladite ville, difficultés qui pourroient survenir aux portes au sujet de ladite entrée, ou du service de ceux qui feront la garde, fournitures des vivres et remedes, création d'officiers nécessaires pour l'execution de leurs ordres, et généralement de toutes les précautions qu'ils jugeront convenables pour la conservation de la santé de ladite ville, ensemble pour l'execution de la déclaration du Roy et des lettres patentes du 1er juillet et 23 aoust dernier.

---

(1) Arch. de Dijon, B, 299, fol. 145 v°.
(2) Bibliothèque de Dijon, Fonds Baudot, mss n° 77, p. 134 et suivantes.

« Art. IV. — Seront tous les jugements et ordonnances, qui seront rendus sur le dit fait par lesdits commissaires assemblés au moins au nombre de cinq, autres néantmoins que les condamnations à peines afflictives ou infamantes, executées par provision et nonobstant apel et sans y préjudicier. »

Voici quelles furent les observations et la réponse faites par la Chambre de Ville :

« Sur l'Art. I. — L'établissement d'un Bureau de santé ne peut être que très utile, surtout quand il sera composé de differents ordres, états et conditions qu'on se propose d'y admettre ; il seroit néanmoins préalable de faire un règlement sur la garde, qui est la plus grande sûreté et la premiere précaution à prendre, parce que les bourgeois sont tout à fait rebutés par le poids du service et par le refus fait depuis si longtemps de les soulager et de concourir, par les privilegiés, aux biens et au salut commun de la patrie.

« Sur l'Art. II. — Le lieu proposé pour les séances de ce Bureau paroît le plus convenable, quoy qu'on prévoie qu'il ne sera pas exempt de contestations qui ne manqueront pas de s'élever pour les séances entre les députés des Compagnies ou Corps qui y seront apellés par le projet, et qui n'ont aucune entrée au Bureau des pauvres de l'hôpital ou de l'aumône géneralle que l'on se propose pour règles.

« Les assemblées des commissaires de ce Bureau, à certain jour et heure, ne suffiroient pas à beaucoup près aux soins et aux occupations qu'on prétend leur confier par les articles suivants, et, à supposer qu'elles pussent l'estre, il faudroit que ses séances fussent aussi assidues et aussi continuelles que la durée de la garde établie aux portes ; on va le démontrer en répondant à l'article suivant.

« Sur l'Art. III. — La plus grande partie des attributions que l'on se dispose de faire au Bureau de santé répugne à la définition qui est propre à ce tribunal.

« La purification de l'air, l'examen des billets de santé des hommes et des marchandises suspects qui se présentent pour entrer à la ville, la fourniture des vivres et des remedes, et les précautions convenables à la conservation et au rétablissement de la santé, sont tout au plus les objets auxquels on peut étendre les fonctions et les pouvoirs des commissaires de la santé. Une partie de ces objets les asservit d'abord à tenir régulierement leurs séances chaque jour, soir et matin, et presque à toute heure il y a des billets de santé à examiner, il se présente des hommes et des marchandises que l'on peut suspecter ; les fera-t-on séjourner aux portes, en attendant que les jours et heures des commissaires ou des séances soient arrivées ; cette partie ne convient donc qu'aux commandants de la garde des portes et non aux séances du Bureau de santé, qui doit travailler sur d'autres sujets, tels que sont ceux qu'on peut lui accorder, cy-devant expliqués.....

« Si la validité des certificats de santé, les differents sur la qualité des marchandises et denrées sont du ressort du Bureau, les contraventions, les désobeissances et les rixes, qui pourroient arriver à ce sujet entre les habitants, seroient soumises au jugement des commissaires, ce qui ne doit pas estre, puisqu'ils n'ont que la santé pour but, qu'ils ne sont point au fait des armes, et que suivant le pouvoir qui leur seroit conferé, de juger au nombre de cinq, ils se trouveroient souvent n'estre que médecins, chirurgiens ou apotiquaires ; il conviendroit encore moins de leur donner le droit de créer des officiers pour l'execution des règlements que le Bureau pouroit former, tandis qu'il y a tant d'officiers de police et de milice establie à Dijon sous un lieutenant général de police et un chef des armes auquel le commandement a de tout temps et sans difficulté apartenu, en l'absence des gouverneurs et lieutenant de Roy.

« Sur l'Art. IV. — Examiner les certificats de santé pour les personnes et marchandises, pourvoir à des magasins de bled, aprovisionements, remedes, précautions salutaires, en faire l'usage et la distribution, ce sont, comme on a déjà dit, des attributs et des fonctions bien propres au Bureau de santé.

« Mais que par cet article, comme dans le précedent, on prétende attribuer à cinq tant ecclesiastiques que nobles, bourgeois, médecins, chirurgiens, apotiquaires, ou si l'on veut, officiers d'une autre distinction de judicature et de finance, une juridiction de police, de correction, de discipline, même militaire, c'est à quoy les officiers municipaux ne peuvent consentir sans renoncer aux droits et privileges de la commune de Dijon.

« D'ailleurs, c'est déroger ouvertement à la disposition des lettres patentes du premier juillet 1721, enregistrées à la Cour, et de la déclaration du 23 août dernier dont l'execution est renvoyée au vicomte maïeur; ce seroit donc le dépouiller sans cause, et contre ses titres, contre la volonté même du Roy, d'une juridiction qui lui appartient en premiere instance, soit comme lieutenant général de police, soit comme chef et commandant les armes en cette ville et banlieue.

« Si le Parlement, les autres compagnies superieures, les officiers municipaux même avoient, ainsi qu'il peut estre arrivé autrefois, déserté la ville, alors on convient qu'il seroit de nécessité absolue de transmettre les pouvoirs et authorités politiques à quelque corps que la même nécessité produiroit et feroit former, mais tous les tribunaux sont en séance, ils sont paisibles et tranquilles, et surtout le vicomte maïeur et les eschevins ne manqueront jamais aux devoirs qui les obligent à la conservation de leurs concitoyens. »

L'institution des Bureaux de santé avait été mise à l'étude en raison des craintes causées par la peste de Provence. La Bourgogne avait trop bien ressenti, aux siècles passés, la misère et les malheurs des pestes, pour ne pas essayer d'y échapper par tous les moyens, et ces moyens étaient nombreux. Nous citerons, entre autres, la visite générale faite chez les apothicaires pour s'assurer, comme au XVIe siècle, s'ils possédaient des médicaments en suffisante quantité, visite prescrite par le règlement de ville du 20 décembre 1720. Les magistrats municipaux étaient chargés de reconnaître la quantité et la qualité des remèdes et drogues propres à la composition de la Thériaque et autres médicaments ordinaires en cas de contagion, et, dans le cas d'insuffisance[1], la Ville devait se charger d'en faire venir assez, pour au besoin en distribuer, ou même en approvisionner les apothicaires.

---

(1) Bibliothèque de Dijon, Fonds Milsand, n° 7293, p. 4.

Il était d'ailleurs enjoint à ces derniers de s'en fournir directement autant qu'il serait possible, et une avance « de quelque
argent » leur fut même faite à ce sujet[1]. Jusque-là, rien en
dehors des habitudes reçues, mais, dans ces visites, la
Chambre de Ville ayant voulu que ses magistrats fussent
accompagnés d'un médecin et d'un chirurgien, les apothicaires se mirent à pousser les hauts cris. Ils acceptaient bien
à la rigueur le médecin, mais de chirurgien, ils n'en voulaient
point, et, s'adressant à la Chambre, ils réclamèrent et obtinrent satisfaction : un médecin seulement fut chargé d'accompagner les officiers municipaux.

1721, 10 janvier. — Mémoire du Collège des médecins..... « nous avons
visité la boutique des apothicaires et celles des droguistes ; chez ces premiers nous avons trouvé de bons et d'excellents remedes en suffisante quantité pour un temps ordinaire, mais beaucoup au-dessous du nécessaire dans
un temps de calamité publique[2] ».

Il ne suffisait pas d'avoir des remèdes excellents et en
suffisante quantité, encore fallait-il apprendre à s'en servir
rapidement et utilement. C'est dans ce but que, la même
année, nous voyons la mairie demander aux médecins et chirurgiens, de rédiger des mémoires et listes des remèdes à
employer, mémoires où il est curieux de suivre successivement les prescriptions des uns et des autres, et d'apprécier la
situation différente de chacun de ces deux corps médicaux.

Collège des médecins[3].

1721, 10 janvier. — « Etat des compositions et des remedes simples qui
conviennent en tems de contagion outre les purgatifs ordinaires.

Parfums. — Ambre jaune ; encens ; poix noire ; assa-fœtida ; bois, grains
et feuilles de genevre ; souffre ; cinabre ; myrrhe ; galbanum ; nitre ; vinaigre
distilé avec la rhuë et versé sur une thuile rougie au feu.

Remedes et compositions internes. — Mithridate, thériaque d'Androma-
que, confection d'hyacinte, confection d'alkermès, opiate de Salomon, diascordium de Frascator, poudre nommée *Species liberantes*, pillules antipes-
tilentielles, laudanum liquide, huile antipestilentielle de Heinsius, eau thé-
riacale, vinaigre distilé, vinaigre prophilactique, vinaigre thériacal, syrop
de limons, syrop de pavots blancs, syrop de berberis, alkermes mineral,
tartre émetique, syrop émetique de Charas, fleurs d'antimoine de Paracelse, antimoine diaphoretique, bézoard oriental, bézoard mineral, poudre
de viperes, camphre, saffran oriental, racines d'angelique, d'aunée, d'im-
peratoire et de zédoaria.

---

(1) Arch. de Dijon, B, 361, fol. 144 v°.
(2-3) Bibliothèque de Dijon, Fonds Milsand, n° 7204, p. 1, Extrait du registre des
délibérations du Collège des médecins.

Remedes et compositions externes. — Emplâtre magnetique d'Angelus Sala, emplâtre de minium, emplâtre diapompholix, emplâtre diachilon gommé, l'onguent basilicum, l'onguent apostolorum, l'huile de scorpions de Mathiolle, les oignons cuits et pilés avec l'ail et la moutarde, la racine de scrophulaire, l'euphorbe, les cantarides, les pyretres, le staphysagria, la thérebentine, la poix liquide, le beurre d'antimoine, et le cautere potentiel.

Déliberé à Dijon le dix janvier mil sept cens vingt un. Signé : Navault, doyen, Bégin, Liebaut, Quillardet, Perrot, Petit, Clémencet, Gurry et Lorrin. »

Communauté des Maîtres chirurgiens[1].

1720, 30 décembre. — « ..... Nous estimons que la cure de la peste est de deux sortes, préservatifs et éradicatifs : pour les préservatifs, nous allons proposer les meilleurs antidotes.....

« ..... Cependant, de tous les remedes ci-dessous énoncés, tant internes qu'externes, nous convenons que les internes doivent être ordonnés par Messieurs les médecins, et les externes apliqués par les chirurgiens, le tout avec prudence et sagesse ; et que, pour faciliter à Messieurs les maire et échevins aux fournissemens, compositions, dépôts et distributions desdits remedes, nous avons crû être nécessaire d'en faire le sommaire suivant. Sçavoir :

Pour remedes préservatifs : Bois de genievre, santal citrin, romarin, sauge, lavande et autres plantes aromatiques.

Pour les suffumigations odoriferantes : le benjoin, le stirax, la myrrhe, l'encens et autres.

Pour les suffumigations fœtides : le vieil cuir, l'assa-fœtida et autres.

Ceux qu'il faut porter sur soi sont : les cassolettes odoriferantes, l'eau de la Reine d'Hongrie, l'huile de karabé, le sel volatil urineux, les crapaux dessechés.

Un bouc nourri dans les maisons, le tabac en fumée avec une ou deux bayes de genievre, la rotie sucrée et l'ail.

Pour remedes curatifs : les cardiaques, les sudorifiques et les purgatifs corroborants ; les cardiaques sont l'essence de canelle, de gérofle et d'anis, l'eau de fleur d'orange, l'élixir de proprieté de Paracelse.

Les alexipharmaques sont : les confections d'hyacinthe et d'alkermès, la thériaque, le mythridat, les racines de calamus aromaticus, de gentiane, d'angelique et de zédoaire, les sirops d'œillets et de limon.

Les purgatifs sont : l'aloès, le mercure doux.

Les topiques sont : les pierres de cautere, le cynoglossum verum, les cantarides, la célidoine, le beurre d'antimoine, l'emplâtre magneticum Sala, le vieil oing, l'ozeille, l'oignon de lys, le diachillon gummatum, le basilicum, l'onguent de stirax ; tous lesquels remedes nous estimons être très-propres et spécifiques, tant pour préserver que pour guérir la maladie dont est question.

Fait et déliberé en la Chambre commune desdits maîtres chirurgiens les dits jours et an que dessus. Signé par les sieurs Esrial, Lhuyt, Maret, Bouhin, Midan, Finot, Lardillon, Clément, Dechaux, Demontluisant, Delamarre, Ponsotte, Amyot, Versey, et Poulin, greffier. »

---

(1) Bibliothèque de Dijon, Fonds Milsand, n° 7294, p. 4, Extrait des registres des délibérations de la Communauté des maîtres chirurgiens, fol. 12.

A côté de ces institutions publiques de santé, il convient de citer quelques cas de pharmacie dans des services plus restreints.

Les couvents, les asiles avaient leur service particulier de pharmacie, dont le règlement suivant nous donne un exemple.

Règlement pour la Maison du Bon Pasteur[1] *de la Ville de Dijon*[2].

Ch. VIII. De l'Infirmerie. — I° «.....la supérieure choisira une sœur qui soit propre à exercer charitablement cet employ, soit à l'égard des sœurs maîtresses, soit à l'égard des pénitentes, lorsqu'elles seront affligées de maladie; cette sœur aura soin de soulager les unes et les autres dans leur infirmité, et de leur donner tous les secours que demande la vraye charité, etc......

« II° Elle fera en sorte, autant que la pauvreté de la maison pourra le permettre, que la pharmacie soit pourvüe des drogues les plus communes pour faire les compositions ordinaires et pour executer fidellement les ordonnances des médecins, elle animera son zèle, etc...... »

A Dijon, Autun, Chalon, etc., les sœurs, et notamment les sœurs grises[3], s'occupaient des Bureaux de bienfaisance dans lesquels étaient organisées des apothicairies, en tout semblables à celles des hôpitaux.

Des confréries ou sociétés s'adonnaient aussi à la bienfaisance et à certaines dispensations de remèdes. La confrérie des Pénitents d'Autun[4], dont faisait partie, en 1788, l'apothicaire J.-B. Tripier, distribuait des bons de médicaments, mais seulement sur l'avis du médecin, et par l'intermédiaire de l'un de ses dignitaires : prieur, sous-prieur, l'aumônier ou son substitut. A Dijon, la Société de la Miséricorde[5], fondée en 1658, distribuait aux pauvres et aux assistés, « des sirops, des confitures ; des onguents, eaux vulnéraires de Farel, arquebusade ; surtout le baume du Commandeur », dont les sociétaires ont la véritable recette depuis la fondation de la Société. Ce baume est encore appelé Baume de Notre-Dame de la Miséricorde ; il jouissait, à partir de 1780, de l'approbation du Dr Durande, syndic du Collège de médecine.

---

(1) Asile des filles repenties, fondé en 1678-1680. (L'Abbé E. B., *Vie de Bénigne Joly*, p. 285). — Règlement approuvé, en 1699, par l'évêque de Langres.

(2) Bibliothèque de Dijon, collection L. B. Baudot, mss XII, XIII, fol. 74.

(3) Sœurs grises, ou de la Charité, ou de Saint-Vincent-de-Paul.

(4) *Mém. de la Société Éduenne*, t. X, p. 237.

(5) Bibliothèque de Dijon, Fonds Milsand, n° 13910. — COURTÉPÉE, t. II, p. 140.

§ 2. — **Pharmacie militaire.**

La pharmacie militaire ne saurait se limiter à une province, elle appartient à toute la France. Sa mobilité même, liée aux caprices et aux besoins de la guerre, la faisait s'exercer indifféremment vers telle ou telle frontière, unissant les éléments des approvisionnements royaux aux ressources régionales les plus variées.

Déjà, en 1596, nous voyons l'apothicaire Jean Mercier, habitant Saint-Jean-de-Losne, suivre l'armée du roi, commandée par le maréchal d'Aumont, et toucher pour ses peines et ses remèdes 100 écus. C'est un à-compte sur les 218 écus 19 sols qui lui sont dus : pour les quinze mois qu'il fut employé au service du roi, pour les médicaments donnés aux blessés et malades du siège d'Autun, et, en outre, pour les « partyes depuis par luy fournyes aux officiers de l'artillerye[1]. »

L'armée du roi qui opéra en Bourgogne en 1636, à la tête de laquelle était le gouverneur de Bourgogne, Prince de Condé, offre plus nettement un exemple de l'alliance des remèdes et du personnel de l'hôpital royal de campagne, avec les médicaments et les apothicaires établis dans les pays traversés. En outre, nous allons pouvoir y suivre la formation et le fonctionnement d'un de ces hôpitaux de campagne, au XVIIe siècle.

Les quelques renseignements énoncés ci-dessous sont extraits de « l'Estat de la recepte et despence faictes par moy, François Rapine, prieur de Saint-Pierre-le-Moutier, intendant et directeur de l'hospital estably en l'armée du Roy en Bourgongne commandée par Monsieur le prince de Condé, tant pour l'achapt des drogues, medicamens, ferremens, oustilz et ustancilles necessaires pour le service des apotiquaires et chirurgiens dudit hospital, conduicte desdictes drogues, meubles et ustanciles, que pour les gaiges et appointemens des officiers destinez pour ledict hospital, ensemble pour la nourriture desdits officiers, le tout pour l'année mil six cens trente six, ainsy qu'il en suit[2] ».

Le matériel de l'hôpital pouvait tenir sur deux voitures, et le poids total des meubles, drogues, ustensiles et équipages des officiers servants était de 5.000 livres environ. On peut

---

(1) Arch. de la Côte-d'Or, C, 3074, fol. 62 v°.
(2) BRIÈLE, *Collection de documents pour servir à l'histoire des Hôpitaux de Paris* Paris, 1887, t. IV, p. 345 et suivantes.

s'en rendre compte par les sommes versées aux voituriers qui les transportèrent de Paris à Dijon, ceux-ci étant payés au poids.

Les meubles étaient :

> six grandz bahutz ferrez de touttes partz et bien barrés, fermant à deux clefz, et d'un cadenat,
> deux malles de bois, servans de caves à mettre les sirops et eaues cordialles,
> un grand bahut carré,
> une grande cassette -- le tout couvert de cuir de porc ;
> une malle de cuir à lict,
> deux grandes malles de bois,
> une quaisse de bois de sapin,
> deux grandz mannequins.

Dans ce mobilier pouvaient prendre place les ustensiles suivants destinés au service des apothicaires et des chirurgiens :

> deux grandz bassins en cuivre rouge,
> deux fortz grandz coquemártz, en cuivre rouge,
> deux grandz poislons,   id.
> une passoire,   id.
> un friquet,   id.
> deux grandes cuillieres de fer,
> six grandes seringues, garnies de leur estui de cuir,
> une douzaine de canons de buy,
> six gobellets couvertz à faire medecine, d'estain fin,
> vingt quatre pallettes à seigner,   id.
> deux grandz bassins à faire infusion,   id.
> divers outils de chirurgiens.

Les drogues avaient été achetées chez Denizon, droguiste à Paris ; et Michel du Troulleau, maître apothicaire à Paris, avait livré les « emplastres, compositions, siroptz, pillules, pouldres et aultres choses necessaires ».

La formation de cet hôpital et son transport à Dijon avaient coûté :

Drogues (Denizon)	1484 livres		
Médicaments (Michel du Troulleau)	1261	—	6 sols
Mobilier	200	—	
Ustensiles pour apothicaires et chirurgiens	105	—	9 —
Outils de chirurgien	150	—	
Transport de Paris à Dijon	800	—	

plus la nourriture et les gages des officiers.

Le personnel était ainsi composé et appointé :

Le sieur Rapine, intendant et directeur dudict hospital, mensuellement	400 livres
Deux prebtres confesseurs, chacun	60 —
Six freres de la Charité, chacun	30 —

Un maistre d'hostel.................................... 120 livres
Un premier medecin .... 120 —
Un second medecin.................................... 100 —
Un chirurgien major (plus son compagnon, 30 l.).... 120 —
Un chirurgien... 100 —
Un autre chirurgien................................... 60 —
Un premier ayde de chirurgien........................ 50 —
Un second ayde de chirurgien .... 40 —
Deux compagnons, chacun .... 20 —
Un chef d'apotiquairerie, Jullien Mollet .... 100 —
Un premier ayde d'appotiquairerie, Anthoine Causse... 50 —
Un second ayde d'appotiquaire, Anthoine Martin .... 50 —
Un compagnon serviteur d'appotiquairerie, Pierre
    Martineau .... 20 —
Un fourier, un comptable, un pourvoieur, chacun... 40 à 60 livres
18 aydes, compagnons, blanchisseurs, charretiers,
    etc., chacun.. 10 à 20 —

Ainsi, parmi ce personnel de 50 employés, le service pharmaceutique était représenté par quatre personnes : un chef, deux aides et un compagnon serviteur.

A part le personnel régulier, il y eut, selon les besoins, tout un personnel extraordinaire durant les trois mois du fonctionnement de cet hôpital. En voici la liste :

16 chirurgiens, chacun pendant un temps variant de
    1 à 2 mois, mensuellement.......................... 80 livres
2 hermites de Saint-Paul, pour pansements, mensuellement.. 60 —
2 employés, mensuellement .... 80 —
2 hommes de service, mensuellement............... 15 —
9 servantes, mensuellement....................... 12 à 25 livres
1 apothicaire, Claude Gallois (1 mois seulement),
    mensuellement...................................... 80 —

Des achats extraordinaires de remèdes furent faits à Saint-Jean-de-Losne, Auxonne, Lyon, Chalon-sur-Saône ; ils s'élevaient à 915 l. 5 s.

En total, la dépense tant ordinaire qu'extraordinaire, fut, du 15 mai au 15 août 1636, de :.............. 28.273 l. 9 s. 6 d.

Les remèdes figurent dans cette somme pour............ 3.660 l. 11 s.   ⎫
et les appointements de 5 apo-   ⎬ 4.400 l.
thicaires pour................. 740 l.   ⎭

Les apothicaires d'armée n'appartenaient point aux maîtrises, et se recrutaient tout différemment selon des règlements généraux qui, n'ayant pas de caractère local, ne rentrent pas

dans notre sujet. Lorsque certains de ces apothicaires, au sortir
de leur carrière militaire, interrompue par la fin de la guerre
ou toute autre cause, voulaient rentrer dans la vie civile et se
faire admettre dans les maîtrises d'apothicaires, les formalités auxquelles ils étaient soumis variaient suivant les
lieux, et selon leur condition militaire antérieure. Tel est le
cas de Foubert, apothicaire du maréchal de Brézé, qui resta
à son service pendant 8 ans, et qui, le 23 mai 1640, tout en lui
envoyant des recettes, lui écrivait qu'il consacrait 8 à 10 heures
par jour à l'étude, pour se mettre en état de parvenir « à la maistrise de Paris, qui est en effect, disait-il, le but principal où
tous les honnestes gens de nostre condition doivent aspirer[1] ».

L'ancien apothicaire aide-major de l'armée, Claude Morelot, dont nous reparlerons plus loin[2], rentra aussi dans la vie
urbaine, et fit partie de la communauté des apothicaires de
Beaune[3].

A ce paragraphe se rattachent les apothicaires des Princes
de Condé, gouverneurs de Bourgogne.

Donnons tout d'abord quelques renseignements généraux
sur ces apothicaires de la maison royale : apothicaires du roi,
apothicaires des princes[4].

« Il n'y a point de premier apothicaire dans les différentes maisons royales ; le service de la pharmacie se fait par quartiers (trimestres), dans la
Maison du Roi, par huit apothicaires, dont quatre sont appellés chef, les
quatre autres aides.

« Le Roi a en outre 2 apothicaires-distillateurs, un opérateur–chimiste-
distillateur, un apothicaire pour ses gendarmes, 2 pour les compagnies des
mousquetaires, un pour les chevau-légers, etc.

« La Reine a un apothicaire du corps, un garçon et un apothicaire du
commun.

« M. le duc d'Orléans a, pour sa chambre, 4 apothicaires ; le prince de
Condé en a également 4.

« Par une déclaration du roi de janvier 1642, ces apothicaires peuvent

---

(1) *Mém. de la Société Éduenne*, t. XXIV, p. 234.
(2) 5ᵉ Période, chap. II, § 8, Morelot.
(3) A la pharmacie de l'hôpital de Beaune, existe le mortier de l'apothicaire Morelot (fig. 10). Il porte l'inscription :
CL. MORELOT, ANCIEN APOTIC. AIDE-MAJOR DE L'ARMÉE, ET CL. LÉGER, SON ÉPOUSE, 1760,
et les armoiries : *d'azur, au chevron d'or, accompagné de trois têtes de Mores d'argent,
tortillées du même, et posées deux et une.*
(4) Dʳ DORVEAUX, Les apothicaires de la famille royale sous Louis XV. (*Bulletin
de la Société des Pharmaciens de la Côte-d'Or*, n° 20).

exercer la pharmacie publiquement et tenir leurs boutiques ouvertes, tant à Paris qu'ès autres villes du Royaume où ils feront leur résidence. Cette déclaration fixe en outre le nombre des apothicaires appelés à jouir de ce privilège; ce nombre, pour la Maison du prince de Condé, ne pourra excéder quatre ».

Voici quelques noms d'apothicaires des princes de Condé, gouverneurs de Bourgogne.

MARTIN (BARTHÉLEMY), né à Chanceaux (Côte-d'Or), vers 1612, mort à Paris en 1698, « apoticaire du Corps de S. A^e S^{me} Mgr. le prince » de Condé[1]. Il est l'auteur de :

1º *Dissertation sur les dents*. Paris, Thierry, 1679, in-12, 136 pages;

2º *Traité de l'usage du lait*. Paris, Thierry, 1684, in-12, 146 pages. — Id., 1706, in-12.

BORIE, apothicaire, officier de la maison du prince de Condé, au XVIIIᵉ siècle[2].

LESCOT (LOUIS), obtint le brevet d'apothicaire ordinaire du prince de Condé le 31 mai 1755, ainsi qu'il est rapporté dans la délibération suivante de la Chambre de Ville de Dijon[3] :

« Vu requeste de Louis Lescot, marchand apothicaire en cette ville, tendante à ce qu'il plaise à la Chambre, vu le brevet à lui accordé par son Altesse Sérénissime Monseigneur le Prince de Condé, Prince du Sang, Gouverneur de Bourgogne, de son apothicaire ordinaire en cette ville, pour jouir par ledit sʳ Lescot des honneurs et prérogatives en dépendant, sans néantmoins prétendre d'exemptions, ordonner que ledit brevet sera registré au secrétariat de cette Chambre pour en avoir l'effet, l'ordonnance à communiquer au Syndic étant en marge, et ses conclusions mises en suitte; vu ledit brevet, datté de Paris le 31 may 1755, signé Louis-Joseph de Bourbon, et plus bas par S. A. S. Girard; ouï sur le tout le raport, la Chambre a ordonné et ordonne que le brevet accordé par S. A. S. Mᵍʳ le Prince de Condé, Gouverneur de cette Province, audit sieur Lescot, pour son apothicaire en cette ville, sera registré au secrétariat de cette Chambre au registre à ce destiné pour y avoir recours, et servir et valloir audit sieur Lescot ce qu'il appartiendra. »

Ce titre l'exemptait du logement des gens de guerre, mais portait ses impôts de taille et capitation de 9 l. à 24 l.

Outre ses profits, cet honneur dut encourager notre apothicaire, car peu de jours après[4], nous le voyons réclamer et obtenir l'autorisation de construire au-dessus de sa boutique un auvent pour abriter ses marchandises étalées. Les remèdes princiers étaient-ils devenus subitement délicats ou frileux ?

---

(1) MUTEAU et GARNIER, *Galerie bourguignonne*, Martin (Barthélemy). — D'après QUÉRARD, Barthélemy Martin était un médecin du Prince de Condé, né à Paris le 8 janvier 1629 (*La France Littéraire*, t. V, p. 575, Paris, 1833.).

(2) Arch. de Dijon, H, 4.

(3) *Ibid.*, B, 389, fol. 117. 9 août.

(4) *Ibid.*, B, 389, fol. 122. 13 août 1755.

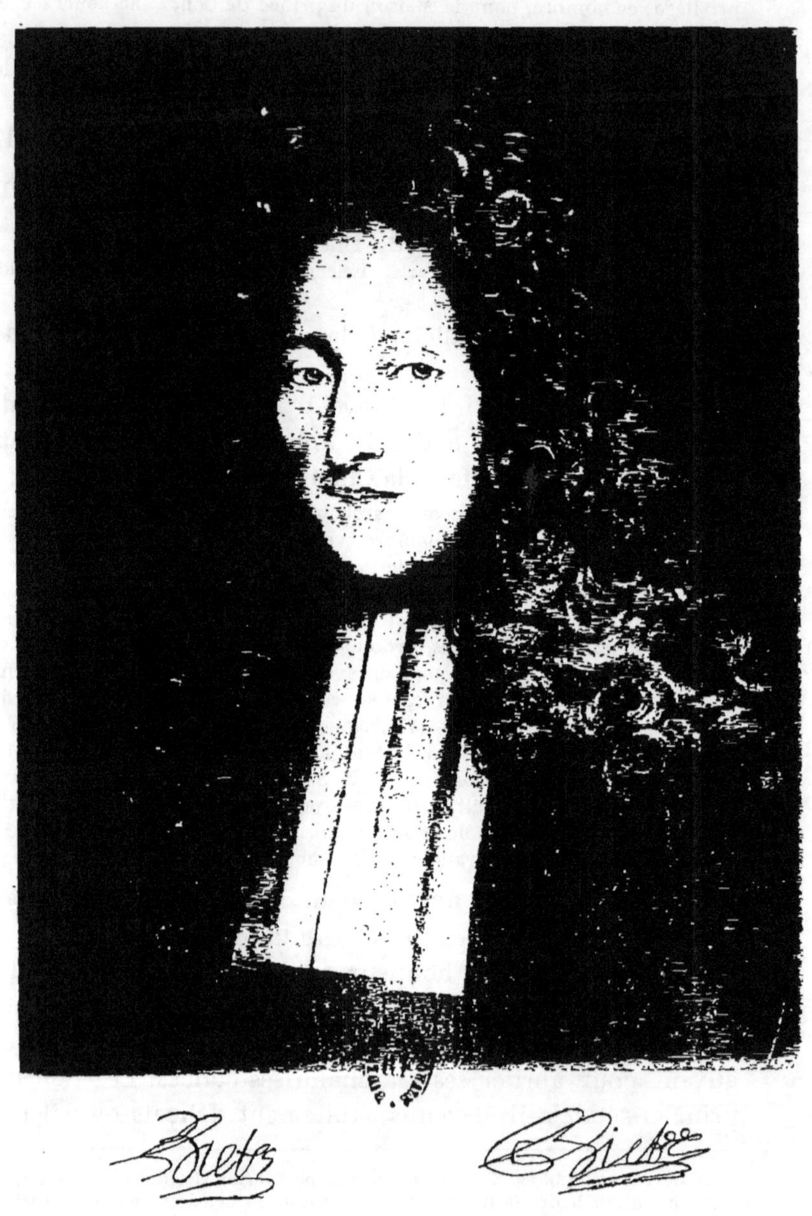

Planche XV. — Claude BIET, apothicaire du Roi,
né en Bourgogne (1668-1728).

Portrait et signatures (Collection de l'École supérieure de Pharmacie de Paris).

(Voir page 383).

Parmi les noms des apothicaires du roi, nous retiendrons ici, celui du bourguignon CLAUDE BIET (planche XV).

Biet (Claude), né en 1668, à Chauvort (Saône-et-Loire), près de Verdun-sur-le-Doubs, fut reçu[1] maître apothicaire à Paris en 1685, et s'établit rue Sainte-Marguerite. Il fut premier apothicaire du roi, sous Louis XIV et Louis XV. En 1700, les maîtres apothicaires de Paris le chargèrent d'établir dans leur Jardin, un laboratoire de chimie ; il s'en occupa activement et bientôt il put y faire l'ouverture du premier cours public de chimie[2]. Il mourut à Versailles en 1728[3].

§ 3. — Les Prisonniers.

A Dijon, l'Administration des prisons s'approvisionnait, à la fin du XVIIIe siècle, chez l'apothicaire Milsand[4]. Voici l'importance de ces fournitures[5], ou plutôt les sommes payées, car le contrôle des mémoires comportait toujours une réduction variable de 12 à 20 °/₀.

1761-1766.	148 l.		1777......	66 l.		1784......	96 l.	
1768-1769.	58	17 s.	1778......	100		1785......	360	
1770......	90		1779......	112	8 s.	1786......	175	
1772......	140		1780......	120		1787......	90	
1773......	130		1781......	120		1788......	80	
1774......	216		1782......	300		1789......	216	
1776......	54		1783.....:	360				

Citons, à titre documentaire, une partie du mémoire[6] de 1761-1766 :

« du 23 oct.   1761, pour Aizelin, une médecine.............. 1 l.
— 10 juin   1762,   — Bougenot, une potion cordiale...... 1 — 10 s.
— 13 —   —   —   —   , 2 blles bouchet (bochet)
                          apéritif......................... 1 —
                          plus une once pommade pour la galle 0 — 5 s.
— 5 juillet 1762,   — Claude Martin, 1 collyre........... 0 — 10 s.

---

(1) Arch. de l'École de Pharmacie de Paris, reg. XXI, fol. 36-37.

(2) Dr DORVEAUX, Les premières années du cours de Chimie au Jardin des Apothicaires de Paris. (*Bulletin des sciences pharmacologiques*, février 1905, p. 107-116.)

(3) Bibliographie : *Centenaire de l'École supérieure de Pharmacie de l'Université de Paris*. Paris, 1904, p. 383. — Dr DORVEAUX, Notice sur les Rouvière. (*Bulletin de la Société des Pharmaciens de la Côte-d'Or*, n° 23, p. 96, note 3). — MUTEAU et GARNIER, *Galerie bourguignonne*, Biet.

(4) A Mâcon, la fourniture des prisons était confiée, en 1768, à l'apothicaire Bourdon ; le 23 septembre, cet apothicaire reçoit, à cet effet, 150 l.

(5) Arch. de la Côte-d'Or, C. 448. — Arch. de Dijon, E, 30 ; M, 324, fol. 21 ; M, 321, fol. 9.

(6) Arch. de Dijon, E, 30.

```
Du  4 août  1762,  pour Jean Barbe, 1 potion catartique .....  0 l. 10 s.
 —  7 déc.   —     —      —       1 blle bouchet d'oximel
                                  squill.............................  0 — 10 s.
 —  9 juin  1764,  —   Massenot, 2 onces diachilon.........  0 — 16 s.
 —   —      —     —   Picard, 2 onces unguent de la mer...  0 — 10 s.
 — 13 —     —     —   Gouret, 2 onces sirop de pavot rouge  0 — 10 s.
 — 22 —     —     —   Guyon, 1 clistère...................  0 — 10 s.
                        plus 1 blle bouchet pectoral .......  0 — 10 s.
 —  4 juillet —    —   Nicolas Simon, pour 1 blle bouchet
                        vulnéraire .......................  0 — 10 s.
 —  1er sept. —    —   Marguerite Royer, 1 potion cordiale.  1 — 10 s.
                        plus 1 pinte fomentation émolliente  0 — 10 s.
 — 29 déc.   —     —   Laforest, 2 blles hydromel ..........  1 —
                        etc., etc. »
```

environ 160 articles. Total 148 l. 2 sols, arrêté à 148 livres. Mandement et reçu de Milsand, du 21 février 1766.

Les tisanes étaient préparées par le concierge Vignon, qui reçut 48 livres pour ses fournitures de l'année 1788.

Le médecin chargé de la visite des prisonniers, était le Docteur Maret, qui, « pour combattre les maladies résultant de l'étroitesse des locaux, de la chaleur excessive, et du manque de soin », préconisait les distributions de vinaigre à raison de 6 onces par jour, et par prisonnier[1].

---

(1) Arch. de la Côte-d'Or, C, 363.

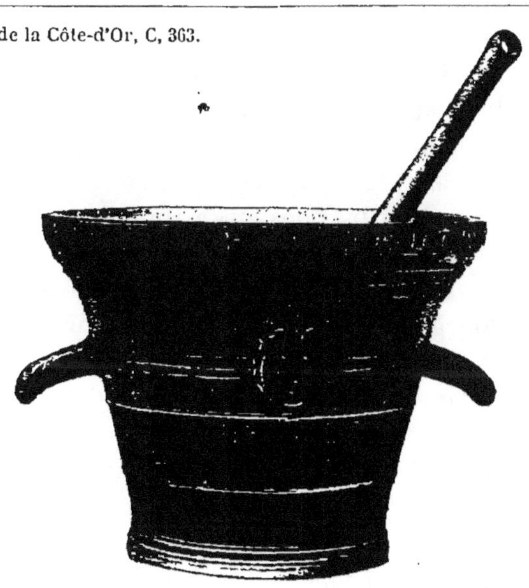

Fig. 10. — BEAUNE, Mortier d'apothicaire xviiie siècle (voir page 381, note 3.)

CHAPITRE IX

La Pharmacie dans les Campagnes

Apothicaires des villes et Apothicaires des campagnes. — Chirurgiens, Sœurs, Infirmiers, Curés. Personnes dévouées. — Malades des classes aisées. — Malades pauvres : Remèdes de la Cour et Boîtes de secours. — Service des épidémies : Organisation médicale.

Si le cours des siècles avait modifié, dans une même ville, les attributions des apothicaires, la diversité des lieux n'avait pas manqué d'imprimer certaines particularités différentielles aux apothicaires d'une même époque. Le pharmacien des villes ne représentait pas, comme aujourd'hui, la même identité professionnelle que le pharmacien de campagne; leurs études préparatoires étaient différentes, et les examens subis nous fourniront plus loin un exemple de ces variations. Tandis que l'examen de l'aspirant dijonnais durait un an, les mêmes examinateurs ne demandaient à l'aspirant de Bourg, par exemple, qu'une semaine seulement.

Telle était cette spécification, que la valeur professionnelle d'un apothicaire se mesurait alors à l'importance de la ville où il exerçait; et c'est pour cette raison que, dans chaque réception, la localité est si étroitement désignée.

On voit qu'entre les villes importantes et les petites villes, il existait toute une gamme d'apothicaires, et, qu'entre ces dernières et les campagnes, il est possible de supputer toute une série de situations intermédiaires, depuis l'apothicaire jusqu'au particulier quelconque.

Ces situations intermédiaires étaient, en bon nombre, rem-

plies par les chirurgiens, les curés de paroisse, les moines des
couvents et les personnes instruites ou dévouées, sans parler
des empiriques ou analogues. Or, comme dans la vie sociale,
il n'est pas de situations immobilisées, surtout lorsqu'elles se
trouvent intermédiaires, nous devrons voir celles-ci, souvent
se déborder réciproquement, empiéter l'une sur l'autre, lutter
entre elles au profit des malheureux et des malades.

Nous avons vu le chirurgien du xviiie siècle réagir, dans les
villes, sur les médecins et sur les apothicaires. A la campagne,
plus libre, il cumulait sans entrave les fonctions de médecin,
apothicaire et chirurgien, et, lorsque dans les petites villes,
son influence se faisait jour, on ne trouvait pas un apothicaire
et un chirurgien, mais une sorte de professionnel ayant les
deux titres. Et, à ce sujet, il est curieux de citer l'arrêt du Parlement relatif à la réclamation de l'apothicaire de Saint-Jean-
de-Losne au sujet des empiètements des chirurgiens. La Cour,
toujours sage, jugea que si les chirurgiens distribuaient des
remèdes, les apothicaires étaient en droit de remplir le rôle
de chirurgiens[1] (8 mai 1719).

On est tenté de sourire en lisant des arrêts si naïvement iro-
niques, édictés par une compagnie grave comme était celle de
notre Parlement. Mais, pour en saisir toute la profonde sagesse,
il convient de se reporter à la double évolution des professions
médicales ; d'une part, remontant dans le temps à leurs origines communes, d'autre part, descendant des villes dans les
campagnes. Ce sont, dans les deux cas, les mêmes diversités
caractérisées se soudant, de proche en proche, en une unité
finale que l'on pourrait dénommer indifféremment, médecine, pharmacie ou chirurgie, mais qui représente bien, en
réalité, l'ensemble et non pas seulement l'une des parties.

Ainsi donc, à cette limite extrême de temps ou de lieu, l'apothicaire n'existe plus en réalité, et sa place est occupée par
l'une des parties d'un emploi médical mixte auquel correspond ici le nom, plus généralement adopté, de chirurgien.

Et pour mieux préciser ces considérations, nous pourrons
établir les deux échelles parallèles suivantes, sur lesquelles,
d'ailleurs, il convient d'étendre un voile très léger, capable

---

(1) Bibliothèque de Dijon, Fonds Baudot, mss n° 156, t. III, fol. 254.

d'en atténuer la précision et permettant de les rapprocher davantage de la vérité.

correspond à

VILLES IMPORTANTES, ou Capitale	IVe PÉRIODE
Apothicaire, profession pharmaceutique exclusive.	*Apothicaire* du xviiie siècle.
★	★
VILLES SECONDAIRES	IIIe PÉRIODE
Apothicaire, profession pharmaceutique définie.	*Apothicaire* du xvie siècle.
★	★
PETITES VILLES	IIe PÉRIODE
Apothicaire, profession mixte, comprenant la pharmacie, la chirurgie, la droguerie, l'épicerie.	*Apothicaire-épicier* du xive siècle.
★	★
BOURGS et gros villages	Ire PÉRIODE
Chirurgien, professions médicales réunies.	*Professions médicales communes,* antérieures au xiiie siècle.
★	
CAMPAGNES	
Sœurs d'hôpital, Infirmiers des couvents, Curés des campagnes, Personnes de bonne volonté; profession accessoire.	*Pharmacie domestique, mystique,* etc., des premiers temps.

Pourquoi, dans les campagnes, les professionnels médicaux avaient-ils, de préférence, choisi ce nom de chirurgien plutôt que celui de médecin ou d'apothicaire?

Le médecin était un docte personnage élevé par ses connaissances mêmes au-dessus du niveau vulgaire : il dédaignait de toucher les malades et les médicaments. Uniquement préoccupé de travaux intellectuels, souvent futiles, il ne pouvait exister que dans les villes populeuses où une telle division du travail était possible; ainsi, vers le milieu même du xviiie siècle, Autun, à un moment donné, ne possédait pas de médecin, et nous avons déjà signalé des cas de pénurie analogues. Le médecin, sans se diminuer, ne pouvait exercer son ministère dans les campagnes que sous une forme accessoire, ou encore lorsqu'une recrudescence d'épidémie locale augmentait suffisamment le nombre des malades pour lui assurer un travail rémunérateur.

L'apothicaire, essentiellement boutiquier de par son origine, attaché à son commerce, à sa maison, à ses habitudes locales, s'installait seulement dans les lieux où la population était assez dense pour permettre aux malades de venir s'approvisionner directement chez lui.

Le chirurgien, au contraire, était, par ses anciennes attributions en temps de guerre et d'épidémie, de naturel ambulant. Seul, par sa facile mobilité, il pouvait transporter ses soins, la science médicale et le remède pharmaceutique au domicile même du malade, en quelque lieu qu'il se trouvât. Tout cela fit son succès dans les campagnes où de médiocres besoins, mais très variés, s'étaient vite accommodés de ce professionnel aux aptitudes diverses et économiques. Ses exigences, en effet, devaient être moindres que celles des médecins, apothicaires et chirurgiens réunis, et ses soins concouraient sommairement au même résultat.

En résumé, tandis que les villes réservaient le soin de leurs remèdes à l'apothicaire, les campagnes allaient au chirurgien. A ces situations bien déterminées s'opposaient les situations intermédiaires, causes permanentes de conflits, nés, soit entre chirurgiens et apothicaires, soit entre les uns ou les autres, dans leurs rapports avec d'autres éléments médicaux, tels que les sœurs, les infirmiers, les curés, les personnes de bonne volonté. Ces menus débats, ces discussions de personnes, ces dévouements ignorants présentent chacun trop peu d'importance pour qu'il soit possible d'en retrouver toutes les traces à travers cette diversité d'attributions, où les limites dévolues à chacun n'étaient pas encore marquées. Tout cet ensemble finit même par se fondre dans un état d'équilibre apparent, où chacun, suivant ses moyens et ses besoins, évoluait pour le plus grand bien des malades de nos campagnes, qu'ils fussent bourgeois ou pauvres.

Pour faciliter la clarté de cette étude, nous la diviserons en trois parties.

§ 1. — Malades des classes aisées.

Aucune organisation n'existant officiellement pour la dispensation des remèdes aux gens aisés des campagnes, nous nous en tiendrons aux considérations générales qui précèdent, tirées de quantité de petits faits sans importance propre, et dont nous nous bornerons à citer quelques-uns, pris au hasard parmi les plus intéressants.

Commençons par une ville où il n'y a pas d'apothicaire, mais un chirurgien et une abbaye[1]. Saint-Seine, en 1635, avait un chirurgien nommé François Bouhin, qui prodiguait ses soins et ses médicaments aux religieux de l'abbaye, chose que nous apprenons par une contestation élevée entre eux au sujet d'un règlement de comptes. Le Parlement, devant qui l'affaire fut portée, nous montre bien la double fonction du chirurgien ; ses mémoires, s'élevant à 43 livres, tant pour médicaments que pour salaires de chirurgie, furent approuvés, et les religieux de l'abbaye condamnés par la Cour à payer leur chirurgien et ses médicaments.

Autre fait[2]. Il s'agit, cette fois, d'une autre localité où n'existe ni apothicaire, ni chirurgien, mais une abbaye, celle de Cîteaux. En 1625, les secours que pouvait offrir un religieux infirmier étaient sans doute insuffisants, car l'abbé, Pierre de Nivelle, avait conclu marché avec un chirurgien de Nuits, Claude Berthaut, lequel devait, moyennant 75 livres annuellement, venir soigner les religieux et tout le personnel de la maison. Tout alla bien jusqu'en 1630 ; chaque année, Berthaut était « payé de ses gages, sallaires, drogues, medicamans et aultres choses par luy fournyes » ; mais les mémoires prirent, avec les années, de telles proportions qu'il y eut contestation, et, en 1635, on en vint à plaider. Le chirurgien réclamait, outre ses dûs ordinaires, le paiement de « louage de chevaux » pour plusieurs voyages et de plusieurs drogues et médicaments fournis aux malades de Gilly. L'abbé n'entendait devoir que les drogues et médicaments délivrés sur ordre du prieur et du médecin de l'abbaye. La Cour, par son arrêt, condamna l'abbé à payer les gages du chirurgien ainsi que toutes les drogues et médicaments réclamés, mais après estimation des mémoires par deux apothicaires de Dijon.

Dans un précédent chapitre, nous avons vu que les chirurgiens ne pouvaient délivrer des médicaments que pour l'usage externe seulement, mais ces règlements, il faut le remarquer, s'appliquaient uniquement aux malades des villes ; un arrêt du Parlement, du 21 juillet 1664, déclare, en effet, qu'un chirurgien de ville peut donner des potions internes à des gens de la campagne[3], arrêt confirmé en partie par d'autres, le 16 mars 1684, le 5 mars 1703, etc.

Autre affaire[4]. Un berger ayant été roué de coups avait été traité et médicamenté par un chirurgien du pays. D'où procédure criminelle qui amena les accusés, auteurs de l'attentat, à se voir obligés de payer, outre les dommages et intérêts, tous les frais de traitement, médicaments, etc. Le chirurgien, qui entendait ses intérêts, réclama 500 livres, somme bien au-dessus de la valeur normale, sous l'excellent prétexte qu'ayant sauvé la vie au ber-

---

(1) Arch. de la Côte-d'Or, B, 12239, fol. 208.
(2) *Ibid.*, B, 12240, fol. 202 v°.
(3) Bibliothèque de Dijon, Fonds Baudot, mss n° 156, t. III, fol. 256.
(4) *Ibid.*, t. III, fol. 256 v°. — La localité n'est pas indiquée.

ger, il avait garanti les accusés de « peines capitales ». Les 500 livres lui furent
accordées par un arrêt du 19 juin 1776.

Signalons enfin un dernier cas[1]. A Seignelay, pays situé à la limite nord
de la Bourgogne, il n'existait ni apothicaire, ni chirurgien, mais simplement un hôpital où les religieuses vendaient des remèdes à tous ceux qui
en désiraient. Les chirurgiens ayant vu là un empiètement sur leurs privilèges, voulaient attirer à eux ce profit et dans ce but poussaient les habitants à se plaindre « de ce que les Religieuses hospitalières, instituées pour
le soulagement des pauvres, traitent et médicamentent les bourgeois et
autres personnes solvables », ce qui, en réduisant les chirurgiens à un petit
nombre de malades, les mettoit dans l'impossibilité d'y subsister, et ôtoit
aux habitants les secours d'un bon sujet (chirurgien), qui voudroit s'y
fixer.... ».
A cette réclamation, il fut répondu par l'autorité locale qu'il était assez
difficile d'empêcher « la suite des soins que les religieuses dont il est question sont en possession de donner dans les maladies et de les fixer aux seuls
pauvres, c'est-à-dire à ceux qui sont dans l'hôpital. Il y a sans doute beaucoup d'habitants qui ne s'y rendent pas dans leurs maladies et qui, dénués
de moyens, ont besoin de secours, on ne pourroit les en priver sans les
exposer à péril.... ». L'intendant ramena les choses au point, exposant que
c'était aux chirurgiens eux-mêmes à réclamer, puisqu'ils étaient les intéressés dans la question.

De façon générale, on peut conclure que le bénéfice de la
fourniture des remèdes était réservé aux apothicaires dans les
villes où il y en avait ; à leur défaut, aux chirurgiens ; à défaut
de ces derniers, aux sœurs de l'hôpital ; enfin, dans les villages dénués de tous ces secours, aux personnes quelconques
qui voulaient bien s'en occuper.

Par contre, s'il existait à la fois apothicaire, chirurgien[2],
sœurs ou personnes de bonne volonté, les apothicaires pouvaient seuls se faire payer, tandis que tous autres ne pouvaient
délivrer des médicaments que gratuitement[3]. Tout ceci, naturellement, à titre général, sans souci des exceptions assurément nombreuses.

---

(1) Arch. de la Côte-d'Or, C, 363.
(2) Toutefois, le chirurgien jouissait des prérogatives de l'apothicaire dans la
dispensation de certains remèdes externes, et aussi de remèdes internes dans les
maladies honteuses. (Arrêt du Parlement du 11 février 1672. — Voir p. 300).
(3) Arrêt du Parlement du 21 juillet 1661. .(Voir p. 280).

§ 2. — **Malades pauvres**[1].

L'organisation des secours pharmaceutiques aux pauvres des campagnes existait de façon analogue dans toutes les provinces, aussi n'en retracerons-nous que la dispensation locale dans ce qu'elle a de particulier. Le médecin Helvétius[2] fut le promoteur de la distribution des boîtes de remèdes destinées aux besoins immédiats des malades pauvres des campagnes, dans les différentes provinces. Ces remèdes, choisis parmi les plus courants et les plus utiles, étaient divisés en petits paquets ou prises, accompagnés d'une instruction. Ils pouvaient, de cette façon, être utilisés directement par le malade.

Le roi, se rendant compte de tout le bien à attendre de cette innovation, lui donna une confirmation officielle en 1721, et, depuis cette date, régulièrement, chaque année, les boîtes de remèdes furent envoyées dans les provinces par les soins de la Cour. Leur distribution était confiée aux intendants, qui les répartissaient selon les demandes des villages.

D'après les instructions royales, il était recommandé de choisir dans chaque localité, pour dispenser ces remèdes aux malades, soit les sœurs grises s'il y en avait, soit les curés des paroisses, soit encore des personnes intelligentes ou charitables.

Les seuls pauvres des campagnes pouvaient en profiter à l'exclusion de tous hôpitaux et établissements publics. Il était fortement recommandé aux personnes chargées de la répartition de tous ces petits paquets, d'envoyer annuellement un mémoire sur la manière dont elles les avaient distribués, indiquant le nom des personnes, les maladies, les remèdes donnés et le résultat obtenu.

Le fonctionnement général du système étant exposé, citons, à l'appui, l'une des circulaires que, chaque année, le roi envoyait à l'intendant, en même temps que les remèdes, et prenons

---

(1) Tous les documents de ce paragraphe, sauf références spéciales, ont été puisés : Arch. de la Côte-d'Or, liasse C, 364.

(2) HELVÉTIUS, médecin (1630-1709) ; son fils, Jean-Adrien, médecin (1661-1727) ; Jean-Claude-Adrien, fils du précédent, premier médecin de la reine (1685-1755).

celle de 1742, où se trouvent les renseignements généraux très clairs, et la liste des médicaments contenus dans les boîtes expédiées.

« Le Roy défunt, de glorieuse mémoire, touché de compassion pour les Pauvres Malades de la Campagne, qui périssoient la plupart faute de secours, avoit ordonné depuis plus de vingt ans qu'il fût envoyé tous les ans, à Messieurs les Intendans des Provinces, une quantité de Remèdes du feu Sieur Helvétius (indépendamment de ceux qui étoient envoyés dans ses Armées) pour être distribués sous les ordres desdits Sieurs Intendans à leurs Subdélégués, et par leurs Subdélégués aux sœurs grises, chirurgiens ou autres personnes intelligentes, dans les Villes, Bourgs et Villages de leurs départemens.

« Il a plu à Sa Majesté de se conformer à cet égard aux vues charitables du Roi, son bisayeul, et d'ordonner, par arrêt de son Conseil d'État des 29 mars 1721 et 5 juin 1722, que les mêmes envois de remèdes seront continués ».

Détail des remèdes[1] *envoyés à l'Intendance de Bourgogne, 1742 :*

« Douze boëtes de remèdes, contenant chacune :

Poudre vomitive, dans le commencement de toutes les Maladies où les Vomitifs sont indiqués	79 prises.
Poudre fébrifuge purgative, dans toutes sortes de Fièvres intermittentes, etc.	79 »
Pilules purgatives universelles, dans les Fièvres continues, malignes, ardentes, pourpreuses, etc....................	39 »
Pilules hydragogues, purgatives, dans les Hydropysies, Enflures, Bouffissures, etc...............................	39 »
Poudre spécifique d'hypécacuana préparé, contre les Cours de Ventre, Flux de sang, Dysenteries, etc..............	39 »
Poudre de corail anodine, dans les Dysenteries, Cours de Ventre, Coliques bilieuses et douleurs néphrétiques, etc.	39 »
Paste sudorifique, dans les Pleurésies et fausses Pleurésies, et par tout où il s'agit de provoquer la sueur	39 »

Total de chaque Boëte................. 353 prises.

Total des douze boëtes de ces remèdes : 4236 prises.

« Plus, il entre dans chacune des douze boëtes ci-dessus la quantité de Remèdes suivans :

Or potable, Cordial dans les Apoplexies séreuses, Léthargies, Fièvres malignes et pestilentielles......................	une fiole.
Elixir thériacal, autre Cordial dans la petite Vérole, Rougeole, etc..	une fiole.
Quintessence d'absinthe, Stomachique dans les vomissements, dégouts, langueurs, faiblesses, etc..............	une fiole.
Boule médicamenteuse, contre les Playes, Chutes et Contusions	une boule.

---

(1) Les formules de ces remèdes xviiie siècle, ou celles d'autres fort analogues, existant dans la plupart des formulaires professionnels, nous ne nous sommes pas arrêtés à les reproduire. Notons simplement que ces remèdes étaient généralement colorés ou aromatisés de façon particulière, pour éviter toute confusion de la part d'un distributeur profane. — A noter toutefois : *Mémoire sur la manière de distinguer le bon quinquina du mauvais,* Dijon, 1735. (Bibl. Dijon, broch. n° 397.)

> *Pierre bleue,* pour les Inflammations des Yeux............ demi-once.
> *Thériaque*.. 2 onces.
« Plus dans une Treizième Boëte, séparée et plus grande :
> *Poudre fébrifuge purgative,* deux onces, faisant 32 prises
> d'un demi gros.
> *Pilules purgatives universelles,* deux onces trois gros et
> demi, faisant 39 prises d'un demi gros.
> *Pilules hydragogues,* une once un gros 54 grains, faisant 39
> prises de dix-huit grains.
> *Alkermès* ou *Poudre aurifique* à la manière de Glauber,
> dans les Pleurésies, Fluxions de Poitrine, etc.......... deux gros.
> *Lilium de Paracelse,* Cordial actif et puissant dans toutes
> les maladies malignes, épuisemens excessifs, etc........ 2 onces.
> *Thériaque* .... demi-livre.
> *Confection d'iacinthe*............................ .... demi-livre.
> *Quinquina* .... une livre.
> *Onguent de Nuremberg,* pour les Playes, Clous, Panaris,
> Apostumes, Ulcères, Brûlures, Angelures, etc.......... une livre.

« On trouvera dans le nombre de ces Remèdes, dont la quantité ci-dessus a été envoyée dans chaque Intendance, de quoi combattre toutes les maladies qui surviennent le plus fréquemment.

« Ces remèdes sont en petit volume. Ils peuvent être aisément transportés et ne se gâteront point, pourvu qu'on les tienne dans un lieu sec et frais, et bien enveloppés.

« Chaque espèce de Remède est étiquettée et accompagnée de plusieurs Mémoires instructifs pour guider le Distributeur et les Malades même. Les doses y sont exactement marquées suivant l'âge, les forces et le tempérament. Il ne s'agit que de recommander à ceux qui les distribueront de lire exactement les Mémoires pour faire une juste application des Remèdes.

« Il y a non seulement des Balances et des poids de cuivre, pour peser les remèdes et les diviser; mais encore, pour plus de facilité, des fioles vuides pour partager et envoyer les essences.

« Mais si l'on est obligé de diviser quelques-unes des boëtes, celui qui sera chargé de ce soin partagera chaque paquet de Remèdes en deux, en trois ou en quatre, observant de mettre sur chaque paquet particulier qu'il fera une étiquette conçue en mêmes termes que celle qu'il aura trouvée inscrite sur le paquet qui était à diviser. Il joindra à chaque Remède le Mémoire de son usage, et quand il aura ainsi rassemblé les différentes espèces de Remèdes, en telle quantité qu'il voudra, il y joindra encore les instructions abrégées, qui doivent être découpées et distribuées aux Malades mêmes avec les remèdes, etc. »

Les premiers envois faits en Bourgogne, après 1721, se composaient d'une caisse, où les médicaments, divisés en paquets, étaient entassés. Quelques années plus tard, vers 1728, on reconnut l'utilité de diviser le contenu en 12 boîtes, qui pouvaient être envoyées ainsi à 12 régions de la province. En 1733, on adjoignit la treizième boîte, renfermant des remèdes « propres à des maladies extraordinaires et peu communes ». Le succès devint tel qu'en 1769, le nombre des boîtes fut porté à

25 et une plus grande ; en 1776, à 73. En 1780, fut ajoutée une quantité supplémentaire de poudre pour la gale, ainsi qu'une grande quantité de poudre fébrifuge purgative et de poudre purgative universelle, sans compter la livre de bon quinquina, offerte gracieusement à l'intendant, sans doute. Enfin, en 1784, le nombre des boîtes était de 84, et encore était-il ajouté en plus, 3 livres et demie de poudre fébrifuge purgative, 3 livres de poudre purgative universelle, 3 livres de thériaque, 1 livre emplâtre de Nuremberg, 10 boules martiales. Le quinquina était réparti en 84 paquets de 4 onces (dix kilogr. environ).

Complétons cette énumération, par la composition des boîtes en 1780, comparativement à celle de 1742.

Détail des Remèdes envoyés à l'Intendance de Bourgogne, 1780 :

« Remèdes contenus dans la grande boîte :

1° Poudre fébrifuge purgative, une livre.................... 384 prises.
2°   — purgative universelle, huit onces.............. 128   —
3°   — hydragogue purgative, deux onces cinq gros.. 63   —
4°   — incisive, fondante, tonique, pour la coqueluche, le catharre, l'asthme humoral, le rhume invétéré, les glaires, la pituite, le relâchement de l'estomac et des entrailles, une once quatre gros et demi. 150   —
5° Poudre spécifique pour la dyssenterie, pour les cours de ventre et pour les pertes de sang, deux onces deux scrupules... 200   —
6° Poudre spécifique pour la Gale, n° 1, quatre onces trois gros... 280   —
7° Poudre spécifique pour la Gale, n° 2, huit onces six gros 280   —
8° Tartre émétique, une once un scrupule.............. 300   —
9° Kermès minéral, quatre gros 288   —
10° Poudre ophtalmique bleue, deux onces ;
11° Quinquina en poudre choisi, une livre ;
12° Eau de Luce, deux onces ;
13° Lilium de Paracelse, une once ;
14° Quintessence d'absynthe, quatre gros ;
15° Emplâtre de Nuremberg, deux onces ;
16° Thériaque, quatre onces ;
17° Confection d'hyacinthe, quatre onces ;
18° Boule médicamenteuse, une.

« Mémoires instructifs imprimés, deux livrets.

« Tarif des poids..... (Rapport de la livre à l'once, gros, scrupule et grain).

« Remèdes contenus dans une petite boîte : les mêmes, sauf les nos 6, 7, 9, 10, 12, 13 et 17, et une même quantité, sauf les nos 1, 2 et 11, qui comportent respectivement 120 prises, 86 prises et quatre onces ».

Maintenant que nous connaissons l'objet, le nombre, la composition de ces boîtes, il nous faut étudier leur répartition. Comme exemple, nous choisirons l'une d'elles, distribuée la même année 1780, par le curé de Charigny. Le nom des malades, de la maladie et les résultats n'étant pas de notre sujet, nous ne les indiquerons que pour mémoire au premier article, nous bornant ensuite, à la seule nomenclature des remèdes distribués. Ce sera, en quelque sorte, une série des ordonnances du curé pour les malades de sa paroisse.

« Emploi que j'ai fait de la boëte de remèdes.... reçue le 1er sept. 1779, »
par Clément, curé de CHARIGNY.

NOMS	SYMPTÔMES	TRAITEMENT	RÉSULTATS
« Reine Belin, âgée de 40 ans.	Était déréglée par le chagrin, la dyssenterie, et ses ordinaires se déclarent en même tems.	En observant un régime convenable, elle prit en différentes fois trois prises de la poudre dissentérique.	Elle jouit de la plus parfaite santé.

Jeanne Guillemin .... 55 ans, tisane appropriée et 3 prises de poudre purgative universelle.

Jean Gornot .... 22 — 2 prises de poudre dissentérique, de 3 en 3 jours.

Pierrette Poilvet..... 45 — tisane appropriée, 3 prises poudre purgative universelle.

Jeanne Guérin .... 24 — 5 verrées d'infusion de la boule vulnéraire, purgée avec la poudre purgative universelle.

Simon Nouvelet...... 30 — tisane, 1 médecine de poudre purgative universelle.

Marie N.............. 19 — tisane, 1/2 gros de poudre purgative universelle.

François Collin ...... 18 — tisane diurétique, purgé avec poudre purgative universelle.

François Rémond.... 70 — 1 grain de tartre émétique, 1/2 gros poudre purgative universelle.

Reine Lemoine ...... 60 — 1 grain de tartre émétique, une dose de poudre purgative universelle.

Claudine Lemoine ... 30 — tisane apéritive et raffraîchissante, une prise de poudre purgative universelle.

Reine Meugniot...... 50 — 1/2 gros de poudre purgative universelle.
Martin Marlot .... 12 — emplâtre de Nuremberg.
Reine Saby .... 55 — un vomitif et 3 médecines.
Simon Eliot.......... 20 — 3 prises poudre dissentérique.
Reine Borot .... 52 — tisane, un vomitif, une purgation.
Françoise Loquin .... 72 — tisane, poudre universelle purgative, une prise thériaque, cordiaux.

Reine Belin .... 53 — tisane, poudre universelle purgative.
Pierrette Marjolet.... 22 — teinture de mars, purgation.
Jeanne-Marie Corot .. 19 — infusions de boule d'acier mariées à des emménagogues, une médecine.

Edme Cœur-de-Roi .. 51 — tisane, vomitif.

Jean Racquin........ 20 — petit lait, apozèmes, 1 vomitif et poudre fé-
              brifuge.
Laurence Guillemin.. 52 — eaux acidulées, petit lait, poudre purgative
              universelle.
Simonne Renier ..... 55 — tisane, poudre purgative universelle.
Charlotte Nouvelet... 20 — eau de boule, mêlée à des emménagogues
              plus actifs.
         à Charrigny, le 7 avril 1780.
            Clément, curé de Charrigny. »

Les résultats sont tous les mêmes : merveilleux.

Les listes et états des villages de Bourgogne, jouissant de faveurs analogues, sont soigneusement dressés par année et, toujours comme exemple, voici deux de ces listes :

*Remèdes distribués ou ordonnés dans la subdivision d'*AUXONNE,
(sous la direction de Giraut, médecin de l'hôpital).

1776, TILLENAY. — Fièvres sans frissons avec douleurs, fièvres tierces :
24 à 30 prises d'émétique, 40 prises de poudre purgative, 20 prises de poudre anodine, bouillon à la chicorée ;
10 prises d'émétique, autant de purgatif, bouillons d'herbe, « n'osant donner le kina ».

ATHÉE. — Comme à Tillenay, fièvres tierces et quartes :
30 prises de tartre émétique et 40 prises de poudre purgative (remises à une personne de confiance) ;
20 prises émétique, 40 prises poudre purgative, 6 prises de « kina purgatif » ;
10 prises kina, tisanes apéritives, 15 prises poudre hydragogue.

LAMARCHE. — Malaises, estomacs dérangés, jaunisse :
40 prises émétique, 60 de poudre purgative, 20 de poudre hydragogue, plantes amères et antiscorbutiques, 20 prises de kermès minéral par grains.

FLAMMERANS. — Au printemps; fièvres d'accès, tierces, doubles :
50 prises d'émétique, 60 prises de poudre purgative, 1/2 once de poudre fébrifuge, 1 once de quinquina ;
En automne; fièvres « rémittentes » :
15 prises d'émétique, 25 prises de poudre purgative ;
6 prises de kina.

1777, Dans tous ces villages. — Pendant l'hiver; toux violentes, etc. :
Adoucissants ; 60 prises de poudre incisive, fondante et tonique ;
Printemps ; fièvres, fièvres varioliques, petites véroles :
35 prises d'émétique, 40 prises de poudre purgative, et demie once de kina ; 100 prises tartre stibié, 60 prises de purgatif.

1778, Idem. — Fièvres tierces, sans les « signes évidents de pourriture » :
15 prises d'émétique, 8 prises de purgatif, « mais les bouillons chicoracés ont fait mieux que le kina ».

Remèdes distribués ou ordonnés dans la subdivision de FAYL-BILLOT,
(sous la direction de M. Demongeot, médecin).

1780, Paroisses dans lesquelles les médicaments ont été distribués : FAYL, SORNAY, POINSON, FRESNES-SAINT-MAMÈS, PRANGEY, MERREY, BASSON-COURT, ARGILLIÈRES, etc. :

Quantités et noms des remèdes consommés : Poudre fébrifuge 5 onces, poudre purgative 5 onces, poudre fondante 1 once 4 gr. 1/2, poudre hydragogue purgative 2 onces 5 gros, poudre antidyssentérique 2 onces 2 scrupules, tartre émétique 1 once 1 scrupule, quinquina 4 onces, thériaque 4 onces, emplâtre de Nuremberg 2 onces, quintessence d'absinthe 4 gros, boule médicamenteuse « il en reste peu. »

Cette répartition des remèdes de la Cour rapidement esquissée, il nous reste à connaître les personnes jouissant du privilège de les dispenser. Lorsqu'il fallait effectuer des divisions de poudre un peu compliquées, on avait recours à un apothicaire[1].

« Il est ordonné au fermier du domaine de payer au sieur Auprêtre, apotiquaire à Dijon, la somme de 250 livres pour la peine d'avoir divisé par doses les remèdes envoyés par la Cour pour le soulagement des pauvres habitans de la campagne, et pour le rembourcer du prix des boëtes qu'il a fournies pour faire la distribution de ces remèdes, quoi faisant, et en rapportant par ledit fermier, etc..... fait le 30 octobre 1775. Dupleix.

« J'ai reçu de monsieur Poulletier la somme de 250 livres, contenu du présent exécutoire, à Dijon, le 4 novembre 1775.

« Auprestre ».

Pourtant, en général, point n'était besoin d'apothicaire, et l'état de 1783 va, toujours comme exemple, nous donner une liste des personnes de bonne volonté à qui étaient dévolues ces fonctions pharmaceutiques, restreintes il est vrai, mais néanmoins réelles, et placées, depuis 1771, sous le contrôle des médecins des principales villes.

État de la distribution des boîtes de remèdes, 1783.
Généralité de Dijon.

Subdélégations de :

Arnay-le-Duc ...	VANDENESSE......................	le Curé.
	GISSEY-SUR-OUCHE et BARBIREY ...	Chaussier, curé.
Avallon.........	SERMIZELLES	le Curé.
	SAINT-GERMAIN-DES-CHAMPS	le Curé.
	MAGNY-LÈS-AVALLON	le Curé.
Autun..........	LA SEILLE et LA VESVRE	M. de la Vesvre.
	RECLESNE	le Curé.
	SULLY	le Curé.
Auxerre.........	pour les campagnes voisines.....	le Sr Housset, médecin.
	COULANGE-LA-VINEUSE...........	le Curé.
Auxonne.........	OZILLY	M. de Beauvernois.
Bar-sur-Seine...	les campagnes voisines	Mlle Capperon.
	RICEY-BAS et lieux voisins	M. Pajot, médecin.

---

(1) Arch. de la Côte d'Or, C. 372.

Beaune	RUFFEY	Mme Richard.
	SAVIGNY	Mme de Migieux.
	SERRIGNY	M. du Tillet.
Belley	paroisses voisines	M. Nivière, médecin.
	— — de Seyssel	M. Peisson, médecin.
	— — d'Ambérieu	M. l'Empereur, médecⁿ.
Bourbon-Lancy	FONTETTE	M. de Fontette.
	LA CHAPELLE-AU-MANS	le Curé.
	MARLY	le Curé.
Bourg	REVONNAS	M. Randot, médecin.
	les environs de Montluel	M. Moindot, médecin.
	FOISSIAT	Obrieu, curé.
	PERREY	David, curé.
Chalon	ORMES ou VERGENNES-SUR-SAONE	le Curé.
	BEAUMONT	le Curé.
	SAINT-MARCEL	Mme Noirot.
Châtillon	VILLIERS-LE-DUC et VANVEY	Mme Morel.
	GIEY-SUR-AUJON	le Curé.
Charolles	MARIGNY	Mme de Valetine.
	SUIN	Bismant, curé.
	MARISY	Fricaut, curé.
Cluny	SAILLY	le Curé.
	FLAGY	le Curé.
Dijon	FLEUREY	Mlle Gauthier.
	FLAVIGNEROT	le Vicaire.
	NOIRON-LÈS-CITEAUX	Jorant, curé.
Fayl-Billot	et paroisses en dépendant	M. de Mongeot, médec.
Flavigny	PELLEREY	le Curé.
	DARCEY	le Curé.
Gex	SACONNEX	les Sœurs de la Charité.
	SAINT-JEAN-DE-GOUVILLE	M. Sauvage de Verny.
Is-sur-Tille	et paroisses voisines	Mme la Marq. d. Serville.
	VILLLECOMTE	le Curé.
	BEIRE	M. Picard.
Louhans	les environs	M. de Promby.
	SENS	le Curé.
	HUILLY	le Curé.
Mâcon	SENOZAN	M. Ducas, curé.
	SAINT-BOIL	le Curé.
Montbard	BUFFON	le Desservant.
	PLANAY	le Curé.
Montcenis	LA CHAPELLE-SOUS-CAHON	le Curé.
	SAINT-BRAIN-SOUS-SANVIGNE	le Curé.
Nuits	VILLERS-LA-FAYE et MAGNY	le Curé.
St-Jean-de-Losne	campagnes voisines	M. Joly, médecin.
	CHAUSSIN et les environs	Monnier, chirurgien.
Sem.-en-Auxois	SOUHEY	M. Mollerat.
Sem.-en-Brionn.	SAINT-CHRISTOPHE	Mme la Marq. de Saint-Christophe.
	CHASSENARD	M. de Chassenard.
Seurre	SAINT-BONNET	le Curé.
	CHAMBLANC	Mme Jannon.

| | SAINT-DIDIER .... | le Sr Lebreton, curé. |

```
                    SAINT-DIDIER ..................... le Sr Lebreton, curé.
                    CHARETTE ........................ le Curé.
Tournus ........    SENTILLY ......................... le Sr Brun, curé.
                    LUGNY ........................... le Sr Maréchal, curé.
Vitteaux ........   SAINT-ANTHOT .................... la Dame du lieu.
                    ORMAISONS-VITTEAUX............. le Curé.
                    VILLY........... .................. le Curé.
```

En tout, 72 boîtes.

Si, excluant les médecins, les chirurgiens, les sœurs, nous recherchons quelles étaient ces personnes dévouées, remplissant occasionnellement l'office de pharmacien, nous remarquons tout d'abord le curé et la dame du lieu ou châtelaine, à leur défaut, une dame quelconque, rarement les hommes s'en mêlaient.

Courtépée pouvait donc dire en toute sincérité que, s'étant rendu au château de M. le marquis de Vichy-Champrond, près de Marcigny-sous-Thil, il avait vu que les pauvres y trouvaient tous les remèdes gratis, et toujours aussi, un pot-au-feu préparé à leur intention[1]. Lui-même, arrivé à l'Hôpital-le-Mercier, Mme de Musy lui fit bassiner les yeux avec une eau dont il fut soulagé[2].

§ 3. — Service des Épidémies[3].

Les maladies épidémiques n'avaient plus l'ampleur qui les signala au xvie siècle. L'expérience de plusieurs siècles avait réalisé contre ces fléaux un système de défense qui, sans les faire disparaître, les localisait et les rendait moins terribles; un service médical bien organisé, permettait, en effet, de porter tous les secours alors connus, jusque dans les lieux les plus écartés.

Lorsque arrivait à la connaissance de l'intendant, la subite éclosion d'un mal épidémique dans une localité quelconque, immédiatement un médecin était député, soit par l'intendant, soit par le médecin du roi, soit même par toute autre autorité. Ce médecin, généralement pris dans le voisinage des pays contaminés, se rendait compte sur place de la situation, puis,

---

(1) *Mém. de la Société Éduenne*, t. XX, p. 112.
(2) *Ibid.*, t. XXI, p. 112.
(3) Tous les documents de ce paragraphe, sauf références spéciales, ont été puisés : Arch. de la Côte-d'Or, liasse C. 369.

s'il y avait lieu, chargeait un ou plusieurs chirurgiens de l'endroit, de soigner les malades selon des instructions tracées très strictement. En outre, il établissait un certain nombre de formules de remèdes que les chirurgiens devaient exécuter ponctuellement. Ceci fait, le médecin se retirait et laissait les chirurgiens traitants, soigner et médicamenter les malades.

Dans ces occasions, le roi venait au secours des villages, ou même seulement des malades pauvres, suivant les besoins et les réclamations des intéressés. Les chirurgiens étaient alors appelés à établir des mémoires très détaillés, soit de leurs fournitures propres, pour en être remboursés, soit encore simplement de l'emploi des médicaments en nature, mis à leur disposition.

C'est grâce à plus de cinq cents de ces documents qu'il nous a été possible de suivre l'organisation des secours en remèdes, tels qu'ils étaient établis dans les campagnes. En voici des exemples :

Sommes payées par l'Intendant de Bourgogne pour fournitures de médicaments aux Communautés suivantes :

1756, 3 août, FLEY, prés Noyers :
 à Cousin, chirurgien à Chably, pour gratifications,
  pansements et médicaments...................... : 250 l.
 à Deschamp, chirurgien à Chably, mêmement .... 600 l.
1757, 12 septembre, ARCY et LUCY :
 à Martin, apothicaire à Auxerre .... 84 l. 12 s.
1757, 22 juillet, TANLAY, près Tonnerre :
 à Héliot, chirurgien, pour ses soins................. 150 l.
  — — pour drogues et médicaments... 96 l.
1759, 19 juillet, MAILLY, CHAIGNY, PERRIGNY, FONTAINE, près Chalon. :
 à Robert, chirurgien, pour soins et remèdes......... 300 l.
 à Brocard, chirurgien, pour soins et remèdes .... 150 l.
 à Maison, chirurgien, pour soins et remèdes......... 200 l.
1759, 12 octobre, YROUER, près Tonnerre :
 à Maison, chirurgien, pour remèdes .... 48 l. 14 s.
1761, 20 janvier, MIGÉ, VAL-DE-MEREY, MERRY-SEC :
 à Huré, chirurgien, pour soins et remèdes........... 400 l.
 à la Mothe, chirurgien, pour soins et remèdes........ 80 l.
 à Molet, chirurgien, pour soins et remèdes .... 100 l.
1761, 29 juin, ARCY :
 à Leblanc, chirurgien, pour honoraires.............. 200 l.
  — — pour médicaments............ 120 l.
1762, 8 juin, SAINT-APOLLINAIRE :
 à Leroux, chirurgien (de novembre 1761 à avril 1762),
  pour honoraires et médicaments................... 682 l. 16 s.

1762, 6 novembre, SAINT-SYMPHORIEN :
  . à Tripier, chirurgien à Autun, pour soins et médica-
    ments .... 88 l.
1765, 22 avril, FROLOIS :
  . à Juillet et Doucet, chirurgiens (de décembre 1764 à
    avril 1765), pour médicaments.................... 2210 l. 15 s. 6 d.
        dépense trouvée par trop considérable.
1766, 11 décembre, SAINT-ANTHOST :
  à Morel, chirurgien (d'août à octobre 1765), pour
    honoraires, médicaments et aliments .... 339 l. 11 s. 3 d.
1766, 23 septembre, ARNAY-SOUS-VITTEAUX :
  à Patriat, chirurgien (de janvier à avril 1766), pour
    honoraires et médicaments .... 186 l. 11 s.
1766, 26 mars, VILLIERS-LE-HAUT, près Noyers :
  à Coquard, chirurgien à Ancy-le Franc, pour hono-
    raires et médicaments .... 1188 l.

Jusqu'alors, nous n'avons cité que des mandats, où il est nommément écrit que les remèdes ont été fournis par les chirurgiens.

Ces fournitures s'étant accrues considérablement, le mandat n'indique plus maintenant que la somme globale des dépenses d'une épidémie, sans spécifier si cette somme comprend ou non les médicaments. Néanmoins, dans le nombre, nous trouvons encore les suivants[1] :

1765-1773, Bailliage de Dijon :
  à Chaussier, médecin, pour remèdes .... 164 l.
  aux chirurgiens, pour soins et remèdes .... 618 l.
1766, 20 juin, EPOISSES (épidémie de 1765) pour soins et
    remèdes à 261 malades :
  à Nicolas Noirot, chirurgien .... 642 l.
  à Benoît Noirot, chirurgien .... 413 l.
  à Berc, chirurgien .... 666 l.
    Ces mémoires sont vérifiés et approuvés par Costel, apothicaire.
1767, 50 paroisses secourues.
1767, 30 mars, GENET et AU CLOUX :
  à Berc, chirurgien (du 3 juillet au 1er octobre 1766),
    pour honoraires et médicaments .... 623 l. 16 s.
1767, 30 décembre, VILLEBERNY, JAILLY, BOUX, SALMAISE,
  PRÉSILLY et lieux circonvoisins :
  à Denis Canquoin, épicier-droguiste, pour drogues .. 272 l. 14 s.
1772, 28 novembre, VILLAINES, près Semur :
  aux chirugiens, pour médicaments .... 1056 l.
    Cette somme ayant paru exagérée, il y eut contestations. Il fut
    rappelé à ce sujet que les tisanes marquées 5 s. et les lave-
    ments 12 s. devaient être fournis par les malades, qui pouvaient
    facilement se les procurer chez eux.

---

(1) Arch. de la Côte-d'Or, C, 369-372.

1773, août, Vevey et Antheuil :
 à Adelon, chirurgien, pour voyages et fournitures... 354 l. 19 s.
 au Curé.. 24 l.
1773, Potangey :
 aux chirurgiens...................................... 316 l. 3 s.
1773, nombreuses paroisses secourues, entre autres : Nan-
 sous-Thil, Chausseroye, Bellenot, Villaines-les-Pré-
 vôtés, Villeneuve, Thorey, Marigny-le-Cahouet,
  pour lesquelles il a été payé aux chirurgiens, pour
  soins et remèdes .... 7871 l. 2 s. 4 d.

On le voit, les dépenses croissaient d'année en année et appelaient des règlements restrictifs. De ces derniers, nous extrayons les articles suivants : ils préciseront une organisation médicale de jour en jour plus complète et mieux définie ; de plus, ils donneront une idée de quelques abus et aussi l'exemple de soins désintéressés.

1773. — 1º On ne doit rien passer qu'autant que des ordres antérieurs ont autorisé à fournir des secours.

2º Ces ordres ne doivent être donnés que dans le cas de maladies qui peuvent être regardées comme épidémiques, etc.

3º Les secours ne doivent être fournis qu'à ceux qui sont véritablement dans l'impuissance de se les procurer par eux-mêmes.

4º Ils doivent être bornés aux objets nécessaires, comme saignées, remèdes, aliments et ne doivent pas être étendus à ceux que tous malades peuvent avoir sans frais, comme tisanes, lavemens et autres de pareille nature.
....

1775. — 3º L'intendant donnera des ordres pour procurér les remèdes qui seront utiles. Ces remèdes seront remis, non au médecin ni au chirurgien mais au Curé ou autre personne charitable de la paroisse, chez qui l'on ira chercher la quantité prescrite pour chaque malade, suivant l'ordonnance du médecin ou du chirurgien. Au cas que les remèdes qui auront été envoyés ne suffisent pas, soit par la continuité de la maladie, soit par l'accroissement du nombre des malades, on en pourra demander de nouveaux ; mais après la maladie cessée, il faudra marquer à M. l'Intendant ce qui reste de remèdes, pour qu'il décide quel usage on en fera.

5º Si c'est un médecin qui a été chargé de donner l'état de la maladie, il laissera la méthode du traitement au chirurgien du lieu s'il y en a, ou au Curé, ou autre personne charitable de la paroisse, à l'effet de le faire observer par ceux qui en auront besoin, etc.

Ajoutons que, le 1er septembre 1780, le Dr Maret, déjà médecin du roi depuis 1776, fut chargé, par le roi, de la direction du service des épidémies dans la province, système complété en 1786 par des attributions spéciales conférées à la Société royale de médecine, relativement aux épidémies.

Toutes ces citations, assurément longues et trop uniformes, étaient néanmoins nécessaires, pour bien établir que, dans les campagnes, la pharmacie était à peu près complètement absorbée par les chirurgiens. De ce fait, les trois fonctions médicales, réunies dans les mêmes mains, devaient nécessairement, lorsqu'elles devenaient importantes, tels ces cas d'épidémie, produire les inconvénients inhérents à leur cumul. Aussi, remarquons-nous la nécessité de détacher des attributions des chirurgiens, l'approvisionnement et la dispensation des remèdes. A défaut de professionnels spéciaux ou d'apothicaires, peu soucieux alors de parcourir la campagne, ce sont les curés des paroisses ou quelques personnes charitables qui se voient chargés de ce travail pharmaceutique. Ceci explique certaines habitudes encore en usage dans nos villages, habitudes dont les abus, s'ils existent, ne sauraient disparaître que devant une organisation solide et complète des secours pharmaceutiques dans les campagnes.

Il nous reste, pour caractériser la physionomie des mémoires de chirurgiens, à donner quelques fragments détaillés de ces documents, dans les deux cas généraux suivants :

1er Cas. — Le chirurgien fournit directement, et se fait rembourser par l'intendant.

Le mémoire ci-dessous, avec ses deux listes de formules et sa série de prescriptions, sera de ce cas un premier exemple :

1775. — *Mémoire[1] des traitements et médicaments fournis par Michel Moulinet, maître en chirurgie, demeurant à Arnay-le-Duc, aux pauvres malades du village d'ESSEY et du hameau de VILLENEUVE, et ordonnés par M. Guyton, fils, docteur en médecine à Autun.*

FORMULES DES REMÈDES GÉNÉRAUX EMPLOYÉS DANS LA FIÈVRE PUTRIDE VERMINEUSE.

Eau minérale stibiée... 10 s.
    4 grains de tartre stibié, dans 3 verres d'eau chaude.
Potion purgative .... 1 l. 5 s.
    Faire bouillir 2 gros de séné et un gros de sel végétal dans une décoction d'une once de tamarin, et y faire fondre 2 onces de manne.

---

(1) Arch. de la Côte-d'Or, C, 370. — Pour éviter des redites trop nombreuses à la fin de ce paragraphe, nous n'avons retenu des documents cités que les parties nous ayant semblé les plus intéressantes, émondant les articles analogues ou d'intérêt moindre. Il faut donc considérer ces documents comme reproduits littéralement dans leurs détails, mais non dans leur ensemble.

Bouillon béchique .... 20 s.
> Moux de veau, feuilles de lierre terrestre, pulmonaire de chêne, choux
> rouges, navets, fleurs béchiques, racines de guimauve ; dans q. s.
> d'eau pour deux bouillons.

Bols vermifuges .... 32 s.
> Prenez : poudre contre vers, demi-once ; confection hyacinthe, 2 gros ;
> incorporez dans 1/2 once de pulpe de casse ; pour une opiate en
> 4 doses.

Looch pectoral kermisé .... 40 s.
> Prenez : huile d'amandes douces, 3 onces ; sirop d'althea, 2 onces ;
> blanc de baleine, 3 gros ; sucre candi, 2 gros ; kermès minéral,
> 4 grains ; à prendre, d'heure en heure, par cuillerées.

Potion cordiale .... 10 s.
> Prenez : eau de menthe et chardon bénit, trois onces ; confection
> alkermès et hyacinthe, ââ 1 gros ; antimoine diaphorétique, 1/2 gros ;
> poudre de vipère, 24 grains ; sp. d'œillets, 1 once ; lilium de Para-
> celse, 30 gouttes ; pour 1 potion, à prendre par cuillerée.

Remède employé dans la dyssenterie .... 10 s.
> Prenez : ipécacuanha, 24 grains, délayés dans 1/2 verre d'eau de riz.

Potion purgative .... 30 s.
> Prenez : un gros follicules de séné, 1 gros rhubarbe, que vous ferez
> bouillir dans une décoction d'une once de tamarin ; ajoutez à la
> colature 2 onces de manne.

Bols astringents et calmants .... 12 s.
> Prenez : diascordium, 1/2 gros ; thériaque, 1/2 gros ; gouttes anodines
> de Sydenham, 18.

Autres bols astringents et absorbants .... 6 s.
> Prenez : diascordium, 1/2 gros ; conserve de kinorodon, 1/2 gros ;
> yeux d'écrevisses, 12 grains.

REMÈDES EMPLOYÉS DANS LA FIÈVRE MALIGNE VERMINEUSE.

Potion purgative, en 4 verrées .... 36 s.
> Prenez : casse en bâtons, 4 onces ; tamarin, 2 onces, que vous ferez
> bouillir dans 6 verrées d'eau ; à la colature, faites fondre 2 onces de
> manne dans la 1ʳᵉ verrée, et ajoutez aux 3 autres, 3 grains de tartre
> stibié.

Lavement laxatif .... 10 s.
> Décoction de plantes émollientes, à laquelle vous dissoudrez une once
> de lénitif ; y ajouter une once huile d'olives.

Opiate fébrifuge et vermifuge .... 30 s.
> Prenez : poudre contre vers, 2 gros ; quinquina, 1 gros 1/2 ; iris de
> Florence, 1/2 gros ; thériaque, 1 gros 1/2 ; camphre, 6 grains, et sel
> de nitre, 1/2 gros ; q. s. de sirop de limons pour 4 prises d'opiate.

Bol stomachique .... 8 s.
> Prenez : un gros confection hyacinthe, 18 grains rhubarbe en poudre
> pour former un bol ; à prendre tous les matins.

Vin fébrifuge .... 30 s.
> Prenez : quinquina, 1/2 once ; iris de Florence, 1 gros ; racine de serpen-
> taire de Virginie, 3 gros ; faites infuser dans une livre de bon vin rouge.

Lotion de quinquina .... 30 s.
> Prenez : 1 once de quinquina, 1/2 once de sel ammoniac, que vous
> ferez bouillir dans 3 livres d'eau ; pour 1 bouteille.

Digestif animé .... 48 s.
> Prenez : onguent de Styrax, 3 onces ; baume d'Arcœus, 3 onces ; térébenthine, 2 onces ; 2 jaunes d'œuf.

MÉDICAMENTS FOURNIS AUX SUIVANTS,

du 9 novembre 1775 au 7 janvier 1776 :

à Jean Rémond :

1 potion purgative .... 25 s.
4 prises opiatte vermifuge .... 32 s.
Plus 1 looch pectoral kermisé... 40 s.
1 lavement laxatif .... 10 s.
Plus le looch réitéré .... 40 s.
 Etc.

  En tout et y compris ce qui précède :
7 fois la potion purgative,
3 — les 4 prises d'opiatte,
5 — le looch pectoral,
8 — le lavement laxatif.

à Denis Cunisset, orphelin :

1 bouteille apozème laxatif.. 24 s.
1 lavement laxatif .... 12 s.

au fils de Jean Jadot :

1 prise d'ipécacuanha.. 10 s.
1 bol astringent et absorbant .... 6 s.

à Louis le Roux :

1 bouteille sirop de guimauve... 12 s.
2 bouillons béchiques .... 20 s.

à Jeanne Cunisset, fille de Pierre Cunisset :

1 bol astringent et absorbant... 6 s.
1 —   —   — calmant....................................... 12 s.
Plus 1 bouteille sirop de capillaire .... 12 s.

Elle mourut.

à François Cunisset, son frère :

3 verrées d'eau minérale stibiée...................................... 10 s.
1 bouteille vin de quinquina.. 30 s.

à Pierre Cunisset, son autre frère :

4 prises de l'opiatte vermifuge camphrée......................... 1 l. 12 s.
Plus dudit jour « avoir appliqué les vésicatoires aux jambes matin et soir, pendant onze jours »........................... 12 francs.
. . . .
2 onces d'onguent styrax.. 16 s.
1 bouteille eau-de-vie camphrée .... 36 s.
1 pot digestif animé.....
 Etc.   Il mourut.

. . . .

Voici un autre exemple du même cas, où, cette fois, les médicaments sont, d'après les instructions de l'intendant, désignés chacun par une lettre majuscule. Comme dans l'exemple précédent, nous donnerons d'abord la liste des formules et ensuite la liste de la dispensation de ces remèdes.

« *Compte rendu sur la maladie épidémique qui a désolé la paroisse de* REVONAS-EN-BRESSE, *par Vermandois, M* en chirurgie de la ville de Bourg* *et désigné, etc.* » 1782-1783.

FORMULES DES MÉDICAMENTS.

Vomitif (A) .... 8 s.

    Dissoudre 6 grains de tartre stibié dans 2 verres ou dans une chopine . d'eau, ou dissoudre un grain de tartre stibié dans un verre d'eau, y délayer 30 grains d'ipéca.

Purgatif (B)... 1 livre.

    Dans l'infusion de séné mondé................... ℨ ij à iij

        sel d'Epsom .... ℨ ij

        faites fondre manne .... ℥ ij à ijs

    J'ai substitué quelquefois les follicules aux feuilles de séné, le cristal minéral au sel d'Epsom, et j'y ajoutois selon les circonstances la coralline de Corse, le jalap, etc.

    Quelquefois je purgeois avec le suivant .... 1 l. 1 s.

        dans décoction de tamarin..................... ℥ j à js

        cristal minéral.............................. ℨ j

        faites fondre manne........................... ℥ ij à ijs

    Je donnois quelquefois en 2 verrées.

Tisanes et boissons simples prises sur les lieux, petit lait, eau de veau, etc.

    ou avec dose de tamarin (C) .... ℥ ij   8 s.

        miel (D)..................................... ℥ j   3 s.

        nitre purifié (E)............................. ℨ j   1 s.

    souvent additionnées de petites doses de tartre stibié.

    crême de tartre (F)........................... ℨ j   1 s.

Lavement (G).

    1 décoction de son ou quelques plantes émollientes, etc. « à laquelle on ajoutait quelquefois du miel, de l'huile, du cristal minéral ».

Potion (H).. 6 s.

    infusion de coralline de Corse................... ℥ s

    nitre... gr. xviij

Potion (I)... 12 s.

    huile d'amandes douces .... ℥ j à ij

    le jus d'un citron.

Looch (L).....:..................................... 15 s.

    infusion de sommités d'hysope................... ℥ v

    oxymel scillitique............................. ℥ ij

    kermès minéral................................ gr. ij à iij

Vésicatoire (M) .... 1 l.

    levain détrempé au vinaigre.................... ℨ iij à iv

    incorporez-y cantharides en poudre............. gr. ij à iij

    saupoudrez les emplâtres avec la même poudre.

    les pansements suivants .... 5 s.

Poudre (N).

    kina en poudre................................ ℨ 1   4 s.

MÉDICAMENTS FOURNIS AUX SUIVANTS :

Jean-Claude Buffet, vigneron (mort) :

    vésicatoire M ...:................................ 1 l.

    3 pansements................................... 15 s.

Benoît Chêne, vigneron (rétabli) :
    4 purgatifs B.. 4 l. 4 s.
    13 doses D.. 1 l. 19 s.
    cinq doses et demie poudre N............................. 1 l. 2 s.

Jean Mignot, dit la Forêt, boucher (mort) :
    2 lavements G...   16 s.

Claudine, fille de Bernard Rodelet, vigneron, âgée de 13 ans (rétablie) :
    1/2 vomitif A...   4 s.
    3/4 purgatif B..   16 s.
    4 potions H... 1 l. 4 s.
    5 lavements G... 2 l.

Etiennette Barrachin, veuve Jacquet (rétablie) :
    1 vomitif A...   8 s.
    3 purgatifs B... 3 l. 3 s.
    6 doses D...   18 s.
    6 lavements G... 2 l. 8 s.

La veuve d'Antoine Dali, 40 ans (rétablie) :
    1 vomitif A...   8 s.
    3 purgatifs B... 3 l. 3 s.
    2 potions H...   12 s.
    9 lavements G... 3 l. 12 s.

Claudine Chêne, veuve de Claude Fosseri (rétablie) :
    1 vomitif A...   10 s.
    3 purgatifs B... 3 l. 3 s.
    3 doses C... 1 l. 4 s.

Marie Rodelet, veuve Chêne, 65 ans (morte) :
    1/2 vomitif A...   4 s.
    2 doses C...   16 s.

Jean, fils de Michel Ducros, journalier (rétabli) :
    1/2 vomitif A...   8 s.
    2 purgatifs B... 2 l. 2 s.
    4 potions H... 1 l. 4 s.
    7 lavements G... 2 l. 16 s.

Marguerite Joli, veuve de Joseph Buffet (rétablie) :
    1 vomitif A...   8 s.
    2 purgatifs B... 2 l. 2 s.
    3 lavements G... 1 l. 4 s.

Claude Buffet, fille de la précédente, 18 ans (rétablie) :
    1 vomitif A...   10 s.
    2 purgatifs B... 2 l. 2 s.
    9 doses D... 1 l. 7 s.
    8 lavements G... 3 l. 4 s.

Joseph Laval, vigneron, 55 ans (rétabli) :
    1 vomitif A...   10 s.
    3 purgatifs B... 3 l. 3 s.
    6 lavements G... 2 l. 8 s.
    6 doses C... 2 l. 8 s.
    6 doses E...   8 s.

2e *Cas.* — Le chirurgien reçoit les remèdes en nature [1], il adresse à l'intendant les mémoires de leur dispensation [2].

« *Etat des drogues qui ont été fournies par l'Apothiquairerie d'Auxonne pour les habitans de* PERRIGNY *sur les ordres du* Sr *Bénigne Girault, médecin, chargé par M. l'Intendant de donner ses soins à la maladie épidémique dont étoit attaqué ce village* », du 25 mars au 1er juin 1773.

20 prises de tartre stibié en 20 paquets	1 l.
32 gros sel de Globert en 16 paquets	1 l.
3 livres manne de Sicile..	9 l.
1 — beau séné mondé.	5 l. 10 s.
1 — belle casse	2 l. 10 s.
8 onces semen contra fin.	5 l.
8 onces coralline.........	1 l. 15 s.
1 once confection hyacinthe fine	15 s.
1 b^{lle} de sirop de limons...	3 l.
Une 1/2 livre quinquina en poudre.................	9 l.
Une 1/2 livre tamarin gras.	1 l. 14 s.
4 onces de sirop de fleur de pêcher	1 l.
1 gr. de mouches cantharides poudre...........	15 s.
1 livre tamarin gras......	3 l.
1 — sel d'Epsom.......	2 l. 10 s.
1 — séné mondé.......	5 l. 10 s.
1 — casse	3 l.
1 — tamarins..........	3 l.
1 — sirop de fleurs de pêcher................	3 l.
1 once tartre stibié.......	2 l.
3 livres belle manne.....	9 l.
6 — — —	18 l.
5 livres tamarins.........	15 l.
4 livres casse.............	10 l.
1 livre sel de Globert.....	3 l.
1 livre sel d'Epsom.......	2 l. 10 s.
1/2 livre séné mondé......	2 l. 15 s.
4 livres tamarins.........	12 l.
4 — belle manne......	12 l.

« *Etat des Remèdes que M. Martenot, M^e chirurgien à Pontailler, a donné aux malades pauvres de* PERRIGNY *durant la maladie épidémique, suivant les ordonnances de Mr Girault, Docteur en médecine à Auxonne,* » du 24 mars au 1er juin 1773.

Deux vomitifs avec 2 onces de manne et un gros de sel de Globert.

Deux médecines.

Deux médecines.

Deux vomitifs avec deux onces de manne et sel de Globert.

Deux médecines.

Deux potions contre vers avec sirop de limons.

Deux médecines.

Un vomitif.

Une médecine.

Une potion contre vers avec sirop de limons.

Une médecine.

Un vomitif et une potion contre vers, dont la première verrée avec 2 onces de manne et un gros de sel de Globert.

Une médecine.

Deux vomitifs.

Deux décoctions de casse et de tamarin, dont la première verrée purgative avec 2 onces de manne, avec un gros de sel de Globert.

Deux médecines.

Une médecine.

Un vomitif et deux onces de manne et 1 gros de sel de Globert.

Une médecine.

Deux vomitifs et 4 onces de manne, 2 gros de sel de Globert.

2 médecines.

2 médecines.

3 vomitifs avec 6 onces de manne et 3 gr. de sel de Globert.

Trois médecines.

—   —

---

1 livre séné mondé	5 l. 10 s.	Une médecine.
3 — sel d'Epsom	7 l. 10 s.	—
2 — 1/2 sirop de fleur de pêcher	7 l. 10 s.	2 saignées et avoir fourni pour des cataplasmes émollients. « Avoir
1 livre quinquina en poudre	18 l.	ouvert une tumeur,… fourni les ongans et emplâtres nécessaires
1 livre sel de Globert	3 l.	jusqu'à parfaite guérison, et pansements pendant 17 jours ».
4 onces confection hyacinthe fine	2 l. 8 s.	1 vomitif et 2 onces de manne avec sel de Globert.
1 once tartre stibié	2 l.	
3 livres de casse	7 l. 10 s.	Une médecine.
1 — 1/2 de tamarins	4 l. 10 s.	Julep rafraîchissant et contre vers.
1 — sel de Globert	3 l.	Décoction de casse et de tamarin dont la 1re verrée avec 2 onces de
1 blle sirop de limons	3 l.	manne et sel de Globert.
1 once conserve de kinorodon	8 s.	Potion vermifuge.
etc…		etc…

« Nous, Claude-Hugues Royer, curé de Perrigny-sur-l'Ognon, certifions que tous les pauvres gens de la paroisse dudit lieu, attaqués de la maladie épidémique, qui y a régné, rapportés dans le mémoire cy-dessus, ont été vus, visités très souvent par Monsieur Giraut, médecin à Auxonne, et par Monsieur Martenot, chirurgien à Pontailler, que les remèdes que l'on a envoyés de l'hôpital d'Auxonne ont été déposés en la maison curiale, qu'ils ont été administrés par le dit sieur Martenot, suivant les ordonnances de mondit sieur Giraut.

« A Perrigny, le trente et un aoust mil sept cent soixante et treize. — Royer, curé de Perrigny. »

« Je soussignée, sœur hospitalière, chargée de l'apotiquairerie de l'hôpital d'Auxonne, certifie avoir, sur les ordres du sieur Girault, médecin, livré, pour la communauté de Perrigny, les drogues contenues dans l'état cy dessus et des autres parties, montantes à la somme de quatre cents trente quatre livres six sols.

« A Auxonne, le huit novembre 1773. — Sœur Borthon aînée, hospitalière. »

« Je soussigné, docteur en médecine, nommé par Monsieur Mol, subdélégué à Auxonne, ensuitte des ordres à lui adressés, pour donner mes soins à la maladie épidémique de Perrigny-sur-l'Oignon, certifie que l'état….. est entièrement conforme aux quantités et qualités que j'ay ordonné….

« A Auxonne, le vingt novembre mil sept cent soixante treize. — Girault, docteur en médecine. »

CHAPITRE X

L'Aspirant-Apothicaire

Conditions requises pour un Apothicaire voulant changer de ville. — Suprématie de la maîtrise de la ville capitale pour la réception d'Apothicaires voulant s'établir dans une autre ville de la province, pourvue ou non de maîtrise. — Apprentissage et examens d'Apothicaires dijonnais. — Réceptions dans d'autres villes jurées.

CE titre, qui à première vue, semble échapper à la suite naturelle de nos chapitres, leur servira au contraire de liaison. Tout d'abord, en effet, nous avons étudié le personnel pharmaceutique dans son histoire intérieure d'ensemble, en suivant les groupes des apothicaires, des chirurgiens, des charlatans, etc. Puis, passant à l'histoire, en quelque sorte extérieure de la pharmacie, nous avons suivi les relations de ce monde pharmaceutique avec le public malade dans les cas où celui-ci forme un ensemble assez défini : hôpitaux, services de santé, campagnes, etc. Aussi, à cette place, nous a-t-il semblé intéressant de rechercher comment il était possible à un individu de passer de l'une à l'autre de ces deux catégories, de l'élément consommateur à l'élément producteur. Autrement dit, nous nous proposons de suivre le profane, issu du public, venant à la situation d'apothicaire, la seule vraiment caractérisée dans le personnel pharmaceutique. Ce sera le but de ce chapitre.

Précédemment, nous avons parlé, soit de façon générale, soit incidemment, des règles qui présidaient à la vie de l'aspirant-apothicaire et à sa réception à la maîtrise. Des détails précis et nombreux vont nous renseigner plus complètement, et, à leur aide, nous produirons quelques considérations générales, capables de mieux mettre en lumière l'évolution professionnelle pendant cette période.

A cette étude sur l'aspirant, nous joindrons le cas de l'apothicaire déjà reçu, voulant ouvrir boutique dans une autre ville ; et, du tout, nous ferons les divisions suivantes :

I, Déjà reçu et exerçant, l'apothicaire veut changer de ville. Les communautés d'apothicaires ayant, on le sait, un caractère strictement local, n'étaient nullement obligées d'agréer dans leur sein un maître d'une autre communauté ; — II, Simplement aspirant, l'apothicaire désire s'établir dans une ville dépourvue de jurande ou de maîtrise, et, par suite, d'examinateurs ; — III et IV, Aspirant, l'apothicaire se propose de s'installer dans une ville pourvue d'une communauté d'apothicaires.

I. *L'apothicaire veut changer de ville.* — Par sa déclaration de 1619, Louis XIII avait facilité les conditions d'établissement des maîtrises de pharmacie dans les villes qui en étaient dépourvues, mais, néanmoins, toutes n'en possédaient pas.

Vers 1665, Guillaume, fils et petit-fils d'apothicaires de Semur, avait été reçu à Semur. Voulant s'établir à Montréal, près d'Avallon, il se rendit dans cette ville. Montréal n'ayant pas de maîtrise, les apothicaires d'Avallon prétendirent que Guillaume, avant d'ouvrir boutique, devait se faire recevoir ou agréer parmi eux, et, par conséquent, subir un examen. L'affaire fut portée devant le lieutenant au Bailliage d'Avallon qui mit les plaideurs hors de Cour. Cette sentence fut confirmée par le Parlement le 21 avril 1665[1].

Déjà en 1640, l'apothicaire Lorain, reçu à Châtillon-sur-Seine, voulant s'établir à Semur-en-Auxois, avait été dispensé d'un nouvel examen et de nouvelle réception, les deux villes étant égales[2].

Il en fut tiré cette conclusion toute simple : si, dans une province, un apothicaire veut passer d'une ville dans une autre plus considérable, il doit se faire recevoir à nouveau, tandis que, s'il passe en un lieu de même importance ou d'importance moindre, il est dispensé de toute formalité de réception.

Cependant en 1671, Jean Colas, reçu apothicaire à Noyers, ville qui possède maîtrise, ayant voulu s'établir à Montbard, dans la dépendance de la maîtrise de Semur, se vit faire un procès par l'apothicaire de Montbard, Jean Guilleminot, mécontent sans aucun doute de se voir un concurrent. Le procès se plaida à Semur et appel en fut porté au Parlement de Dijon où défense fut faite à Jean Colas de distribuer des drogues à Montbard et aussi d'y remplir les fonctions d'apothicaire, sans être au préalable reçu à Semur[3]. Cet arrêt

---

(1-2) Bibliothèque de Dijon, Fonds Baudot, mss n° 232, p. 445.
(3) *Ibid.*, mss n° 232, p. 448.

semble infirmer les précédents, mais les anciennes lettres de maîtrise de
Jean Colas n'étaient pas en bon état de régularité[1], et c'est ce qui donna
lieu à son insuccès devant les tribunaux.

Autre cas : Un apothicaire de Montbard, reçu à Semur en 1660, voulait
cette fois s'installer à Châtillon-sur-Seine, sans subir de nouveaux examens
de réception. Les apothicaires de Châtillon, loin de partager cet avis, ne
manquèrent pas de se prévaloir de leurs statuts, où était en effet cet article :
« Nul ne sera reçu sans être examiné, l'intérêt public exigeant des garanties
particulières pour des personnes si nécessaires à la conservation de la
santé. » Ils ajoutaient que l'examen subi à Semur était inutile à Châtillon
et qu'il fallait se soumettre aux statuts. L'intéressé à ce débat soutint que,
19 ans plus tôt, il avait passé l'examen avec toutes les rigueurs nécessaires,
ce temps d'exercice n'ayant pu d'ailleurs que le perfectionner dans l'état de
pharmacie ; il ajoutait que les Châtillonnais l'appelaient dans leur ville, où
le nombre de deux apothicaires était assurément insuffisant ; pour lui, les
revendications de ses futurs collègues n'étaient que chicanes et envie.
Enfin, disait-il, il se contenterait de prêter serment et d'exécuter les statuts.
La Cour lui donna raison[2], le 10 juillet 1679, ce qui confirma la règle posée
à la suite des affaires Guillaume et Lorain, sous la réserve de l'obligation
du serment.

II. *L'aspirant-apothicaire veut s'établir dans une ville dépourvue de maîtrise. Suprématie de la maîtrise de la ville capitale.*
— Régulièrement, l'aspirant-apothicaire qui se proposait de
s'établir dans une ville non pourvue de maîtrise, devait
s'adresser à la maîtrise de la ville la plus proche dans la hiérarchie administrative. Chaque fois, les arrêts précédents le
confirment : l'apothicaire de Montbard avait été reçu à Semur,
celui de Montréal devait l'être à Avallon, etc. Mais ces arrêts
ayant établi, en outre, la valeur de l'examen, proportionnellement à l'importance de la ville où il avait été subi, beaucoup
d'aspirants pensèrent, avec raison, qu'il leur était plus avantageux de passer leurs examens à Dijon, la ville capitale, et
d'avoir, ainsi, la facilité de s'établir où bon leur semblerait.

D'autre part, certains aspirants ne pouvaient réussir à se
faire agréer par les maîtres de leur ville, soit en raison de difficultés personnelles ou de partialité excessive des examinateurs, soit simplement parce que les maîtres, soucieux d'éviter les moindres chances de concurrence, réduisaient systématiquement leur nombre, et s'opposaient, par suite, à toute
nouvelle réception. C'est pour remédier, en partie, à ces abus,

____

(1) Arch. de la Côte-d'Or, B, 12251, fol. 205 v°. 23 juillet 1643.
(2) Bibliothèque de Dijon, ancien fonds, n° 2294, p. 253. — GUILLAUME RAVIOT, *Arrêts
notables du Parlement...*, recueillis par *F. Perrier*. Dijon, 1735, question CC.

que le Parlement établit une sorte de privilège en faveur de la ville capitale, donnant à sa maîtrise une suprématie sur celles des autres villes de la province, mais, avec cette restriction que, dans chaque cas particulier, l'aspirant serait tenu de réclamer à la Cour les autorisations nécessaires.

Un cas curieux, celui de Boyteux, de Chalon[1], va, avec sa saveur bien XVIIIe siècle, nous mettre en présence des mœurs professionnelles d'alors. Malgré la longueur des pièces, nous ne pouvons nous défendre d'en reproduire cinq parmi les principales :

1o Factum de Boiteux[2].
2o Factum des apothicaires de Chalon, contre Boiteux[3].
3o Arrêt du Parlement, ordonnant la convocation du jury dijonnais[4].
4e Troisième examen de Boiteux[5].
5o Chef-d'œuvre et Réception[6].

PIERRE BOITEUX, M[e] 1711.

1o « Factum *pour le sieur Pierre Boiteux, apoticaire à Chalon, intimé, demandeur et défendeur,*
contre les sieurs Claude et Louis Lesné, et Guillaume Berlault, maîtres apoticaires à Chalon, apellans, deffendeurs et demandeurs.

« L'intimé seroit aujourd'hui tranquile dans l'exercice de la profession d'Apoticaire à laquelle il aspire, s'il eût voulu être plus liberal, ou ses examinateurs eux-mêmes moins avides.

« Mais le refus qu'il a fait de joindre cinquante écus à 450 livres qu'il avoit déjà consigné pour sa réception, a porté ses examinateurs à lui suposer une ignorance et une incapacité qui leur a servi de prétexte pour differer sa réception.

« Une conduite si odieuse l'a obligé d'aporter ses plaintes à la Cour, et de lui demander deux choses qui font presque tout le partage de la Cause.

« La premiere, que les Apellans soient punis des cabales et des mono-poles qu'ils ont pratiquez entr'eux, pour empêcher l'intimé de parvenir à sa réception ; ensemble, des calomnies qu'ils ont répanduës contre son honneur et sa réputation, pour tâcher de le décrediter dans le monde et le dégoûter lui-même de s'établir à Chalon.

« Et par la seconde, il demande d'être renvoyé à d'autres examinateurs plus équitables, moins avides et moins passionnez que ses Parties, qui puissent décider sincerement de sa capacité, pour ensuite, sur leur raport, être prononcé sur sa réception.

----

(1) Arch. de Chalon, 6 février 1711.
(2) Bibliothèque de Dijon, Fonds Saverot, nº 16, t. II, fol. 94.
(3) *Ibid.,* nº 16, t. II, fol. 98.
(4-5-6) Arch. de Dijon, G, 6.

« Récit du Fait.

« L'intimé exerce dès sa jeunesse la pharmacie ; son pere, qui excelloit dans cet art, lui en a donné les premieres connoissances ; ensuite il a travaillé à les perfectionner par la pratique et l'exercice de vingt années, dans les plus célebres laboratoires qu'il y ait tant à Paris qu'à Lyon et à Montpellier, suivant qu'il en justifie par des certificats autentiques.

« Enfin, ayant pris le dessein de s'établir à Chalon, il acheta dans cette vûë la boutique du sieur Bertault, et par le traité qui en fut fait le 28 décembre 1708, il fut convenu entr'autres choses que l'acheteur demeureroit dans la maison du vendeur jusqu'en 1710, et qu'en attendant qu'il fût reçû maître, il travailleroit sous son nom.

« Quoique ce traité fût sous écriture privée et qu'il dût être secret, cependant il ne fut pas long-tems sans être divulgué, et étant venu à la connoissance des maîtres apoticaires de Chalon, ils firent une instance au sieur Leboiteux, à la mairie, afin de l'obliger à fermer sa boutique, et conclurent aussi contre lui à des dommages et intérêts pour avoir travaillé avant que d'être reçû maître, sur quoi sentence le 3 août 1709, par laquelle il fut condamné conformement à leur demande à fermer sa boutique, et aux dépens...

« Ce jugement obligea le sieur Leboiteux à se faire recevoir plutôt qu'il ne l'avoit projetté, mais ce qui l'embarassa le plus dans cette céremonie, ce fut de consigner 450 livres que les maîtres apoticaires exigerent de lui, et, sans quoi, ils lui firent entendre que, quand il seroit aussi habile que le Prince de la Médecine, il n'y avoit point de maîtrise à esperer pour lui.

« Cette demande lui fit plus de peine à résoudre que toutes celles qu'on auroit pu lui faire dans les examens les plus rigoureux ; cependant, il ne laissa pas que d'y satisfaire dans l'esperance du moins que cette somme, étant mise dans la bourse commune, seroit employée aux besoins du Corps, et qu'en étant devenu membre il pourroit en profiter.

« Mais... cette somme de 450 livres... fut partagée par égale portion entre les trois maîtres apoticaires de Chálon, qui composent le Corps, qui doivent être les examinateurs, et qui sont aujourd'hui les parties averses.

« Ce premier pas étant franchi, le reste devoit aller de plain pied jusqu'à la réception ; en effet, l'aspirant ne trouva point d'obstacle au premier et au second examen des 30 juin et 30 juillet de l'année 1710, car dans les procès-verbaux qui en furent dressez, ces trois maîtres apoticaires et le Médecin du Roi qui l'examinerent attestent unanimement que, lui ayant fait plusieurs interrogats, il y avoit pleinement satisfait, qu'ils étoient contens de ses réponses, et qu'ils le croyoient capable d'exercer la pharmacie, ce qu'ils ont tous signé ; et il n'est pas inutile de remarquer que l'un et l'autre de ces examens finirent par dès soupez splendides que les maîtres apoticaires exigerent de l'aspirant comme une obligation dont il ne pouvoit se dispenser, ce qui lui fut encore une occasion de dépenses presque aussi considerable que les 450 livres qu'il avoit déjà consigné.

« Enfin, la facilité qu'ils trouvoient à tirer de lui tout ce qu'ils en exigeoient, les mit en goût pour lui demander de nouvelles choses ; le terme du troisième examen s'aprochoit lors qu'ils lui députerent l'un d'entr'eux pour lui dire que les 450 livres qu'il avoit ci-devant consigné, avoient été partagez entre les trois maîtres, mais qu'il y avoit encore une fille de maître nommée Bethaux qui avoit droit de tenir boutique, à qui il falloit aussi 150 livres comme aux autres, sinon qu'il auroit des chagrins à son 3me examen qui lui coûteroient plus cher....

« Mais ce jeune homme, soit qu'il se sentît épuisé par les grandes dépenses qu'ils avoient exigé de lui, ou soit que la volonté lui manquât et qu'il com-mençât enfin à être indigné de la conduite des parties averses, qui affectoient de traîner en longueur sa réception,.... ne répondit autre chose à cette nouvelle demande, sinon qu'il en avoit déjà trop fait....

« Il n'en fallut pas davantage....; dès le moment même ils cabalerent entr'eux et prirent la résolution.... de le rebuter et de differer sa réception jusqu'à ce qu'il eût consigné les 150 livres....

« .... L'aspirant s'étant présenté au 3me examen, le 3 août, qui fut le jour indiqué, il satisfit d'abord aux premiers interrogats qui lui furent faits, mais comme ses examinateurs étoient venus dans un esprit de vexation,.... l'un d'entr'eux lui présenta un papier, qu'il qualifia d'ordonnance de médecin, dont il lui demanda l'explication : cette pièce, qui étoit un ouvrage fait à plaisir et minutée de longue main pour embarrasser, ne put être déchiffrée par le répondant, non plus que par celui qui lui en demandoit l'explication ; cependant, ils délibererent là-dessus, entr'eux, comme ils en étoient déjà convenus auparavant, qu'il seroit sursis à un plus long examen, et renvoyerent l'aspirant à trois mois....

« L'intimé étoit dans la résolution de dissimuler cette premiere injustice, et d'attendre, avec patience, que les trois mois de remise fussent expirez,.... mais ce qui l'obligea à prendre d'autres mesures, ce fut les railleries outrageantes que ces trois maîtres apoticaires firent par Chalon sur son compte, et les bruits qu'ils répandirent contre sa réputation, en débitant dans le monde qu'il n'étoit pas capable d'exercer la pharmacie, qu'il n'entendoit rien à distribuer les remedes et qu'il étoit plus propre à empoisonner qu'à guérir....

« Le sieur Leboiteux ne pouvant dissimuler cette injure, se pourvut à la mairie de Chalon et demanda qu'il fût informé des discours offensans que ces trois maîtres apoticaires tenoient journellement contre lui, ensemble des monopoles qu'ils pratiquoient entr'eux pour l'empêcher de parvenir à la maîtrise, comme aussi de l'exaction de cette somme de 450 livres qu'ils avoient exigé pour sa réception, tandis que le règlement leur deffend de rien prendre au-dessus de 12 livres.... »

Sur sentence favorable à Leboiteux, les parties adverses interjettent appel à la Cour et « prévoyant bien qu'ils ne pouvoient... manquer d'être séverement repris de leur concussion, ils ont tâché de réparer grief, pour ce chef seulement, en offrant au sieur Leboiteux les 450 livres qu'ils avoient exigé de lui, ce qu'il a accepté, sans préjudicier et sous toutes protestations.

« L'intimé, voyant la Cour saisie du differend,.... a demandé.... à être renvoyé par devant tels autres apoticaires de cette Ville qu'il plairoit à la Cour commettre pour y subir le 3me examen,.... et cependant, que deffenses fussent faites aux apellans de le troubler dans l'exercice de sa profession, dont ils l'avoient trouvé capable dans les deux premiers examens....

« Tel est l'état de la contestation des parties qui se réduit, comme on le voit, à quatre qualitez :

« La premiere est l'apellation interjettée par ces trois maîtres apoticaires de Chalon....

« La seconde est la requête du sieur Leboiteux aux fins d'être examiné par des apoticaires de cette ville....

« La troisième est l'apellation qu'il a interjettée en dernier lieu....

« Et la quatrième est la requête qu'il a présentée l'onzième mai dernier, à ce, qu'où il plairoit à la Cour d'évoquer le principal, les apellans fussent condamnez et à une réparation d'honneur, et aux dommages et interêts.

« Premiere qualité.

« Les accusés se proposent d'attaquer cette procedure par deux moyens, l'un tiré de la forme et l'autre du fond.

« Dans la forme....

« Au fond, la matiere.... se réduit à deux chefs : le premier regarde l'exaction de 450 livres que les accusez ont exigez de l'intimé pour consentir à sa réception, et les monopoles qu'ils ont pratiqué entr'eux pour le rejetter lors qu'il a refusé d'ajouter cinquante écus,.... et le second est la diffamation qu'ils ont fait de lui pour le décrediter et lui faire perdre l'envie de s'établir à Chalon, où ils ont interêt d'empêcher que le nombre des apoticaires ne grossisse.

« .... L'exaction et les monopoles.... pratiquez par les anciens maîtres à la réception des aspirans sont deffenduës et condamnées par toutes les ordonnances, sous des peines très rudes et très rigoureuses. Celle de Blois, article 188, deffend expressement aux maîtres et aux jurez de rien recevoir des aspirans.... et de cabaler et traverser les réceptions, à peine de la restitution du double, de l'amende arbitraire et de la suspension de l'exercice de leur profession. Les mêmes deffenses sous les mêmes peines se trouvent encore dans l'ordonnance d'Orléans, art. 359....

« Il est vrai que les accusez ont rendu à l'intimé les 450 livres qu'ils avoient si injustement exigé de lui ; mais ce n'est qu'après l'information et même long-tems après le décret....

« D'ailleurs, outre que cette restitution est venüe à tard, étant posterieure à l'information et au décret, c'est qu'elle n'est accompagnée d'aucune offre de dépens, ni d'aucune satisfaction sur les injures que l'envie et la jalousie leur a fait proferer contre l'honneur et la réputation de l'intimé.... Cependant, cette premiere satisfaction, toute imparfaite qu'elle est, ne laisse pas que de légitimer la procedure et de justifier les plaintes de l'intimé, puisque les accusez, par ce retour sur eux-mêmes, s'avoüent coupables....

« Mais, independamment de cette exaction,.... l'intimé estime.... qu'ils ont dit que le motif qui les a porté à differer sa réception, étoit son ignorance, qu'il n'entendoit pas la distribution des remedes et qu'il étoit plus propre à empoisonner qu'à guérir les malades, et enfin tout ce que l'envie et la jalousie ont accoutumé d'inspirer aux gens d'un même métier.

« Qui doute.... que par une conduite si odieuse, les accusez se sont rendus également coupables de vol et de calomnie.

« Seconde qualité.

« .... requête que l'intimé a présenté à la Cour, par laquelle il a demandé d'être renvoyé par devant tels maîtres apoticaires de cette Ville qu'il plaira à ses juges de commettre, pour y subir le 3me examen, qui lui reste à remplir, pour, sur leur raport, être ordonné sur sa réception ce qu'il appartiendra....

« L'intimé en forme la demande avec d'autant plus de confiance que *la Cour a accoutumé de l'ordonner de la sorte dans toutes les occasions où, comme dans celle-ci,* elle a trouvé de la jalousie et de la monopole ; les exemples en sont communs et l'on se réserve à la plaidoierie de la cause d'en citer les arrêts.... »

2° Factum *pour Claude-Louis Lesné et Guillaume Béthauld, maîtres apoti-*
quaires à Chalon, apellans et deffendeurs,
contre Pierre Boiteux, intimé et demandeur....

« Il est apel d'une procedure extraordinaire instruite contre les apellans en qualité de maîtres apoticaires à requête de l'intimé, aspirant à la pharmatie.

« L'intimé faisoit publiquement, en 1709, les fonctions d'apoticaire à Chalon ; comme la chose est expressement prohibée par les règlemens, il fut assigné pour être condamné aux intérêts de son entreprise et pour voir dire que deffenses lui seroient faites de continuer jusqu'à ce qu'il eût subi les examens ordinaires et donné des marques de sa capacité. Par une premiere sentence du mois d'août 1709, on lui fit deffenses de travailler et il fut condamné aux dépens.

« Malgré son acquiescement à cette sentence, il ne laissa pas que de continuer ; cela occasionna une nouvelle instance au mois d'avril 1710, dans laquelle on lui demandait 1.000 livres d'intérêts.

« Alors Pierre Boiteux pensa sérieusement à se faire recevoir, et, tant pour les droits de réception, bourse commune, qu'intérêts prétendus par les apellans, il consigna volontairement une somme de 450 livres.

« On proceda ensuite à ces examens à la forme ordinaire, c'est-à-dire en présence du maire et du médecin du Roi. Pierre Boiteux se tira fort mal des deux premiers ; cependant on voulut bien lui passer ces deux examens *sub spe futuri studii ;* mais comme le troisième fut plus mauvais, par acte du 4 novembre 1710 qu'il a signé, il fut renvoyé à trois mois.

« Il sembloit que l'intimé n'avoit d'autre parti à prendre que d'étudier pour se rendre capable ; au lieu d'en user ainsi, sur la fin du mois de Décembre, il donna sa plainte au maire de Chalon pour obtenir la permission d'informer contre les apellans de prétendues injures, et d'exaction d'une somme de 450 livres ». C'est de cette seconde procedure dont il est appel....

Première qualité.

« .... En effet, quand les apellans auroient dit que l'intimé n'étoit pas capable d'exercer la pharmacie, ils étoient en droit de le faire, puisqu'ils sont préposez pour juger de sa capacité, et qu'en pareil cas ce qui se dit par des maîtres contre un aspirant ne peut jamais faire la matiere d'une information.

« Il en faut dire de même sur le chef des 450 livres, car, outre qu'elles ont été restituées, c'est que d'ailleurs on ne peut qualifier ce dépôt volontaire fait par l'intimé d'une prétendue exaction ; quand cette somme n'eût pas été dûë, tant pour droit de réception, bourse commune, que pour dommages et intérêts, l'intimé qui l'avoit consignée volontairement, n'avoit que l'action apellée en droit *condilio indebili* pour en faire la répétition.... »

Troisième qualité.

« Mais quand on suposeroit que les titres d'accusations auroient été assez qualifiez pour avoir recours à la voie extraordinaire, on reconnoîtra par les charges que les Apellans en ont usé avec beaucoup de moderation et de conscience ; on verra par les pièces civiles des certificats des médecins et du renvoi de l'Intimé à trois mois, pour parvenir à son troisième examen, que les reproches qu'il a fait sont injustes, et que les prétextes qu'il a suposé du refus fait par les Apellans de le recevoir, en alleguant que ce fut parce qu'il refusa de leur compter encore 150 livres, est également faux et calomnieux.......... »

Quatrième qualité.

« Cette dernière qualité est importante ; l'Intimé a ses raisons pour ne pas subir ses examens par devant les Apellans, qui sont persuadez et convaincus de son imperitie et de son incapacité ; il n'y a aucune raison pour les priver du droit où ils sont de l'interroger, et, pour assurer la Cour qu'il n'y a dans leur fait ni prévention ni ressentiment, ils consentent qu'il soit par eux interrogé, en présence d'un commissaire ou d'un substitut de Monsieur le Procureur général, qui en dresseront leur procès-verbal, ou tel autre officier des lieux qu'il plaira à la Cour de commettre.

« Les Apellans concluent à ce qu'il plaise à la Cour, sans s'arrêter à l'apellation incidente de Pierre Boiteux, non plus qu'à ses requêtes, mettre leur apel de ce à néant, et par nouveau jugement déclarer l'Intimé non recevable ou en tout cas mal fondé dans sa plainte, et le condamner en tous les dépens. »

3º *Arrêt de la Cour*, du 8 octobre 1711. — La Cour, « faisant droit sur la requeste du supliant, il a esté ordonné que par trois maîtres apotiquaires de cette ville, en présence du vicomte-maieur, il seroit examiné sur sa suffisance, pour, le procès-verbal rapporté, être pourvu sur sa réception.... »

Le 12 octobre, la Chambre des vacations « a commis et commet les apotiquaires (de Dijon), Derequeleyne, Devandenesse, Armedey, pour examiner ledit Boitteux, sur la suffisance, en présence du maire de cette ville. »

4º *Troisième examen de Boiteux,* 19 octobre. — « Nicolas la Botte, conseiller du roy.... Vicomte-Maieur.... Savoir faisons : que ce jourd'huy lundi dix-neufiesme du mois d'Octobre, l'an mil sept cens onze.... en l'hostel et pardevant Nous, est comparu en personne Pierre Boiteux, apoticaire en la ville de Chalon-sur-Saône, assisté de Mᵉ Pierre Cazotte, son procureur, Lequel nous a remontré que par arrêt rendu en la Chambre des Vacations le 8 de ce mois, il a esté ordonné que, par trois Mᵉˢ appoticaires de cette ville, assemblés par devant nous, il seroit examiné ;.... (avons) ordonné.... qu'il sera.... procedé,.... par lesdits sieurs Derequeleyne, Armedey et Villemin, maîtres appoticaires cy présens, à l'examen.... Ce qu'ayant esté fait pendant plus de deux heures, en notre présance et du secretaire de cette ville actant sous nous, par lesdits sieurs maîtres appoticaires, qui ont interrogé ledit Boiteux tant sur les animaux, plantes et mineraux, que sur les principes de farmacie, luy aiant representé plusieurs plantes et mineraux, lesdits sieurs.... maîtres appoticaires nous ont déclaré qu'ils jugent ledit Boiteux fort capable de cet examen ; dont et de quoy Nous avons donné et octroyé acte audit Boiteux. »

5º *Chef-d'œuvre et Réception,* 24 octobre. — « Et le sabmedy ving-quatrième dudit mois d'octobre audit an 1711, Sur les cinq heures après midy, en l'hostel et pardevant nous Vicomte-Maieur.... de la ville de Dijon, se sont retrouvés les sieurs Derequeleyne, Armedey et Villemin, maîtres apothicaires ;.... il ont donné deux chefs-d'euvres l'un pour l'interieur et l'autre pour l'exterieur, savoir : les tablettes diacarthamy pour l'interieur, et pour l'exterieur l'amplâtre divin,.... lesdits chefs-d'œuvres ont esté par ledit Boiteux travaillés artistement et métodiquement ;.... et.... ledit Boitteux est très-capable d'exercer en qualité de maître dans l'art de farmacie ; dont et de quoy nous avons donné et octroyé acte audit Boitteux.......... »

Du cas de Boiteux, de Chalon, rapprochons les cas analogues suivants :

> Brossard, apothicaire à Saint-Jean-de-Losne, reçu à Dijon, au début du xviiie siècle.
> Chiquel, apothicaire à Châtillon-sur-Seine, reçu à Dijon, au début du xviiie siècle.
> Guy Chosard, apothicaire à Beaune, reçu à Dijon, en 1737.
> François Parizot, apothicaire à Beaune, reçu à Dijon, en 1744.

Peu à peu, il s'établit même une sorte de règle générale, dont nous résumons ci-dessous le détail ; autrement dit, voici quelles étaient les formalités nécessaires à la réception d'un aspirant par les maîtres apothicaires dijonnais, lorsque cet aspirant désirait s'établir dans une ville non pourvue de jurande, ou même pourvue d'une jurande à laquelle il ne voulait pas s'adresser :

1º Une requête de l'aspirant exposant le motif de sa demande aux apothicaires de la ville capitale, requête accompagnée des pièces nécessaires constatant son identité et ses services ;

2º La réponse des jurés dijonnais à l'aspirant lui enjoignant de se pourvoir d'un arrêt du Parlement les autorisant à l'examiner ;

3º L'arrêt du Parlement ;

4º Trois examens passés à un jour d'intervalle ;

5º Le chef-d'œuvre prescrit et exécuté en deux jours ;

6º L'examen général et la réception devant les maîtres apothicaires de la ville assemblés chez leur doyen.

Le tout demandait à peine une semaine. Il est bon de remarquer, en outre, que ni le maire, ni les échevins, ni les médecins, ne prenaient part à ces examens et à ces réceptions.

A titre de document, nous donnerons, comme exemple, le cas particulier suivant :

CLAUDE VILLEVIEILLE, Me 1744.

Requête aux apothicaires de Dijon. — Claude Villevieille, apothicaire à Nuits, dit « qu'il s'étoit établi depuis quelques années dans la ville de Nuits pour y exercer la pharmacie, mais quoi qu'il eût fait son apprentissage chez le sieur Derequeleine, maître apoticaire à Dijon, dans la boutique duquel, après le tems de son apprentissage expiré, il avoit encore travaillé en qualité de garçon pendant douze années au vû et scû des maîtres apoticaires de cette ville, et qu'outre ces expériences il eût encore travaillé en qualité de garçon dans la boutique d'un maître apoticaire de la ville de Dole, néantmoins, quoiqu'il n'y eût point de Jurande dans la ville de Nuits, les maîtres chirurgiens de ladite ville vouloient empêcher le suppliant de travailler de son art de pharmacie, ce qui l'avoit déterminé de se présenter par devant les maîtres apoticaires de la ville de Dijon, pour se faire recevoir maître dans l'art de pharmacie, pour en faire l'exercice publiquement et à boutique ouverte, soit dans la ville de Nuits ou dans les autres villes de la Province où il n'y auroit point de Jurande.

« Les dits maîtres apoticaires auroient refusé de procéder à ses examens et aux expériences qui étoient nécessaires pour parvenir à la maîtrise, sous prétexte que le suppliant ne leur avoit pas raporté un arrêt qui leur en donnât l'autorité et le pouvoir, et ils luy auroient fait voir par leur registre » qu'il lui fallait se conformer aux précédents : Brossard, Boiteux, Chiquel, Chosard.

Arrêt du Parlement (16 juin 1744). — « La Cour renvoie le dit Villevieille aux maîtres apoticaires de la ville de Dijon pour être examiné en la forme ordinaire et accoutumée, sur sa suffisance en l'art de pharmacie, luy être par eux indiqué le chef-d'œuvre qu'ils jugeront à propos, et être procédé par lesdits maîtres à sa réception, s'il est jugé capable d'exercer ladite profession, auquel cas et après sa dite réception il luy sera permis de tenir boutique ouverte dans la ville de Nuits ou autre ville de la Province où il n'y aura point de jurande, d'y composer et distribuer les remèdes convenables audit art, à la charge de se conformer aux statuts, règlements et ordonnances qui le concernent, et de prêter le serment requis pardevant le maire de la ville de Nuits.... ».

Examen sur les plantes (18 juin 1744). — « .... les maîtres apoticaires assemblez chez Piron, leur ancien, suivant la coutume, pour procéder à l'examen des plantes de Claude Villevieille, jour par eux à luy indiqué à ce sujet, et ledit Villevieille aiant passablement satisfait aux interrogats qui lui ont été faits ; lesdits maîtres l'ont admis audit examen et luy ont indiqué jour au vingt-deux dudit mois pour subir un examen sur la connoissance des drogues. Signé : Poissonnier, Milsand, Auprestre, ancien juré, Piron, secrétaire ».

Examen sur les drogues (22 juin 1744). — (Texte analogue au précédent).

Examen sur les principes de la pharmacie en général (30 juin 1744). — (Texte idem).

Chef-d'œuvre. — Démonstration des drogues qui entrent dans l'Electuaire solide *de Citro* (6 juillet 1744).

Composition du chef-d'œuvre et *Réception* (11 juillet 1744). — « .... les maîtres apoticaires assemblez chez Monsieur Auprêtre, ancien juré, ledit Villevieille a procédé en présence d'iceux à la composition ou chef-d'œuvre d'Electuaire solide *de Citro*, à luy par iceux indiqué, et les dits maîtres l'aiant reconnue bien faite et d'une bonne consistence, Vu aussi qu'il auroit passablement satisfait aux examens différens qu'il a subi aux jours à luy indiquez, la dite communauté a jugé ledit Villevieille capable d'exercer l'art de pharmacie publiquement et boutique ouverte dans la ville de Nuits, conformément à l'arrêt de la Cour, et jouir ensuitte des droits attribuez à la dite maîtrise, conformément aux statuts des dits maîtres apoticaires, lesquels ont signé la présente délibération. Signé : Auprestre, ancien juré, Poissonnier, Milsand, Piron, secrétaire ».

III. *Réception des maîtres apothicaires dijonnais.* — Les apothicaires de Dijon avaient soigneusement fixé les conditions de l'apprentissage, les droits à payer, les examens à subir, les chefs-d'œuvre à exécuter, toutes choses qui, peu à peu, prenaient un caractère définitif du fait des précédents établis.

On sait comment les médecins prenaient part aux différentes phases de la réception (Statuts du Collège de médecine).

De son côté, la Ville avait réglementé, avec non moins de soins, la manière dont elle devait intervenir, et, par des délibérations successives, en avait, à l'occasion, affirmé le détail[1]. L'incident suivant[2] en est un exemple :

Le 12 avril 1657, tandis qu'on procédait à l'examen de l'apothicaire François Prouin, les échevins firent remarquer que, parmi les apothicaires, siégeait Gérard Clerc, n'ayant pas encore satisfait à toutes les formalités urbaines de la maîtrise. A cela, les apothicaires de répondre que Clerc « estoit maistre et qu'ilz voulloient qu'il assista audit examen comme maistre, puisqu'ilz le recongnoissoient pour tel ». Ce que voyant, la municipalité fit défense de passer outre; l'examinateur Gérard Clerc dut terminer ses formalités, prêter serment, et l'aspirant Prouin put alors continuer ses examens.

Tous les procès-verbaux d'examens des apothicaires dijonnais présentent un pareil souci de minutie dans le détail, et, à ce point de vue, ils portent bien l'empreinte de ce XVIIIe siècle, tout de formes compliquées, sans autres recherches dans le fond. Règlements précis du XVIIe siècle, détails multiples du XVIIIe, solennité ou cérémonial, tout cela montre quelle importance nos pères attachaient à cette profession, et quelle valeur relative les apothicaires d'alors avaient su se donner.

Tous issus de bonnes familles de travailleurs riches et considérés, ils s'étaient laissés aller comme les autres membres des corps et communautés à des dépenses exagérées et à trop d'âpreté au gain. C'étaient là des excès dont les aspirants étaient les premiers à souffrir pendant les préparatifs de leur réception : droits de fantaisie, cadeaux nombreux, repas, festins, banquets, tribulations financières dont tous ne pouvaient ou ne voulaient supporter les charges. La Chambre de Ville dut réglementer ces abus et défendre, à plusieurs fois, tous frais extraordinaires.

---

(1) Les magistrats appelés à assister aux examens, pour les quatre métiers jurés, étaient le maieur et les trois anciens échevins. (Arch. de Dijon, B, 296, fol. 213 v°. 18 décembre 1657).

(2) Arch. de Dijon, B, 295, fol. 252 v°, 256 et 257.

Les droits étaient ainsi fixés[1], les apothicaires appartenant à la première classe des corps et communautés :

> Brevet d'apprentissage, enregistrement (4 mai 1697)..... 6 l.
>
> Droits de réception (4 mai 1697) ⎰ Droit royal[2].......... 30 l.
>   ⎱ Droit de ville......... 30 l.
>   réduits à 20 et 15 l. pour les fils de maîtres et analogues.
>
> Droits de réception, pour la communauté (statuts de 1652). 200 l.
>   réduits à 100 l. pour les fils de maîtres et analogues.
>
> Droits d'examen (2 août 1692) ⎰ aux jurés, à chacun ..... 40 s.
>   ⎱ aux maîtres, à chacun... 20 s.
>
> Droits de visite : 4 visites l'an, à 30 s. l'une............ 6 l.

L'enregistrement du brevet d'apprentissage fut ensuite porté à 21 l. (21 janvier 1711), puis à 24 l. (statuts 1767). Ce droit allait à la communauté ; les fils de maîtres étaient avantagés de moitié.

Les droits de réception, droit royal et droit de ville, sont également augmentés dans la suite et fixés à 90 l. (21 janvier 1711).

Les droits de réception dus pour la communauté, autrement dit « à verser en la boîte commune » furent élevés à 600 l. par les statuts de 1767. Les fils de maîtres bénéficiaient d'une réduction de moitié.

Dans les villes non jurées, il existait un droit global, une fois payé, comprenant tous frais administratifs d'installation[3].

Le total, on le voit, était assez important[4].

Quel était, à Dijon, au xviiie siècle, le nombre des apprentis ? Voici, à ce sujet, quelques indications : de 1740 à 1790, le nombre d'inscriptions est de 15, ce qui, la durée de l'apprentissage étant fixée à 3 ans, ne donne, pour Dijon, qu'une moyenne annuelle de un apprenti pendant la deuxième moitié du xviiie siècle. Le maximum est de 3, de 1765 à 1775.

Déjà, en 1722, à la suite du dénombrement des ouvriers et garçons de boutique, nous ne trouvons, chez 9 apothicaires, que 2 apprentis seulement.

Si donc, on évalue à 25 ans la durée moyenne de la vie pro-

---

(1) Actes royaux de mars et décembre 1691, mars 1694, août 1704 ; ordonnances de l'intendant des 1er et 18 avril 1692, 27 juillet 1694, 21 mai 1695, 19 juin 1705, 19 avril 1706 ; délibérations de la Chambre de Ville des 2 août 1692, 4 mai 1697, 21 janvier 1711. (Arch. de la Côte-d'Or, C, 27).

(2) Le droit royal était de 30 l. dans les villes où il y avait Cour supérieure ; il n'était que de 20 l. dans les villes où il y avait Bailliage, Présidial ou Sénéchaussée ; enfin, il était de 15 l. dans les villes moindres (1691).

(3) Ce droit était de 400 l. dans les villes où il y avait Cour supérieure, de 300 l. dans les villes de 2e classe, de 100 l. dans les autres villes, de 50 livres dans les bourgs de plus de 250 feux. (Arrêt du Conseil d'État, 30 octobre 1767).

(4) A Paris, les frais étaient bien plus considérables. Simon Morelot, le fils de l'apothicaire bourguignon Morelot, paie, en 1778, 3,400 l. (Arch. de l'École de Pharmacie de Paris, reg. 74, p. 8).

fessionnelle des apothicaires à cette époque, les apprentis de Dijon, non compris les pertes, ne pouvaient assurer le recrutement que de 8 boutiques d'apothicaires. Or, Dijon, de 1740 à 1790, possédait, en moyenne, 6 apothicaires ; d'où il est aisé de conclure, qu'étant donné le souci des apprentis de petites villes de travailler en villes importantes, étant données aussi les pertes certainement appréciables, le recrutement était précaire dans ces villes importantes, et insuffisant dans les autres. On ne saurait voir là, l'indice d'une vie professionnelle intense ou prospère.

Voici les noms de ces apprentis, à la suite des noms de leurs maîtres respectifs :

Devandenesse, apothicaire : 22 mars 1722. — Jaunard, apprenti, né à Langres, âgé d'environ 16 à 17 ans, sur la fin de son apprentissage.

Fabry, apothicaire : 22 avril 1722. — Jean-François Pieau, né à Champlitte, âgé d'environ 17 à 18 ans[1].

. . . .

Milsand, apothicaire : 6 février 1742. — Jean Gruyère, apprenti, né à Dijon, fils du sieur Gruyère, bourgeois de Chanseau (Chanceaux).

Milsand, apothicaire : 3 juin 1743. — Louis Lescot, apprenti, fils d'Antoine Lescot, maître de danse à Chalon.

Milsand, apothicaire : 15 juin 1750. — Pernin, apprenti, né à Chalon.

Milsand, apothicaire : 1er septembre 1759. — Joseph Luquet, apprenti.

Milsand, apothicaire : 1er octobre 1763. — Mathieu Liégeard, apprenti, fils du sr Jean Liégeard, marchand-orfèvre en cette ville.

Maufoux, apothicaire : 2 janvier 1764. — Pierre Darentière, apprenti, fils du sr Darentière, marchand-épicier en cette ville.

Bernard, apothicaire : 11 janvier 1764. — Claude Jacob, apprenti, fils du sr Jacob, procureur à Bèze.

Milsand, père, apothicaire : 12 décembre 1768. — Antoine Gautier, apprenti, fils du sieur Pierre-François Gautier, bourgeois à Dole.

Bernard : 12 décembre 1768. — André Pallereau, apprenti, fils du sr Pallereau, bourgeois à Dijon.

Milsand, fils, apothicaire : 12 décembre 1768. — Philibert Bigueur, apprenti, fils du sr Bigueur, marchand à Chalon.

Auprêtre, apothicaire : 12 janvier 1769. — Louis Tevenot, apprenti, fils du sr Tevenot, bourgeois à Langres.

Auprêtre, apothicaire : 20 janvier 1772. — Bernard Petitot, apprenti, fils du sieur Petitot, marchand à Langres.

Auprêtre, apothicaire : 1er juin 1775. — Benoît Maret, apprenti, de Bretenières.

Auprêtre, apothicaire : 17 décembre 1776. — Louis Caillet, apprenti, fils du sr Caillet, professeur au collège.

Tartelin, apothicaire : 25 novembre 1790. — Lecœur, apprenti, de Saulieu.

---

(1) Les apothicaires Piron père et fils, Derequeleine, Petit, Villemin, Armedey, Auprêtre et Poissonnier, n'avaient, en 1722, « ny garçon aprantifs ou pensionaires », (Arch. de Dijon, H, 59).

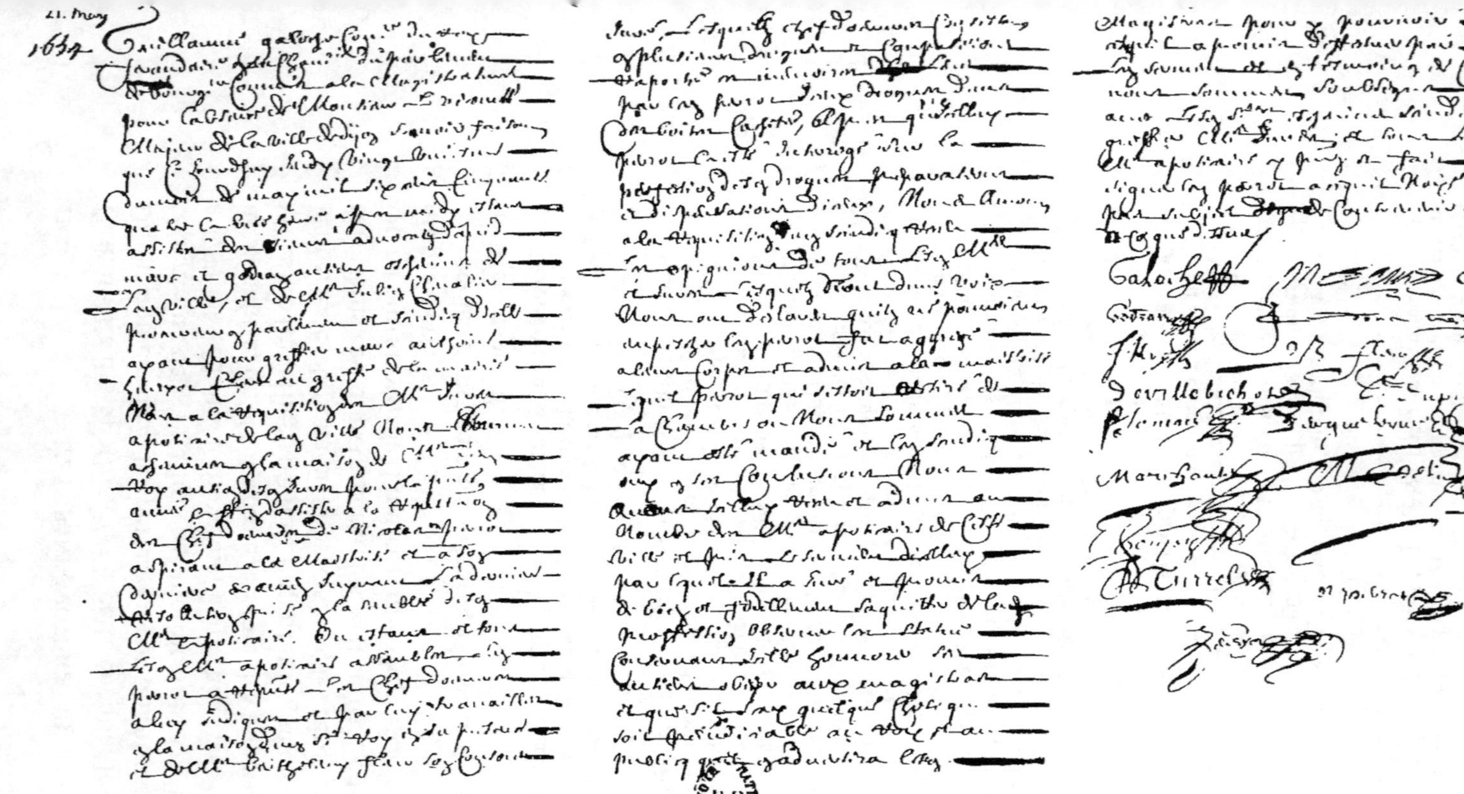

Planche XVI. — Dijon (xviie siècle). — Lettres de Maîtrise de l'apothicaire Nicolas Perrot, 1654
avec les signatures de : Galoche, David, Marc, Godran, anciens échevins ; J. Chevalier, procureur-syndic ; J. Roy, B. Fleur, jurés apothicaires ; (J.) Devillebichot,
S. Dupré, P. Jomard, (N.) Derequeleyne, Marchant, M. Petit, J.-B. Goujon (père), J.-B. Turrel, maîtres apothicaires ; N. Perrot, nouveau maître ; (M.-A.) Henryot,
secrétaire. — (Voir page 425).

Nous avons reconstitué partiellement les dossiers de nombre d'aspirants dijonnais, dossiers que nous reproduirons ultérieurement, à l'exception, toutefois, des quelques pièces données, ici, à titre d'exemples.

La première est une lettre de maîtrise du xviie siècle (planche XVI), où l'on remarquera les signatures des apothicaires dijonnais en 1654.

Les documents suivants ont rapport à la réception, au xviiie siècle, de l'apothicaire Milsand. A part la description minutieuse du cérémonial et du serment, alors en usage, l'une d'elles emprunte un caractère général à la discussion survenue entre la mairie et les apothicaires. Nous le savons, les apothicaires subissaient leurs examens dans la maison de l'un de leurs jurés, sous la présidence du maïeur et des échevins; mais, en 1730, les médecins ayant été contraints, par arrêt du Parlement[1], à soutenir une thèse publique dans une des salles de l'Hôtel de Ville, la Chambre crut devoir obliger les apothicaires à venir, à leur tour, passer leurs examens à la mairie. Tel est l'objet de l'incident survenu à l'occasion du troisième examen de Milsand. Le Parlement fut saisi de l'affaire, et, par son arrêt du 2 juin 1731, donna raison à la Ville. A partir de cette date, les apothicaires subissent, en effet, leurs examens à l'Hôtel de Ville.

JEAN-BAPTISTE MILSAND, M[c] 1731.

Premier examen[2] sur les principes de la pharmacie. — 27 nov. 1730.

« Messieurs Perrin et Potier, eschevins, ont dit : qu'en conséquence de la députation faite de leurs personnes avec le procureur-sindic et le secrétaire, pour assister et présider au premier examen d'un aspirant apotiquaire, ils se rendirent en robes noires, à l'hôtel de ville, lundy dernier 27 du présent mois, sur l'heure d'une après midy ou peu après. Les sieurs Auprêtre et Poissonnier, maîtres apotiquaires, en habits et manteaux noirs, vinrent les inviter, en qualité de députés de leur communauté, de venir audit examen en la maison du sieur Piron, leur sindic, où l'assemblée les attendoit; qu'ils y allèrent précédés de deux sergents de la mairie portant les hallebardes, suivis desdits sieurs Auprêtre et Poissonnier; qu'estant arrivé à la porte de la maison, deux autres maîtres apotiquaires, avec l'aspirant, seroient venus au devant d'eux les recevoir et les inviter d'entrer et les avoient conduis dans une chambre où ils avoient trouvé les sieurs Liébault et Perrot, méde-

---

(1) Arch. de Dijon, B, 366, fol. 51.
(2) Arch. de Dijon, B, 365, fol. 363.

cins, aussi en robes, et les autres maîtres apotiquaires, qui les avoient salués
et invités de prendre séance dans un fauteuil et chaises de tapisserie mise
à l'entour d'une table ; ce qu'ayant fait sçavoir, ledit sieur Perrin, représentant Monsieur le Vicomte-Mayeur, dans un fauteuil, les sieurs Potier,
procureur-sindic, et secrétaire, sur des chaizes à la droitte, les sieurs Liébault et Perrot, médecins, à la gauche, et à la suitte les maîtres apotiquaires.
Les choses ainsy disposées, ils auroient dit de faire entrer l'aspirant que le
sieur Poissonnier, dernier maître reçu, a été avertir dans une chambre voisine, qu'il a fait entrer, le sieur Poissonnier ayant repris séance, l'aspirant
debout.

« L'aspirant a commencé par faire compliment à Messieurs les magistrats
et ensuitte un discours sur le mérite de la profession d'apotiquaire et des
qualités, services et dispositions qu'il y faloit aporter. Ensuitte a été interrogé sur les principes de la profession, à commencer par le sieur Poissonnier, dernier maître reçu, qui a fait compliment à Messieurs de Ville, et
après par tous les autres maîtres apotiquaires ; quoy fait, ledit aspirant
s'étant retiré, ledit sieur Perrin ayant pris les suffrages, lesdits sieurs Liébault et Perrot, médecins, et les maîtres apotiquaires, qui ont tous déclarés
que l'aspirant a répondu pertinament sur tous leurs interrogats et qu'ils en
sont contents, qu'ils connoissent l'aspirant pour l'avoir vû longtemps travailler dans la boutique de fut sieur Devandenesse, l'un d'eux qui, de son
vivant, leur avoit proposé ledit aspirant et leur avoit assuré estre un bon
sujet, que cette recommandation de leur confrère, qui a sceu mériter leur
estime et confience et du publicq, se trouve en effet bien ratifiée par les
bonnes qualités de l'aspirant et la satisfaction qu'il vient de leur donner
dans cet examen, qui les portoit à consentir, comme ils l'ont déclarés, que
les intersistes des autres examens luy fussent avancés, eu égard que ledit
aspirant payant un gros loyer en cette ville, cela le consommoit en frais,
tandis qu'il ne fait rien de la profession, que les pratiques se perdent et les
drogues de la profession qui sont dans la boutique pendant ce temps se
peuvent gaster.

« Sur lesquelles remontrances et consentement, il avoit été réglé et déclaré
à l'aspirant que son second examen seroit sur les drogues, au 28 décembre
prochain, auquel jour il promis se représenter pardevant messieurs à la
même assemblée, ensuitte nous lui avons levé la scéance et avons été recon-
duits par tous messieurs les médecins, apotiquaires et l'aspirant, et ensuitte
revenus à l'hôtel de ville, de tout quoy ils font raport dont la Chambre a
donné acte et remercié messieurs d'avoir fait cette commission ».

Deuxième examen sur la connaissance des drogues[1]. — 28 décembre 1730.

Même cérémonial qu'au précédent. — « .... les maîtres apotiquaires.... ont
interrogé l'aspirant sur la connoissance, qualité et effet des drogues.... et....
luy ont présenté, les uns après les autres, chacun plusieurs et différentes
drogues servant à la profession et qu'ils avoient aportée dans des boëttes,
que ledit aspirant a parfaitement connu et déclaré leur propriété et effet, et
l'usage auquel elles étoient propres ; lequel examen a duré près de deux
heures, en présence des sieurs Liébault et Perrot, médecins ; ce fait, l'aspirant s'étant retiré, tous les maîtres ont dit estre content dudit aspirant et
qu'il a comme eux une connaissance parfaite de toutes les drogues de leur

---

(1) Arch. de Dijon, B, 365, fol. 391.

profession, sur lesquelles il a bien répondu. Ensuite a été avec eux et lesdits sieurs médecins avisé sur le troisième examen.... qui.... doit être sur l'examen des plantes, mais, comme dans cette saison il n'i en a point et qu'on ne peut en avoir que dans le commencement du mois d'avril prochain, ils vouloient bien, en faveur de l'aspirant et ne luy point faire perdre de temps, luy donner pour 3me examen la composition interne, qui ce doit faire suivant leurs statuts en leur présence, par l'aspirant dans la boutique du plus ancien d'eux, en attendant le temps des plantes ; ce qu'ayant été jugé convenable par lesdits sieurs médecins, l'aspirant étant rentré, luy a été déclaré par ledit sieur Perrin qu'il feroit pour troisième examen une composition interne, en présence des maîtres, et dans la boutique du sieur Piron l'un d'eux en présence des autres, en attendant que le printemps ne le mette dans le pouvoir de subir celui des plantes ; ce qu'il a promis de faire et a remercié tous messieurs et l'assemblée qui s'est levée.... ».

Incident[1]. — 15 et 16 mai 1731.

« Cejourd'huy 15 may 1731, jour indiqué à Jean-Batiste Milsand, aspirant en pharmacie, pour subir son examen sur la connoissance des plantes suivant la coutume ordinaire, chez l'ancien juré de la communauté des maîtres apothicaires,

« Messieurs les magistrats aiant été invitez par ledit aspirant, suivant qu'il est porté par les statuts, de vouloir bien se donner la peine d'y assister, comme ils avoient fait jusqu'ici, ont fait réponse audit aspirant que Messieurs les médecins venant d'être condamnez par arrêt du Parlement de venir soutenir thèze pour dernier acte de leur réception à l'hôtel de ville, les maîtres apothicaires, en conséquence, devoient aussi venir à l'hôtel de ville pour y examiner leur aspirant.

« Ce qui ayant été raporté par ledit Milsand aux sieurs Piron et Armedey, tous deux jurez de la communauté, ils se seroient tous les deux transportés à l'hôtel de ville et, fondez sur l'ancien usage de leurs statuts, homologuez d'ailleurs à ladite Chambre, auroient fait leurs très humbles remontrances, et suplié la Chambre de vouloir suivre la coutume ordinaire qui se pratiquoit depuis environ cent ans, établie par Messieurs les maires et échevins antérieurs.

« A quoi la Chambre n'ayant aucun égard, auroit enjoint au Sr procureursindic de présenter une requête à Messieurs du Parlement tendante à ce qu'il plût à la Cour assujettir les aspirans en pharmacie, aussi bien que Messieurs les médecins, à subir leurs examens publiquement à l'hôtel de ville, à quoi la communauté aiant répondu par requête, et le tout aiant été communiqué à Monsieur le Procureur général, lequel aiant donné ses conclusions.... ».

Arrêt du Parlement[2]. — 2 juin 1731.

« La Cour, sans s'arrester à la requeste[3] des maistres apotiquaires, du 16 du mois de mai dernier, a ordonné.... que les examens des aspirans à la profession d'apotiquaire seront faits en présence des maire et échevins de

---

(1) Arch. de Dijon, G, 6.

(2) *Ibid.*, G, 50.

(3) Cette requête tendait, à titre de transaction, à obtenir « que les examens et épreuves » aient lieu en « une salle commune dans le couvent des Jacobins ou Cordeliers », salle que les apothicaires proposaient d'amodier incessamment.

cette ville, à l'hôtel de la ditte ville, où les maistres apotiquaires seront tenus de se trouver avec deux médecins, pour y être lesdits aspirans par eux interrogés et examinés, et seront pareillement tenus lesdits aspirans de faire leurs épreuves et la composition des drogues audit hôtel de ville, si besoin est.... ».

Dernier examen et Réception [1]. — 19 juin 1731.

« .... Messieurs ont été invités de la part du sieur Milsan.... par deux maîtres apotiquaires, en habit et manteau noir et collet, à l'hôtel et personne de Monsieur le vicomte-mayeur, qui leurs a accordé.... de venir prendre leurs séances en la grande salle d'audiance, dans laquelle il a fait aporter, sur le bureau qui est au bas du Parquet, ses compositions et les drogues semblables à celles qui ont servy aux dispensations d'icelles qui composent ses chef-d'œuvre tant internes qu'externes, Et pour estre présent et présider à son dernier examen qui doit luy estre fait sur la connaissance des plantes, par les apotiquaires de cette ville, et en présence de deux des sieurs médecins du Collège de cette ville qui s'y sont rendus, revêtus de leurs robes, Et les sieurs apotiquaires en habit et manteau noir et collet....

« Monsieur Joly, en absence de Monsieur le vicomte-mayeur, comme premier eschevin, ayant pris place au siège de Monditsieur le vicomte-mayeur, Et les sieurs.... eschevins dans leurs ordres sur les bans, de part et d'autre du Parquet, le procureur sindic et le secrétaire dans leurs places ordinaires, Les sieurs Liébaut et Perreault, médecins, ont siégés du consentement de Messieurs sur le ban au bout du Parquet faisant face au siège de Monsieur le vicomte-mayeur ; devant eux une table, sur laquelle estoient les drogues et plantes sur lesquelles l'aspirant doit estre interrogé, Et aux deux costés de cette table les maîtres apotiquaires au nombre de quatre sur des chaizes. Les choses ainsi disposées, ledit sieur Milsan, aspirant, entré en habit noir, manteau et collet, et chapeau bas, s'étant aproché près desdits sieurs apotiquaires, à costé du Parquet, Il a fait un discours en latin sur le sujet de son examen et des différentes plantes qui en sont l'objet ; ensuitte, ayant été interrogé sur la connoissance des plantes et y ayant répondu à la satisfaction des maîtres apotiquaires, en présences desdits sieurs médecins, a esté à l'instant procédé à la reconnoissance des chef-d'œuvres, et à la méthode qu'il a employé à leurs compositions. Le tout ayant esté trouvé exécuté suivant les principes de l'art et de bonne consistance, tant de la part desdits maîtres apotiquaires que des sieurs médecins....

« Les sieurs apotiquaires, ayant invité ledit Milsan de se retirer dans la première salle, ont dit estre trez content des responses dudit Milsan, et de ces compositions, qu'ils l'estiment trez capable d'exercer la profession...., qu'ils l'agréent et l'acceptent comme confrère, aux conditions (énoncées plus loin)....

« Ensuitte lesdits sieurs médecins ont dit : que dans les réponses dudit Milsan, à tous les interrogats qui luy ont été fait par les M^cs apotiquaires, ils ont reconnu que ledit Milsan a toute la science et l'expérience d'un bon apotiquaire, que ses compositions sont bonnes et loyallement faites et dans les règles, qu'ils estiment qu'il est de l'avantage pour le service publicq de le recevoir, pour en exercer la profession.

« Ensuitte, Messieurs (les échevins), s'étans levés et pris les opinions,

---

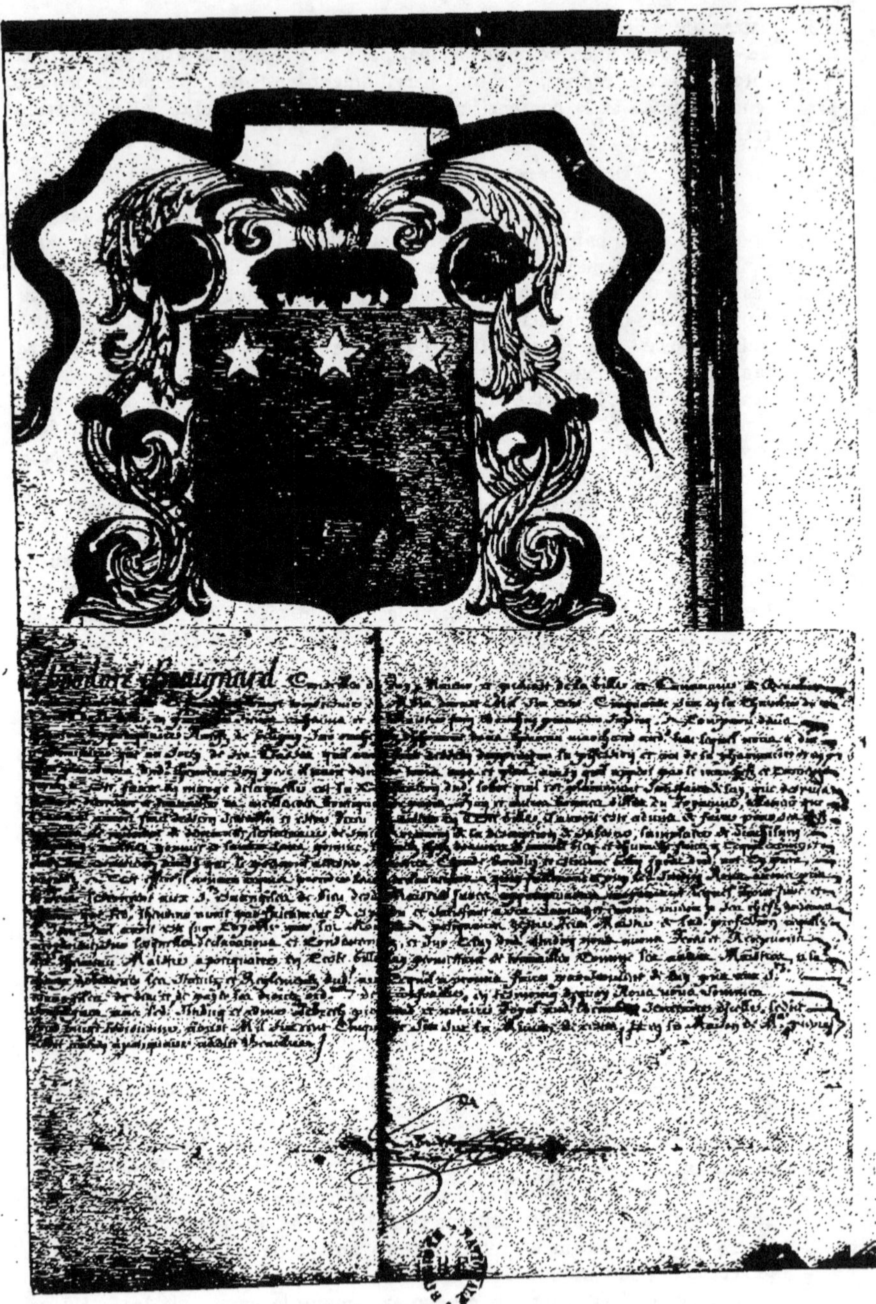

Planche XVII. — BEAUNE (XVIIe siècle).

Lettres de Maîtrise et armoiries de l'apothicaire DENIS THEUREAU, 1656.

(Voir page 429).

ledit sieur Milsan étant rentré par ordonnance de la Chambre, M. Joly, premier échevin, luy a prononcé sa réception, en qualité de Mᵉ apotiquaire en cette ville, pour en exercer la profession aux conditions : de suivre et exécuter les statuts de la communauté ; de s'obliger à payer le droit d'icelle et sa part et portion des dettes et charges d'icelle, payer son droit d'habitantage et ouverture de boutique au receveur de la ville, de rendre les services à l'hôpital pendant le cours d'une année à compter de ce jour ; porter honneur et respect à Messieurs les magistrats, et que s'il apprent quelque chose de contraire aux interrêts du Roy et de la Ville d'en donner avis.... à Messieurs.... ; au surplus, de porter honneur et respect à ses anciens et confrères.

« Ce qu'il a promis et juré à l'instant, levant la main, par serment qu'il a à l'instant presté par devant ledit sieur Joly.... ».

Information des vie, mœurs, âge et religion [1]. — 22 septembre 1731.

« Information faitte cejourd'huy...., par nous, eschevin de la ville de Dijon, commissaire cette part, à requeste du procureur-sindic...., des vie, mœurs, âge, religion catholique, apostolique et romaine, de Jean-Baptiste Milsant, apotiquaire, natif de Chalon-sur-Saône, fils de Jean Milsant, orfèvre audit lieu, âgé de vingt-sept ans, aspirant à estre reçû au nombre des habitans de cette ville....

« Premièrement, le sieur Jean-Baptiste Piron, Mᶜ apotiquaire en cette ville, âgé de quarente-cinq ans, le serment de luy pris de dire vérité...., dépose qu'il connoit ledit Jean-Baptiste Milsant pour estre de bonne vie et mœurs, professant la religion catholique, apostolique et romaine, qu'il est natif de Chalon-sur-Saône, et qu'il est très honeste homme.... ».

Jean Liégeard, orfèvre à Dijon, dépose de même, etc.

Milsand prête ensuite serment, et est reçu habitant de la ville [2].

IV. *Réception des maîtres apothicaires dans les autres villes jurées.* — Les choses se passaient de façon fort analogue dans les autres villes de la province. Le cérémonial, en général, était moins compliqué, mais les incidents étaient tout aussi nombreux. De ces nombreuses réceptions d'apothicaires bourguignons, nous reproduirons ici, en premier lieu, une lettre de maîtrise d'un apothicaire de Beaune, en 1656 (Planche XVII), et en second lieu la pièce suivante [3], où l'on pourra suivre les mœurs de certains membres de la municipalité d'Autun.

PIERRE DUBLED, Mᵉ 1671.

Autun. — « Le sieur Patriarche (premier échevin), a remonstré que le 5ᵐᵉ du present mois (octobre 1671), ayant esté requis de la part de Pierre Dubled, aspirant en pharmacie, de venir presider dans l'assemblée des

---

(1) Arch. de Dijon, G, 123.
(2) *Ibid.*, B, 366, fol. 189 v°.
(3) Arch. d'Autun, délib. municip., vol. XXIX, fol. 16 et suiv.

maistres apoticaires de cete ville, pour luy donner acte de la demonstration des drogues qui entrent dans la composition de la piece de chef-d'œuvre qui luy avoit esté donnée pour parvenir à la maîtrise ; au mesme instant, il se seroit transporté dans la maison de Mre Hubert Dubled, l'un des jurés desdits maistres apoticaires, où l'assemblée avoit esté indicte, et, ayant aperceû que les scindics estoient absents, il dit audit Dubled, aspirant, d'aller advertir M^tre Estienne Boussard (avocat et l'un des procureurs syndics) pour estre present audit acte, ce que ledit Dubled ayant fait et luy ayant rappourté que ledit M^tre Estienne Boussard n'estoit point dans son domicille, il enoncera dans le procès-verbal de la demonstration des drogues qu'elle avoit esté faite en la presence dudit M^tre Estienne Boussard, sindic, dans la pensée qu'il ne feroit point de difficulté de signer ledit acte, attendu que ledit Dubled est son cousin germain, et la civilité qu'on luy avoit faite de l'envoyer inviter de s'y treuver.

« Après quoy, ledit Sr Patriarche estant sorty de ladite assemblée et ayant fait rencontre dudit M^tre Estienne Boussard, soubs la porte des Bans de cete ville, il luy dit qu'il venoit de donner acte à son parent de la demonstration de ses drogues, et qu'il avoit enoncé dans le verbal que cete demonstration avoit esté faite en sa presence ; à quoy ledit M^tre Estienne Boussard fit reponse avec emportement, qu'il desavouoit tout ce qui avoit esté fait en son absence, et qu'il feroit annuler ledit acte, ce qui obligea ledit Sr Patriarche de luy repartir que sa presence n'estoit point necessaire audit acte, et puisqu'il reconnoissoit si mal la civilité qu'il luy avoit faite de l'envoyer inviter de s'y treuver, il alloit raturé dans ledit verbal qu'il avoit esté dressé en sa presence ; et, à cet effect, le Sr Patriarche estant retourné sur ses pas, et ayant esté arresté au milieu de la grande rüe, par M^tre Pierre Pillot (chirurgien), avec lequel il parla quelque temps, ils furent abordés par ledit M^tre Estienne Boussard, lequel, sans se decouvrir, addressa sa parolle audit Sr Patriarche, et luy presentant un imprimé (qu'il disoit estre le reglement des M^tres appoticaires) luy dit qu'il apprisse une autre fois sa leçon ; et comme le Sr Patriarche l'en menace de faire plainte à la Chambre de son insulte, ledit M^tre Estienne Boussard en le quittant luy dit : « Mogrebleu de l'asne » ; laquelle injure ledit Sr Patriarche auroit dissimulée, si elle luy avoit étée faite comme personne privée, mais comme elle a étée faite au mespris de la qualité de premier eschevin, qu'il a l'honneur de porter, il a crû être obligé d'en faire plainte et d'en demander justice à la Chambre, jurant et affirmant par serment que ladite insulte luy a esté veritablement faite… .

« Le dit Boussard a dict que pour ce qui est du premier chef, touchant ledit Dubled, aspirant en pharmacie, qu'il est veritable qu'iceluy s'estant presenté pour estre receû audit art d'appoticaire, n'ayant faict ce qu'il debvoit et ce qui est porté par le reglement desdits appoticaires, article premier, qui porte que tous aspirant audit art sont obligés de se presenter, lorsqu'ilz desireront se faire recepvoir maistre, d'estre interrogé par les deux maistres jurés de l'année, en presence de mons^r le vierg, en son absence, d'un des sieurs eschevins et du scindicq ; ce que ledit Dubled n'ayant faict d'advertir ledit Boussard, iceluy ayant treuvé le sieur Patriarche sur le theureau et au devant la boucherie, il fut obligé de luy dire que l'acte par luy dressé ne pouvoit subsister, puisqu'il n'avoit esté appellé à iceluy, ny present, et que il demandoit que son nom fût rayé et que pour faire qu'il estoit necessaire audit acte qu'il recourt au reglement desdits appoticaires, lequel ayant monstré audit sieur Patriarche, dans la grandrue, dict qu'il n'estoit obligé ny mesme que ledit Boussard fut present ; ne luy ayant dict autres parolles, partant (et par suite) pour ce chef soubstient que l'article doibt estre rayé sur le livre de la Chambre, en ce qu'il n'a fait que son debvoir...»

Finalement, les choses s'envenimèrent des autres dissensions entre échevins et procureurs-syndics[1] et la Chambre de Ville, complétée des anciens viergs, fut appelée à départager les torts. Boussard fut condamné à faire réparation, les syndics furent suspendus, et la tranquillité municipale rétablie après plusieurs mois de conflits.

---

(1) Les procureurs-syndics n'assistaient pas aux délibérations de la Chambre, sauf pour faire leurs réquisitions et donner leurs conclusions, après quoi ils se retiraient. Mais, la tolérance aidant, ils avaient vu leur présence régulièrement acceptée, ce dont ils n'avaient pas tardé d'abuser, en trahissant le secret des délibérations, etc. — Voir note 3, p. 215.

CHAPITRE XI

Les Communautés d'Apothicaires au XVIIIᵉ siècle
(1700-1789)

État de la Pharmacie à Beaune et à Dijon, au début du xviiiᵉ siècle. — Causes
de décadence des communautés d'Apothicaires. — Statuts de Dijon, 1734
et 1767. — Un mémoire de l'apothicaire Piron.
Les Finances communes : Dépenses, Emprunts, Recettes, Comptabilité. —
Pharmacopée-catalogue de Dijon. — Statistique des Apothicaires dans les
principales villes, de 1630 à 1789.

Au début du xviiiᵉ siècle, il paraît facile, au premier coup d'œil, de connaître l'état de la pharmacie en Bourgogne à la seule lecture des documents concernant la situation des commerçants devant l'impôt.

Toute levée d'impôt comportait au préalable une estimation de la faculté pécuniaire des imposés, estimation élastique, basée sur des enquêtes, où généralement les communautés intéressées étaient appelées à donner leur avis[1].

·Ces avis, on le conçoit, tendaient à rejeter sur le voisin ou sur d'autres, la plus lourde charge de l'impôt ; aussi était-ce à qui saurait mieux crier misère en gémissant sur les malheurs des temps.

C'est pourquoi nous devons envisager ces « états » officiels, avec un optimisme suffisant pour ramener les choses à un point raisonnable.

---

(1) Ordonnance de l'intendant, du 19 juillet 1704. (Arch. de Dijon, G, 81). — En 1725, la communauté des maîtres apothicaires fut même condamnée à 10 l. d'amende pour n'avoir pas fourni, dans les délais voulus, les listes et renseignements demandés à ce sujet. (Arch. de Dijon, G, 201, 10 novembre).

A Beaune, par exemple, l' « Estat de la pharmacie[1] » révèle qu'au début du xviiie siècle, « il n'y a que six maîtres seulement et une veuve », soit en tout sept boutiques d'apothicaires, « quoy que ce nombre ayt esté autrefois plus grand ».

Nous savons[2] en effet qu'au xviie siècle, le maximum atteint était de onze apothicaires, avec cette remarque toutefois que la moyenne était de sept, soit exactement le chiffre de « l'estat ». On ne saurait donc conclure, dans ce cas, à une situation précaire, pas plus d'ailleurs qu'à une situation prospère.

La discussion de ces chiffres, exposée ici à l'occasion, permet d'établir les parts d'exagération et de vérité renfermées dans ces documents, et l'appréciation qui, à première vue, eût pu être trop découragée, en sera plus favorable. Ceci posé, nous reproduisons d'autres passages intéressants de :

« *Estat de la pharmacie pour la Ville de Beaune.*

« .... l'abus qui c'est glissé dans cest art, despuis quelques années, a faict que plusieurs personnes de toute qualité et condition en ont corrompu la beauté et l'utilité, l'ayant exercé sans connoissance de cause, au préjudice des statutz..., ce qui est en partie la cause qu'ilz ne font presque rien dans les maisons des particuliers, et seront bientôt réduits à fermer, par ce moien, leurs boutiques, pour se mesler de quelques trafictz, affin de pouvoir subsister et payer les charges à quoy ilz sont obligés dans la communauté ».

Chirurgiens. — « Mais de plus : les chyrurgiens de la campagne, qui n'ont aucun droit d'exercer la pharmacie dans le ressort du Bailliage, comme il leur est deffendu aussy bien qu'à ceux de la ville, suyvant les statutz..., et mesme suyvant les arrestz rendus depuis peu audit Parlement contre des chyrurgiens et marchands, ne laissent point cependant d'en faire l'exercice, et donnent plus de remedes purgatifs au dehors, que ne font lesditz app[res], dont la profession sera bientost destruitte par cet abus ».

Apprentis. — « Aussy il ne c'est faict, despuis dix années, que trois apprentifs dans la ville de Beaune, dont deux sont estrangers et ne demeurent point dans la ville, à cause des abus qui s'y commettent et le peu de proffict que l'on faict dans cette profession, qui est dans le dernier mespris...

« Lesditz apprentifz suivant... nos statutz sont obligés... de mettre dans la boiste commune desditz app[res], une somme de douze livres, pour estre employée aux serviteurs pharmaciens passans et nécessiteux....

« Il ne c'y faict point de festins que celuy que l'aspirant donne volontairement dans son acte d'herborisation à la campagne, où les maistres sont obligés d'assister, pour connoistre si ledit aspirant est bien versé dans la connoissance des simples,... et au retour de l'herborisation, s'il veut, sans que l'on n'exige rien de luy ».

---

(1) Arch. de Beaune, carton 3, cote 47.
(2) A. BAUDOT, Le Livre d'or des Apothicaires de Beaune. (*Bulletin de la Société des Pharmaciens de la Côte-d'Or,* n° 22, p. 68).

Visites. — « Et quoy qu'il soit porté par... les statutz... qu'il se doibt faire une visite par an, en présence du magistrat et d'un médecin, pour reconnoistre si les médicamens sont de bonne qualité, et les compositions bien faittes, il ne s'en est point faicte, attandu que les magistrats et les médecins sont assez persuadés de la suffisance et capacité des maitres, qui en ont donné des marques publiques par des examens très rigoureux et des chefz-d'œuvre considerables ; laquelle visitte se doibt faire sans frais ».

Frais et festins de réception. — « Et au surplus de ce qui est contenu dans l'édit de Sa Majesté et dans la lettre de Monseigneur l'intendant, la vérité est que l'on ne paye quoy que ce soit pour l'assistance des maistres et jurés de la profession, à la réception des aspirants ny autrement ;..... rien aux magistratz qui ont assisté, tant aux examens qu'à la réception ; sinon au greffier de la Chambre, auquel l'aspirant paye ce qu'il veult pour l'expedition de sa lettre de maîtrize. L'aspirant ne faict point de festin, si ce n'est qu'après la réception, Il luy est permis, s'il le veult, de donner une beuvette aux maistres à sa discretion ».

Etat de l'apothicairie à Dijon en 1711, fourni par les jurés[1].

« Les maîtres apoticaires de la ville de Dijon sont au nombre de six maîtres et de deux veuves tenant boutique ouverte, (et payant respectivement d'impôt) scavoir :

15 livres	Mr Piron,	rue du bas du Bourg ;
15 —	Mr Derequeleyne,	place Saint-Jean ;
15 —	Mr Devandenesse,	rue Vannerie ;
Pauvre	Mr Armedey,	rue de la Magdelaine ;
15 —	Mr Petit,	rue Coin du Miroir ;
6 —	Mr Villemin,	rue Saint-Nicolas ;
5 —	Mlle Monin Vve,	rue au dessus du Bourg ;
5 —	Mlle Persenet Vve,	rue derrier Notre Dame.

.....Il est à remarquer que leur profession est entierement abismée par les chirurgiens qui fournissent des remedes, les espiciers qui en vendent, les sœurs dévotes et communautés religieuses qui en distribuent, et enfin par chaque particulier[2] qui fait chez luy ses médicaments ».

En admettant même la situation moins mauvaise que ces pièces ne le laissent supposer, il faut néanmoins se rendre à cette évidence : les apothicaires ne progressent plus et déjà commencent à décroître. Telle est la caractéristique de cette étude sur les communautés d'apothicaires au XVIIIe siècle.

Déjà, les dernières luttes d'influence et d'intérêt nous avaient montré l'apothicaire succombant presque chaque fois et abandonnant une à une ses anciennes conquêtes. Trop préoccupé de ses intérêts immédiats et trop désintéressé du travail

---

(1) Arch. de Dijon, G,. 81.

(2) A Autun, les choses se passaient de même. Voir à ce sujet ce qui concerne : L'onguent de famille, le remède à appliquer à un foudroyé, la guérison de la jaunisse en avalant sa salive, dans : La Société d'Autun au milieu du XVIIIe siècle, d'après les mémoires de J.-M. CROMMELIN. (*Mém. de la Société Éduenne,* t. VI).

effectif, il va désormais, toujours diminué de nombre et inconscient de l'avenir, jusqu'à cette révolution scientifique qui renouvellera la pharmacie et fera de l'apothicaire vieilli le pharmacien moderne.

Dans ces communautés si étroitement rétrécies, nous pourrons cependant signaler plus loin quelques grandes figures. Elles viendront attester que si le système était usé, les hommes par contre avaient senti croître en eux la valeur professionnelle de leurs prédécesseurs. Elles affirmeront en même temps que l'indépendance personnelle pourra désormais librement assurer l'avenir de la pharmacie. Les excès du groupement corporatif vont faire place aux avantages d'un individualisme de fraîche date, mais qui comportera, lui aussi, ses excès.

Cherchons maintenant les causes de ces modifications ou plutôt de cette transformation. Elles sont de plusieurs sortes, les unes générales, les autres particulières, les unes extérieures, les autres intérieures.

Parmi les causes générales, la plus importante résulte sans contredit de l'absorption de tous les pouvoirs publics par l'autorité royale. Le régime absolu, en effet, atteint à ce moment son apogée, ne laissant plus aux municipalités qu'une étiquette,. et à un Parlement, jadis de si grande influence, quelques restes seulement de son ancienne autorité. Devant cette unification générale, les groupements particuliers grands et petits s'annihilent, et, parmi eux, la communauté d'apothicaires, l'un des moindres quant au nombre.

Une autre cause générale fut cette nouvelle phase de la civilisation où les forces destructives paraissent moins tangibles et moins immédiates, où l'individu, grandi moralement, se croit assez fort pour affronter seul la lutte pour l'existence, et, dans cette idée, se débarrasse de tous les liens qui enserrent son indépendance. Cette cause a déjà transformé, au XVIIe siècle, l'esprit corporatif professionnel, ou corporation, en simple union d'intérêts, la communauté. Au XVIIIe siècle, elle complète son œuvre en détruisant cette fois la communauté.

Parmi les causes particulières, les unes sont d'ordre extérieur relativement au groupement des apothicaires. Dans de précédents chapitres, nous les avons montrées en action dans

une lutte incessante contre l'accaparement du remède par les
apothicaires, rivalités qui furent impuissantes contre la forte
corporation des xviᵉ et xviiᵉ siècles, mais qui, plus tard,
devaient être victorieuses de la communauté affaiblie du
xviiiᵉ, rivalités que nous avons pu spécialiser dans les rapports réciproques de plusieurs groupes principaux : les métiers,
les professions médicales, les irréguliers.

Dans les métiers, où à ce point de vue l'épicier domine, un
modus vivendi avait été établi par le règlement de 1666, qui
avait créé une sorte de paix officielle entre épiciers victorieux
et apothicaires vaincus, et, sauf quelques discussions, les uns
et les autres semblent avoir, dans la suite, accepté les principales conséquences de cette réglementation.

Dans les professions médicales, le concordat de 1656 avait
scellé, au détriment des revendications de l'apothicaire,
l'alliance de ce dernier et du médecin contre le chirurgien.
La rivalité entre les deux nouveaux alliés cessait de ce fait ;
par contre s'augmentait la rivalité du chirurgien et de l'apothicaire, rivalité que nous allons joindre à celle des irréguliers, et dont nous chercherons la cause à l'intérieur même
de la communauté d'apothicaires.

La communauté renfermait-elle donc, en son intérieur, des
causes de décadence et de disparition ? Les chiffres en apportent la preuve : nombreux au xviᵉ siècle, les apothicaires
voient leur nombre diminuer au xviiᵉ, pour se réduire, au
xviiiᵉ, à n'être plus que la moitié, et même le tiers de ce qu'il
était deux cents ans plus tôt. Ajoutons que l'apothicaire avait
disparu de quantité de petites villes, où l'on en trouvait auparavant un ou plusieurs. Ceci surtout est caractéristique, car si,
dans la capitale de la province, la population décroissait en
raison de sa diminution d'influence, au profit de la capitale
grandissante du royaume, les petites villes échappaient à ce
dépeuplement et, en conséquence, auraient dû conserver
leurs apothicaires.

Pourquoi, alors, cette diminution du nombre de ces derniers ? Nous en avons assez suivi les raisons intéressées, et
nous répondrons simplement : le recrutement était insuffisant
parce que son mode était défectueux. Cette défectuosité résul-
tait de la composition du jury d'examen, formé, nous le

savons, de trois éléments : la municipalité, les médecins, les apothicaires, trois éléments dont le dernier seulement était actif, les deux autres ne réalisant qu'une sorte de contrôle passif, alors que tous trois également, auraient dû coopérer à un résultat unique.

La municipalité, représentant le public, était composée de membres inaptes au point de vue médical et professionnel.

Les médecins, chargés de représenter la culture plus intense de l'intellectualité et de la moralité pharmaceutiques, dédaignaient trop la pharmacie, pour être conscients de cette science raisonnée des remèdes et de la sincérité nécessaire à leur préparation, et, lorsqu'ils ne se désintéressaient pas complètement des examens[1], ils n'intervenaient que pour ressusciter quelque antique querelle de suprématie, et ramener l'apothicaire au rôle de ministre soumis du médecin.

Les troisièmes examinateurs, les apothicaires, étaient partie dans le jugement, et ne pouvaient laisser espérer une solution désintéressée.

Cette situation, parfaite dans son ensemble, mais défectueuse dans son application, semble, dès l'abord, facile à réformer : Que la municipalité inapte délègue ses pouvoirs à des professionnels, que certains apothicaires grandissent leur culture intellectuelle et morale au-dessus de leurs intérêts, et que de l'union de ces deux éléments soit constitué le jury réformé, autrement dit : la nomination par la municipalité, ou par le pouvoir central qui la domine, d'examinateurs sages, savants et désintéressés, choisis parmi des professionnels de choix.

Telle était la mesure libérale à établir, mesure devenue d'ailleurs le mode de recrutement des pharmaciens au XIXᵉ siècle. Mais les esprits n'étaient pas encore mûrs pour ces idées trop neuves, et tous, comprenant la nécessité des réformes, se décidèrent au contraire pour des modifications conservatrices. Le résultat fut de restreindre encore le nombre des apothicaires, d'augmenter les difficultés des examens, mais aussi d'assurer de ce fait une haute valeur particulière à chacun des membres.

---

(1) Arch. de Dijon, G, 53. 28 mars et 28 mai 1774.

Malheureusement, la qualité ne suppléait pas à la quantité, et l'apothicaire, localisé dans les grandes villes, renfermé dans sa boutique, ayant abandonné le service d'infirmier qui le mettait en contact plus constant avec le public, l'apothicaire laissait — dans les villes la place libre au chirurgien, et au charlatan parlant aux foules, — dans les campagnes, aux chirurgiens encore, aux colporteurs, et à tous les irréguliers.

En présence de ces causes destructives ou simplement modificatrices, les statuts de 1652 ne répondaient plus aux besoins actuels, et l'on comprend pourquoi le xviiie siècle vit cette floraison de statuts, s'essayant, sous l'impulsion des autorités publiques, à légaliser les tolérances, à codifier les règlements nouveaux, enfin à accoutumer les esprits à des progrès incessants, et à assurer un avenir prospère.

Nous ne discuterons donc pas ces statuts dans leurs détails, les considérations générales qui précèdent étant suffisantes pour en indiquer la nécessité ainsi que la raison des modifications particulières. Aussi, dans ces temps d'unification, nous suffira-t-il d'ajouter quelques renseignements généraux sur les statuts de Dijon 1734 et 1767, pour aider à préciser le régime des communautés d'apothicaires au xviiie siècle, en Bourgogne.

Statuts de Dijon, 1734. — Ces statuts, composés de 34 articles, dont on ne retrouve d'autre trace que leur homologation[1] par la Chambre de Ville, le 3 juillet, homologation d'ailleurs rapportée le 7 du même mois, parce que cette formalité était sans doute l'apanage du Parlement, semblent n'être qu'une première ébauche des statuts de 1767. En 1763, en effet, ils n'avaient pas encore reçu l'approbation du Parlement, car les apothicaires décident, le 15 décembre, de « présenter requête à la Cour, et d'y joindre les statuts pour les faire homologuer au Parlement à l'effet de poursuivre les contrevenants. »

Statuts de Dijon, 1767. — Ces statuts, approuvés par la mairie[2] le 31 août 1767, ne sont pas encore acceptés par le Parlement le 21 février 1770, date à laquelle nous voyons les apothicaires demander au Collège de médecine de les aider à

---

(1) Arch. de Dijon, B, 368, fol. 92.
(2) *Ibid.,* B, 401, fol. 133-135.

obtenir cette homologation, et cela en vertu peut-être du concordat de 1656.

Comparativement aux précédents statuts du xvii⁰ siècle, ceux de 1767 reproduisent en premier lieu, et presque intégralement, les articles de 1652 ; en second lieu, confirment les modifications survenues depuis, modifications dont nous avons suivi la genèse aux chapitres précédents. En voici d'ailleurs les points nouveaux :

Art. I à XXI. — Même nombre d'articles consacrés au recrutement. Les droits sont augmentés et portés pour l'apprentissage à 24 et 12 l.; pour la réception à 600 et 300 l. Les intervalles entre les examens sont portés de 15 jours à 2 mois. L'examen général et reconnaissance du chef-d'œuvre aura lieu à l'Hotel de Ville, en présence de deux médecins.

Art. XXI. — Le droit de visite des charlatans est porté de 6 à 12 l. Une sanction de confiscation et d'amende est ajoutée.

Art. XXII. — Interdiction aux épiciers et droguistes de tenir, vendre et débiter « aucunes poudres ni sels et toutes autres compositions de chimie, sous amende de 50 l. et confiscation. Les épiciers et droguistes auront à subir, deux fois l'an, la visite des jurés apothicaires, accompagnés d'un substitut commissaire de police.

Art. XXIII. — Interdiction aux sœurs grises et communautés religieuses de composer et vendre aucuns médicaments au public, sinon gratuitement et aux pauvres. Même interdiction aux chirurgiens, maladies honteuses exceptées.

Art. XXV. — Les aspirants, désireux de s'établir dans des villes non pourvues de maîtrises d'apothicaires, seront examinés par les apothicaires de Dijon. Les droits seront de moitié.

A la première page de ce chapitre, nous avons placé la reproduction d'un tableau[1] représentant la pharmacie d'un apothicaire de Beaune au xviii⁰ siècle (Planche XVIII), qui vient là former une sorte de parallélisme avec l'enseigne du xvii⁰ siècle (Planche VIII) de notre chapitre II. On pourra également remarquer un peu plus loin, (Fig. 11) un vase à thériaque xviii⁰ siècle[2].

Enfin, pour compléter la série de documents analogues des xv⁰, xvi⁰ et xvii⁰ siècles, nous donnons ci-dessous un de ces

---

(1) Tableau conservé à la pharmacie de l'hôpital de Beaune. Le personnage du centre est l'apothicaire beaunois Cl. Morelot; à gauche, se remarque le mortier reproduit fig. 10, page 384, et qui existe encore à l'hôpital; en bas, l'inscription :
  C. MORELOT, APOTHICAIRE, NÉ LE 17 FEUVRIER 1719;
au fond, perspective sur la ville de Beaune (Planche XVIII).

(2) Ce vase est actuellement au musée de l'hôpital de Beaune. Il porte l'inscription « Theriaca » et la date 1782. Au bas, sainte Madeleine, patronne de la confrérie des apothicaires de Beaune. — Voir pages 207 et 271.

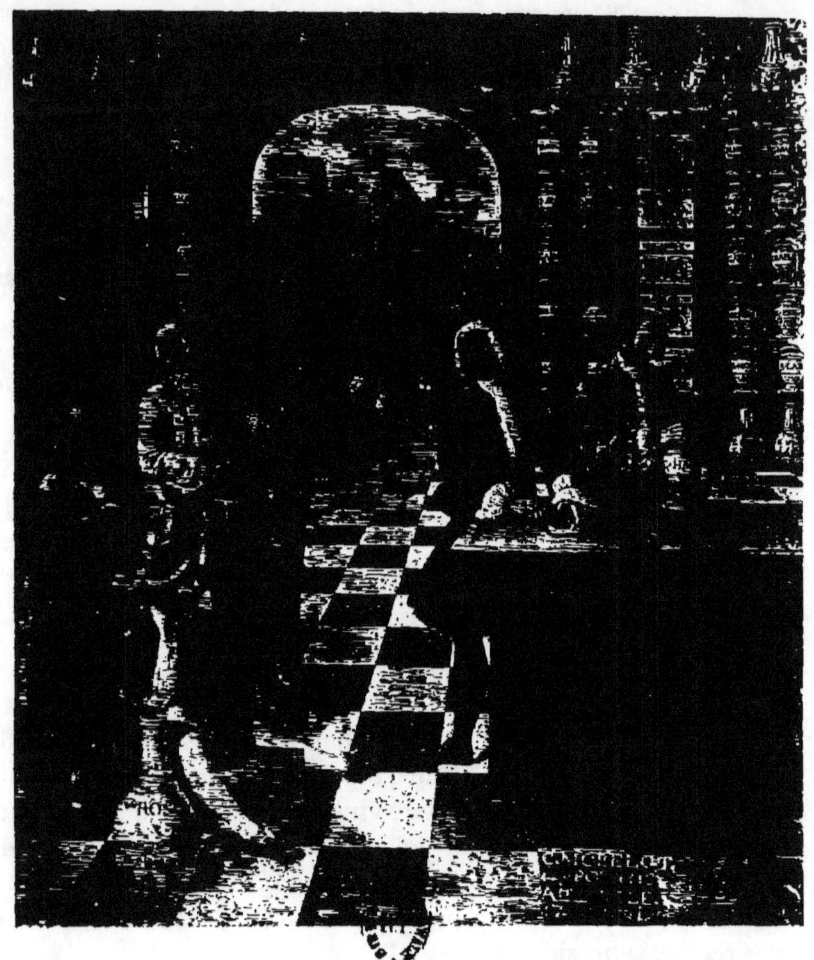

Planche XVIII. — BEAUNE, Intérieur de la pharmacie de CL. MORELOT (XVIIIe siècle).

Tableau de l'hôpital de Beaune.

(Cliché de M. Blandin, pharmacien à Beaune).

Au centre : portrait ressemblant de l'Apothicaire Cl. Morelot.
A gauche : mortier reproduit fig. 10 page 384.
A droite : C. MORELOT, APOTHICAIRE, NÉ LE 17 FEUVRIER 1719.
Au fond : perspective sur la ville de Beaune.

(Voir page 440).

mémoires authentiques d'apothicaires dont beaucoup ont si
bien prêté à la fantaisie.

« 1717, 4 may. — *Mémoire*[1] *des remedes fournie ché Monsieur Delacroixe,
procureur au Parlement* », par PIRON[2], *apothicaire à Dijon.*

1698.	du 19 7ᵇʳᵉ.........	pour Mˡˡᵉ sa femme, un clistere.........	0	15	0
1700.	du 14 avril........	pour sa petite, une médecine...........	1 l.	0	0
	du 22 —	trois onces infusion de quinquinat.....	0	15	0
	du premier juilliet,	pour la mesme, un clistere.............	0	10	0
	du 4 juilliet......	une médecine......................	1 l.	0	0
	du 9 —	pour son aynée, un clistere............	0	10	0
	du 3ᵐᵉ 7ᵇʳᵉ........	pour Mˡˡᵉ sa femme, un clistere........	0	15	0
	du 4 —	un clistere........................	0	15	0
1704.	du 15ᵐᵉ feuvrier...	pour la mesme, un clistere.............	0	15	0
	du 16 —	son clistere réiteré....................	0	15	0
	du 18 —	une médecine......................	1 l.	10	0
	du 25 —	sa médecine réiterée.................	1 l.	10	0
	du 23ᵐᵉ may......	pour luy, deux apozeme de casse........	2 l.	10	0
	du 26 —	pour luy, une médecine..............	1 l.	10	0
	du 12ᵐᵉ juin......	pour sa femme, une médecine..........	1 l.	10	0
1705.	du 15ᵐᵉ juilliet...	pour luy, un tier tisanne royalle........	0	10	0
	du 15ᵐᵉ 8ᵇʳᵉ.......	pour sa femme, un clistere.............	0	15	0
	du 17 —	une médecine......................	1 l.	10	0
	dudit jour........	un julep pectoral et somnifere..........	1 l.	0	0
1706.	du 9ᵐᵉ jenvier....	pour sa femme, un clistere.............	0	15	0
	du 10 —	son clistere réiteré....................	0	15	0
	du 22 —	pour la mesme, une médecine..........	1 l.	10	0
	du 26 —	six prise de poudre abstringente........	2 l.	0	0
	du 30 —	une émulsion......................	1 l.	0	0
	du 31 —	son émulsion réiterée................	1 l.	0	0
	du 3ᵐᵉ feuvrier....	son émulsion réiterée................	1 l.	0	0
	du 10 —	pour sa petite, une médecine..........	1 l.	0	0
	du 6ᵐᵉ may.......	pour sa petite, une médecine..........	1 l.	0	0
	du 23ᵐᵉ août......	pour sa femme, deux sachet fomantation anodin......................	1 l.	10	0
	du 25. —	une émulsion......................	1 l.	0	0
	du 29 —	pour Mˡˡᵉ son espouze, une médecine....	1 l.	10	0
	du 17ᵐᵉ 7ᵇʳᵉ......	pour la mesme, une médecine..........	1 l.	10	0
	du 25 —	pour son fils, une prise poudre cornachine............................	0	15	0
1707.	du 20ᵐᵉ juin......	pour sa femme, un clistere.............	0	15	0
	du 10ᵐᵉ juilliet...	pour sa femme, six prise poudre pour l'émoragie.......................	1 l.	0	0
1708.	du 19ᵐᵉ —	pour sa femme, une médecine..........	1 l.	10	0
	du 21 —	pour son petit, un chauvau de tisane royalle......................	0	7	6
	du 30 —	pour le mesme, une prise tisanne royalle	0	5	0
	du 17ᵐᵉ août......	une once sirop fleur de pêché..........	0	5	0
		plus une once sirop de chicorée composé de rubarbe......................	0	10	0

---

(1) Cabinet de M. A.-V. CHAPUIS.

(2) Voir page 467.

1709. du 9ᵐᵉ 7ᵇʳᵉ........	pour sa femme, une médecine..........	1 l. 10	0
du 14 —	sa médecine réiterée..................	1 l. 10	0
du 25ᵐᵉ 7ᵇʳᵉ.......	pour ces deux fils, un tier tisane royalle	0 10	0
1710. du 8ᵐᵉ mars......	pour sa femme, une médecine..........	1 l. 10	0
du 17ᵐᵉ août......	pour luy, un clistere..................	0 15	0
du 18 —	deux apozeme laxatif et contre vere	3 l. 0	0
	plus pour Mᴵˡᵉ, deux apozeme de mesme	3 l. 0	0
du 19 —	pour luy, un clistere	0 15	0
	plus pour Mᴵˡᵉ, un clistere..............	0 15	0
du 20 —	pour luy, ces deux apozeme réiteré	3 l. 0	0
du 22 —	ses deux apozeme réiteré	3 l. 0	0
	plus une posion cordialle fort composée	5 l. 0	0
du 25 —	une apozeme cordialle et purgatif.......	2 l. 10	0
	plus quatre once de vicicatoire.........	1 l. 0	0
	plus sa posion cordialle réiterée	5 l. 0	0
du 27 —	ces deux apozeme réiteré	3 l. 0	0
du 29 —	trois once sirop pectoral..............	0 15	0
du premier 7ᵇʳᵉ...	une médecine........................	1 l. 10	0
du 2 — ...	deux apozeme laxatif et épatique	3 l. 0	0
du 8 — ...	pour sa femme, une médecine..........	1 l. 10	0
du 11 — ...	pour luy, une médecine	1 l. 10	0
du 13 — ...	pour sa femme, un gargarisme..........	1 l. 10	0
du 15ᵐᵉ 8ᵇʳᵉ.......	pour sa femme, une médecine..........	1 l. 10	0
1711. du 3ᵐᵉ 7ᵇʳᵉ........	pour sa femme, une médecine..........	1 l. 10	0
1712. du 22ᵐᵉ 7ᵇʳᵉ.......	pour sa femme, une médecine..........	1 l. 10	0
1714. du 6ᵐᵉ 7ᵇʳᵉ........	pour luy, une médecine................	1 l. 10	0
1715. du 31ᵐᵉ mars.....	pour sa cadette, une prise opiatte abstrin-		
	gente..................................	0 10	0
du 2ᵐᵉ juin.......	pour sa cadette, deux once d'opiatte ape-		
	ritive et abstringente..................	3 l. 0	0
du 24ᵐᵉ 7ᵇʳᵉ.......	pour sa femme, une médecine..........	1 l. 10	0
1716. du 10ᵐᵉ feuvrier..	pour son aynée, une médecine	1 l. 10	0
du 11 —	suivant l'ordonnance de Monsieur Na-		
	veau, pour sa fille aynée, quatre once		
	d'opiatte aperitive fort composé	6 l. 0	0
	Somme totale..............	104 l. 12	6

Plus du 23ᵐᵉ mars 1711, par ordre de Monsieur Delacroixe,
deux aulne de gaze damacé noir à 3 l. 8 s. .... 6 l. 16 0
plus deux aulne florence blanc à 3 l. 8 s.................. 6 l. 16 0
plus un tier de tafetas noir à 3 l.................... 1 l. 0 0

                                            14 l. 12 0

Plus Monsieur Delacroixe a recue pour moy la somme de
huict livre huict sout de Mʳ Bozon dont il ne m'a pas tenus
conte, cy.. 8 l. 8 0

                                            23 l. 0 0

Nous avons conté le mémoire sy desus suivant qu'il est fait mention sur
le livre de décharge de Monsieur Delacroixe, procureur, de ce jourduy quatriesme may 1717, et nous somme respectivement quite.

                 Anne Dubois, femme de Piron [1]. »

---

(1) Au dos, est écrit de la même main : « Monsieur Delacroixe, procureur, doit
104 l. 12 s. 6 d. », puis, d'une autre main : « Compte final entre le procʳ de la Croix et
le sʳ Piron, appoticquaire ».

§ 1. — Les Finances communes.

Le principal lien des communautés était, nous l'avons dit, la bourse commune. Ce système financier ayant souvent été invoqué comme cause intérieure de décadence, il nous a paru intéressant de retracer dans ce paragraphe, la vie budgétaire de nos communautés d'apothicaires.

Les recettes étaient alimentées surtout par les droits d'examens, les amendes et les indemnités de procès. Les dépenses comportaient les impôts ordinaires, les impôts déguisés, les frais de procédures, les rentes des emprunts, etc..... De cette simple énumération, il découle immédiatement que, si les recettes allaient baissant, en raison de la diminution du nombre des membres, les dépenses restaient normalement les mêmes, avec une tendance manifeste à s'accroître de toutes les charges nées des besoins nouveaux du pouvoir central, et du service des arrérages de l'ancienne dette croissante.

S'il est difficile de restaurer ce budget corporatif avec toute l'ampleur d'un fonctionnement régulier, tel qu'on le conçoit aujourd'hui et tel qu'on ne le concevait pas alors, il est tout au moins possible de citer des faits ou des chiffres capables de fixer quelques traits généraux.

En 1639, les relations avec les médecins n'étaient pas encore cordiales, et la lutte contre les chirurgiens commençait ; de là, double procès et doubles frais, et la caisse des apothicaires était vide.

Or, comme toujours, l'argument décisif devait être nécessairement une dépense et le premier résultat obtenu, peut-être aussi une dépense. C'est pourquoi, le 16 juillet 1639, « honnorables Claude Verriere et Jean Roy, maistres jurez apoticaires », se trouvaient réunis avec un des leurs, l'apothicaire Bénigne Blanche, chez le « notaire tabellion royal hereditaire », Claude Blanche, demeurant paroisse Saint-Pierre. Par contrat, Bénigne Blanche versait 600 livres à la communauté, contre une rente de 37 livres 10 sols (6,25 p. %), payable le 16 juillet de chaque année, rente que les apothicaires dijonnais s'engageaient à payer solidairement, avec garanties sur leurs biens personnels et ceux de leurs héritiers[1].

Les charges de la corporation n'étaient pas alors trop excessives, car, moins d'un an après, le 15 mars 1640, le fils et héritier de Claude Verrière versait entre les mains de Bénigne Blanche 300 livres représentant la moitié du capital, et 13 livres 2 sols les arrérages. Puis, le 3 juin 1641, les apothicaires versaient le reliquat, 300 livres et 37 livres 15 sols d'arrérages, acquittant ainsi leur dette en moins de deux ans.

A côté de ces dépenses, les impôts grevaient lourdement leur budget commun ou particulier, et il est intéressant d'examiner dans quelle proportion ils les supportaient. Suivons l'ordre chronologique :

Le corps des marchands voulant acheter une maison pour y rendre la justice consulaire, et faire diverses autres dépenses, jugea à propos de répartir une contribution sur diverses communautés, parmi lesquelles, celle des apothicaires (6 décembre 1690 et 13 janvier 1691). Ces derniers, trouvant leur part trop lourde, réclamèrent au Parlement et obtinrent l'annulation du rôle imposé. On en établit un autre, avec leur assentiment cette fois, mais encore fallut-il payer[2] (16 mars 1691).

A partir de 1691, on remarque surtout les dépenses obligées, connues sous le nom de *rachats d'offices*. Les créations d'offices étaient en fait un impôt royal extraordinaire plus ou moins déguisé. Par un premier édit, était créé l'office, sorte d'emploi de fonctionnaire nommé par le roi et imposé à une communauté pour y remplir des fonctions variées. Par arrêts complémentaires, les communautés étaient autorisées, ou même dans certains cas, obligées à nommer elles-mêmes à cet emploi, contre une somme fixe à verser; c'était ce qu'on appelait le rachat. Il est bon d'ajouter que certaines fois, le roi servait à l'acquéreur les gages ou appointements destinés au fonctionnaire chargé de l'office, mais ces appointements étaient souvent bien au-dessous du revenu du prix d'achat.

1692. Rachat des offices de juré et syndic[3]. — Édit du Roi de mars 1691, supprimant l'élection des jurés et les remplaçant par des charges de gardes, syndics, etc., en titres d'offices formés et héréditaires. Arrêt du Conseil d'État d'avril 1692, incorporant lesdits offices aux corps et communautés, moyennant le paiement de 41.666 l. pour la ville de Dijon. Ce rachat obligea

---

(1) Arch. de la Côte-d'Or, E. 3353.
(2) *Ibid.*, E, 3353.
(3) *Ibid.*, E, 3353. — Arch. de Dijon, B, 329.

les apothicaires à verser .... 800 livres.

soit environ 1/50ᵉ du tout. Ce versement eut lieu le 12 février 1693, plus 12 livres pour l'enregistrement du reçu, le 8 février 1707.

1694. Rachat des offices d'auditeurs-examinateurs des comptes. — Édit du roi de mars 1694 les créant. — Arrêt du Conseil d'État du 27 juillet 1694 les réunissant aux communautés. — Somme versée par les apothicaires pour ce rachat[1]........... 770 livres.

1701. Impôt militaire du 10 décembre[2]. — Les apothicaires ont à fournir 3 hommes ou 300 livres.

1702. Répartition d'un impôt de 13.200 livres par ordonnance de l'intendant du 13 février[3]. — Part des apothicaires........ 300 livres.

1703. Répartition de 44.806 livres[4], en vertu de l'arrêt du Conseil d'État du 3 avril .... 1.200 livres.

1705. Rachat des poids et mesures[5] fixé pour Dijon à 14.322 livres. — Part des apothicaires................................. 450 livres.

1706. Répartition de 15.000 livres[6], etc[7]................... 300 livres.

Quelques-uns de ces chiffres suffisent à montrer combien les finances corporatives furent rapidement embarrassées de charges multiples, tandis qu'elles ne bénéficiaient d'aucune recette nouvelle. L'emprunt devenait ainsi forcément nécessaire non plus provisoirement mais d'une façon définitive, car l'avenir n'offrait aucune garantie d'amélioration financière.

En 1711, la communauté des apothicaires doit en principal à différents particuliers 4.540 livres qui produisent 234 livres 3 sols d'intérêts, ce qui oblige chaque maître à payer pour sa quotité 29 livres 5 sols 5 deniers[8].

Les frais de communauté n'empêchaient pas, d'ailleurs, les apothicaires de payer leurs impôts personnels, qui, annuellement, tant pour taille que capitation, étaient en moyenne de 8 livres au XVIIᵉ siècle, et de 16 livres au XVIIIᵉ, privilégiés exceptés[9].

Toutes ces charges, on le conçoit, ne facilitaient pas l'amélioration du budget commun qui, en 1725, était toujours « chargé de dettes » dont les apothicaires « ne payent qu'à peyne les arrérages annuellement[10] », aussi voyons-nous, en 1734, la communauté contracter un emprunt perpétuel de

---

(1-2) Arch. de Dijon, G, 78.

(3-4) *Ibid.*, G, 229.

(5) *Ibid.*, G, 228.

(6) *Ibid.*, G, 229.

(7) 1728. — Taxes de droit de confirmation des offices : 800 l. pour une communauté de 8 apothicaires. (Arch. de Dijon, G, 78).

(8) Arch. de Dijon, G, 81.

(9) Voir page 466.

(10) Arch. de Dijon, G, 81.

1.000 livres avec arrérages de 50 livres, payables le 3 avril de chaque année au taux de 5 °/₀ à la veuve[1] du conseiller du roi, Etienne Michéa, correcteur à la Chambre des comptes[2]. Cette fois, les apothicaires s'engagent, ainsi que leurs successeurs, toujours dans le but de soutenir leurs procès et d'équilibrer leur budget chancelant.

En 1744, autre achat de maison place Saint-Michel, pour la justice consulaire. Les apothicaires y donnent un avis favorable (18 août 1744).

L'année suivante, 1745, des offices d'inspecteur et de contrôleur, établis par un édit du roi, doivent être rachetés, car ce rachat procure en particulier les avantages suivants : « jouissance des droits de visite énoncés au tarif joint à l'édit, exemption de la collecte des tailles, du service de la milice par ceux des maîtres commis aux fonctions de ces offices, exemption pour l'aîné de leurs enfants de tutelle, curatelle, nomination à icelles, et autres charges publiques et d'autres avantages sur la taille et les impositions générales ».

Pour profiter de ces avantages, les apothicaires se voient encore forcés à un nouvel emprunt perpétuel de 1.000 livres fait à demoiselle Marie Thomas, avec arrérages de 50 livres (5 °/₀) payables le 18 juin de chaque année[3] (18 juin 1746). Ils profitaient toutefois des appointements des offices rachetés, fait constaté par le pouvoir donné par les apothicaires à leurs jurés de percevoir près du receveur général des finances de Bourgogne, M. Carrelet, ce qui leur était dû depuis le 9 juin 1746 jusqu'au 11 janvier 1748 (11 septembre 1749).

Par opposition à ces dépenses, essayons d'évaluer quelques recettes. La plus importante était sans contredit alimentée par les droits de réception et d'apprentissage. Or, si nous recherchons le nombre des maîtres reçus au XVIIIᵉ siècle, nous le trouvons être de douze, dont trois fils de maîtres, auquel nombre il convient d'ajouter six réceptions pour d'autres villes de la province, ce qui, au taux des statuts de 1767, représente une recette moyenne annuelle d'environ 80 livres.

Nous avons d'autre part trouvé quinze apprentis en 50 ans, soit 30 à 40 pour cent ans, ce qui constitue une autre recette moyenne annuelle de 10 livres environ.

Total 90 livres ou, si l'on veut, 100 livres en chiffres ronds ; encore cette évaluation est certainement au-dessus de la vérité.

----

(1) Charlotte Binel.
(2-3) Arch. de la Côte-d'Or, E, 3353.

Quant à l'importance des autres recettes, il est difficile de
la présumer, n'ayant aucun document sur ce sujet, mais il
est probable que les amendes n'étaient ni fortes, ni nombreuses, les visites de charlatans à 12 livres l'une n'étaient
pas toujours exactement payées, et les gains des procès rarement dépassaient le coût des frais.

Ayant supputé les recettes et les dépenses, il nous faut
étudier maintenant comment était organisée la comptabilité
de ces finances communes.

Chaque année, les apothicaires dijonnais se réunissaient
pour nommer l'un d'entre eux, que l'on désignait dès lors sous
le nom de *receveur*. Ce receveur était chargé de la caisse et de
la tenue des comptes. Une fois par an, à l'expiration de son
mandat, il exposait la situation et répartissait le déficit également entre les membres, recevant de chacun la somme fixée.
C'est ainsi que, le 13 mai 1751, AUPRÊTRE, receveur, réclame
150 livres pour payer les intérêts de trois années de l'emprunt
de 1.000 livres, dus à Madame veuve Jomard et échus du
3 avril. Les 150 livres lui sont versées immédiatement par les
membres présents.

Pour éviter de donner pouvoir tous les ans à l'un des leurs
pour toucher chez M. Carrelet les appointements des offices
rachetés, les sieurs Auprêtre et Poissonnier furent chargés
de cette démarche aussi longtemps qu'ils seraient syndics
(20 septembre 1752).

Un autre emprunt de 5.500 livres avait été contracté avec
rente de 227 livres 3 sols 1 denier, le 22 septembre 1719, à
messire Barthélemy Canabelin, président de la Chambre des
comptes de Dole. Madame Nicole Fournier ayant acquis cette
rente, les maîtres apothicaires reconnaissent la lui devoir, le
4 novembre 1752, et conviennent de lui en payer, le 22 septembre de chaque année, les arrérages, à raison du denier 50
(2 %), alors qu'avant 1720, ils les payaient au denier 24
(4,17 %), ce qui fait désormais 110 livres annuellement.

En 1752, 1753 et 1754, Auprêtre était en même temps receveur et juré. Le 29 septembre 1754, il est remplacé par MILSAND
et Lescot, le premier comme receveur, tous deux comme
jurés.

Milsand resta receveur jusqu'au 2 avril 1761, date à laquelle, ainsi que l'avait fait son prédécesseur, « il remercia les autres maîtres de leur confiance ». Ceux-ci le remercièrent à leur tour, pour ses peines et ses soins et nommèrent AUPRÊTRE, FILS, comme receveur, celui-ci et Maufoux comme jurés.

Jusqu'alors nous avons ignoré la somme touchée par les apothicaires pour les offices d'inspecteur et de contrôleur. Nous la trouvons le 30 mars 1763 : pour deux années environ, 1760 et 1761, elle s'élève à 66 livres 12 sols qui, frais déduits, représentent une recette annuelle de 31 livres 14 sols.

Voici, du reste, comment s'établit le budget de 1763, Auprêtre étant receveur :

1763, 30 mars :

Dû pour emprunt Jomard (Michéa), échu le 3 avril..	50 l.	Reçu de M. Carrelet, pour les offices de 1760-61....	63 l. 8 s.
Dû pour emprunt Dilan (Thomas) échu le 2 juillet.	50 l.	Versé par les membres :	
		Milsand, père.......	9 l. 3 s.
		Auprêtre...........	9 l. 3 s.
		Maufoux...........	9 l. 3 s.
		Bernard...........	9 l. 3 s.
	100 l.		100 l.

30 septembre :

Dû pour emprunt Canabelin, échu le 22 septembre.....	110 l.	Versé par 4 membres, chacun 27 l. 10 s.............	110 l.

Auprêtre était receveur depuis l'année 1761. Le 2 octobre 1765 il se retira : les remerciements mutuels eurent lieu comme précédemment et MAUFOUX fut appelé à lui succéder, tandis que Bernard et Milsand, fils, étaient nommés jurés. On en profita pour régler les comptes d'emprunts.

Nous extrayons ci-dessous les comptes de Maufoux du registre des délibérations des assemblées de la communauté des apothicaires.

1765, 2 octobre :

Arrérages Canabelin................	110 l.	Versé par 4 membres, chacun 27 l. 10 s....	110 l.

1766, 1er août :

Arrérages Jomard ..	50 l.	Reliquat du précédent compte	17 l. 6 s.
— Thomas..	50 l.	Versé par 5 membres, chacun 16 l. 11 s....	82 l. 15 s.
	100 l.		100 l. 1 s.

Payé pour procédure, à M. Guiard, procureur au Parlement..........	31 l. 15 s.	Reçu de M. Carrelet, pour les offices de 1762-63.............	63 l. 8 s.
Payé à M. Bichot, notaire, pour reconnaissance du contrat de 1.000 l., à M. Jomard.......	14 l. 6 s.		
Reste en mains du receveur.........	17 l. 6 s.		
	63 l. 8 s.		63 l. 8 s.

1768, 28 janvier :		Reliquat du précédent compte............	3 l. 17 s. 6 d.
10 août :		Versé par 5 membres, chacun 20 l........	100 l.
Arrérages Jomard..	50 l.		
— Thomas..	50 l.		
Reliquat............	12 l.		
15 novembre :		Reçu de M. Carrelet, office 1766.	
12 décembre :			
Arrérages Canabelin...............	110 l.		
Reliquat...........	14 l. 7 s. 6 d.		

Tandis que les apothicaires voyaient grossir le chiffre de leur dette, l'administration royale songeait à mettre ses comptes en ordre, en régularisant de façon plus précise et plus avantageuse les rentes qu'elle servait de tous côtés, sous forme d'intérêt, de gages, de revenus ou appointements.

C'est ainsi que nous voyons le roi opérer, par édit de 1764, une sorte de conversion établissant que toutes ces rentes payées à ses sujets seront, pour le capital, ramenées au denier 20, c'est-à-dire qu'une rente de 1 livre, par exemple, représentera un capital remboursable à 20 livres. Les certificats et titres nouveaux[1] délivrés à cet effet, à la communauté des apothicaires de Dijon, le 22 février 1768, sous le n° 269421, nous montrent que ceux-ci auront à profiter, de ce fait, de 25 livres 12 sols de gages « pour réunion de l'office d'Inspecteur et Contrôleur créé à ladite Communauté par édit », moyennant 512 livres de capital ; « lesdits gages continueront d'être payés de six en six mois...., dans les premiers jours de janvier et juillet de chaque année..... »

Les apothicaires dijonnais possèdent donc désormais un

---

(1) Arch. de la Côte-d'Or, E, 3353.

titre de rente royale de 563 livres 4 sols (dont 512 livres de capital et 51 livres 4 sols pour les 2 sols par livre), et de 25 livres 12 sols de gages ou revenus payables par moitié aux 1ers janvier et juillet. C'est de fait une perte de 20 % sur cette recette.

La communauté des apothicaires, engagée sans doute par cet exemple venu d'en haut, veut, elle aussi, procéder à sa petite conversion, et, par un nouvel emprunt au denier 25 (4 %), couvrir des emprunts anciens plus onéreux. C'est ainsi qu'elle obtient, le 5 mai 1769, d'un bourgeois de Dijon, François Jourdain, et de sa femme, un prêt de 3.000 livres contre un revenu à payer de 120 livres (4 %), qui permettra de rembourser l'ancien emprunt Thomas de 1.000 livres à 50 livres d'arrérages (5 %). Il est à noter que les frais de l'acte notarié s'élevèrent à 48 livres.

Maufoux cessa ses fonctions de receveur le 30 juin 1774, et fut remplacé par BERNARD. Il remit à son successeur les 110 livres nécessaires au paiement de l'emprunt Canabelin, échu le 22 septembre 1774.

1774, 15 novembre :	Droit d'immatricula- tion de l'apprenti Benoît Maret....... 24 l. Reçu de M. Carrelet, pour les offices 1772. 21 l. 7 s.
1775, 1er juin : Dû, pour emprunt Jourdain, échu le 9 mai .... 133 l. 10 s. 15 novembre : Arrérages Canabelin de Lentillière .... 110 l. Reliquat .... 12 l. 3 s.	Versé par les membres. 110 l.
155 l. 7 s.	155 l. 7 s.

(Cette erreur de chiffre dans le total des dépenses est difficilement compréhensible, d'autant plus que chaque somme est marquée « accepté », par l'agent vérificateur).

1776, 11 janvier : Payé à l'officier de police, chargé de vérifier les comp- tes (arrêt de 1774). 6 l. 10 juin : Arrérages Jourdain. 133 l. 10 s.	Reliquat du précédent compte.............. 12 l. 3 s. Versé par les membres : Milsand, doyen, Au- prêtre, Maufoux, Ber- nard, Milsand, fils, Tartelin, chacun 22 l. 5 s. .... 133 l. 10 s.

17 décembre :	Versé par 6 membres,
Arrérages Canabelin .... 110 l.	chacun 18 l. 7 s. ..... 110 l. 2 s.
Reliquat chez le comptable, 12 l. 3 s. moins 6 l. .... 6 l. 3 s.	Droit d'immatriculation de l'apprenti Louis Caillet .... 24 l.
1779, 15 novembre :	Reliquat du précédent compte .... 35 l. 12 s.
Arrérages Canabelin. 110 l.	Versé par les membres. 73 l.
110 l.	108 l. 12 s.
1780, 19 mai :	
Arrérages Jourdain. 133 l. 10 s.	Versé par les membres. 133 l. 10 s.
1782, 19 septembre : la communauté reste devoir au receveur .. 53 l. 16 s. 6 d.	
1784, 15 mai :	
Arrérages Canabelin. 110 l.	Versé par les membres,
Dû à Mⁱˡᵉ Sacquenier (Jourdain) .... 126 l. 16 s. 6 d.	chacun 50 l. 16 s. .... 254 l.
Dû à M. Bounder, apothicaire .... 11 l.	
Dû à M. Bernard, receveur .... 6 l. 2 s. 6 d.	
253 l. 19 s.	254 l.

Bernard, mort dans le courant de l'année, les apothicaires, réunis le 17 février 1785, lui donnent pour successeur TARTELIN, et lui remettent la somme de 490 livres pour payer les charges et redevances de la communauté. Nous donnons ci-dessous les comptes ultérieurs de Tartelin.

1787, 31 décembre :	Versé par 6 membres,
Avances dues au receveur, pour règlement de compte .. 207 l.	chacun 34 l. 10 s. ... 207 l.
1788, 7 mai :	
Idem .... 61 l. 10 s.	Idem, chacun 10 l. 5 s. 61 l. 10 s.
29 septembre :	
Idem (arrérages Canabelin compris). 100 l. 5 s.	Idem, chacun 16 l. 14 s. 100 l. 4 s.
1789, 14 mai :	Versé par les membres, chacun 26 l.
Arrérages Jourdain, avancés par le receveur .... 133 l. 10 s.	18 s. .... 161 l. 8 s.
Dépenses faites au conseil .... 21 l. 18 s.	
Aumône à un garçon apothicaire passant. 10 l.	
165 l. 8 s.	161 l. 8 s.

3 novembre :		Versé par les membres,	
Arrérages Canabelin............,.... 110 l.		chacun 20 l. 4 s...... 121 l. 4 s.	
Dû à M. Navier..... 11 l. 2 s.			
121 l. 2 s.		121 l. 4 s.	
1790, 28 mai :			
Arrérages Jourdain. 133 l. 10 s.		Idem, chacun 22 l. 5 s.. 133 l. 10 s.	
25 novembre :		Droits d'immatricula-	
Paiements divers... 134 l.		tion de l'apprenti Lecœur............... 24 l.	
		Autres droits versés par M. Tartelin..... 21 l. 6 s. 8 d.	
		Versé par 6 membres, chacun 14 l........ 84 l.	
134 l.		129 l. 6 s. 8 d.	

Tartelin, après quelques années de fonctions, demanda à se retirer, disant qu'il y avait longtemps que cette charge de receveur était supportée par lui et qu'il convenait de la faire circuler.

Bounder, après lui, ne devait pas en rester titulaire pendant de longues années, car nous ne trouvons plus qu'une reddition de comptes, le 14 janvier 1792. Chaque membre dut verser 28 livres 4 sols pour parfaire la somme due : 169 livres 4 sols, représentant, avec les recettes, les dépenses générales et particulièrement celles des intérêts Canabelin et Jourdain-Sacquenier.

Les communautés, en effet, avaient été supprimées par la loi du 17 mars 1791, et le procès-verbal de l'état final des comptes des apothicaires fut dressé par la municipalité le 28 mars 1792. Voici cet état[1] :

Créances actives et créances exigibles à recouvrer.....................	Un capital sur les tailles produisant annuellement 21 l. 6 s. 8 d.
Créances passives	A M. Canabelin........... 5.500 l.
	A M. Jourdain............ 3.000 l.
Reliquat de compte...............	Néant.
Propriétés foncières...............	Néant.
— mobilières	Néant.

Enfin, le 25 janvier 1793, des décisions définitives de liquidation furent prises à la mairie[2] :

---

(1) Arch. de la Côte-d'Or, Q, 2, liasse 50, cote 34.
(2) *Ibid.*, Q, 2, liasse 50, cote 47.

« Vu le procès-verbal dressé par la Municipalité de Dijon le 28 mars 1792, portant que M. Bounder, receveur de la corporation des apothicaires, ayant rendu compte de sa gestion, il résulte par le dernier compte :

« Que la rente est égale à la dépense,

« Que les charges annuelles s'acquittoient par une contribution sur tous les membres,

« Que les dettes actives consistent dans un capital sur les tailles, dont le montant est inconnu, mais qui produit annuellement 21 l. 6 s. 8 d. ;

« Que les dettes passives consistent :

« 1° dans un capital de 5.500 l., dû à M. Canabelin, aux arrérages de 110 l. échéant le 23 septembre,

« 2° d'un autre capital de 3.000 l., aux arrérages de 120 l., échéant le 5 mai, dû à M. Jourdain,

« Que les intérêts de ces deux capitaux sont payés, savoir : celui de M. Canabelin jusqu'à l'échéance du 1er janvier 1791, et l'autre jusqu'à l'échéance du 5 mai dernier,

« Qu'il n'y a aucun mobilier ;

« Considérant qu'il résulte de l'examen du registre des délibérations de la cy-devant corporation des apothicaires qu'il étoit pourvu par une contribution entre les membres pour subvenir aux dépenses communes, après l'emploi des arrérages du principal dû par la Nation,

« Qu'il résulte de l'examen des quittances, fournies par lesdits créanciers, des capitaux raportés audit compte, que tous intérêts jusques au premier avril 1791 sont acquittés ;

« Est d'avis que l'actif de la ditte corporation soit fixé au capital réel dû par la République, produisant annuellement, jusques et y compris l'année 1789, vingt et une livres six sols huit deniers, cy.... mémoire ;

« Que le passif soit déclaré consister dans un principal de 5.500 l. dû à Gérôme-Jean Canabelin, citoyen de Dijon, et ce par acte authentique reconnu par autre du 15 septembre 1782 ;

« En un autre de trois mil livres dû à la Dame Saquenier, représentant le citoyen Jourdain, son époux ;

« Qu'attendu que tous les arrérages de ce principal ont été acquittés jusques à l'époque du 1er avril 1791 et qu'il n'existe entre la main du comptable ni fonds ny mobilier, qu'il soit déclaré déchargé de sa comptabilité. »

Envoyé, le 1er février 1793, au département qui adopte l'avis, le 27 du même mois.

Ainsi, malgré les nombreuses lacunes difficiles à combler, et certaines irrégularités de détails, nous avons pu suivre de façon générale la vie financière de la communauté. Chaque nouvelle dépense un peu importante ne pouvait se couvrir que par un emprunt. Devenu perpétuel, celui-ci ne s'équilibrait à son tour que par de nouvelles dettes, dont les intérêts étaient servis au moyen de cotisations égales et obligatoires pour tous les membres.

L'histoire des derniers emprunts peut se présenter de la façon suivante à quelques dates déterminées :

Emprunts.	Principal.	Rente due par les apoth.	Revenus p' offices, reçus par les apoth.
1711. A divers	4.540 l.	234 l. 30 s.	
1734. Canabelin	5.500 l.	110 l.	
Michéa	1.000 l.	50 l.	
	6.500 l.	160 l.	
1746. Canabelin	5.500 l.	110 l.	
Michéa-Jomard	1.000 l.	50 l.	
Thomas	1.000 l.	50 l.	
	7.500 l.	210 l.	31 l. 18 s.
1769. Canabelin	5.500 l.	110 l.	
Jourdain	3.000 l.	133 l. 10 s.	
	8.500 l.	243 l. 10 s.	25 l. 12 s.
1789. Canabelin	5.500 l.	110 l.	
Jourdain	3.000 l.	133 l. 10 s.	
	8.500 l.	243 l. 10 s.	

Sommes versées par les maîtres, également réparties entre eux pour le solde des dépenses annuelles :

1711.	29 l. 5 s. 5 d., payé par chaque apothicaire.			
1763.	36 l. 13 s.	—	—	—
1766.	44 l. 1 s.	—	—	—
1775.	48 l. 14 s.	—	—	—
1776.	40 l. 12 s.	—	—	—
1784.	50 l. 16 s.	—	—	—
1789.	47 l. 2 s.	—	—	—

BEAUNE. — Les choses se pratiquaient à Beaune de façon fort analogue à ce qui se passait à Dijon. La répartition des sommes à payer se faisait à part égale entre les maîtres. L'impôt de 1729 en est un exemple[1]. Sur 1.849 livres établies pour la ville de Beaune « pour droit de confirmation à cause de l'avènement du roy à la couronne », les apothicaires sont appelés à verser 48 livres, soit 1/40e environ. Cette somme est ainsi répartie :

> 1729. — « Le sieur Antoine Tavaut, apothicaire, paiera 16 livres ;
> — François Routy, — — 16 —
> — Pierre Viterne, — — 16 — »

La liquidation de la communauté, en 1794, nous donne les renseignements suivants[2] :

> Actif. — « Le citoyen (Lazare) Pautet, (dernier) juré de la communauté des apotiquaires, déclare qu'elle n'avoit aucun mobilier, argent ni argenterie. »

---

(1) Arch. de la Côte-d'Or, C, 29. 1" août 1729.
(2) *Ibid.*, Q, 2, liasse 50, cote 39.

Passif.— « La communauté doit au citoyen Delder, de Paris, une rente perpétuelle de seize livres, au principal au denier vingt (5 °/₀) de quatre cents livres. L'on ne connoit point la date du titre, il est entre les mains du receveur.

« Il est dû et échu sept années d'intérêt dudit principal depuis le 19 décembre 1793 (vieux stille). »

ARNAY-LE-DUC. — Les apothicaires et les épiciers étaient réunis en une seule communauté. En 1745, ils avaient racheté l'office d'inspecteur dont ils touchaient les intérêts. Leurs affaires ne devaient sans doute pas être en bien favorable état, car, en 1770, un de leurs créanciers s'adresse à la province, pour être autorisé à recevoir directement une partie de ces intérêts[1].

SEURRE. — La communauté comprenait les apothicaires, merciers, drapiers, bouchers et tisserands. Sa liquidation[2] eut lieu le 12 mai 1792.

Ces villes, choisies à divers degrés d'importance, présentent toutes des difficultés financières analogues dans le régime de leurs communautés, et l'on peut, sans crainte de trop généraliser, présumer qu'il en était de même dans les autres villes de la province.

§ 2. — Pharmacopées.

Nous avons parlé, déjà, de deux catalogues officiels des drogues et médicaments, imposés, le premier aux apothicaires de Beaune au XVIe siècle (statuts de 1571), et le second aux apothicaires de Chalon au XVIIe siècle (statuts de 1638).

A Dijon, la mésintelligence entre médecins et apothicaires avait, jusqu'en 1656, empêché la réalisation d'une pharmacopée commune ; mais l'entente survenue à cette date permit de reprendre le projet. On remarque notamment, le 21 juin 1721, une décision disant qu'une pharmacopée sera donnée aux apothicaires, décision suivie d'effet en 1725, car c'est à cette date que fut publiée par le Collège de médecine une « *pharmacopœia* » des médicaments destinés à être conservés dans les

---

(1) Arch. de la Côte-d'Or, C, 620.
(2) *Ibid.*, Q, 2, liasse 51, cote 57.

officines. Cette publication dut être refondue après 1760, pour être mise en harmonie avec les besoins nouveaux, et aussi avec la rédaction du codex de Paris 1748. Ainsi la pharmacopée de Dijon ou catalogue de médicaments, postérieur à 1760[1], vient ici compléter l'ensemble des deux autres documents analogues, dans trois villes et à trois siècles différents.

Il est curieux de suivre l'élaboration lente et indécise de ce codex uniforme, depuis si longtemps réclamé. A l'occasion, nous voyons le Collège de médecine s'en préoccuper : voulait-il construire de toutes pièces un codex provincial, ou essayait-il simplement une adaptation du codex de Paris aux habitudes locales, il est difficile de le déterminer. Devant les difficultés d'exécution de la première idée, la seconde dut sans doute prévaloir, et la pharmacopée ou catalogue ci-dessus rappelé, fut certainement le seul résultat acquis. Ce qui confirmerait d'ailleurs cette dernière interprétation, c'est le soin avec lequel les examinateurs apothicaires précisent de faire les chefs-d'œuvre « suivant le Codex de Paris ». Voici, au surplus, les délibérations du Collège de médecine[2] :

1756, 16 mars. — La visite annuelle qui « avoit été indiquée devoir estre faitte chez M^{rs} les appotiquaires, incessamment par Mrs Melot et Dechaux, seroit différée jusqu'à ce que le Collège eût fait un nouveau codex, proportioné et conforme à celuy de Paris. Et à cet effet, le Collège a nommé Messieurs Dechaux et Chardenon pour y travailler au plutost et en faire part à la Compagnie ».

1766, 23 août. — « .... Le Collège assemblé.... pour examiner le codex que Mrs Maret et Durande avoient été chargés de dresser pour estre remis aux apoticaires pour leur servir de guide dans la composition des remèdes officinaux, il a été décidé que quelque satisfaction qu'ait eu le Collège de l'ouvrage de M^{rs} les commissaires nommés à cet effet, il convenoit de le faire passer sous les yeux de deux nouveaux commissaires qui joindront leurs remarques à celles de Mrs Maret et Durande et contribueront à la plus grande perfection de l'ouvrage ; à cet effet, le Collège a nommé les Srs Raudot et Chardenon qui se sont engagés à le rapporter dans la quinzaine ».

1768, 15 octobre. — « ... délibéré que pour terminer la confection du codex, projetée depuis longtemps, il seroit nommé deux commissaires qui se joindroient à Mrs Maret et Durande qui ont déjà travaillé sur cet objet, et Mrs Chaussier et Chardenon, ayant bien voulu s'en charger, ont été invités à y travailler incessemment ».

An XI, 14 messidor. — Extrait des registres de la Chambre des pauvres : « Délibération sur la lettre du citoyen préfet de la Côte-d'Or du 20 prairial

---

(1) Arch. de Dijon, G, 6.

(2) *Ibid.*, G, 53.

dernier concernant la nouvelle pharmacopée. L'administration a nommé les citoyens Durande et Charbonnel commissaires pour l'exécution de ce nouvel établissement[1] ».

A titre de simple remarque, disons qu'en 1759, les apothicaires avaient demandé aux médecins de rédiger leurs ordonnances en latin[2].

---

(1) Arch. de l'Hôpital de Dijon, reg. des délib., vol. XLII. — Voir ANDRÉ PONTIER, *Histoire de la Pharmacie*. Paris, 1900, p. 263. — Codex de 1818.
(3) Arch. de Dijon, G, 53. 8 janvier 1759.

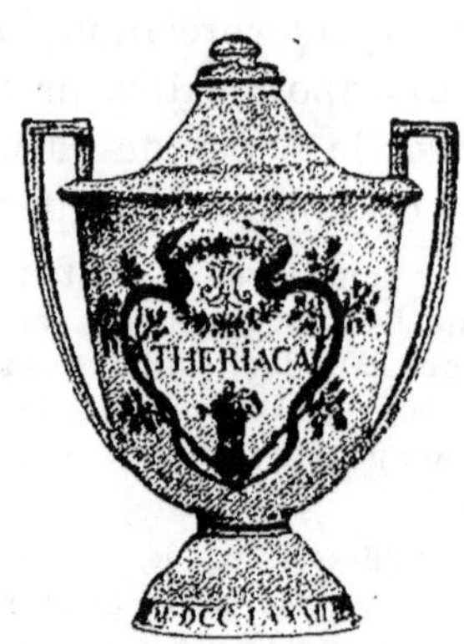

Fig. 11. — BEAUNE, Vase de pharmacie xviiie siècle (voir note 2, page 440).

STATISTIQUE[1]

DU NOMBRE DES APOTHICAIRES

dans les principales villes de Bourgogne

de 1630 à 1789

ANNÉES	DIJON		AUTUN		BEAUNE		CHALON	
	NOMBRE des apothi-caires[2]	POPULATION approxi-mative[3]	NOMBRE des apothi-caires	POPULATION approxi-mative	NOMBRE des apothi-caires	POPULATION approxi-mative	NOMBRE des apothi-caires	POPULATION approxi-mative
1630	13	20.000	9	5.500	8	6.500	7	6.000
							2ᵐᵉˢ Statuts (1638).	
1640	16		6		7		6	
1650	14		6		7		4	
	3ᵐᵉˢ Statuts (1652).				*3ᵐᵉˢ Statuts (1658).*			
1660	14		6	6.000	7		4	
1670	13		6		7		6	8.000
1680	12		6		7		7	
1690	12		6		7		6	
1700	9		4		6		4	
1710	7		3		5		3	
1720	8	25.000	3		5		3	
1730	8		4		4		5	
1740	5		4		4		5	
1750	4		3		4		4	
1760	5		4		3		4	
	4ᵐᵉˢ Statuts (1767).							
1770	5		4		4		4	
1780	6	20.000	5	7.000	5	10.000	5	11.000

(1) Voir page 76 : Statistique des apothicaires de Dijon avant 1480 ; — page 233 : Statistique des apothicaires, de 1480 à 1630.

(2) Les chiffres indiqués sont des chiffres moyens, pouvant s'éloigner de une ou deux unités du chiffre réel.

(3) Population évaluée en chiffres ronds, obtenus en multipliant par 5 le nombre des feux.

AUTRES VILLES	DE 1630 A 1700		DE 1700 A 1750		DE 1750 A 1789	
	NOMBRE des apothicaires [1]	POPULATION approximative [2]	NOMBRE des apothicaires	POPULATION approximative	NOMBRE des apothicaires	POPULATION approximative
Arnay-le-Duc........	2	2.100	2	2.200	2	1.900
Auxonne.............	»	4.000	2	4.000	3	5.000
Avallon	3	3.000	»		2	4.000
Bourbon-Lancy	2		2		1	2.000
Charolles	1	1.200	1	1.500	1	2.000
Chatillon-sur-Seine.	3	2.900	2		1	3.400
Cluny..............	»		»		2	
Cuiseaux............	1	1.200				1.500
Givry	»		1	1.100		1.600
Louhans	6		3	1.800	1	2.400
Montbard	2		1			
Noyers	2	2.500	»		1	2.000
Nuits	4		2		1	2.800
Paray..............	»		2		1	2.200
Saint-Jean-de-Losne .	»		1		1	1.400
Saulieu.	3	3.000	1			2.300
Semur-en-Auxois.....	5		3	3.800	2	4.000
Semur-en-Brionnais..	1		1		1	1.000
Seurre	4		2		1	3.500
Tournus	2		»		1	2.000
Vitteaux	2		1			2.000

(1) Ces nombres sont plutôt au-dessous de la vérité, quelques-uns de ces apothicaires nous ayant certainement échappé au cours de nos recherches. Les guillemets n'indiquent pas l'absence d'apothicaires, mais simplement que nous n'avons pas trouvé de pièces concernant ces villes.

(2) Les chiffres de population sont donnés ici à titre d'indication comparative. La plupart ont été puisés dans Courtépée; les auteurs qui se sont occupés de ces questions de dénombrement présentent assez souvent des divergences considérables.

CHAPITRE XII

Vie particulière et sociale
de l'Apothicaire

Situation personnelle de l'Apothicaire. — Jeux de l'arquebuse, de l'arc, etc.
— Apothicaires, officiers de la milice bourgeoise. — Faits divers. — La
boutique de l'Apothicaire. — L'Apothicaire devant l'impôt. — Aimé Piron
et la vie littéraire en Bourgogne.

Si la communauté des apothicaires n'était pas en
florissante situation au XVIIIe siècle, l'apothicaire lui-
même n'avait point cessé de grandir. Ses travers,
sans doute, ont prêté à la caricature et au pamphlet ; l'imagination populaire a travesti ou ridiculisé ses remèdes inconnus,
ses prix souples, ses conseils simples, ses habitudes sédentaires ; mais derrière cette impression défavorable, qui lui a
survécu, il y avait l'homme considéré et riche, apparenté ou
lié d'amitié aux personnages éminents de l'époque, et faisant
souche de fils qui accédaient parfois aux premiers degrés de
noblesse, réservés alors en principe à la prospérité et à l'honorabilité.

Plus encore que l'apothicaire au XVIe siècle, il avait su
s'élever dans l'échelle sociale, et nous avons cru nécessaire de
le dire au début de ce chapitre, où nous allons retrouver un
peu pêle-mêle ses ennuis privés, ses affaires personnelles, son
dévouement à la chose publique, ses bons sentiments et aussi
quelques-uns de ses ridicules.

Les jeux de l'arquebuse, de l'arc, de l'arbalète sont restés
célèbres. Déjà les états-majors de ces sociétés de tir se décoraient de tous les grades militaires, tandis que des titres

éphémères de roi, de connétable, et même d'empereur du jeu, couronnaient les heureux chevaliers vainqueurs.

Les apothicaires du xviiie siècle aimaient ces jeux où, parmi les noms des plus zélés champions, nous relevons celui de l'apothicaire Piron[1]. En 1676, il est receveur du jeu de l'arc ; en 1677, roi ; en 1680, enseigne « auquel comme à Messieurs les roys et officiers, seront rendus les respects et debvoirs qui leurs sont dheus,... et luy a esté remis la clef du coffre » ; en 1688, roi encore, car le 25 avril « sur environ les cinq heures du soir, l'oyseau a esté abatu par Mr Piron, eschevin de ceste ville et enseigne, auquel les joyaux, la clef du coffre et les ordonnances du Jeu ont esté remis ». En 1693, il était connétable, et, en 1694, lieutenant de la compagnie. Il donna sa démission en 1716.

Un autre apothicaire dijonnais, Milsand[2], fut plus tard à l'arquebuse, un émule de Piron. J.-B. Milsand fut chevalier en 1733, receveur en 1742, major en 1743 ; son fils, L.-A. Milsand, chevalier en 1758, prévôt en 1762, roi en 1765 et 1769, connétable en 1770, major en 1775.

D'autres noms connus d'apothicaires figurent encore sur les registres de la compagnie[3] : Maclou Monyot, Armedey, Poissonnier, fils, etc.

Il est à remarquer que ces honneurs comportaient certains avantages en réduction d'impôts : Piron, roi en 1693, vit, par exemple, ses impositions réduites de 14 livres[4].

L'apothicaire d'Autun, Tripier[5], roi du hardi jeu de l'arquebuse en 1784 et 1785, se vit proclamer empereur l'année suivante. Il avait fait partie, en 1778, de la délégation envoyée au concours général de Beaune[6]. En 1790, il fut désigné par ses collègues pour porter l'étendard du Jeu, en l'église cathédrale d'Autun, et le déposer à la voûte « ceci à cause des temps révolutionnaires qui furent la fin de la Compagnie des Chevaliers de l'Arquebuse d'Autun ».

---

(1) Arch. de Dijon, H, 21 *ter*, fol. 133, 135 v°, 151, 184 v°, 200.
(2) *Ibid.*, H, 50, fol. 43, 85 v°, 87, 155, 168, 178, 187 v°, 190, 205 v°.
(3) *Ibid.*, H, 49 *ter*.
(4) *Ibid.*, L, 597. 7 février 1693.
(5) *Mém. de la Société Éduenne*, t. XIII, p. 457.
(6) Courtépée, *Relation du grand prix rendu à Beaune en août 1778*. Dijon, 1779, p. 64 et 117.

Mais tout ne se bornait pas à des divertissements de tir de fantaisie : les apothicaires, officiers de parade à leurs heures, savaient, comme aux siècles précédents, être à l'occasion des officiers de milice locale, braves et dévoués.

Piron, que nous avons vu enseigne du jeu de l'arc, eut pour fils l'apothicaire Jean Piron. Ce dernier fut élu enseigne de la milice bourgeoise le 20 février 1732, et, à ce propos, nous donnerons le cérémonial suivi à l'occasion de cette nomination [1] :

« .... M^r le Vicomte-Mayeur, en son siège ordinaire, ayant auprès de luy sur le bureau les Sts Evangiles, tous Messieurs les eschevins et prud'hommes sur le bant à droitte, ceux à gauche étants restés libres aux sieurs officiers de milice bourgeoise,...... a prononcé l'élection et nomination du sieur Piron, (apothicaire), officier de la paroisse St Nicolas, qu'il a acceptée, et remercié tous Messieurs, pour par luy en jouir aux honneurs, droits, privilèges et exemptions y attribuées et tout ainsy qu'en jouissent les sieurs officiers de milice bourgeoise de cette ville.

« Et ensuitte ledit Sieur Piron, officier élu, après avoir osté son épée hors du parquet, y est entré proche de M^r le Vicomte-Mayeur, s'est mis à ses genoux sur lesquels étoient les Sts Evangiles ; ayant ledit Sr Piron posé la main droitte sur icelles, M^r le Vte Mayeur luy a prononcé l'article du serment en ces termes : « Vous promettez de fidellement observer et exécuter les ordonnances et délibérations faittes pour le guet de nuit et autres concernant les services et cérémonies de la Ville, d'exécuter en touttes les occasions les ordres qui vous seront donnés par nous et par la Chambre,.... d'avoir de la douceur et bonnes manières pour les habitants qui seront confiés à votre commandement ; » ..... ce qu'il a promis et juré exécuter par serment de luy pris ; ensuitte s'est levé et retiré au bas du parquet, où, ayant mis son épée au costé, il a pris scéance au ban desdits sieurs officiers en son ordre ; et peu après tous lesdits officiers s'étans levés, après avoir tous salués Mrs de la Chambre, se sont retirés et ont reconduit ledit sieur Piron, précédés des tambours et fiffre ».

Costume : habits d'uniforme de camelot rouge, veste de drap, couleur de peau, garnie d'argent, bas blancs, épée au côté, canne à la main ; les sergents de la paroisse St Nicolas, en leurs habits d'uniforme, avec leurs hallebardes.

Voici d'autres noms d'apothicaires ayant occupé des charges militaires,

A Dijon [2] :

1683. — J.-B. Goujon, enseigne de la paroisse St Médard, a précédemment été dizenier pendant vingt ans.

xviie siècle. — Petit, enseigne de la paroisse St Jean.

Armedey, lieutenant de la paroisse St Médard.

---

(1) Arch. de Dijon, B, 367, fol. 34.
(2) *Ibid.*, H, 6 et H, 15.

XVIIIᵉ siècle. — Maufoux, enseigne, puis lieutenant de la paroisse Sᵗ Jean.
Milsand, enseigne.
Bernard, enseigne.

A Chalon[1] :

1717. — Louis Lesné, enseigne.

Outre ces honneurs militaires, qu'ils devaient à la considération municipale, les charges civiles d'échevins, de prud'hommes avaient continué à leur être confiées[2], et les honneurs officiels les suivaient alors jusque dans leur convoi funèbre. Tel est le cas de l'apothicaire Bénigne Blanche[3] :

« …. La Chambre du Conseil de la Ville de Dijon a deliberé qu'elle assistera demain, en corps, à l'enterrement dudit Blanche, (maître apothicaire, prud'homme de la Ville), et que deux prud'hommes porteront les deux premiers coings du drap estant sur le corps et deux de Mʳˢ les eschevins les deux derniers, et que la Chambre marchera immediatement après les parens du deffunct et avant le corps des apoticaires, ainsy qu'il est accoustumé en pareille rencontre et qu'il s'est tousjours practiqué. Ce qui a esté faict le lendemain, 31 juillet 1652 ».

A côté de ces distinctions, voici, par ordre chronologique, la publicité du fait divers et la critique malveillante ou moqueuse assaisonnée de sel bourguignon.

Le Charivari de l'apothicaire Petit[4]. — Une nuit de l'année 1655, à l'occasion d'un charivari, l'apothicaire Michel Petit vit sa boutique enfoncée, lui-même blessé, et sa femme accablée d'injures « atroces ».

Tant d' « insultes, violences et efforts commis nuictamment avec port d'armes, charivaris et emotion populaire » ne pouvaient se passer sans un bon procès. Ce qui eut lieu, et l'apothicaire Petit put échanger ses blessures contre 600 livres d'indemnité « pour subvenir à ses aliments et medicaments », et aussi contre la satisfaction de savoir ses agresseurs condamnés à trois ans de bannissement de la province, et à payer les frais et amendes royales.

Le Tambour des Loups[5]. — Le lundi 5 juin 1673, le maire de Dijon, M. Boulier, ayant entendu dire qu'il était entré des troupes à Dole, ordonna aux bourgeois de prendre la garde simple. La brigade de Notre-Dame étant sur la porte Sᵗ Pierre, ce soir là, entendit battre le tambour et tirer quelques coups de feu, du côté de Longvic. Le maire, averti, fit sonner le tocsin et mettre en armes toute la ville pour repousser l'ennemi supposé, malgré l'avis de plusieurs personnes qui voulaient aller en reconnaissance. « Mes-

---

(1) Arch. de Chalon, 4 août 1717.

(2) A noter l'incompatibilité entre l'exercice de l'art d'apothicaire et certaines charges de fonctionnaires. L'apothicaire ou marchand-droguiste d'Autecloche, d'Auxonne, est condamné, par arrêt du Parlement du 26 janvier 1723, à cesser son commerce, tant qu'il sera officier au grenier à sel de la même ville. (Bibliothèque de Dijon, Fonds Baudot, mss n° 156, t. III, fol. 254).

(3) Arch. de Dijon, B, 291, fol. 64.

(4) *Ibid.*, I, 106.

(5) J. GARNIER. *Annuaire de la Côte-d'Or* pour 1901, p. 478. — Bibliothèque de Dijon, ancien fonds, mss n° 445⁴, p. 34.

sieurs les medecins, apoticaires et chirurgiens n'oublierent pas de marcher avec de bonnes armes et encor un meilleur courage, tan pour servir le Roy, la Province et la Ville, que pour bien traicter les blessés, dont le nombre devoit estre plus grand en apparance si on eust combatu, et, n'en faisons pas les fins, sont ceux dont nous eussions le plus de besoing, par la sciance merveilleuse de leurs arts. »

Aucun ennemi ne s'étant montré, chacun rentra chez soi et, les jours suivants, on apprit que la cause de cette panique n'était autre que les blanchisseurs de toile qui, presque chaque soir, battaient du tambour et tiraient des coups de fusil pour éloigner les loups.

A Beaune, en 1685, l'apothicaire Nicolas Gavinet et sa femme, ayant insulté l'échevin Parigot, se voient obligés, sous menaces de poursuites, de déclarer « qu'ils tiennent et reputent ledit sieur Parigot pour homme d'honneur, bon echevin et bien versant dans ses fonctions, qu'ils se repentent et ont beaucoup de deplaisir de l'insulte qu'ils luy ont faitte et des paroles de mepris.....[1] ».

L'apothicaire Devandenesse et ses poules[2]. — Il est fait « inhibition..... au sieur Devandenesse... de laisser courrir par les rues et places ses poulles et poullets soubs quelque pretexte que ce soit, lui ordonne de les tousjours tenir enfermées dans sa maison à peyne de 20 livres d'amende et confiscation ».

Les dix enfants de l'apothicaire Monin[3]. — Edme, Jean, Anne, Pierre, Bénigne, Bernard, Odette, Marie, Hector, Pétronille, d'âge variant de 13 ans à six semaines, étaient enfants vivants et bien portants de l'apothicaire Edme Monin et de « honneste Quillardet », sa femme. Or, en 1666, le roi, soucieux d'aider les familles nombreuses, avait ordonné « que ceux qui auroient dix enfans vivans seroient.... exempts des logemens des gens de guerre, contributions, guet, garde et autres charges », privilèges obtenus en particulier par deux familles dijonnaises et que Monin réclame à la mairie le 29 janvier 1698. C'était un peu tard, car le Parlement, trop confiant dans la fécondité et la richesse de la Bourgogne, avait refusé d'enregistrer l'édit du roi, d'ailleurs rapporté en 1683. Le malheureux apothicaire dut continuer à subir les charges publiques, tout en élevant ses dix enfants.

La maladresse de l'aspirant Milsand[4]. — L'aspirant Milsand était jeune en 1731, et ceci peut être une excuse à des torts très réels : « Une personne de considération.... », le Sr Clerget, substitut de la Chambre des comptes, passait sous les fenêtres du jeune homme, à 11 heures du matin, lorsque celui-ci, par inadvertance ou gaminerie, lança à la rue ses eaux « salles et puantes.... »; lèsdites eaux furent reçues sur les habits du sieur Clerget. Celui-ci porta plainte mais voulut bien se « départir de ses dommages et intérêts ». Milsand fut condamné à une amende modérée de 3 livres avec « deffence d'y récidiver » et l'obligation « d'aller faire satisfaction au substitut ».

Trente-et-un ans plus tard, le même Milsand mariait sa fille Pauline, le 20 février 1762. Mademoiselle Milsand épousait un avocat au Parlement, M. Roche, « homme d'esprit et qui peut réussir dans son métier s'il veut s'y appliquer ». La fiancée est assez jolie personne; elle a 24 ans et son mari 30.

---

(1) Arch. de Beaune, carton 5, cote 30. 17 août 1685.
(2) Arch. de Dijon, B, 332, fol. 92. 2 août 1692.
(3) *Ibid.*, B, 334, fol. 491 v°. 29 janvier 1698 ; B, 337, fol. 157 v°. 22 août 1699.
(4) *Ibid.*, B, 365, fol. 436. 21 février 1731.

Milsand donne en dot à sa fille la somme de 8.000 livres et promet de nourrir le jeune ménage pendant quatre ans [1].

Un autre avocat au Parlement, M. Bâtard, épousait, lui aussi, en septembre 1766, la fille d'un autre apothicaire, M. Ricard, de Chalon. Mlle Ricard était, d'ailleurs, comme la précédente, une assez jolie personne âgée de 22 ou 23 ans [2].

Le vase brisé [3]. — Un huissier de Chalon, maladroit sans doute ou trop vif de manières peut-être, est condamné à 12 livres de dommages-intérêts envers Nicolas Charlet, apothicaire en la même ville, pour lui avoir cassé un très grand pot de faïence figurant dans son étalage.

Les apothicaires du XVIIIe siècle aimaient le luxe dans leurs boutiques. Petit en 1694, Milsand en 1748, Auprêtre en 1752, Piron en 1755, réparent et embellissent leurs installations.

Souvent même, les apothicaires possèdent la maison qu'ils habitent, et certains, en outre, sont propriétaires de maisons en ville dont nous retrouvons les traces dans les décisions et les actes administratifs.

Leurs boutiques elles-mêmes avaient un cachet artistique que nous pouvons encore apprécier dans quelques anciennes pharmacies. Les ustensiles, mortiers, vases étaient souvent œuvres d'art et nos musées locaux en conservent de précieux spécimens. Quelques gravures semées dans ce travail, mieux que toute étude, sauront faire apprécier le goût recherché, le sens artistique qui indiquent de la part de nos prédécesseurs des siècles passés une éducation soignée, une instruction étendue et variée, un esprit d'élégante culture.

Les apothicaires de Dijon, devant l'impôt de taille et capitation, de 1630 à 1789 [4].

ANNÉES	COTE MOYENNE de tous les imposés	COTE MOYENNE des apothicaires	COTES EXTRÊMES des apothicaires	COTE MOYENNE des APOTHICAIRES (la cote moyenne des imposés, ramenée à 1)
1660	3 l. 7 s.	7 l. 10 s.	13 l. à 2 l.	2
1680	5 l.	8 l.	20 l. à 4 l.	1.6
1700	7 l. 19 s.	22 l.	30 l. à 13 l.	2.7
1720	6 l. 12 s.	15 l.	30 l. à 6 l.	2.3
1740	6 l. 16 s.	10 l.	14 l. à 8 l.	1.5
1760	12 l. 9 s.	15 l.	19 l. à 12 l.	1.2
1780	9 l. 17 s.	25 l.	45 l. à 15 l.	2.5

(1) *Mercure Dijonnois*, février 1762. (Biblioth. de Dijon, ancien fonds, n° 448¹, p. 441).
(2) *Ibid.*, p. 592. 9 septembre 1766.
(3) Arch. de Chalon, 26 octobre 1784.
(4) Arch. de Dijon, série L. (Voir page 213).

AIMÉ PIRON[1]

Aimé Piron, né à Dijon le 1er octobre 1640, mort le 9 novembre 1727, reçu maître apothicaire vers 1665, habita rue Poulaillerie (rue Piron actuelle), de 1660 à sa mort.

Jean Piron, fils du précédent, né le 5 novembre 1679, mort en 1761. Il fut apothicaire comme son père et habita rue Poulaillerie de 1716 à 1730, puis rue Charrue jusqu'à sa mort.

Parmi les notabilités littéraires du xviie siècle, la Bourgogne est fière des Piron, dont l'un était apothicaire à Dijon.

Aimé Piron fut l'un des poètes du patois bourguignon, et, par là même, contribua à caractériser l'esprit local et la vie littéraire en Bourgogne au xviie siècle.

Allégée de tous soucis politiques et administratifs définitivement tombés dans les mains royales, la vie locale dut se replier sur elle-même et s'épandre là seulement où il était permis. D'où cette éclosion d'intense production littéraire écrite dans ce vieux langage bourguignon, dernier souvenir des aïeux indépendants ou autonomes.

Aimé Piron était un homme « de haute stature, à la face ouverte, au parler franc et prompt, à la riposte plus prompte encore ». Établi près de la place Saint-Georges, « au confluent de cinq rues très vivantes et très populaires », il se mêlait à cette vie de quartier, riant avec le voisin ou plaisantant avec la marchande du coin. Aussi présente-t-il « tout ce menu peuple et toutes ces petites gens d'un pinceau à la fois sympathique et réaliste ». Génie populaire, il vise toujours à la sobriété et à la pureté du trait, naïvement, sans effort, sans contrainte ni pédanterie. Il parle la langue du peuple, celle que ce peuple s'était fabriquée dès longtemps d'après ses goûts et son oreille.

Ses poèmes sont des satires plaisantes, piquantes, qui moralisent en faisant rire. Leur forme est le *Noël* alors de mode dans le monde simple, mélange de légendes religieuses naïves et de scepticisme railleur. Certains d'entre eux sont des élégies, d'autres des chants d'allégresse, d'autres enfin de vraies comédies. Ils glorifient à la fois Louis XIV et le gou-

---

(1) J. Durandeau, *Aimé Piron ou la vie littéraire à Dijon pendant le* xvie *siècle,* Dijon, 1888.

verneur de la province, la France et la Bourgogne. Ils sont
l'écho vibrant, plaisant, instructif et souverainement humain
de tous les évènements de cette époque.

Sans nous étendre autrement sur ses relations littéraires
avec les grands et les célébrités du siècle, disons seulement
qu'Aimé Piron était invité régulièrement aux festins des États
de Bourgogne, que présidait le gouverneur Condé. Là il
apportait cette note essentiellement bourguignonne de franche
et communicative gaîté.

Nous renvoyons aux ouvrages spéciaux sur le rôle et le
talent d'Aimé Piron, et nous nous bornerons à citer de lui
quelques vers se rapportant à sa profession, la nôtre.

De tous temps, un fleuve a manqué à la grandeur de Dijon
et des projets divers de canalisation ont hanté les cerveaux
dijonnais. C'est à l'occasion d'un de ces projets qu'Aimé
Piron met aux prises les deux rivières locales, l'Ouche et le
Suzon. Au Suzon qui lui dit de se taire, l'Ouche répond :

> Me cousé ? i n'en veu ran faire
> Vrai riveire d'épôtiquaire
> Que (qui) ne charrie que salletai !

C'est, on le voit, peu flatteur pour les apothicaires.

Dans l'*Evaireman de lai peste*[1] sur les moyens de se préserver
des maladies contagieuses, notre poète bourguignon fait
montre d'érudition professionnelle, en appelant à son aide
tout l'Olympe pharmaceutique, depuis Apollon jusqu'aux
modernes auteurs du XVIᵉ siècle.

Citons de lui les quelques vers où, parmi les Dijonnais
d'alors, défilent les apothicaires Piron et Petit, venus apporter
leur offrande à la crèche de Noël[2] :

> . . . .
>
> Cors des Epôticaires
> Eurfaivre E'taissenei
> Scaivé vo qu'ai fau faire :
> Ne sein pa dé darrei
> Ai li faire vo don
>   Piron
> Et Peti, de tablette
>
> . . . .

---

(1) AIMÉ PIRON, *L'Evaireman de lai peste*. Dijon, 1721.
(2) Bibl. de Dijon, Fonds Duxin, mss n° 1, p. 91, *Noei redeubai.*

Aimé Piron eut plusieurs enfants, parmi lesquels Alexis, le grand Piron, l'auteur de la *Métromanie*, et Jean, qui succéda à son père dans la boutique d'apothicaire de la rue Poulaillerie.

Jean Piron, en qualité d'échevin, et sans doute de fils et de frère d'illustres littérateurs, se devait de prononcer un discours, lorsque le prince de Condé, au sortir d'une séance des États, vint présider le festin accoutumé. Mais ce discours, ainsi que nous l'apprend Alexis Piron, aurait été de la main de celui-ci : « Beau morceau d'éloquence ! dit-il, mais assez beau toutefois pour la bouche de l'orateur de la troupe, qui étoit mon frère l'apothicaire. Cela m'a valu sa visite (à Paris) ; je ne l'avois pas vu depuis près de quarante ans ! Son entrée chez moi fut un coup de théâtre ; il crut voir mon père, et moi ma mère. Il est dévot, sérieux et taciturne : jugez du contraste. »

Cinquième Période

1782-1803

CHAPITRE PREMIER

Les Promoteurs de l'Enseignement scientifique en Pharmacie

Chapitre de transition. — Transformation de la Pharmacie. — Transformation de l'Apothicaire. — L'influence des Sciences. — État de l'Enseignement universitaire et des Professions médicales. — L'Académie de Dijon.

PAR analogie avec une étude précédente, ce chapitre et le suivant serviront de transition entre la quatrième et la cinquième période, et ils nous permettront d'opposer et d'unir deux époques de la pharmacie bourguignonne. Dans l'ordre chronologique, leur place naturelle eût été à la fin de la quatrième, mais l'évolution scientifique que ces chapitres vont caractériser, ne saurait les détacher de la révolution politique et sociale, qui inaugure cette cinquième période. Cette évolution en constitue même une phase importante, à la considérer dans l'ordre pacifique des connaissances scientifiques et humanitaires, car elle fit de l'art de pharmacie, et sans trop de heurts ni de réaction, une science nouvelle, la Pharmacie, fille de la Botanique et de la Chimie.

L'apothicaire était, on le sait, resté stationnaire pendant le XVIIIe siècle. Si on le compare à lui-même, de 1630 à 1789, on lui reconnaît au début une prospérité brillante, qui va s'atténuant quelque peu dans la suite pour se fixer durant un siècle dans un état surtout conservateur. Mais tout ce qui vit est essentiellement mobile et transformable, et l'immobilité dans la vie d'une société ne saurait être que le prélude d'un recul lent ou d'une catastrophe subite.

Si, dans la pharmacie des apothicaires, il n'y eut ni recul, ni catastrophe, il faut moins l'attribuer aux apothicaires mêmes qu'à leur esprit traditionnel qui sut, au moment opportun, s'assimiler les nouvelles connaissances, nées le plus souvent dans leur sein. C'est ainsi que l'apothicaire devint définitivement le pharmacien, homme de science, d'art et de commerce.

Déjà, chez l'aspirant-apothicaire, on peut suivre cette transformation indiquée par les noms mêmes donnés à l'un de ses examens :

Avant 1774, le premier examen est sur les Principes de la *Pharmacie,*
En 1777, le premier examen est sur les Principes de la Pharmacie *galénique* et *chimique,*
En 1784, le premier examen est sur les Principes de la *Chimie* et de la *Pharmacie,*

transformation sanctionnée par l'obligation pour l'aspirant-pharmacien de suivre pendant deux ans les cours de Botanique et de Chimie[1]. Et c'est dans le détail de cette transformation que nous entrons maintenant.

L'enseignement professionnel était arrivé à ce point où quelque chose d'autre devait prévaloir, en raison même de ce goût pour les sciences, toujours grandissant au sein de l'élite bourgeoise du xviiie siècle. La pharmacie bourguignonne elle-même, ne pouvait longtemps rester étrangère à cette influence nouvelle émanée de l'enseignement scientifique, car déjà le Collège de pharmacie de Paris, fondé en 1777, avait institué des cours spéciaux, suivis par les jeunes gens se destinant à la maîtrise, et Dijon, à son tour, se demandait d'où lui viendrait l'initiative d'un semblable progrès. Il ne l'espérait ni de l'enseignement d'État, ni des apothicaires, ni des chirurgiens, ni des médecins.

L'enseignement d'État, trop rudimentaire encore, était impuissant. Bien qu'en 1722, les Élus du duché de Bourgogne eussent obtenu du roi une Université à Dijon, celle-ci, sur les instances pressantes de l'Université de Paris et de quelques autres, s'était trouvée réduite à la seule Faculté de droit : « la plus utile à une ville de Parlement[2] ». Il y manquait, en con-

---

(1) Voir page 510.
(2) *Mémoires de l'Académie de Dijon,* t. I, p. x.

séquence, trois Facultés : celles de Théologie, de Médecine et des Arts. Les sciences médicales n'avaient donc rien à attendre de cette organisation universitaire émanée de l'autorité royale.

Si, d'autre part, nous étudions en eux-mêmes les corps des médecins, apothicaires et chirurgiens, c'est vainement que nous y chercherons l'embryon de leurs transformations scientifiques ultérieures. Le Collège de médecine, établi dès 1654, était beaucoup plus préoccupé de ses prérogatives professionnelles que du développement de ses leçons aux sages-femmes, ou de ses cours de botanique et d'herborisation. De plus, la lutte séculaire des médecins et des apothicaires avait été trop longue et trop vive pour que les uns eussent accepté d'enseigner[1] ce que les autres n'auraient pas daigné entendre. Enfin, les communautés d'apothicaires et de chirurgiens étaient trop spécialement conservatrices de par leur organisation récente pour manifester des tendances nouvelles. Les chirurgiens, toutefois, il est bon de le remarquer, pratiquaient déjà des démonstrations anatomiques, complétées par un cours public d'anatomie et de chirurgie, dans un local près la porte Guillaume ; mais ils oubliaient d'y convier les docteurs du Collège de médecine, oubli irrespectueux dont ceux-ci se montraient fort mécontents. Telles étaient, à ce point de vue, les situations respectives des médecins, apothicaires et chirurgiens.

Or, Dijon était une ville de Parlement, Cour souveraine dont les pouvoirs étaient très étendus, presque absolus dans son ressort, et dont les membres appartenaient à la haute bourgeoisie locale. Les sciences nouvelles étaient devenues pour eux une distraction de haute mode, et c'est ainsi qu'elles réunirent et absorbèrent les initiatives éparses dans l'élite des professions libérales. Tel fut le commencement d'une des plus brillantes compagnies du xviiie siècle, l'Académie de Dijon.

---

(1) Voir p. 295 : Statuts du Collège de médecine, art. 11.

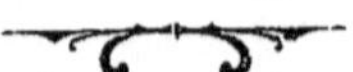

CHAPITRE II

L'Académie de Dijon[1]

Legouz de Gerland et le Jardin botanique. — Le Docteur Durande et le Cours
de Botanique. — Guyton de Morveau et le Cours de Chimie. — Le Docteur
Maret et le Cours de Matière médicale. — L'Apothicaire Tartelin, démonstrateur de Botanique. — Le Règlement de Ville, 1782. — Autres Académiciens illustres : Les Apothicaires Parmentier, Morelot, etc.

ÉE en 1725[2], du testament de Bernard Pouffier, doyen
du Parlement de Bourgogne, cette compagnie eut
pour but de suppléer par des Conférences savantes
aux Facultés manquant à notre Université.

Parmi ces dernières, la Faculté de Théologie, trop digne et
trop importante, fut écartée ; restaient les Arts et la Médecine.
Encore dut-on pour celle-ci se borner à la Physiologie, à la
Chimie, à l'Anatomie et à la Botanique, sciences pures servant aux premiers principes des Arts médicaux, et laisser de
côté la Pathologie, l'Ostéologie, qui sont plus particulièrement appliquées à la connaissance et à la guérison des
maladies. Le fondateur eut donc bien l'idée d'un acheminement vers l'enseignement des sciences pures, en tant que
premiers principes professionnels.

L'Académie fut ouverte en 1741 et débuta par des Confé-

---

(1) Pour renseignements plus complets, et sauf références spéciales, consulter
pour ce chapitre : MILSAND, *Notes et documents pour servir à l'histoire de l'Académie
de Dijon*. Dijon, 1871.

(2) En 1693, M. Moreau, avocat général à la Chambre des comptes, avait fait imprimer un discours sur la nécessité et la possibilité d'établir une Académie à Dijon et
avait rassemblé chez lui quelques gens de lettres. La France n'avait à cette époque
que cinq sociétés de ce genre : Paris (1666), Arles, Soissons, Nîmes, Angers. (*Mém. de
l'Académie de Dijon*, t. I, p. vij).

rences limitées aux matières de physique, de morale et de médecine. Des prix, d'abord réservés aux seuls académiciens, furent ensuite offerts annuellement au public; chaque année, ils étaient attribués alternativement au meilleur mémoire sur les branches enseignées.

Devenue, en 1762, l'Académie des Sciences, Arts et Belles-Lettres, elle jouit à cette époque d'une éclatante prospérité : les savants français et étrangers briguent la faveur d'en faire partie et d'ajouter à sa réputation, devenue universelle. En lisant les mémoires de cette compagnie avant et pendant la Révolution française, on sent vraiment, en ces esprits puissants, le calme et la sérénité des novateurs, confiants dans la justesse et la fécondité de leurs conceptions.

§ 1. — Legouz de Gerland et le Jardin botanique.

Bénigne LEGOUZ DE GERLAND[1], né à Dijon en 1695, grand-bailli du Dijonnais, membre de l'Académie de 1762 à 1774, donne à l'Académie son Cabinet d'histoire naturelle en 1764, la gratifie d'un Jardin botanique en 1773. Il décore la salle de réception de ce Jardin des bustes des grands hommes de la province, et aide à l'institution de l'Ecole des Beaux-Arts. Il est appelé le Bienfaiteur de son pays.

Avant de parcourir l'histoire de ces savants qui illustrèrent l'Académie de Dijon et le siècle où ils ont vécu, histoire dont l'ensemble présente, non pas une union d'efforts individuels, mais bien plutôt le travail spécial d'une génération dont les conditions extérieures avaient préparé la raison d'être, il convient, semble-t-il, de présenter rapidement, au début de cette brillante époque, l'état des sciences qui nous intéressent et qui, alors, s'appelaient l'Histoire naturelle.

En 1764, Legouz de Gerland, à l'occasion du don de son Cabinet, nous en fournit le tableau dans son *Essai sur l'histoire naturelle*[2].

Grand collectionneur, il déplore pourtant l'inutilité de beaucoup de collections curieuses, mais stériles, alors qu'elles devraient être la base d'une « étude capable de découvrir les principes et les propriétés des plus intéressantes productions de la nature ». Loin de se borner à apprendre le nom

---

(1) MUTEAU et GARNIER, *Galerie bourguignonne*, Legouz de Gerland.
(2) *Mémoires de l'Académie*, t. II, p. 41.

des objets collectionnés, il faut « reconnoître la chaîne » qui les relie et
ajouter par ce moyen aux découvertes utiles à la société.

Le règne minéral en est encore aux quatre éléments : le feu, l'air, l'eau,
la terre.

L'exposé du règne végétal se rapproche davantage dans ses détails de nos
connaissances actuelles. On pourrait croire même à une étude très élémentaire de la botanique d'aujourd'hui, nombre de principes de cette science
étant déjà connus.

Pourtant, on y rencontre encore des préventions destinées à tomber,
sortes de réminiscences de la théorie de la « Signature » : les plantes douces
au goût sont nourrissantes, l'âcreté est le signe des propriétés vénéneuses,
celles qui affectent désagréablement l'odorat réveillent le principe vital,
enfin, il faut se méfier de celles dont les fleurs sont bleues ou de nuances
tristes car elles sont suspectes.

Ce souvenir des idées anciennes suffit à relier, en quelque
sorte, le passé à l'avenir, et il serait bien intéressant de suivre
les laborieuses recherches de Legouz de Gerland, et son effort
persévérant vers les voies qu'il soupçonne. Disons simplement
qu'il fut l'ouvrier de la première heure et que sa modestie ne
lui permit pas d'apprécier son mérite. Ceux qui sont venus
après lui se sont bornés à développer les idées, qu'au prix de
tant de peines, il avait fait éclore.

Parmi les sciences naturelles, la botanique était l'une des
plus avancées ; l'observation des simples, vieille comme le
monde, s'était aidée des herborisations et des collections.
Dijon, entre autres, grâce au Cabinet d'histoire naturelle de
M. Legouz, pouvait présenter de grandes facilités de travail,
mais ces plantes desséchées n'offraient à l'étude que le spec-
tacle d'une nature dans un état de mort, alors qu'il eût fallu
suivre cette nature à chaque instant de son existence vitale.
Un besoin nouveau s'imposait, et la création du Jardin botanique en fut la conséquence.

Déjà, en 1760, Ph.-C.-Marie Varenne de Beost, membre
honoraire de l'Académie, secrétaire en chef des États de
Bourgogne et agronome distingué, avait établi un premier Jardin botanique au climat des Argentières[1], et des serres pour
les plantes étrangères dans sa maison, rempart des Ursulines,
en face le boulevard, bastion de Saulx. Legouz de Gerland,

---

(1) V. Dumay, *Notice historique sur les inventions...* — L'emplacement de ce premier
Jardin botanique est actuellement la propriété de M. J. d'Arbaumont.

soucieux de faire plus vaste et plus complet, acheta, en 1770, un enclos de deux journaux 2/3 (9.000 mètres environ), situé au faubourg de la porte Bourbon, entre la promenade publique (allées de la Retraite, voie romaine), l'ancien lit de Suzon et le chemin de Mirande[1]. Il y fit construire un bâtiment[2] et aménager le terrain pour un jardin[3] où il réunit les plantes indigènes.

Bientôt, grâce à ses hautes relations[4], Legouz vit son œuvre prendre un développement rapide, et la Bourgogne elle-même, bien que la botanique y fût relativement peu cultivée, tint à honneur de seconder ce mouvement, où, parmi les donateurs s'occupant à cultiver les plantes utiles ou curieuses, nous remarquons M. Butty, apothicaire à Chalon, le futur fondateur du Jardin botanique de cette ville[5].

Le Jardin de Dijon se meublait donc facilement, la culture, l'expérience et les soins du jardinier devaient faire le reste. Des serres pour la culture des plantes étrangères, furent installées, en 1775, par M. de Ruffey. En 1777, la mairie fit construire un pont[6] sur le cours de Suzon pour en faciliter l'accès ; l'année suivante, la partie nord était emplantée d'arbres ; seule, l'eau manquait. Divers projets avaient été mis à l'étude, mais aucun n'avait abouti ; aussi songea-t-on, dès 1792, à transporter le Jardin botanique à la promenade de l'Arquebuse[7].

Legouz avait fait don de son œuvre à l'Académie le 13 février 1773. Il mourut peu après, en 1774. Cet homme de bien devait recevoir, en pleine effervescence révolutionnaire, l'hommage dû à ceux qui n'ont su se faire que des amis. La Convention venait de fermer les églises, et la Madeleine, où reposaient les restes de Legouz, était vendue. Sur la demande

---

(1) Donation entre vifs, pour l'établissement d'un Jardin botanique, faite par M. Bénigne Legouz de Gerland, ancien grand-bailli du Dijonnais, à l'Académie..., ou à son défaut au Collège de médecine de la même ville, d'un enclos pouvant contenir environ 2 journaux 2/3, acheté à Lenoir, le 28 mai 1770. Lenoir en avait fait l'acquisition le 8 mars 1755. (Arch. de Dijon, G, 54).

(2) Vallot, Notice sur le Jardin botanique et sur sa translation, *Académie, Séance Publique* du 26 août 1836.

(3) L'entrée se voit encore, petite rue Voltaire, n° 2.

(4) Dr Maret, Éloge de Legouz, *Académie, S. P.*, 14 août 1774.

(5) Dr Durande, Discours sur l'utilité de la botanique, *Académie, S. P.*, 20 juin 1773.

(6) Arch. de Dijon, B, 411, fol. 79 v°.

(7) Cette translation eut lieu en 1833.

de la Société qui avait remplacé l'Académie, une cérémonie officielle fut organisée pour la translation au Jardin botanique des cendres de Legouz de Gerland « ami des sciences et des arts, et bienfaiteur de l'humanité ». Elle eut lieu avec toute la pompe désirable le 30 prairial an VIII[1].

Si, laissant de côté l'intérêt général, nous cherchons les avantages immédiats que l'art de guérir et la pharmacie ont pu retirer de l'organisation du Jardin botanique, nous les trouvons indiqués par le docteur Maret[2].

Les apothicaires, trop peu protégés à Dijon, sont incertains sur le débit de leurs drogues ; ils craignent de conserver trop longtemps les plantes qu'il leur faut renouveler chaque année, n'en ramassant que très peu, et encore les plus usuelles.

Ils laissent ainsi l'herboristerie entre les mains de femmes ignorantes, dont les connaissances bornées sont causes des plus dangereuses équivoques.

Le Jardin, dirigé par un médecin et organisé avec soin, présentera toutes les plantes usuelles ou rares avec des garanties parfaites de sécurité. Pourquoi ne pas charger la direction du Jardin de faire ramasser dans les campagnes toutes les plantes utiles, et, par comparaison avec les échantillons cultivés au Jardin, identifier les plantes indigènes, sans possibilité d'erreur ? Et cette culture raisonnée en terrain favorable accroîtra les propriétés médicinales des plantes et sera un exemple pour l'amélioration dans les campagnes des espèces les plus recherchées.

C'était, en somme, un essai d'accaparement du contrôle de la culture et du commerce pharmaceutiques au seul profit et gloire des médecins. Le docteur Maret, trop soucieux du bien général et au-dessus de ces compétitions d'intérêts, n'avait pu prévoir ce conflit possible. La semence en était pourtant jetée, et les apothicaires pensèrent que, dans le jeu si ancien de leurs rivalités avec les médecins, un nouveau péril venait de naître.

Pourtant, le développement sûr, quoique lent, de la pharmacie traditionnelle devait lui assurer, non un triomphe éphémère, mais une revanche durable dans l'avenir :

Le Jardin botanique devint l'École des apothicaires.

A Chalon, ce fut sous cette impulsion que l'apothicaire LAZARE BUTTY créa, en 1771, le 15 septembre, le Jardin botanique de cette ville[3].

---

(1) MILSAND, *Notes et documents pour servir d'l'histoire de l'Académie*, p. 340.
(2) Dr MARET, Discours, *Académie*, S. P., 20 juin 1773.
(3) Arch. de Chalon.

A Auxerre, le Jardin botanique fut établi par un autre apothicaire, PIERRE-EDME MARTIN, ancien apothicaire de l'École royale militaire et des hôpitaux de l'Armée, et qui, dans la suite, s'intitula démonstrateur des plantes[1].

§ 2. — Le Docteur Durande et le Cours de Botanique.

Jean-François DURANDÉ[2] (1732-1794), né à Dijon, docteur-médecin du Collège de Dijon, membre de l'Académie (1772-1794), professeur de botanique (1773-1788), ancien médecin des Armées du Roi, adjoint à la Société royale de médecine, auteur de la *Flore de Bourgogne*, 1782.

Son fils, Claude-Auguste DURANDE[3] (1764-1835), né à Dijon, médecin, membre de l'Académie (depuis 1785), professeur de botanique (1789-1792); fut député du Tiers-état de Dijon, pour le gouvernement de Bourgogne, aux États généraux de 1789.

Jacques-Nicolas VALLOT[4] (1771-1860), né à Dijon, médecin, membre de l'Académie (depuis 1792), professeur de botanique (1796-1808).

Le Jardin botanique était l'instrument, l'ouvrier manquait, l'Académie se devait d'achever l'œuvre entreprise.

Legouz de Gerland, voulant réaliser l'enseignement scientifique de la botanique, avait tout d'abord, en esprit sage et prudent, offert à sa famille académique le Jardin et les installations nécessaires, laissant à ses collègues ou à ses successeurs le soin opportun de nommer à loisir un professeur.

Le docteur J.-F. Durande fut choisi à cet effet[5] et, le 20 juin 1773, l'ouverture solennelle du cours de botanique eut lieu dans le salon du Jardin, en présence de l'Académie et du Collège de médecine. Plusieurs discours[6] furent prononcés; en voici l'analyse, pour les parties se rapportant à notre sujet:

----

(1) Arch. de la Côte-d'Or, C, 363. 1781, Requête imprimée d'un apothicaire d'Auxerre, à MM. les Élus.

(2-3-4) MUTEAU et GARNIER, *Galerie bourguignonne,* Durande (J.-F.), Durande (C.-A.), Vallot (J.-N.).

(5) En 1771, Legouz avait offert au Collège de médecine 1000 écus, dont les intérêts étaient destinés à indemniser le démonstrateur des plantes au Jardin botanique. Le Collège recula devant les frais à payer, et le Dr Maret dut offrir d'avance ces frais, tandis que le Dr Durande promettait de faire gratuitement le cours de botanique, pendant le temps nécessaire à l'extinction des avances du Dr Maret. (Arch. de Dijon, G, 53. 14 mars 1772).

Le Collège de médecine apprend, le 19 juin 1773, que M. Durande a été nommé démonstrateur de botanique par l'Académie. (Arch. de Dijon, G, 53).

(6) Dr MARET, Discours, *Acad.,* S. P., 20 juin 1773, — LEGOUZ, *ibid.,* — DURANDE, *ibid.*

Discours du docteur Maret, secrétaire de l'Académie. — État de l'enseignement des sciences à cette époque, et spécialement de celles se rapportant à l'art de guérir.

A part les Universités de Paris, Montpellier et quelques autres, et les établissements d'instruction qui ont pu être créés par les soins d'Académies locales dans plusieurs villes de province (Orléans, Rouen et Metz), l'enseignement est trop peu répandu et d'un abord trop peu facile pour permettre aux professions médicales d'être à la hauteur des nécessités. Et, à défaut d'impulsion venue du gouvernement, certainement bien disposé, mais toujours trop lent à agir, des initiatives locales, libres de tout embarras administratif, ont essayé de faciliter la formation d'établissements complets, où l'instruction pourra être donnée gratuitement à toutes les personnes qui voudront se livrer à la pratique des différentes parties de la médecine.

De ces parties, toutefois, la plus difficile à organiser est la botanique, en raison des dépenses nécessaires à l'installation des collections. Cet obstacle n'existe plus pour Dijon, grâce à la munificence de M. Legouz, et l'organisation du cours gratuit de botanique est aujourd'hui devenue dans notre ville un fait accompli.

Discours de Legouz de Gerland, lu par Guyton de Morveau.

L'art de la médecine, né avec l'homme, fit ses premiers pas parmi les végétaux, mais, par des réflexions souvent sans méthode, il devint un art arbitraire où l'imagination avait la plus grande part. Il était nécessaire qu'une expérimentation sévère réprimât ces fantaisies et que les travaux de plusieurs générations les ramenassent à de plus sages principes.

Il faut que les grands et les puissants le comprennent et emploient les trésors qu'usent leur luxe et leurs frivolités, à susciter les talents de savants, entièrement occupés de ces vues, sans souci d'autres soins. Mais qu'importe ! Ayons confiance dans le génie local, qui saura produire encore de ces hommes supérieurs, vertueux et bienfaisants, qui feront connaître à la postérité nos talents et notre gloire.

Discours du docteur Durande. — L'utilité de la Botanique. — De ce discours, nous ne citerons que ce qui concerne l'utilité de remédier aux maux de l'économie animale :

L'expérience a prouvé que, contrairement aux sucs animaux trop exaltés et aux minéraux trop durs, les végétaux fournissent des remèdes plus simples, plus puissants et plus multipliés. La nature semble même avoir accordé à chaque pays les plantes utiles à ses habitants, tel le triste Groënlandais foulant aux pieds, sur un sol aride, le cochléaria qui semble croître en abondance pour remédier au mal endémique menaçant ses jours. Si chaque pays s'occupait à reconnaître la propriété des plantes qui naissent dans son enceinte, il y trouverait probablement des ressources qu'il ne tire qu'à grands frais des pays étrangers : c'est ainsi que l'écorce du saule et celle du frêne possèdent en grande partie les vertus du quinquina. Combien une telle étude ne devrait-elle pas intéresser, non seulement ceux qui, par état, veillent à la santé de leurs concitoyens, mais encore les curés des campagnes, auxquels un honnête loisir permet de chercher dans les environs de leur demeure des moyens peu coûteux de soulager les habitants, devenus les tristes victimes des purgatifs violents et étrangers.

« Les végétaux les plus pernicieux peuvent aisément nous séduire par des apparences de fruits doux et agréables. La belladone, qui a causé plusieurs fois la mort ; le roucou, qui produit des convulsions mortelles ; l'herbe de Saint-Christophe[1], n'offrent rien qui annonce les funestes effets qu'ils sont capables de produire : une seule baie de cette dernière plante fait périr sur le champ les poules et les autres oiseaux qui l'avalent. M. Lemonier m'a raconté qu'en parcourant les montagnes du Montdore, il vit des herboristes ramasser l'herbe de Saint-Christophe croyant cueillir l'ellébore. Ce médecin, qui prévoyoit tous les dangers d'une telle méprise, fit avaler la racine de cette plante à un gros chien qui périt dans les convulsions. Il est rapporté dans les Mémoires de l'Académie des sciences qu'un apothicaire débitoit l'extrait de la même plante sous le nom d'extrait d'ellébore ; M. Sauvage de la Croix reconnut heureusement la méprise de cet artiste, qui pouvoit immoler tant de victimes à son ignorance.

« Je fus témoin, l'année dernière, d'une méprise moins dangereuse à la vérité. Une personne de cette ville me vanta les effets de la garance en ajoutant qu'un habitant la lui fournissoit. Je demandai à voir cette plante et je reconnus le caillelait jaune et le grateron[2], que ce prétendu botaniste donnoit sous le nom de grande et petite garance ; cependant la différence dans l'effet de ces plantes doit être très grande : le grateron engraisse les poulets, la garance les rend étiques ».

Voici quelle fut l'organisation du premier cours de botanique (1773) : M. Durande s'étant « remis à cette science » en assumera la charge ; il dictera tous les jours, à 6 heures du soir, un extrait de la méthode de Tournefort, et fera ensuite la démonstration[3]. « Le Jardin présentera les plantes par ordre méthodique, mais comme il n'est pas moins essentiel de les voir éparses », des herborisations seront faites tous les jeudis aux environs de la ville.

Le second cours de botanique fut ouvert le 4 juin 1774. Celui-là et les suivants continuèrent à être professés par le docteur Durande ; ils avaient lieu au Jardin botanique les lundis, mercredis et samedis à 6 heures du soir, du commenment de juin à la fin de juillet. L'herborisation se faisait le jeudi comme de coutume.

En 1788, le docteur Durande[4] s'adjoignit son fils[5]. Ce der-

---

(1) *Actæa spicata* L., purgatif drastique, baies très vénéneuses. Assez rare dans la Côte-d Or. (A. VIALLANES et J. D'ARBAUMONT, *Flore de la Côte-d'Or*).

(2) Garance, *Rubia peregrina* et *tinctorum* L. — Caille-lait jaune, *Galium verum* L. — Grateron, *Galium Aparine* Coss. et Germ., fruits diurétiques. (*Ibid.*).

(3) Rappelons que le Dr Durande, au début de son professorat, avait le titre de démonstrateur de botanique et non celui de professeur.

(4) Citons, en passant, cette annonce toute de bonhomie, parue dans le journal du 31 août 1790 : « Avis : On prêta, il y a quelque temps, un parapluie à M. Durande ; ce médecin ne peut se rappeler la personne qui lui a rendu ce service ; il la prie de vouloir bien suppléer à son défaut de mémoire en lui faisant savoir son nom. » (*Affiches de Dijon ou Journal de Bourgogne*).

(5) Les honoraires du père étaient annuellement de 600 livres ; ceux du fils ne furent que de 500 livres.

nier fut nommé titulaire en 1789 et continua les cours jusqu'en 1793, année de la suppression des établissements d'instruction publique.

Lorsqu'un peu plus tard, il fallut réorganiser l'enseignement, nous voyons la Commission des sciences et arts de Dijon prendre les décisions suivantes, au moment de la création des Écoles centrales[1] : Les cours gratuits d'instruction publique existants seront continués[2] en 1795...., ceux de botanique, minéralogie, chimie et matière médicale par les citoyens Durande et Antoine...., ceux de physique expérimentale et un peu plus tard, de chimie, par le citoyen Jacotot, aîné.

Les cours se complétaient peu à peu, et, le 12 prairial an V (31 mai 1797), le citoyen Vallot, médecin, professeur d'histoire naturelle à l'École centrale, put ouvrir le cours de botanique dans le Jardin des plantes. Ce cours avait lieu les 2, 4, 6, 8, de chaque décade à 6 heures du soir. Les décadis étaient consacrés à des herborisations dans les environs de la ville[3]. L'année suivante, an VI, le 14 prairial, la Société libre des sciences, arts et agriculture étant établie pour reprendre provisoirement la succession de l'Académie, le cours fut définitivement constitué, et fonctionna à nouveau régulièrement. Le professeur Vallot en demeura titulaire jusqu'en 1808[4].

Avant de parler des travaux du docteur Durande, disons quelques mots de l'histoire de la botanique en Bourgogne[5].

Plusieurs Dijonnais, Saumaise[6] (1588-1653), Lantin[7] (1620-1695), Jean Liébaut[8] (XVIᵉ siècle-1596), s'étaient occupés de l'étude des plantes, et, vers la fin du XVIIᵉ siècle, un savant botaniste anglais, Shérard, parrain du genre *Sherardia*, avait voyagé en Bourgogne. Vers cette époque, Philibert Collet[9]

---

(1) Écoles centrales pour l'enseignement des sciences, des lettres et des arts, établies dans toute l'étendue de la République, à raison d'une par 300.000 habitants. Elles comportaient huit professeurs, dont un d'histoire naturelle et un d'hygiène.

(2) *Journal de la Côte-d'Or*, 24 avril et 13 juin 1795.

(3) *Ibid.*, 24 mai 1797.

(4) Vallot, Notice sur le Jardin Botanique, *Académie, S. P.*, 26 août 1836.

(5) Vallot, Notes sur l'hist. de la Botanique en Bourgogne, *Acad., S. P.*, 17 déc. 1827.

(6) Muteau et Garnier, *Galerie bourguignonne*, Saumaise (Claude de).

(7) *Ibid.*, Lantin (J.-B.).

(8) *Ibid.*, Liébaut (Jean). — Ne pas confondre avec l'apothicaire-médecin Jean Liébaut (fin du XVIIᵉ siècle).

(9) *Ibid.*, Collet, jésuite, puis avocat, auteur de : *Plantes de Dijon*, in-12, classification où le salsifis est réuni à l'œillet.

s'était occupé d'histoire naturelle et avait publié un catalogue de plantes des environs de Dijon. Pour lui, les montagnes de Sainte-Reine et de Sombernon surpassaient les Alpes en hauteur[1], et Michault[2] (1707-1770), avocat au Parlement et secrétaire de l'Académie, soutenait la même erreur par la considération des plantes alpines qui y croissent et du cours des rivières se déversant dans trois bassins. En 1754, *Dissertation* sur le même sujet par le Père David-Anthelme de Berdomanche, oratorien à Beaune.

Buchoz[3] et Rauch publièrent des extraits du catalogue de Collet, puis vint d'Huissier d'Argencourt[4] qui dressa un catalogue alphabétique resté manuscrit et dont Béguillet tira, avec l'aide d'autres ouvrages, une Flore publiée dans la *Description de Bourgogne*[5]. Béguillet conduisit même Jean-Jacques Rousseau herboriser dans le Cours du Parc, en 1770.

C'est avec les éléments tirés de ces divers catalogues, et le concours de correspondants tels que l'abbé Guiette, le chirurgien Pignot, de Nuits, le médecin Dumoulin, de Cluny, les apothicaires Butty, de Chalon, Mérat[6], d'Auxerre, et Tartelin, de Dijon, que le docteur Durande composa sa *Flore de Bourgogne*[7]. Il en parle déjà en 1777, mais elle ne put être publiée avant 1782, Durande étant alors trop préoccupé par l'organisation de son cours. Débarrassé un peu plus tard des soucis de première organisation, il put ensuite se livrer aux études qui devaient le rendre célèbre, et parmi ceux de ses travaux qui datent de cette époque, nous citerons en matière médicale :

1776. — Le bouillon à petites fleurs, succédané de la fougère contre le ver solitaire. — Le houx, succédané du quinquina. — Nécessité d'exiger une préparation publique du tartre émétique par préférence à la thériaque.

---

(1) Cette erreur botanico-géographique peut s'expliquer par ceci, que ces montagnes de la Côte-d'Or sont les plus élevées de France parmi les montagnes calcaires.

(2) Muteau et Garnier, *Galerie bourguignonne*, Michault (J.-B.).

(3) Buchoz, médecin à Nancy, membre de l'Académie, 1766.

(4) Muteau et Garnier, *Galerie bourguignonne*, d'Huissier d'Argencourt, mort en 1738.

(5) *Ibid.*, Béguillet (1720-1786). — *Description... de Bourgogne*, en tête de la *Description générale et particulière de la France*. Paris, 1781, p. 296.

(6) *Ibid.*, Mérat (L.-G.) (1712-1790), botaniste distingué, élève et ami de Jussieu, Buffon, Daubenton, il parcourut l'Europe pour herboriser. Retiré à Auxerre en 1739, il exerça la pharmacie et écrivit plusieurs manuscrits, dont : *Histoire des plantes de l'Auxerrois ;* — *Traité de toutes les plantes connues décrites dans le Species de* Linné ; — Traduction de « *Novus caracter plantarum, de* Magnol ».

(7) Durande, *Flore de Bourgogne, ou Catalogue des plantes naturelles à cette province et de celles qu'on y cultive le plus, ouvrage rédigé pour servir aux cours publics de l'Académie.* Dijon, 1782.

1782-4. — Sur le mélange [1] d'éther vitriolique et d'esprit de térébenthine employé dans les coliques hépatiques produites par les pierres biliaires. (*Mémoires de l'Académie,* 1782, 1er sem. ; 1784, 2e s.).

1783. — Sur les plantes astringentes indigènes. (*Mémoires de l'Académie,* 1783, 1er sem.). — L'auteur passe en revue les propriétés astringentes de quantité de plantes, et notamment de celles qui noircissent le fer. Près de 200 espèces sont étudiées aux points de vue chimique et matière médicale.

1783. — Sur la coraline et les coraux. (*Mémoires de l'Académie,* 1783, 2e sem.).

La botanique moderne sortait des mains des pères de cette science, des Bauhin, des Fuchs, des C. Gessner, des Dalechamps, des Tournefort, des Linné, des Jussieu et de tant d'autres savants naturalistes. Si l'on envisage le rôle de Durande, on constate qu'il est moins un novateur qu'un trait d'union entre Tournefort et Linné, les reliant tous deux aux savants de l'avenir. Ses recherches, dépourvues de considérations fantaisistes, ont bien le caractère de l'expérimentation.

D'autre part, si nous voulons rechercher l'influence de Durande en pharmacie, nous en trouverons le sujet dans un mémoire [2] lu le 17 août 1777 :

De la nécessité d'exiger une préparation publique, authentique, du tartre émétique, par préférence à la thériaque.

Toutes ces compositions anciennes, dangereux mélanges de drogues, dont la vogue s'accrut avec l'introduction des produits exotiques, firent croire aux riches que leur patrie était une marâtre capable seulement de prodiguer des maux sans offrir de remèdes. Parmi ces compositions compliquées, Durande s'en prend à la Thériaque qui n'agit souvent que par un centième des parties qui la composent et ne mérite pas l'appareil empirique dont on dispose en sa faveur, ni cette cérémonie singulière, où des magistrats respectables renoncent pour quelques instants à la noble fonction de rendre la justice, pour présider à la confection d'un antidote suranné. Il existe au contraire des remèdes qui, tout en opérant sous un moindre volume, exigent le soin le plus scrupuleux dans leur composition. De ce nombre et au premier rang, il convient de placer le Tartre émétique dont l'énergie varie en raison du peu d'uniformité que les pharmaciens mettent dans sa préparation. Et le docteur Durande cite d'autres exemples à l'appui : un médecin prescrit une potion qui soulage beaucoup son malade, alors qu'une seconde lui fit désespérer de sa vie, parce que le domestique, à son insu, avait changé d'apothicaire.

Il donne ensuite une formule de préparation du Tartre émétique qui, malgré sa longueur et ses difficultés, ne saurait arrêter un Pharmacien, car alors, dit-il, nous le jugerions indigne d'exercer un art qui intéresse la santé, de porter un nom que les Bolduc et les Geoffroy soutiennent avec éclat, et que des chimistes distingués relèvent aujourd'hui par leur talent.

---

(1) La mixture de Durande perpétue son nom dans les formulaires pharmaceutiques.

(2) *Affiches de Dijon ou Journal de Bourgogne* du 16 septembre 1777.

C'est bien là le point de séparation historique, entre l'ancienne pharmacie galénique et la pharmacie chimique moderne, entre la pharmacie traditionnelle des corporations et la pharmacie expérimentale des nouvelles sciences.

Et le but que se propose le docteur Durande reste toujours le même. Il y revient[1] à la clôture du cours de 1776, développant plus encore les idées qu'il avait indiquées dans son discours d'ouverture : Il faut que l'apothicaire apprenne à connaître les plantes et qu'il cesse de donner sa confiance aux herboristes ignorants ; il lui faut étudier à fond la botanique car « une connoissance superficielle de cette science ne peut lui suffire ». Sans doute pressentait-il que, devant trouver parmi les pharmaciens ses auxiliaires les plus puissants, il devait les former, sous son impulsion, à l'expérimentation botanique, et les affranchir de l'idée routinière tendant à suivre des règles immuables dans la récolte et la préparation des plantes. Il ne suffit plus aux apothicaires de rester professionnellement impeccables, tout un idéal de progrès leur est ouvert dans l'évolution scientifique de la pharmacie.

C'est dans cet esprit que, l'année suivante, 1777, il se plaît à comparer le passé au présent dans le mémoire suivant :

Sur les effets de la Belladone[2]. — « Quelque dangereuse que soit cette plante, M. Ehrard rapporte qu'un apothicaire en acheta pour des baies de

---

(1) « .... l'Ecclésiastique, surtout celui qui forme le projet de se retirer à la campagne, trouve dans l'étude de la botanique une ressource contre le désœuvrement et l'ennui.... Il devra aussi à cette science le moyen de les soulager (les malades de la campagne) dans les premiers instants de leurs maladies et surtout de les prémunir contre les impostures de ces vils Empiriques qui, sans aucune connoissance, osent leur promettre de remédier aux maux dont ils sont quelquefois accablés.

« Le chirurgien occupé de la conservation de ces hommes qui cultivent nos champs et les défendent, qui nous nourrissent de leurs sueurs et repeuplent nos villes que le luxe, le désœuvrement et la débauche ne cessent de dévaster, peut apprendre dans ce Jardin à connoître les ressources multipliées que la nature a distribuées dans les plantes qui naissent autour de son village, et qui le plus souvent suffisent pour rétablir la santé, sans qu'il soit nécessaire de recourir à ces purgatifs violents et étrangers qui troublent l'ordre des maladies, et anéantissent l'homme épuisé par les fatigues et par la misère.

« Ici enfin l'apothicaire peut facilement apprendre à connoître les plantes, à cesser de donner sa confiance à des herboristes ignorants dont les méprises dangereuses ont souvent causé la mort des hommes les plus précieux. S'il doute de la nécessité d'étudier à fond la botanique, s'il croit qu'une connoissance superficielle de cette science peut lui suffire, s'il imagine qu'il est dispensé de revoir quelquefois les plantes qu'il connut autrefois sans principes, qu'il consulte les mémoires de l'Académie des sciences, et tant d'autres collections savantes, il verra combien d'événements funestes ont été la suite de l'ignorance des Pharmaciens dans cette partie de l'histoire naturelle ». (*Affiches de Dijon ou Journal de Bourgogne*. 6 août 1776).

(2) *Ibid.*, 2 décembre 1777.

nerprun. Ce fait joint à un grand nombre d'autres, consignés dans les collections savantes, prouve qu'il est possible de porter le nom d'apothicaire sans être botaniste. Heureusement la bienfaisance de M. Legouz de Gerland et le zèle de l'Académie ne nous permettent plus de craindre des erreurs aussi dangereuses. S'il se trouvoit aujourd'hui quelque apothicaire dans cette ville qui dédaignât la botanique, ou qui négligeât d'augmenter ses connoissances dans cette partie intéressante de son art, on le regarderoit comme un homme mal intentionné et un mauvais citoyen. »

Les jeunes apothicaires suivaient régulièrement ses cours, le règlement[1] de 1782 leur en avait, du reste, fait une obligation. On y voyait aussi de jeunes chirurgiens, qui « ne seront plus réduits à fatiguer sans cesse les cultivateurs malades par des purgatifs violens et étrangers ; mais qui, souvent, trouveront dans les environs de leurs villages des remèdes doux et efficaces que la nature avoit pris soin d'y faire naître[2] ».

En résumé, de ses discours et de ses écrits, il ressort clairement ces deux points : Chaque région offre les remèdes végétaux, antidotes des maladies de ses habitants[3]. La recherche et l'étude de ces médicaments doivent appartenir aux pharmaciens, tandis que l'idée charlatanesque des drogues exotiques doit rejoindre l'alchimie et la sorcellerie.

De plus, le Jardin botanique ne doit pas être seulement une collection parfaite des types végétaux utiles ou rares, mais surtout un jardin d'essai, où les élèves devront s'exercer au perfectionnement des plantes qui les intéressent. C'est en constatant les résultats de la culture horticole, maraîchère et autres encore, qu'on se demande s'il n'y avait pas à attendre tout autant de la culture médicinale. Entre les mains d'une élite, la botanique expérimentale, appliquée à la pharmacie, aurait pu se former, concurremment avec la chimie expérimentale.

La mort de Durande fut digne de sa belle vie, car il succomba, victime de son dévouement, en soignant les malades des hôpitaux militaires. Nous constatons à regret que sa ville natale n'a pas honoré son nom en l'attachant à l'une de ses rues, et pourtant nul n'était plus digne de cet honneur que ce

---

(1) Voir page 510.
(2) Arch. de la Côte-d'Or, C, 3690. Janvier 1788.
(3) Système préconisé par les médecins lyonnais aux siècles précédents.

savant, dont le nom est inséparable de ceux des grands fondateurs de la science française ; de ce médecin qui fut le premier professeur de l'enseignement supérieur à Dijon, et dont la vie fut tout entière consacrée à la science, au bien de ses concitoyens, et à la gloire de sa ville natale.

§ 3. — Guyton de Morveau et le Cours de Chimie.

Louis-Bernard GUYTON DE MORVEAU, né à Dijon en 1737[1], avocat général au Parlement dès l'âge de 18 ans (1755-1782) ; orateur éloquent et jurisconsulte profond ; membre de l'Académie (1764-1792), professeur de chimie (1776-1787) et directeur des cours publics de l'Académie ; auteur de la Nomenclature méthodique pour la chimie, 1792, du *Dictionnaire de chimie*, 1786 ; membre, puis secrétaire de l'Assemblée législative, 1791, membre de la Convention, du Comité de salut public, commissaire à l'armée du Nord, 1794 ; participe à l'établissement de l'École polytechnique, professeur et directeur (1794-1805) ; administrateur de la Monnaie ; membre de l'Institut depuis sa fondation, 1796, baron de l'Empire, membre de la Société royale de Londres ; mort à Paris, en 1816.

Poursuivant son programme d'enseignement, l'Académie avait réservé dans son hôtel un local pour l'installation d'un laboratoire de chimie.

L'avocat général, Guyton de Morveau, qui s'était en quelque sorte spécialisé dans les travaux de chimie, surtout depuis qu'il appartenait à l'Académie, semblait tout indiqué pour la création d'un cours de chimie, parallèle au cours de botanique du docteur Durande.

Telles sont les raisons principales qui, devant le succès du cours de botanique, engagèrent M. de Morveau à présenter à l'Académie, un peu plus d'une année après l'assemblée solennelle de 1773, un mémoire où était exposée « l'utilité de la création d'un cours public de chimie[2] ».

Recherchons dans ce travail, parmi les raisons qui militent dans le sens de son auteur, celles tirées des conditions mauvaises où étaient alors les arts médicaux et pharmaceutiques.

Sur l'utilité d'un cours de chimie. — La chimie n'est plus l'alchimie ignorante et occulte, mais une science d'un nouvel ordre de vérités capables d'être comprises de tous.

« Un médecin qui n'auroit pas étudié les propriétés des corps, qui igno-

---

(1) GIRAUD, père. Notice historique sur Guyton de Morveau. (*Bulletin des Pharmaciens de la Côte-d'Or*, n° 2). — MUTEAU et GARNIER, *Galerie bourguignonne*, Guyton de Morveau.

(2) *Mémoire* présenté à l'Académie le 17 novembre 1774, Dijon. 1775.

reroit les affinités de leurs parties constituantes, ressembleroit à une bonne femme qui, son livre de recettes à la main, vante sur parole l'efficacité de celle qu'elle croit applicable, et prescrit l'observation superstitieuse de tout ce qui s'y trouve écrit »..... Sans doute les médecins ne sont licenciés des Universités qu'après avoir acquis toutes ces connaissances,.... mais combien n'y a-t-il pas d'apothicaires « qui exercent cette profession sans connoître la théorie des plus simples opérations, parce qu'ils n'ont jamais été à portée de suivre un cours de chymie, et que la voie de l'instruction par les livres exige un courage extraordinaire, une intelligence au-dessus du commun : ils ont cependant un titre à la confiance publique, ils en jouissent comme ceux qui ont le plus étudié ; il n'y a point de formules magistrales au-dessus de leurs forces ; la santé, la vie des malades est entre leurs mains, et nos villes se peuplent d'élèves qu'ils croient avoir formés parce qu'ils leur ont appris à revendre des drogues, et à se parer avec affectation de la fausse science de la Pharmacie galénique. »

Quant aux campagnes où il n'y a ni médecins pour ordonner, ni apothi-caires pour exécuter, le traitement des maladies les plus graves y est aban-donné aux chirurgiens. Ceux-ci n'ayant pas fait d'études, ni subi d'épreuves sérieuses, exercent indifféremment les diverses branches de la science médicale. Ils donnent du cristal minéral, lorsque le médecin a interdit les sels, ou encore prennent un corrosif pour du sel végétal. Ils distribuent, sous le nom de manne, du miel chargé de poudre purgative, et, pour s'épar-gner l'embarras des correspondances, ils se livrent à la cupidité des colpor-teurs, qui les tentent par des marchandises à bas prix.

S'il convient de déplorer tant de maux causés par les apothicaires et les chirurgiens ignorants, il devient nécessaire, pour y remédier, d'ouvrir des cours gratuits d'instruction à leur portée. Ce sera dans les principales villes, où se forment généralement les élèves, que l'on devra fonder cette institution, et, à Dijon, il est du devoir de l'Académie de joindre au cours de botanique, un cours de chimie. Même, sans crainte de nous engager trop loin, un cours de matière médicale serait utile, pour familiariser les élèves avec les drogues le plus en usage ; il leur en révélerait les propriétés générales, et les prémunirait mieux contre les sophistications....

Lorsque le laboratoire de chimie sera ouvert, « il offrira aux citoyens même de la ville un avantage bien précieux ; ils y trouveront dans tous les temps et de la meilleure qualité, une infinité de remèdes qu'ils demandent en vain à nos apothicaires, soit parce que le débit n'en seroit pas assez jour-nalier pour les indemniser de grosses avances, soit parce que leur prépara-tion difficile et recherchée exige des instruments ou une pratique qui peut-être leur manque,.... ou qu'il faut attendre de Paris, au risque de perdre le moment d'en faire un usage avantageux », tels que « les eaux chargées d'air fixe (Priestley), l'esprit volatil de vitriol, le sel acéteux mercuriel, l'alcali prussien, les fleurs de zinc, les extraits de solanum, pavot rouge, etc..... que les médecins ont déjà utilisés sortant de mon petit laboratoire d'expé-rience ; et si la province étoit affligée d'épidémies, ce laboratoire devien-droit une pharmacie où l'on s'empresseroit de préparer les remèdes les plus usuels, pour les fournir gratuitement aux indigens..... »

Ce mémoire imprimé fut mis sous les yeux des États généraux de Bourgogne qui le renvoyèrent à Messieurs les Élus. Ceux-ci, par délibération du 5 janvier 1776, prélevèrent sur les fonds destinés à l'encouragement des établissements utiles, une somme de 1.800 livres qui devait concourir à l'établissement d'un cours annuel, public et gratuit de chimie, dans l'Académie de Dijon, sous la direction de M. de Morveau. L'Académie n'avait plus qu'à prendre les mesures d'organisation nécessaires, mesures dont elle chargea trois de ses membres, MM. de Morveau, Durande et Maret.

L'ouverture du cours de chimie eut lieu le 28 avril 1776. Parallèlement à la solennité botanique de 1773, trois discours[1] furent prononcés. En voici l'analyse rapide :

Discours du professeur Guyton de Morveau.
Il célèbre l'idée d'employer les Académies à l'enseignement des sciences utiles. Il rappelle les noms des grands hommes qui honorèrent la province de leurs talents, souhaite de trouver ses coopérateurs et auditeurs parmi les gens inoccupés ou ceux dont les loisirs appellent un but à poursuivre, ou encore parmi ceux qui désirent, malgré leurs travaux, embrasser quelque étude nouvelle. Il combat le préjugé qui tend à éloigner les femmes de ces sortes d'occupations et termine par l'exposé du programme des cours.

Discours du docteur Maret. — Sur les services que la médecine est en droit d'attendre de la chimie. — Se rapporte à la matière médicale.

Discours du docteur Durande. — Utilité de la chimie relativement à la botanique.
Il fait entrevoir l'heureux jour où, grâce aux progrès de la chimie, il sera possible de retrouver dans une plante plus à portée du malade, le remède que l'on était obligé d'aller chercher au loin ; il cite à ce propos l'exemple du bouillon à petites fleurs qui a pu, après des recherches de ce genre, remplacer la fougère contre le ver solitaire.

Le cours fut continué les lundi, mercredi et vendredi de chaque semaine, à 5 heures du soir, dans le Laboratoire de l'Académie, rue des Carmes[2], et fut clôturé le 14 juin 1776 par la *Récapitulation* suivante, faite par le professeur, de ses principes et de ses opérations :

« Nous avons mis sous vos yeux les substances naturelles simples ou composées, nous vous avons fait connoître les propriétés de leurs principes, celles qu'elles acquéroient ou perdoient par composition ou décomposition, les moyens de la nature et les procédés de l'art pour opérer ces changements ; nous avons distribué le système chimique sur un tableau de 17 colonnes de dissolvants, nous y avons placé les 28 corps les plus simples, considérés comme les bases de ces dissolvants, et, dans les cases correspondantes, nous avons indiqué les produits de leur union. Et, passant à tous les degrés de composition ultérieure où ces produits entrent, nous avons

---

(1) *Académie, S. P.*, 28 avril 1776.
(2) Rue Crébillon actuelle.

embrassé toutes les opérations sur les corps des trois règnes en mettant sous vos yeux les phénomènes, les procédés, les préparations et les résultats. »

M. de Morveau termine en exprimant l'espoir d'avoir donné à quelques-uns le désir d'approfondir ces connaissances ; cette science de la chimie étant une mine féconde à peine reconnue, on ne peut la fouiller sans découvrir des richesses. Il engage particulièrement les écrivains à étudier la nature, à mettre leurs noms à côté des Humberg, des Cassius, des Lémery, des Startey, car il reste encore bien de la place sur ces tables des inventeurs. « Sa gloire à lui seroit d'y voir écrire un jour les noms de quelques-uns de ceux qui auroient reçu dans son laboratoire les éléments de cette science. »

L'ouverture du deuxième cours, le 3 mars 1777, fut signalée par la publication du premier volume des *Éléments de Chymie moderne, théorique et pratique, rédigés dans un nouvel ordre d'après les découvertes modernes pour servir aux cours publics de l'Académie de Dijon*[1]. Cet ouvrage, sorte de publication des cahiers du professeur, devait rendre plus facile et plus fructueux le travail des nombreux auditeurs qui se pressaient aux séances.

Les deux autres volumes parurent à l'ouverture du troisième cours, le 23 mars 1778. Les fonds votés par les Élus généraux étant devenus insuffisants, ceux-ci durent les porter à 3.000 livres, considérant que « l'enseignement de la botanique et de la chymie avec les démonstrations des drogues simples de toutes espèces, offroit à ceux qui se destinoient à exercer la médecine, la chirurgie, la pharmacie, tout ce qui étoit nécessaire pour éclairer leur pratique et rassurer l'humanité ».

Chaque année, le cours s'ouvrait en mars et finissait au mois de mai. Le cours de botanique reprenait alors en juin pour se terminer fin juillet. L'éloquence facile du maître, son style clair, précis, énergique, le charme dont il imprégnait les choses les plus abstraites attiraient toujours un auditoire de plus en plus nombreux et brillant, où se remarquaient des dames de grande distinction. Aussi, les cours qui passionnaient l'élite de ce temps s'ouvraient-ils chaque année toujours un peu plus tôt. Celui de 1785 s'étend du 24 janvier au 22 avril, et nous pouvons citer parmi les sujets traités cette année-là, les nouveautés suivantes[2] :

---

(1) Dijon. 1777-78, 3 vol. in-12.
(2) *Mémoires de l'Académie*, 1785.

Manière de mesurer la chaleur spécifique des corps,

Production du gaz inflammable par l'eau et le fer,

Les affinités calculées pour des cas qui semblaient s'exclure,

La densité mathématique des acides minéraux,

La pyrite phosphorique martiale dans le syderotête,

Le platine dissous dans l'acide nitreux par l'intermède de l'argent (p^{dé} Tillet),

L'or attaqué par le sel ammoniac,

La chaux de mercure réduite à froid dans l'alcool nitreux,

Le mercure doux fait sans sublimation,

Le muriate de manganèse en hexaèdres,

Le cinabre décomposé par l'acide muriatique déphlogistiqué,

Le bleu de Prusse décoloré par l'acide muriatique déphlogistiqué en liqueur,

L'acide saccharin retiré de la graisse de porc,

Un acide particulier dégagé du molybdène,

     —　　　—　　　—   wolfram,

L'acide oxalique dégagé d'un sel oxalin à base de terre pesante,

Un acide particulier dégagé du bleu de Prusse,

L'acide phosphorique réduit à sa base acidifiable.

     Dans les organes humains :

Les acides phosphorique, ourétique, bézoardique, dans la vessie des calculeux,

Les acides sébacé et saccharin dans les graisses.

Deux acides dans le lait,

L'acide bombicin dans le ver à soie,

Les acides retrouvés dans les éthers,

Le vinaigre retiré de l'éther vitriolique par le manganèse,

L'éther muriatique par le manganèse,

L'éther acéteux fait sans feu,

Le gaz acide muriatique concret attaquant l'or et ne pouvant dégager l'acide méphitique des alcalis qui lui sont combinés.

Déjà deux ans auparavant, en 1783, le professeur, M. de Morveau, avait établi un *nécessaire chimique*[1] sous forme de trois boîtes de la grosseur d'un livre dont nous pouvons donner ci-dessous la composition. Il était facile de cette façon d'avoir, au dehors du laboratoire et sous la main, tous les réactifs nécessaires aux opérations chimiques.

1re boîte : Acide nitreux pur .... (acide nitrique),

     Dissolution d'argent dans l'acide nitreux . (nitrate d'argent),

          —   de mercure   —   —   (— de mercure),

          —   de muriate barotique .... (chlorure de baryum),

          —   d'acide du sucre .... (acide oxalique),

     Alcali volatil .... (ammoniaque).

2me boîte : Chalumeau de Bergmann.   —

     Brusselles............................... (pinces à ressort),

     Cuiller d'or ou de platine,

---

(1) *Mémoires de l'Académie*, 1783.

Un barreau aimanté,
Un briquet,
1er flux, Phosphate ammoniacal .... ⎫
2e   —   Soude effleurée .... ⎬ pour essais par voie
3e   —   Borax calciné.................. ⎭   sèche,
Vitriol de Mars non effleuri .... (sulfate de fer),
Alun en cristaux,
Eau de chaux,
Prussite de potasse,
Alcool gallique ou Teinture de noix de galle,
Papier de tournesol, de curcuma, de fernambouc.

3me boîte : Appareil de suspension pour cornue, ballon, lampe à esprit de
vin.

Tel était le bagage d'un chimiste en 1783.

Guyton de Morveau fut un novateur et l'un des créateurs[1]
de la chimie moderne. Il appartient à l'histoire, et sa grande
figure ne saurait se restreindre à quelques applications de ses
idées géniales, ou aux frontières de la province qui l'a vu
naître.

Toutefois, il est intéressant de suivre ses premiers pas dans
ces cours nouveaux où, ignorant de sa destinée, on le sent
balancé entre les idées du passé et la vision d'un avenir encore
incertain.

Ses mémoires sur des sujets de chimie, lus aux séances de
l'Académie, sont pour nous des plus intéressants à consulter;
ils constituent un véritable enseignement de travail et de
méthode. Loin de nous contenter d'enregistrer des résultats, il
faut encore apprendre comment ceux-ci furent obtenus, car
la vie n'est qu'activité et progrès, et celui qui néglige l'apprentissage du travail s'étiole dans la passivité et l'inertie.

La liste chronologique des travaux[2] de Guyton de Morveau, mieux que des considérations, pourrait nous en faire
ressortir tout l'effort; mais ce serait nous éloigner de notre
sujet et nous nous bornerons à les classer de façon générale.

---

(1) Guyton de Morveau est cité par Cuvier dans une lettre écrite par ce dernier à
son ami Pfaff, et datée du 18 février 1790, comme un des collaborateurs de Lavoisier,
pour son *Traité élémentaire de chymie, d'après les découvertes modernes.* Ce traité
révolutionna toute la chimie, qui en était encore au phlogistique. (*Lettres de Cuvier
à C. M. Pfaff*, p. 134, traduit de l'allemand par le Dr MARCHANT, 1858).

(2) Pour plus de détails, se reporter aux *Mémoires de l'Académie,* années correspondantes.

I. — *Travaux antérieurs à l'ouverture du cours de chimie*, notamment sur les gaz et la combustion, autrement dit, la *Chimie de l'air,* dont l'un des résultats fut la *Désinfection par le chlore*[1] (1773).

II. — *Travaux d'organisation du cours de chimie.*

III. — *Travaux postérieurs à 1782*, sur les *sels*, dont le résultat fut la *Nomenclature chimique*[2].

A lire ces expériences, ces recherches, ces essais qui révèlent des incertitudes, des hésitations et même des insuccès, on ressent véritablement la puissance d'une volonté entraînée vers la compréhension de vérités toujours plus vastes. Ne convient-il pas mieux ici d'admirer l'effort persévérant du savant que le succès final, involontaire à première vue?

Si, laissant de côté la science pure, nous voulons rechercher ce que Guyton de Morveau pensait d'une des professions qu'il contribua le plus à transformer, la pharmacie, nous allons être obligé de le suivre à nouveau dans sa carrière professorale.

En 1774, dans son *Discours sur l'utilité du cours de chimie*, il se montre avant tout membre de l'Académie, dans le sein de laquelle il veut en quelque sorte monopoliser la préparation des remèdes, sans se soucier autrement de la destinée des apothicaires, ou de leur avenir scientifique.

Apprit-il, plus tard, à mieux connaître les apothicaires, dont les élèves étaient devenus les siens, ou bien ceux-ci s'assimilèrent-ils rapidement une transformation qu'ils pressentaient nécessaire? Quoi qu'il en soit, ses idées sur ce sujet durent se modifier beaucoup dans l'espace des dix années qui suivirent, si l'on se reporte au mémoire suivant :

A la suite d'une analyse de sel sédatif (acide borique) trouvé chez un malade et qu'il reconnut être du muriate mercuriel (calomel) renfermant une portion assez considérable de sublimé corrosif, il s'étonne que « l'on ne

---

(1) « J'aimerais mieux voir sur la façade de l'église Saint-Étienne, un marbre indiquant que c'est là que Guyton de Morveau, pour neutraliser les miasmes s'exhalant du vaste charnier, fit la première application de son procédé de désinfection de l'air par le chlore, procédé qui a peut-être sauvé la vie à des milliers d'individus, que de lire, sur les murs de l'ancien Hôtel-de-ville que, le 13 septembre 1513, les Suisses levèrent le siège de Dijon ». (VICTOR DUMAY, 1833).

(2) C'est en 1782, que Guyton de Morveau proposa aux savants un plan de nomenclature chimique, nomenclature qu'il refondit en 1787, avec le concours de Lavoisier et d'autres savants. Le premier volume du *Dictionnaire de chimie* de l'*Encyclopédie méthodique* fut publié en 1786.

s'occupe pas à prévenir des malheurs dont il y a déjà tant d'exemples connus, sans compter ceux que l'on ignore et que la terre couvre. Le seul moyen — pour lui — est de défendre sévèrement à toute personne, excepté aux apothicaires, de tenir et de vendre des sels en poudre, à la réserve de ceux qui ne se travaillent pas en cristaux dans les pharmacies, tels que le sel de tartre, la cendre de soude, le sel d'oseille, le sel volatil d'Angleterre, le turbith minéral, l'acété de potasse, la couperose blanche, le kermès, l'acide karabique, le précipité rouge et autres semblables qui peuvent être incristallisables de leur nature, mais qui sont aussi d'un usage moins habituel en médecine. Par là on sera sûr de garantir les villes, et surtout les campagnes, des dangers auxquels leurs habitants sont continuellement exposés par l'avidité des colporteurs de drogues... »

Ceux-ci, en effet, ne vendaient que des sels en poudre. Il leur était donc toujours facile de substituer une poudre quelconque aux lieu et place de la poudre demandée, surtout lorsqu'elle était d'un prix trop élevé. Ils s'approvisionnaient, dans les fabriques, des marcs de fabrication, achetaient dans les verreries le sel de verre qu'ils revendaient sous le nom de sel d'Epsom ou autres. Leurs clients étaient, avec les malades, les chirurgiens de campagne, même quelques boutiquiers des villes. Et M. de Morveau cite ce chirurgien de campagne qui, donnant du tartre de potasse à l'un des académiciens, faillit l'empoisonner : ce sel végétal ayant été reconnu à l'analyse pour de l'alun calciné. (*Réflexions sur le danger de laisser vendre des sels*[1].....)

En 1786, il revient encore sur ce sujet en rappelant l'arrêt du Parlement de Paris (2 juin de la même année)[2]. Cet arrêt fait défense à tous marchands de tenir, vendre et débiter à l'avenir aucunes drogues médicinales simples ou composées, et ordonne que les apothicaires établis en la ville de Châteaudun pourront seuls et exclusivement à tous autres, tenir, vendre et distribuer toutes espèces de drogues, etc...

Pendant les quelques années qui précédèrent 1789, les discours de Guyton de Morveau reflètent surtout les passions politiques du moment. Il ne s'y montre plus exclusivement le savant uniquement préoccupé du développement de ses conceptions ou de la réussite de ses expériences, ni même le professeur recherchant le seul profit de ses élèves. L'ancien avocat général reparaît et, sous sa brillante éloquence, on pressent déjà le conventionnel.

Il fut remplacé par le docteur Chaussier[3], son collaborateur dès 1787, et qui, de 1789 à 1793, resta seul à professer le cours de chimie.

Nous avons dit que le Laboratoire de chimie de l'Académie était appelé à jouer le rôle d'une pharmacie. Il en fut ainsi,

---

(1) *Mémoires de l'Académie.* 1785.
(2) *Ibid.*, 1786.
(3) Voir page 503.

en effet, mais, afin d'en mieux préciser l'existence, il est nécessaire de descendre dans les comptes journaliers et les mémoires des fournisseurs[1]. Le garçon de laboratoire, Courtois, était, en outre de ses attributions spéciales, chargé de la comptabilité et de la caisse courante. Relevons quelques ventes :

1778, 26 juin	1 fl. alcaly volatil	1 l. 4 s.	
	1 pinte vinaigre distillé à l'estragon ..	2 l.	
29 —	1 once de terre foliée de tartre	1 l.	
4 juillet	1/2 — de poudre d'algarot	1 l. 5 s.	
30 —	10 bouteilles d'eau d'air fixe à 6 s.	3 l.	
24 août	6 grains d'émétique	6 s.	
26 —	3 onces de liqueur minérale d'Hofman.		
18 décembre	1 once de pilules de Belosse	1 l. 4 s.	
1779, 4 avril	10 gros d'éther et 5 gros de térébenth.	3 l. 12 s.	
(à partir du)	donné pour M. Chaussier, chirurgien :		
	78 l. 1/2 de sirop (à crédit).		
	10 liv. de sirop à 3 l. — pour Mme Jannon	30 l.	
	2/2 bout. d'eau d'air fixe —	12 s.	
	2 l. 3 onces de sirop — pour Mme de		
	Santisse	6 l. 10 s.	
21 juin	1 once de vinaigre radical	1 l.	
24 —	2 bout. d'eau dans laquelle on a fait		
	dissoudre du sublimé corrosif	1 l. 4 s.	
18 septembre	2 petits flacons d'eau de Luce	1 l. 16 s.	
4 novembre	2 gros d'huile animale de Dippel	6 l.	
21 —	1 once 1/2 de sel alcaly fixe cristallisé.	3 l.	
	12 onces d'esprit de vitriol	15 s.	
	1 flacon bouché à l'émery	18 s.	
24 —	pour remplir d'encre deux encriers...	3 l.	
20 décembre	drogues — pour M. de Limar	12 l.	
1780, 14 janvier	6 onces d'éthiops martial	6 l.	
13 février	sirop de gaiac — pour Mme Jannon ...	24 l.	
20 —	1 once fleurs de zinc	1 l. 10 s.	
8 avril	1 livre d'esprit de nitre dulcifié	6 l.	
19 mai et suivant.	(8 mois) vendu pour	89 l. 6 s.	
1781, 22 janvier —	(5 mois)	112 l. 10 s.	
23 juin —	(7 mois)	160 l.	
1782, 29 janvier	(4 mois)	148 l. 9 s.	
15 may	(8 mois)	344 l. 9 s.	
1783, 4 janvier		1.069 l. 14 s.	
etc.			

Les achats, primitivement, s'étaient faits par petites quantités et au fur et à mesure des besoins, achats payés directement par le garçon de laboratoire ; mais peu à peu, le succès aidant, il fallut s'adresser aux apothicaires, à Tartelin, entre

---

(1) Archives de la Côte-d'Or, D, 135-138.

autres, pour les nombreuses drogues nécessaires à la démonstration du cours. Après les apothicaires, vinrent les épiciers, les droguistes et, en dernier lieu, les négociants susceptibles de fournir à de meilleures conditions par quantités importantes.

Tels sont les renseignements que nous donnent les comptes. Certaines ventes, assurément, étaient faites à d'autres services de l'Académie, à des apothicaires, à des chirurgiens ou à quelques revendeurs qui, ne pouvant préparer les médicaments chimiques, étaient bien obligés de les prendre là où ils se fabriquaient. Mais beaucoup s'adressaient à des particuliers quelconques, témoin ces petites quantités de médicaments chimiques, ces quelques préparations galéniques, ces noms de personnages sans autre indication, et témoin aussi cette réclame du garçon de laboratoire Courtois dans les journaux d'alors :

Le sieur Courtois, demeurant dans les bâtiments de l'Académie, rue Porte d'Ouche, donne avis que l'on trouve chez lui toutes les préparations nécessaires aux expériences de chymie, ainsi que des vinaigres rectifiés et concentrés pour la table. Il fait aussi des conducteurs pour le magnétisme animal. Le flacon tout ajusté et rempli est du prix de 24 livres. On trouve aussi chez lui des bougies phosphoriques[1]. 1784.

Il n'annonce pas qu'il vend les remèdes de l'Académie, mais seulement qu'il vend au public. Ses comptes montrent qu'il vend des remèdes, d'où cette conclusion simple que l'idée d'une pharmacie académique avait pris quelque forme pratique et que, si Courtois eût été plus habile ou plus instruit, il eût pu créer une concurrence sérieuse aux apothicaires. Ceux-ci eurent l'adresse d'éviter le péril en adoptant résolument le nouvel esprit et la nouvelle science.

§ 4. — Le Docteur Maret et le Cours de Matière médicale.

Hugues MARET[2] (1726-1785), né à Dijon, docteur en médecine de la Faculté de Montpellier, membre de l'Académie (1756-1786), membre du Collège de médecine de Dijon (1753-1786) ; censeur royal, associé régnicole de la Société royale de médecine, médecin du roi (1776) et de la généralité de Bourgogne

---

(1) *Affiches de Dijon ou Journal de Bourgogne,* 10 août 1784, 11 janvier 1785.
(2) MUTEAU et GARNIER, *Galerie bourguignonne,* Maret (Hugues).

pour les épidémies, médecin des États, inspecteur des Eaux minérales ; secrétaire perpétuel de l'Académie (1764), professeur de matière médicale (1776-1786) ; correspondant de l'Académie royale des sciences de Paris.

L'Académie attachait trop d'importance aux rapports des sciences naturelles et des sciences médicales, pour n'avoir pas prévu la nécessité d'un cours intermédiaire entre la Botanique et la Médecine, d'une part, la Chimie et la Médecine, d'autre part. A ce moment, la Pharmacie galénique semblait être rejetée près de l'Alchimie, et un cours nouveau devait naître près de ses aînés, cours d'application, appelé à constituer un enseignement propre aux professions médicales.

Ce cours nouveau de Matière médicale sembla tout d'abord n'être qu'un complément accessoire de chacun des deux autres ; mais le docteur Maret, l'un des trois commissaires chargés de l'enseignement académique, comprit très vite l'importance de ce nouvel instrument. Deux fragments du discours[1] prononcé par lui à la solennité d'ouverture de 1776, discours dont nous avons déjà donné le titre, en exposent clairement l'économie et le but :

La chimie peut multiplier les ressources de la médecine en prévenant des erreurs dues à un défaut de connaissances, en détruisant par ses analyses ce qui gênait l'action de principes vraiment utiles, en donnant par ses synthèses la solubilité à des substances qui, insolubles, ne peuvent agir, et, s'il est permis de s'exprimer ainsi, en créant des êtres nouveaux capables de guérir des maladies jusqu'alors rebelles.

Ces services rendus à la médecine par la chimie, conduisent naturellement Hugues Maret « à censurer ceux des praticiens qui n'ont ou ne veulent avoir aucune connaissance chymique, et à déplorer les malheurs des petites villes et des campagnes, où ceux qui administrent les remèdes sont forcés par les circonstances à traiter avec économie l'achat des drogues, ou à les recevoir souvent des mains de droguistes ambulants, dont la cupidité rend les marchandises suspectes. Ces inconvénients sont moins sensibles dans les grandes villes, où la composition des remèdes est confiée à des artistes, les apothicaires, initiés par leurs études aux mystères de la chimie, sur lesquels on peut se reposer du choix et de la préparation des médicaments, et à qui il convient d'offrir le plus possible des occasions de s'instruire. »

L'ouverture du cours de matière médicale eut lieu le 28 avril 1776, le même jour que celle du cours de chimie. Les deux étaient, pour ainsi dire, juxtaposés ; l'explication des vertus médicinales suivant immédiatement les démonstrations chimiques.

---

(1) *Académie, S. P.,* 28 avril 1776. — *Affiches de Dijon ou Journal de Bourgogne,* 7 et 14 mai 1776. — Voir aussi page 492.

Ceci appelait une organisation semblable du cours de botanique, et comme ce dernier commençait chaque année après la fermeture du cours de chimie, il devenait nécessaire que, parallèlement, la démonstration des plantes par le professeur de botanique, fût suivie de l'énoncé de leurs propriétés médicinales par le professeur de matière médicale.

Or, il arriva ce qui est inévitable dans tout nouveau travail confié à plusieurs : il y eut des empiètements et des oublis, et les situations ne se délimitèrent, tout en prenant des formes normales, qu'au bout d'un certain temps de fonctionnement.

L'année suivante, en effet (1777), les attributions de chacun sont déjà mieux précisées :

— M. de Morveau ouvre les cours et professe la chimie minérale ;

— M. Maret, la chimie relative aux animaux et l'étude médicale des corps chimiques et des plantes exotiques ;

— M. Durande, la botanique, la chimie relative aux végétaux, et l'étude médicale des plantes indigènes.

L'année 1778 vit la séparation complète des deux cours de chimie et de matière médicale. Les leçons de Guyton de Morveau avaient lieu les lundis, mercredis et vendredis, dans le laboratoire de chimie ; celles du docteur Maret, les mardis et samedis, dans le même local.

En 1778 aussi, parut l'*Abrégé de Matière médicale*, destiné à rendre plus facile le travail des auditeurs. Définitivement fondé, le cours devait se continuer ainsi jusqu'à la mort du docteur Maret, en 1786.

Citons, par opposition à son premier discours de professeur (1776), quelques extraits de l'un des derniers qu'il ait prononcés (Ouverture du cours de 1785)[1] :

Le docteur Maret y « avertit » ses élèves : Que « les drogues tirées des trois règnes de la nature feront l'objet de son cours ; mais que M. Durande indiquant dans le cours de Botanique les propriétés des plantes indigènes, il se bornera à faire connoître les végétaux exotiques employés en médecine, et à désigner leurs vertus.

« Que le feu, l'air et l'eau, qui ne font pas ordinairement partie des objets dont on s'occupe dans les cours de matière médicale, lui ont paru devoir y être présentés comme des ressources médicinales de la plus grande importance, et qu'il s'attachera à faire connoître les préparations chymiques dont la médecine fait usage, les avantages qu'on peut en retirer, et les doses sous lesquelles on doit les administrer. »

---

(1) *Affiches de Dijon ou Journal de Bourgogne*, 15 février 1785.

Il fait, en terminant, « sentir la nécessité du cours dont il s'est chargé par un tableau des ravages que fait dans les campagnes le peu de connoissances qu'ont plusieurs de ceux qui y pratiquent l'art de guérir » et finit en s'écriant : « Qu'un seul père de famille soit conservé à l'État par l'effet de l'instruction que nous nous proposons de donner et nous serons amplement récompensés de nos peines ».

Parmi ses résultats généraux, nous pouvons dire que, de ce cours, sortit l'enseignement de la Pharmacie expérimentale, car, outre ce que nous appelons aujourd'hui la Matière médicale, il renfermait la Pharmacie chimique et une Pharmacie galénique rénovée, toutes choses devenues les sources principales de l'arsenal thérapeutique moderne.

Parmi les sujets traités et les travaux particuliers du docteur Maret[1], nous pouvons citer :

I. — *Travaux se rapportant à la Chimie :*
    1782. — Mémoire sur l'air dégagé de la crème de chaux et du minium.
    1783. — Mercure et acide chlorhydrique.

II. — *Travaux de Matière médicale :*
    1769. — Usage des vésicatoires.
    1773. — Lettre au sujet de l'infection de la Cathédrale.
    1777. — Sur l'air fixe (gaz carbonique).
    1782. — Analyse des eaux de Premeaux.
    —   —   Sainte-Reine.
    1785. — La mine d'antimoine, les éthiops antimoniaux et les mercuriels.

Le docteur Maret, comme le docteur Durande, mourut victime du devoir, le 11 juin 1786. Transcrivons les lignes simples par lesquelles le journal de l'époque annonçait cette mort à ceux qui l'avaient connu et aimé : « Envoyé par le gouvernement au secours de la paroisse de Fresne-Saint-Mametz, en proie à une épidémie meurtrière, il a oublié le soin de sa vie pour la conserver aux autres, et après avoir arrêté les ravages de cette funeste maladie par le plus heureux traitement, il a succombé lui-même, le dix-huitième jour après son retour dans sa patrie, victime d'un zèle auquel il ne mit jamais de bornes, dès qu'il crut pouvoir le rendre utile à l'humanité[2] ».

Comment se fit le cours de matière médicale en 1787, le premier qui eut lieu après la mort du docteur Maret ?

---

(1) Pour plus de détails, se reporter aux *Mémoires de l'Académie,* années correspondantes.
(2) *Affiches de Dijon ou Journal de Bourgogne,* 20 juin 1786.

M. de Morveau s'étant chargé seul du cours de minéralogie, le docteur Chaussier reprenait la parole immédiatement après, pour les leçons de chimie, tandis que M. Mazuyer faisait, par intervalle, quelques lectures sur ces matières.

Mais le véritable professeur de matière médicale était M. Mazuyer[1] qui, en 1787, ouvrit le cours le 3 décembre. Au début, il essaya bien d'en faire un enseignement particulier dont les leçons avaient lieu trois jours par semaine, mais, dans la suite, il dut, comme à l'origine, le joindre au cours de chimie qu'il précédait immédiatement, et dans lequel il se fondit définitivement.

Le nombre des auditeurs n'était guère que de huit ou neuf, tous élèves en chirurgie ou en pharmacie, « personnes destinées, il est vrai, à exercer l'art de guérir dans les campagnes, et qui, tirées pour la plupart de classes laborieuses de citoyens utiles, mais nés avec peu de fortune, feroient difficilement de grands progrès dans l'art de guérir, sans les moyens d'instruction qu'une administration éclairée leur fournit[2] ».

FRANÇOIS CHAUSSIER

François CHAUSSIER[3] (1746-1828), né à Dijon, chirurgien, puis docteur en médecine de la Faculté de Besançon (1780) ; membre de l'Académie (1776-1828), professeur d'anatomie à l'Académie (1780) ; auteur de la *Nomenclature anatomique* ; professeur, en 1781, d'anatomie, de physique expérimentale et d'histoire naturelle, puis secrétaire perpétuel de l'Académie, professeur de chimie et de matière médicale (1787-1793) ; appelé à Paris, en 1791, par le gouvernement[4], pour s'occuper avec Fourcroy de l'établissement de l'École de santé ; professeur de chimie à l'École polytechnique (1804-1815) ; professeur à l'École de médecine de Paris, membre de l'Académie des sciences et de l'Académie de médecine.

Les maîtres en chirurgie avaient établi, dès 1733[5], dans leur chambre commune, à la Porte Guillaume, une salle de pansements, où avaient été aussi organisées des conférences et

---

(1) MAZUYER, membre de l'Académie depuis le 23 décembre 1784, docteur en médecine, plus tard professeur de chimie médicale à la Faculté de médecine de Strasbourg.

(2) Arch. de la Côte-d'Or, C, 3690.

(3) MUTEAU et GARNIER, *Galerie bourguignonne*, Chaussier (François).

(4) Le Dr Morlot suppose que Napoléon connut Chaussier, alors que lui, Bonaparte, simple officier d'artillerie à Auxonne, suivait les cours de l'Académie de Dijon, en compagnie de plusieurs autres officiers, ses camarades. (Docteur MORLOT, Notice sur l'École de médecine de Dijon, *Annuaire de la Côte-d'Or*, J. GARNIER, 1869).

(5) *Affiches de Dijon ou Journal de Bourgogne*, 24 juin 1783.

démonstrations d'anatomie, à l'usage des jeunes chirurgiens. Cette chambre ayant été démolie, les conférences eurent lieu au domicile du chirurgien qui en était chargé.

Aussi, lorsqu'en 1780[1] le docteur Chaussier fut nommé professeur d'anatomie, à la suite de la création de ce cours par l'Académie, ce fut chez lui, rue Vannerie[2], que l'on dut y assister. Cela dura ainsi jusque vers 1787, époque où professeur et élèves s'installèrent dans une nouvelle salle commune, située au Palais des États, rue Notre-Dame.

Outre ses leçons d'anatomie, le docteur Chaussier était encore chargé de celles de physique et d'histoire naturelle (1781); de plus, à la mort du docteur Maret (1787), il le remplaça comme « second commissaire chargé du cours de chimie et comme professeur de matière médicale[3] ». Si ces deux derniers cours avaient eu une existence bien différenciée sous l'impulsion du docteur Maret, ils en étaient revenus, avec Chaussier, à une dépendance presque complète, et il est désormais assez difficile de les suivre séparément. De plus, M. de Morveau, sollicité par la politique, s'occupait moins de son cours de chimie, et le nouveau professeur dut le seconder de façon très suivie, abandonnant, ainsi que nous l'avons vu, la matière médicale à M. Mazuyer. Le docteur Chaussier devint, dès lors, le véritable professeur de chimie, de 1789 à 1793. Parler de ses leçons, d'ailleurs complètement imprégnées de l'esprit guytonnien, nous exposerait à des redites. Disons, cependant, que son discours d'ouverture du 25 février 1789 rappelle toute l'utilité que peuvent attendre de la chimie les pharmaciens en général et les chirurgiens à la campagne; disons, aussi, que le discours de 1793 offre une alliance habile de l'utilité de la chimie et de celle de la politique.

En qualité de secrétaire perpétuel de l'Académie, fonction dont il avait reçu également l'héritage, après la mort du docteur Maret, il était logé dans les bâtiments de l'Académie. Ce logement représentait ses honoraires évalués à 600 livres. Ceux-ci furent ramenés à 500 livres, en 1790, lorsqu'il fut remplacé

---

(1) Depuis plus de dix années auparavant, le maître en chirurgie Chaussier professait des cours publics et gratuits d'anatomie, à l'amphithéâtre des chirurgiens.
(2) *Affiches de Dijon ou Journal de Bourgogne.* 16 novembre 1784.
(3) Arch. de la Côte-d'Or, D, 134.

dans le logement de l'Académie par M. Mazuyer, qui, à son tour, bénéficia des 600 l. de loyer[1].

Parmi les travaux du docteur Chaussier, se rapportant aux sciences pharmacologiques, on peut citer[2], antérieurement à 1803 :

> 1783. — *Sur la congélation de l'acide vitriolique.*
> 1781. — *Un acide particulier découvert dans les vers à soie, l'acide bombicique. (Mémoires de l'Académie, 1783).*
> 1783-5. — *Manière d'administrer l'air vital ou déphlogistiqué dans les maladies de poitrine.* Sur le conseil de Durande, Chaussier employait deux vessies réunies par un tuyau avec robinet, dont l'une était découpée en pavillon s'appliquant sur le visage du malade.
> 1792. — *Instruction sur l'usage des remèdes que le département de la Côte-d'Or envoie dans les campagnes.*

Au moment de la réorganisation de l'instruction publique et de la création des Écoles centrales, la Commission des sciences et arts de la commune de Dijon décida, le 24 avril 1795, le rétablissement des cours gratuits. Ceux de botanique, de minéralogie, de chimie et de matière médicale, furent confiés aux citoyens Durande et Antoine[3], que nous trouvons remplacés, en 1796, par le docteur Vallot, pour la botanique, à laquelle il joignit, en 1799, la minéralogie et la zoologie, déjà enseignées par lui à l'École centrale. Enfin, en l'an IX, le cours de matière médicale est définitivement joint au cours de botanique, professé par le docteur Vallot, et a lieu à 6 heures du soir, au Jardin des plantes, à partir du 12 prairial. En l'an XI, il fut ouvert le 11 prairial[4].

---

(1) Arch. de la Côte-d'Or, D, 138.

(2) Pour plus de détails, se reporter aux *Mémoires de l'Académie,* années correspondantes.

(3) ANTOINE, docteur en médecine, plus tard professeur à l'École de médecine de Dijon, né en 1752, mort en 1849.

(4) Une école secondaire de médecine fut établie à Dijon, par décret impérial du 8 août 1808. Elle comprenait des cours théoriques et pratiques de médecine, de chirurgie et de pharmacie pour l'hôpital. (Dr MORLOT, Notice sur l'École de médecine de Dijon, *Annuaire Garnier,* 1869).

§ 5. — L'Apothicaire Tartelin, démonstrateur de botanique[1].

Jacques TARTELIN (1749-1822), né à Dijon, fils de Claude Tartelin, marchand de vins ; reçu maître apothicaire le 4 juillet 1774 ; membre associé de l'Académie de Dijon depuis le 19 août 1778, démonstrateur de botanique (1780-1793 et 1798-1822) ; fit partie de la municipalité de Dijon notamment en 1790-2-3 et ans III, IV, V, IX.

Le seul apothicaire établi en Bourgogne qui ait eu l'honneur d'appartenir à l'Académie, au XVIIIe siècle, Jacques Tartelin, était installé à Dijon, rue Saint-Jean, depuis l'année 1774.

Moins de quatre ans après, la fortune souriante l'invitait à prendre place parmi les membres de l'Académie, et, l'année suivante, 1779, il pouvait y lire un travail très documenté sur les affinités de l'alcool et des résines. Ce travail écrit, étant le seul de lui que nous ayons retrouvé, nous en donnons ci-dessous une partie[2].

Séance du 8 août 1779. — *Mémoire sur les affinités des résines avec l'esprit de vin.*

Si l'on évapore une teinture, le résidu de l'évaporation est :

pour 2 onces de teinture	d'Aloès		de 288 grains de résidu.
—	—	de Résine de gaiac — 168	— —
—	—	— Benjoin, larmes — 154	— —
—	—	— — sortes — 148	— —
—	—	d'Asa fœtida, Sandaraque — 144	— —
—	—	de Résine de jalap — 142	— —
—	—	— Baume en coque — 136	— —
—	—	— Gomme gutte — 108	— —
—	—	— Résine de scammonée — 104	— —
—	—	— Baume de Tolu — 96	— —
—	—	— Sangdragon — 96	— —
—	—	— Myrrhe — 96	— —
—	—	— Gomme élémi — 92	— —
—	—	— — ammoniac — 84	— —
—	—	— Galbanum — 78	— —
—	—	d'Oliban — 76	— —
—	—	de Sagapenum — 74	— —
—	—	— Bdellium — 72	— —
—	—	d'Euphorbe — 72	— —
—	—	de Succin — 60	— —

(1) Sauf références spéciales, se reporter, pour ce paragraphe : Arch. de la Côte-d'Or, D, 134-139.

(2) Publié dans les *Mémoires de l'Académie*, 1783, 1ᵉʳ sem., sous le titre : Essai sur quelques phénomènes des dissolutions et précipitations des résines dans l'esprit-de-vin.

pour 2 onces de teinture d'Opopanax............. de 48 grains de résidu.
  —   —   de Tacamaque .... — 48   —   —
  —   —   — Bitume de Judée..... — 24   —   —
  —   —   — Charbon de terre..... — 24   —   —

En mélangeant ces teintures de différentes manières, on remarque que :

Les teintures dont la quantité de résine dissoute est la même ne troublent pas ensemble.

Les teintures dont les quantités de résine dissoute sont les plus différentes troublent le plus.

Le précipité formé est constitué par les deux résines, qui produisent une sorte de composé moins soluble. D'où l'on peut conclure que l'activité d'un médicament composé ne saurait être évaluée par la somme de l'activité de chacun de ses composants.

Les travaux scientifiques n'étaient pas encore le propre des apothicaires, et d'autres soucis plus pratiques paraissent avoir détourné Tartelin de cette voie. Les fournitures de l'Académie qui, nous l'avons vu, n'étaient pas à dédaigner, lui échurent et régulièrement elles furent continuées par lui dans la suite.

L'activité de Tartelin sut aussi lui faciliter l'accès d'une situation solide, à prendre ou à créer à l'Académie, et, à l'imitation de ce qui se passait à Paris, il obtint, en effet, de se faire nommer « démonstrateur de botanique de l'Académie » ou encore « démonstrateur du Jardin botanique ». C'était remplir au cours de botanique, auprès du professeur Durande, le même rôle que le docteur Maret occupait en chimie aux côtés de Guyton de Morveau. Mais, loin de pouvoir créer le nouveau cours de botanique appliquée à la pharmacie, il ne sut que rester en sous-ordre, préoccupé surtout des soucis matériels de l'organisation des cours, bien plus que de la collaboration aux travaux intellectuels du professeur. Ce fut moins un professeur adjoint, qu'une sorte de préparateur ou d'intendant. La botanique, il est vrai, n'étendait pas à cette époque son champ d'action, d'aussi vaste façon que la chimie, et Tartelin pouvait difficilement y asseoir les bases d'une renommée durable. Aussi essaya-t-il, en 1785, de produire — opération chimique — la cristallisation artificielle du quartz ; il ne put la réaliser, et Guyton de Morveau l'obtint peu après.

Comme démonstrateur, ses appointements étaient de 300 livres annuellement, et, à ce titre, il se préoccupait d'avoir au Jardin botanique les meilleurs éléments de démonstration. Aussi le voyons-nous « dès le mois de mars et d'avril faire

semer les graines ramassées dans le Jardin, et celles que
Mr Durande s'étoit procurées au moyen des correspondances
qu'il entretient avec différens botanistes ; ensuitte Mr Tartelin
prépare chaque démonstration en distribuant les plantes suivant l'ordre publié dans la *Carte botanique*[1] ».

« Dans le but de cultiver en grand différentes plantes utiles
et par là de tirer un grand parti du cours de botanique »,
l'Académie demanda, en 1784, aux autorités de lui céder le
fossé qui joignait le Jardin au boulevard. Durande et Tartelin voulaient y « cultiver par prédilection le safran et la
garance, car il est étonnant qu'il sorte chaque année beaucoup d'argent de la province pour l'achat de la garance qui
croît naturellement en Bourgogne ;.... les botanistes se propo-
soient de cultiver plusieurs arbres qui s'accoutumeroient
aisément à ce climat et qui, répandus dans la province, en
augmenteroient les richesses végétales....[2] ».

Tartelin était en outre chargé, pendant le temps que durait
le cours, des herborisations[3] qu'il faisait tous les jeudis aux
environs de la ville. « Il y a été suivi par les jeunes botanistes
auxquels il a fait connoître les plantes à la campagne[4] ».

A la clôture du cours de 1784, il fit « avec Mr Durande, fils,
jeune médecin qui s'adonne beaucoup à la botanique », une
excursion jusqu'à Lamargelle. « Il se propose chaque année
de faire ainsi une herborisation à six ou sept lieues afin de
prendre une connoissance plus exacte des richesses de la province dans le règne végétal, Mr Durande, dans le *Catalogue
des plantes de Bourgogne* qu'il a publié, ayant été quelquefois
obligé de s'en rapporter à des correspondans qui peuvent
avoir été trompés[5] ».

A signaler sa trouvaille du champignon ridé[6], faite dans la
combe de Lavau, au-dessus de Gevrey (1785).

(1-2) Arch. de la Côte-d'Or, D, 129.

(3) Au cours de ses herborisations, il aurait contribué à répandre dans nos pays
certaines plantes étrangères à la province. On peut citer l'*Epimedium alpinum* L.,
que l'on rencontre naturalisé au Parc de Dijon et au Mont-Affrique. (Dr MARCHANT,
L'Épine-vinette, Bulletin des Pharmaciens de la Côte-d'Or, n° 9).

(4-5) Arch. de la Côte-d'Or, D, 129.

(6) *Polyporus alligatus* Fr., ou *Polyporus imberbis* Q.

Outre ces fonctions, Tartelin nous apparaît encore comme une sorte d'intendant du Jardin botanique, signant les mémoires des fournisseurs, les annotant, les réduisant s'il y a lieu, avançant des fonds pour les dépenses courantes, et rendant ses comptes tous les ans.

1781. — « État des avances faites (par Tartelin) :
    pour terre glaise et de marais .... 3 l. 10 s.
    pour charrois de terre.................... 9 l.
    pour tan .... 6 l. 16 s.
    pour dix voitures de fumier................ 30 l.
    pour reliage de tonneaux.................. 3 l. 18 s.
    pour cordes de puits .... 5 l.
    etc.

« Arrêté pour menues dépenses du Jardin de botanique montant à la somme de deux cent six livres dix-sept sols, avancées par M. Tartelin, qui lui seront rendues par M. le Trésorier de l'Académie.

« A Dijon, le 6 novembre 1781. — De Morveau. — Pour acquit : Tartelin. »

Plusieurs mémoires ont été de même réduits par lui.

Avances faites, y compris les fournitures de drogues :
    1782. — 4 septembre..................... 92 l. 6 s.
    1783. — 21 août......................... 224 l. 6 s.
    1784. — 27 juin .... 228 l. 18 s.
    1785. — 10 octobre...................... 200 l.
    1786-7. —   — .... 604 l. 6 s.
    1789. — 4 janvier .... 377 l. 3 s.
    1790. — 16 janvier .... 272 l. 10 s. 6 d.
    — — 24 décembre.................... 202 l. 8 s.
    1792. — 18 janvier .... 185 l. 12 s.
    1793. — 5 février...................... 322 l.

Tartelin avait certainement toute la confiance du directeur du Jardin botanique, qui était alors M. Picardet[1], membre de l'Académie. Mais néanmoins il n'oubliait pas de lui réclamer des certificats attestant qu'il « avoit rempli avec exactitude au jardin ses fonctions de démonstrateur, et vacqué avec zèle à chacune des herborisations indiquées par Mr le professeur ». (8 janvier 1787).

Cette figure méritait d'être retracée pour bien mettre en évidence la transformation qui s'opérait chez l'apothicaire. Bien décidé à s'assimiler des nouveautés que son jugement lui disait favorables, Tartelin ne peut se débarrasser brusquement d'une

---

(1) PICARDET, conseiller à la Table de marbre du Palais (juridiction des eaux et forêts) à Dijon. — Guyton de Morveau épousa sa veuve en 1798.

éducation professionnelle qui le retient dans une sorte d'enfance hésitante sur la voie du progrès, et, après quelques efforts vers des conceptions plus larges, il retombe dans l'étroitesse de la vie journalière. Il lui manque ce qu'il faut pour l'envolée du génie : l'indépendance personnelle et la témérité brillante, car, impuissant à triompher des circonstances, il se voit obligé de tout ramener, en définitive, au compte du profit immédiat ou au seul intérêt local.

La vie très fermée, menée jusque-là par l'apothicaire, dont l'horizon ne s'étendait pas au-delà de sa boutique, avait, en quelque sorte, enchaîné son esprit de liens courts et rigides, et donnait à son rôle les plus étroites limites. Il devenait nécessaire de le sortir de ce milieu où il passait sa vie d'apprenti, d'élève et de maître, pour le mettre en contact avec le monde nouveau des esprits vastes et indépendants.

Mais il ne fallait pas le détacher entièrement des bons côtés de son ancienne existence pour n'y ajouter que les imperfections de l'avenir. Il fallait, au contraire, balancer les uns et les autres et, les conditions extérieures aidant, faire de lui un être nouveau, union de l'ancien professionnel d'art et de l'homme de science moderne.

C'est cette union qui caractérise la transformation de l'apothicaire de la fin du xviiie siècle, dont la figure de Tartelin[1] semble avoir eu toutes les qualités et aussi les défauts, transformation qui fut, en pharmacie, l'œuvre de l'Académie de Dijon dans nos pays de Bourgogne.

§ 6. — Le Règlement de Ville, 1782.

Nous avons vu les professeurs de botanique, de chimie et de matière médicale fulminer régulièrement, au début de leur professorat, contre l'ignorance des apothicaires. Plus tard, et

---

(1) En face de Tartelin, il eût été fort intéressant de placer son élève, GUICHARD, membre aussi de l'Académie de Dijon (1807-1831) et de tracer un parallèle historique entre l'un des derniers apothicaires et l'un des premiers pharmaciens, tous deux également caractérisés. Cette étude étant en dehors de nos limites de dates, nous renvoyons au *Bulletin de la Société des Pharmaciens de la Côte-d'Or*, n° 11, L. KAUFFEISEN, Biographie de J.-P. Guichard, ancien pharmacien à Dijon.

la remarque est curieuse, ils bornent leurs anathèmes aux chirurgiens des campagnes pour s'en tenir, en tout dernier lieu, aux personnes de bonne volonté, mais sans connaissances spéciales qui, à défaut de professionnels médicaux, dispensent les remèdes dans les villages.

Par contre, vers 1789, les professeurs, pour mieux faire ressortir l'utilité de leurs cours, opposent volontiers les pharmaciens de nouvelle formation aux apothicaires anciens et à leurs travers.

Et, si nous voulons rechercher la limite de date qui sépare l'apothicaire ignorant voué à toutes les foudres de l'Académie, de l'apothicaire régénéré devenu presque un modèle à citer, nous la trouvons en 1782, lors de la promulgation d'un acte administratif des plus importants pour l'histoire de la pharmacie locale : le règlement de la Chambre de Ville du 26 octobre 1782.

Par ce règlement, l'apothicaire, pour être reçu, doit produire un certificat de deux ans de fréquentation des cours de chimie et de botanique, et son jury d'examen comprend nécessairement les professeurs de chimie et de botanique.

Comme les statuts des siècles passés, ce document marque la limite de deux âges pharmaceutiques et, en raison de son importance, nous le reproduisons ci-dessous en entier :

Délibération de la Chambre de Ville de Dijon, du samedi 26 octobre 1782[1].

« Sur ce qui a été remontré à la Chambre par le Syndic que, dans le nombre des établissements qui ont été faits dans cette capitale depuis quelques années par MM. les Élus généraux pour l'avantage et l'utilité du public, deux des plus précieux à l'humanité étoient les cours de chimie et de botanique,

« Que ces deux cours n'ont pas plutôt été établis qu'un grand nombre de personnes s'est empressé d'y accourir pour proffiter des leçons des professeurs, dont les lumières et les talens connus leur ont mérité la confiance du public,

« Que comme l'étude de la chimie et de la botanique étoit plus nécessaire à ceux qui se destinoient à la profession d'apothicaire ; pour ne pas laisser de pareils établissements infructueux et répondre aux vuës patriotiques de MM. les Élus généraux, il requéroit :

« Qu'il fût ordonné qu'à l'avenir nul ne pourra être admis à être reçu apothicaire en cette ville, qu'il n'ait justifié d'un certificat de deux ans de fréquentation desdits cours de chimie et de botanique, soit dans cette ville,

---

(1) Arch. de Dijon, B, 416, fol. 115 v°.

soit dans d'autres où il y en a d'établis ; qu'il n'ait subi un examen public devant la Chambre, à la manière accoutumée, et répondu sur les questions qui lui seront faites, tant sur la chimie que sur la botanique, par les maîtres apothicaires, les autres personnes qui ont droit d'y assister, et en outre par les professeurs de botanique et de chimie.

« Enfin que le règlement qui interviendra sera imprimé et distribué, à la diligence du syndic, aux maîtres apothicaires, qui seront tenus de le lire dans une assemblée qui sera convoquée à cet effet, de l'inscrire sur leur registre et d'en certifier la Chambre dans huitaine, à ce qu'il n'en soit prétexté cause d'ignorance.

« Sur quoi les opinions prises, ouï le rapport.....

« La Chambre a ordonné et ordonne qu'à l'avenir nul ne pourra être admis dans le Corps des maîtres apothicaires de cette ville, et en exercer la profession, qu'il n'ait justifié d'un certificat de deux ans de fréquentation des cours de chimie et de botanique, soit dans cette ville, soit dans d'autres où ces cours sont établis ; qu'il n'ait subi un examen public devant la Chambre, à la manière accoutumée, et répondu sur les questions qui lui seront faites tant sur la chimie que sur la botanique, par les maîtres apothicaires, par les autres personnes qui ont droit d'y assister, et en outre par les professeurs de chimie et de botanique.

« Ordonne que le présent règlement sera imprimé et distribué, à la diligence du syndic, aux maîtres apothicaires de cette ville, qui seront tenus de le lire dans une assemblée qui sera convoquée à cet effet, de l'inscrire sur leur registre, et d'en certifier la Chambre dans huitaine, à ce qu'il n'en soit prétexté cause d'ignorance. — Raviot (maire). »

Cette mesure administrative, assurément fort sage, bouleversait néanmoins les habitudes reçues, et les élèves en pharmacie, tout en reconnaissant la nécessité de ces études, s'aperçurent très bien que leur budget s'en trouvait grevé. L'inconvénient était, en somme, peu considérable pour les aspirants à la maîtrise dijonnaise ; mais il ne pouvait en être de même dans les autres villes de la province, et en voici les raisons : Si cette mesure s'étendait aux villes secondaires, c'étaient de coûteux déplacements, et souvent des frais trop lourds pour qui n'avait pas trouvé dans l'héritage paternel une boutique avantageusement achalandée. Quant aux petites villes, si les apothicaires en restaient à leur routine ancienne, ils allaient s'amoindrir vis-à-vis de leurs savants collègues de la ville capitale, et créer ainsi deux catégories d'apothicaires, l'une comprenant les élèves de l'Académie, auréolés des nouvelles lumières, l'autre, les simples professionnels encore imprégnés de la noire ignorance si souvent reprochée à leurs devanciers.

C'était assurément pour tous un stimulant les obligeant à une valeur toujours plus grande, mais c'était aussi le prélude d'une lente disparition des apothicaires dans les petites villes et les campagnes qui, elles aussi cependant, avaient des droits à une organisation complète des services médicaux.

L'Académie le comprit et, en 1784, elle demandait à MM. les Élus certains avantages particuliers en faveur des élèves en pharmacie et en chirurgie qui auraient suivi les cours avec exactitude et qui s'établiraient dans les petites villes et les villages de la province[1].

« Que ces Messieurs (les Élus) les affranchissent de la corvée, sollicitassent pour eux l'exemption des charges de communautés, telles que celles d'échevins, d'asséeurs et de collecteurs de taille, et qu'à l'égard de cette imposition ils leur donnassent une cotte d'office modérée qui augmenteroit proportionnellement à l'amélioration de leur fortune.

« Mais chacun d'eux, pour obtenir ces privilèges, seroit obligé de présenter une requête à laquelle seroient joints des certificats par lesquels il seroit constaté qu'ils auroient, pendant deux ans au moins, assisté avec exactitude et avec fruit non seulement aux trois cours dont s'est chargée l'Académie, mais encore à ceux d'accouchement et d'anatomie que MM. les Élus font faire par des professeurs qu'ils ont choisis.

« Il faudroit encore que, pour jouir de ce privilège, ces chirurgiens ou pharmaciens ne fissent eux-mêmes, ni par leurs femmes ni par des associés, aucun commerce, aucune exploitation de ferme, aucune entreprise quelconque et se renfermassent dans l'exercice de leur profession.

« A Dijon, ce 23 décembre 1784. Maret, secrétaire perpétuel de l'Académie. »

C'était, on le voit, un acheminement vers le relèvement intellectuel et moral, dans les campagnes, des professions de pharmacien et de chirurgien. C'était aussi un encouragement capable d'assurer un service plus étendu et plus complet des soins médicaux dans les petites villes et les villages.

Quel fut le succès de cette idée, et quels furent les résultats obtenus ? Le temps seul pouvait nous le montrer. Disons, toutefois, qu'en 1789, nos campagnes n'avaient pas encore senti les bienfaits des progrès désirés, car dans les Cahiers des États généraux, nous relevons les deux réclamations suivantes :

Cahier des paroisses et des communautés du Bailliage d'Autun pour les États généraux de 1789[2].

Saint-Agnan-sur-Loire. « Art. 8. — Le grand nombre d'ignorants dans l'art de la chirurgie, dont on est forcé de se servir au lieu de médecin dans les campagnes, fait désirer de voir le gouvernement prendre de sages

---

(1) Arch. de la Côte-d'Or, D, 129.
(2) *Mémoires de la Société éduenne*, t. V, p. 96 ; t. VII, p. 347.

mesures pour n'admettre à l'exercice d'une profession aussi essentielle que des sujets d'une capacité reconnue. Pour avoir été admis trop facilement, on voit journellement des praticiens devenir les fléaux des malheureux habitants de la campagne, qui se livrent aveuglément entre leurs mains, et dont ils sont les victimes de toutes façons. Comme les soins de ces messieurs se paient excessivement cher, le plus grand nombre des gens de campagne, bornés dans leurs facultés et pauvres, sont obligés de laisser aux seuls efforts de la nature une maladie qui devient le plus souvent mortelle, et qui n'eût été qu'une incommodité passagère avec un traitement convenable. Pour procurer à cette classe de citoyens, si utiles à l'État, une ressource conforme aux vues de l'humanité et de la reconnoissance, il seroit à souhaiter de voir le gouvernement adopter l'idée de l'établissement suivant : ce seroit de placer, par la voie du concours, de distance en distance, à quelques lieues les uns des autres (un pour plusieurs paroisses), des sujets exerçant la chirurgie, d'une capacité requise, gagés par le gouvernement, pour traiter gratis, à vue des certificats de pauvreté des curés, les malheureux de la campagne. On établiroit un petit nombre d'inspecteurs qui, tous les six mois, visiteroient les drogues des chirurgiens gagés, pour éviter les inconvénients qui résultent de l'usage des vieilles drogues. Cet établissement paroît d'abord n'être pas praticable, à raison des dépenses excessives dans lesquelles il engageroit, mais l'article suivant va fournir une ressource assurée..... »

Autre cahier. — BOURBON-LANCY. « Art. 3. — Qu'il sera établi dans chaque district des chirurgiens dont la capacité sera reconnue, qui traiteront gratis, sur les certificats des curés, les pauvres habitans de la campagne, lesquels chirurgiens seront gagés par le gouvernement.

« Art. 4. — Qu'il sera envoyé dans chaque district un élève de l'École royale vétérinaire, lequel y fera sa demeure, et qui recevra une gratification du gouvernement pour prêter son ministère et ses soins gratis dans les maladies du bétail. »

On le voit, les campagnes voulaient une organisation médicale régulière et l'Académie s'était montrée capable de faire aboutir cette idée. Mais la tourmente révolutionnaire vint suspendre l'évolution commencée, et lorsque, le calme rétabli, on dut, au début du XIXe siècle, réorganiser les services médicaux, il fallut les reprendre là où ils avaient été laissés de 1789 à 1793.

§ 7. — Autres Académiciens illustres.

Parmi les hommes éminents dans les sciences physiques et naturelles, citons ceux d'entre eux qui, étrangers à la Bourgogne, se firent agréger à l'Académie de Dijon et s'associèrent à ses travaux, avant 1803.

L'apothicaire Parmentier, dont la renommée universelle fit oublier les services qu'il rendit à la pharmacie, était membre de l'Académie de Dijon, au titre de non résidant, depuis le 26 avril 1781.

Le Conseil municipal de Dijon a, par sa délibération du 27 février 1888, sur la demande de la Société d'horticulture, donné le nom de Parmentier à l'une des rues de la ville. Voici, dans le compte-rendu de la séance, les titres à l'appui :

« Antoine-Auguste Parmentier, pharmacien, né à Montdidier (Somme), en 1737, fait prisonnier à l'armée de Hanovre, en 1757, où il servait en qualité de pharmacien. Il reconnut tous les avantages que l'on pouvait tirer de la pomme de terre cultivée dans les pays du Nord depuis le xvᵉ siècle. En 1796, il organisa le service pharmaceutique des armées. Il mourut en 1813 ».

Parmi les noms les plus connus dans les sciences pharmacologiques, citons encore [1] :

Anderson (membre honoraire, le 6 août 1789). — Bergman (membre honoraire, non résidant, le 13 décembre 1781). — Berthollet (membre correspondant, le 5 fructidor an VI). — Buffon (membre honoraire, le 6 août 1740). — Chaptal (membre correspondant, le 19 juin 1784). — Daubenton (membre honoraire, non résidant, le 19 juin 1761). — Fourcroy (membre non résidant, le 2 nivôse an XI). — Herschel (membre honoraire, non résidant, le 17 juin 1786). — Lavoisier (membre honoraire, le 12 novembre 1789). — De Saussure (membre non résidant, le 4 août 1785). — Vauquelin (membre non résidant, le 11 frimaire an XI, 2 décembre 1802).

Outre les travaux principaux dont il a été parlé, on rencontre dans les *Mémoires de l'Académie* [2] nombre d'œuvres intéressantes pour notre sujet, parmi lesquelles :

En *Matière Médicale* et *Pharmacie* :

1747. — Fournier. Les remèdes qui ont procuré la guérison des fièvres vermineuses.
1749. — Fournier. L'opium.
1782. — Villemet. La cévadille.
1785. — Soucellier. La douce-amère.
1787. — Dʳ Antoine. Les cantharides.
1764. — Sujet de Prix : Dissertation sur les espèces et la nature des antispasmodiques. Godard, Dʳ médecin à Verviers.
1767. — Sujet de Prix : Dissertation sur les antiseptiques. De Boissier, Dʳ médecin à Lyon.
1775. — Gardanne. *Boîtes fumigatoires* [3]. Pipe que l'on bourre de tabac et

---

(1) Milsand, *Notes et documents pour servir à l'histoire de l'Académie*. Dijon, 1871.
(2) Pour plus de détails, se reporter aux *Mémoires de l'Académie,* années correspondantes.
(3) Arch. de la Côte-d'Or, C, 363. — Arch. de Dijon, B, 414, fol. 62. 3 juin 1780 ; E, 29.

au moyen de laquelle on envoie la fumée dans les intestins des noyés. — Avis favorable du Dr Maret, le 6 juillet 1775. — Achat, par la ville, de 8 de ces boîtes, à 12 l. l'une, le 30 septembre 1775. — Sur décision de la Chambre de Ville, pour secourir les noyés et suffoqués de vapeurs de charbon, une boîte fumigatoire est déposée à l'hôpital, une à la chambre de pansements des pauvres, et une chez le Sr Enaux, lieutenant du premier chirurgien du Roi. — 3 juin 1780.

A la suite de ces savants, qui tous firent partie de l'Académie avant 1803, il nous faut faire une exception pour un apothicaire qui y pénétra un peu plus tard, le pharmacien militaire Simon Morelot, ancien professeur de pharmacie à Paris.

SIMON MORELOT [1]

Simon MORELOT, né à Beaune, en 1751, mort à Gironne, le 18 novembre 1809, pharmacien, puis professeur à l'École de pharmacie de Paris, inspecteur des pharmacies centrales et spéciales du département de la Seine, pharmacien principal militaire et docteur-médecin à Leipzig, en 1807, membre de la Société médicale d'émulation, de l'Académie virgilienne de Mantoue, de l'Académie de Dijon, etc.

Le père de Simon Morelot était l'ancien apothicaire aide-major des armées du roi, CLAUDE MORELOT, qui vint s'établir à Beaune, vers 1748, dans la rue Bourgneuf, plus tard rue Saint-Pierre. Il était né en 1719 et avait épousé Claudine Léger. On voit encore, à la pharmacie de l'hôpital de Beaune, deux curieux souvenirs de Claude Morelot : le premier est un fort beau mortier de bronze [2], le second un tableau représentant l'intérieur d'une pharmacie au XVIIIe siècle [3] (planche XVIII). Il mourut en 1776.

Le grand-père de Simon Morelot était un médecin, Romain Morelot, que l'on dit aussi avoir été lieutenant des maîtres chirurgiens. Outre Claude Morelot, son père, Romain, eut quatre enfants, dont l'un fut l'abbé Étienne Morelot, vicaire de l'église Saint-Pierre, vers 1745, et nommé directeur des hospitalières de Beaune vers 1770 ; il mourut en 1774. Un autre fils, Denis-Blaise, fut chirurgien de l'Hôtel-Dieu ; un troisième fils aurait aussi été chirurgien. La descendance de

---

(1) Bibliographie : *Bulletin de Pharmacie*, rédigé par PARMENTIER..., t. II. 1810. — *Nouvelle biographie générale*. Paris, 1865. — *Journal de pharmacie et de chimie*, 8 janvier 1896. — *Centenaire de l'École supérieure de pharmacie de Paris*, p. 30-31. — MUTEAU et GARNIER, *Galerie bourguignonne*.
(2) Voir fig. 10, page 384, et note 3, p. 381.
(3) Voir note 1, page 440.

ces frères de Claude Morelot s'allia avec les meilleures familles de Beaune et de Dijon, parmi lesquelles nous pouvons citer les familles Chevignard, Delamarche, Pingat, Blondel, où l'on trouve nombre de chirurgiens, de médecins, de notaires, de professeurs et de prêtres distingués. Citons quelques-uns de ceux qui portèrent le nom de Morelot [1] :

> Jean-Baptiste Morelot, notaire royal (1752-1820) ;
> Simon-Étienne-Hugues Morelot, chirurgien (1751-1831) ;
> Philibert Morelot, notaire, emprisonné pendant la tourmente révo-
> lutionnaire ;
> Morelot, doyen de la Faculté de droit, en 1841 ;
> L'abbé Stéphen Morelot, chanoine (1819-1899).

Simon Morelot eut cinq frères et sœurs ; parmi ces dernières, deux épousèrent des apothicaires : Marie-Catherine, née le 15 août 1752, se maria à PIERRE ÉTIENNE, apothicaire à Beaune ; Reine, à JACQUES JARDET, qui succéda à son beau-père, Claude Morelot.

Cette lignée de médecins et d'apothicaires établie, il nous faut dire que Simon Morelot n'exerça pas sa profession à Beaune. Paris l'attirait, et c'est là qu'il passa quatre ans et demi sur les huit années qu'il employa à se former à l'exercice de la pharmacie. Reçu maître à Paris [2], le 14 novembre 1778, âgé alors de 27 ans et demi, il se fixa dans cette ville où il acheta tout d'abord le fonds de M. Marcé, apothicaire privi-légié, rue Saint-Martin. Plus tard, il s'en vint fonder un nou-vel établissement grande rue du Faubourg-Saint-Martin, enfin, un autre rue Saint-Jacques, près de Saint-Benoît.

Ces changements successifs indiquent assez son activité et son besoin de travail; aussi la Révolution fut pour lui une facile occasion de se dépenser largement. Nommé inspecteur des officines centrales et spéciales du département de la Seine, il est peu après élu professeur de pharmacie et secrétaire-adjoint de l'École gratuite de la Société libre des pharmaciens de la Seine, créée en l'an IV et devenue depuis l'École supé-rieure de pharmacie de Paris, cours qu'il professa gratuitement pendant la Révolution. A la suite de remaniements dans l'orga-nisation de l'enseignement, Simon Morelot fut nommé, le

---

(1) Ces renseignements généalogiques nous ont été communiqués par M. H. Chevi-gnard, de Dijon.
(2) Archives de l'École de pharmacie de Paris, reg. 74, p. 8.

23 septembre 1800, professeur d'histoire naturelle pour six ans, situation qu'il n'occupa que jusqu'à l'an X.

A cette nature ardente souriaient les grandes épopées guerrières d'alors, et c'est pourquoi nous le retrouvons peu après pharmacien militaire, suivant les campagnes d'Allemagne et de Prusse, et enfin pharmacien principal attaché au 7e corps d'armée, en Espagne. C'est là qu'il mourut d'une maladie dont il avait puisé le germe dans les hôpitaux militaires.

« Il ne se contentait pas, aux armées, d'enrichir la science par ses écrits, tous ses loisirs étaient féconds et avaient un but louable ; il portait infiniment d'attachement à ses subordonnés et faisait consister son bonheur à leur être utile. On l'a vu, même au quartier général du corps d'armée, faire, en leur faveur, un cours de chimie pharmaceutique, avec autant de soins qu'il aurait pu en mettre dans une école pratique pendant la paix, et au milieu des collections et instruments nécessaires.

« Professeur, il aimait à présenter, à soutenir le candidat timide qui aspirait à la maîtrise. Il eut un grand amour pour la science qu'il cultivait avec tant de distinction, et chercha toujours à l'entourer de beaucoup d'éclat et de lustre ; pénétré de son importance, la pharmacie était à ses yeux un art sublime dont la culture devait honorer des gens bien nés.

« Il aimait passionnément le travail ; doué d'une mémoire prodigieuse, d'une facilité extrême, il composait ses écrits au milieu du tumulte des armes et des horreurs de la guerre. Son *Histoire naturelle*, appliquée à la chimie, aux arts, aux différents genres d'industrie et aux besoins personnels de la vie, fut conçue et rédigée en Pologne, dans une chaumière, sans le secours d'aucun auteur classique. Il a publié plusieurs ouvrages et beaucoup de mémoires. Ses *Éléments de Pharmacie chimique* sont généralement estimés, et, depuis Beaumé, c'est ce qui a paru de plus complet en ce genre ».

Voici la liste de ces ouvrages :

1800. — *Cours élémentaire d'histoire naturelle pharmaceutique.*

1800. — *Quelques vues sur l'emploi de l'oxyde de manganèse dans les maladies cutanées.* Grenoble, 1800 (en collaboration avec Grille).

1802. — *Histoire naturelle appliquée à la chimie, aux arts...* Paris, 1809.

1803. — *Cours élémentaire théorique et pratique de pharmacie chimique, ou Manuel du pharmacien-chimiste.* Paris, 1803.

1807. — *Une nouvelle édition du Dictionnaire général des drogues simples et composées.* 1807.

CHAPITRE III

La Publicité du Remède
à la fin du XVIIIe siècle [1]

Science et Empirisme. — Le Remède secret. — Remèdes empiriques charlatanesques. — Le Remède secret chez l'Apothicaire. — Recettes domestiques.
— Produits hygiéniques, Accessoires. — Empirisme et Charlatanisme purs.

ARMI les préoccupations principales dont on relève la
trace dans les publications de cette époque, deux surtout sont à remarquer en raison de leur importance.
relative à notre sujet.

C'est, d'une part, le souci de la prospérité et du développement de l'Académie, vrai centre du mouvement scientifique
et littéraire en Bourgogne. Les moindres détails de son organisation, les travaux les plus simples de cette Société sont à
plaisir discutés, reproduits, commentés dans les articles des
journaux du temps. Cet engouement des esprits pour ces sciences naissantes semble refléter l'espérance de tout le bien-être
attendu de leurs futures applications. Pour nous, les relations
de la Pharmacie et de l'Académie ont été suivies en détail dans
le chapitre précédent, et il nous a été possible d'en déduire ceci :
l'Académie a puissamment contribué à la rénovation scientifique de la Pharmacie et à la transformation du remède poly-
pharmaque, surtout traditionnel, en remède chimique, basé
uniquement sur l'expérimentation raisonnée.

Autre remarque : la lecture des feuilles périodiques les

---

(1) Sauf références spéciales, se reporter pour tout ce qui concerne ce chapitre,
à : *Affiches de Dijon ou Journal de Bourgogne*, dates correspondantes. — *Le Nécessaire
ou Journal de la Côte-d'Or, Ibid.* — *La Glaneuse, Ibid.*

plus répandues révèle quantité d'annonces de remèdes secrets des plus variés, préparés ou débités généralement par des gens quelconques, et aussi de nombreuses descriptions de remèdes domestiques préconisés soit par le journal, soit par des correspondants dévoués. A cela, rien d'extraordinaire : l'un et l'autre de ces procédés étant encore de nos jours des plus employés par d'actifs commerçants et de bénévoles abonnés.

Ces deux remarques, dès l'abord, semblent complètement indépendantes, sinon opposées, mais, si entre elles nous interposons l'apothicaire, nous réalisons un ensemble curieux.

En effet, la décadence du corps des apothicaires, devenu insuffisant en nombre, avait laissé dans la pharmacie une très large place libre. Là s'étaient développés les irréguliers, vendeurs de remèdes secrets, là aussi, le consommateur, à la merci des occasions, avait opposé au remède compliqué et traditionnel de l'apothicaire, les vieilles recettes de la pharmacie domestique, mieux à sa portée immédiate, et qui, de tradition aussi, avaient guéri ses ancêtres. La place de plus en plus petite occupée dans la pharmacie par les apothicaires en laissait donc une de plus en plus grande aux remèdes empiriques secrets et aux recettes domestiques, situation que nous pouvons résumer en disant qu'elle fut causée par la réaction du passé de la pharmacie ignorante ou domestique contre la pharmacie actuelle des apothicaires.

L'Académie, il est inutile de le répéter, représentait l'avenir de la pharmacie et il nous a semblé curieux de placer l'apothicaire entre cette réaction du passé et l'attirance de l'avenir. La dernière influence l'emporta et ce fut un bien.

Notre précédente étude ayant été consacrée à l'Académie, prémices de l'avenir, nous nous occuperons dans celle-ci des derniers assauts du passé sous la forme du remède secret et de la recette domestique[1].

Le remède secret comporte en lui, outre l'empirisme dans son acception d'ignorance, un autre élément indispensable :

---

(1) Nous ne nous arrêterons pas aux nombreux remèdes soumis à l'Académie par des personnages quelconques ; ils ont fait l'objet de mémoires plus ou moins longs, publiés dans les *Mémoires de l'Académie*. Disons simplement qu'ils forment transition entre les deux situations pharmaceutiques du remède, que nous nous sommes proposé d'étudier.

le charlatanisme. De composition le plus souvent baroque, née dans l'imagination d'un spéculateur dénué de connaissances pharmaceutiques sérieuses, le remède secret n'acquiert ses propriétés médicales qu'à la faveur de réclames charlatanesques. Joignant ainsi le prestige de l'inconnu à l'attrait du merveilleux, il put se tailler facilement une place prépondérante dans la médication des malades non prévenus, trop confiants ou simplement abusés.

Dans un sens contraire, le charlatanisme du xviiie siècle s'était, par son développement même et ses excès, trouvé en butte à l'opposition systématique des médecins, des apothicaires et des chirurgiens, et, devant les règlements édictés par les pouvoirs publics protecteurs, il avait été resserré dans des limites étroites, tandis que, pour des causes intérieures, il avait, ainsi que nous l'avons vu, pénétré l'apothicaire. Dans l'impossibilité de parler aux foules, les charlatans avaient dû se rabattre sur la publicité imprimée et, ne pouvant tous prôner ensemble leur unique panacée ou leur orviétan commun, ils s'étaient emparés chacun d'un remède empirique masquant leur personnalité. Ainsi l'homme charlatan avait fait place au remède charlatan, et c'est là que nous nous étions arrêté à l'une de nos précédentes études.

Telle peut se concevoir l'origine du remède secret de la fin du xviiie siècle.

Ces considérations nous conduisent à une division simple de ce chapitre : 1° les remèdes empiriques charlatanesques; 2° le remède secret chez l'apothicaire : 3° les recettes domestiques. Dans un quatrième paragraphe, nous rappellerons pour mémoire les produits hygiéniques, les bandages et autres accessoires. Nous terminerons par quelques exemples de charlatanisme et d'empirisme purs.

I. *Remèdes empiriques charlatanesques.* — Dans cette catégorie, nous nous bornerons aux remèdes qui ne sont ni préparés, ni vendus par des apothicaires[1]. Si, cependant, quel-

---

[1] Ces remèdes étaient soumis aux mêmes conditions d'autorisation et de contrôle de la part du Collège de médecine, que les remèdes des charlatans. En 1772, par exemple, un épicier se voit refuser l'autorisation de vendre une liqueur appelée « rosée de vie et de santé ».

ques-uns de leurs auteurs étaient apothicaires, on ne saurait toutefois les sortir de cette catégorie, puisque ces auteurs ne se prévalent pas, dans leurs réclames, de leur qualité d'apothicaire.

Les annonces de l'époque nous fournissent quantité d'exemples. Nous les prenons au hasard sans essayer de choisir les plus caractéristiques ou les plus singuliers. Ainsi, pourrons-nous mieux, par l'indication de quelques faits seulement, donner la physionomie exacte des mœurs pharmaceutiques d'alors.

1770, 17 mars, 9 juin, 3 novembre. — A Dijon, chez le Sr Isabey, marchand bijoutier-quincaillier, rue de Condé.....

1º L'eau de perles du sieur Dubois, excellente pour le teint, à 40 s. la b^{lle}.

2º Les tablettes pectorales du sieur d'Archbald, médecin anglois, à 24 sols la boëte.

3º Les vrais emplâtres écossois pour la guérison des cors des pieds, à 36 sols la boëte de 12 emplâtres.

4º Le véritable taffetas d'Angleterre noir et blanc, ou les emplâtres de la Cour par le sieur Woodeock, excellent pour les brûlures et coupures, à 24 sols la pièce.

5º Les teintures du sieur Greenough, chymiste de S. M. Britanique, propres pour blanchir les dents, à 30 sols la bouteille.

6º Le véritable ruban de santé, ainsi appelé à cause de ses propriétés pour purifier l'air des appartements, etc.....

7º L'essence volante du sieur Greenough, à 50 sols la bouteille.

8º La véritable eau de Cologne, à 36 sols la bouteille.

9º L'élixir ou les gouttes amères du docteur John-Weel Stoughton, à 24 sols la bouteille.

10º Les tablettes pectorales de Baume de Tolu du sieur Greenough, à 30 sols la boëte.

11º Le thé vulnéraire du docteur Haller, à 36 sols la boëte.

12º Les tablettes stomachiques du sieur Greenough, à 30 sols la boëte.

13º La véritable moutarde d'Angleterre, à 24 sols le flacon.

14º Le véritable élixir de Ganus (Garus), à 3 livres 6 sols la bouteille.

Association curieuse de produits pharmaceutiques, hygiéniques, accessoires, dont quelques-uns avaient une réelle activité. Le lanceur de ces produits était un marchand de Paris, le sieur Lebrun, rue Dauphine.

1770, 20 octobre. — Le sieur Gauvin, receveur des Loteries, rue Poulaillerie, à Dijon, distribue :

Les pilules purgatives du sieur Sibié, de Marseille, composées de sels lixiviels tirés de diverses simples. Les boîtes sont de 12, de 6, de 3 livres et de 30 sols.

Malheureusement pour ces derniers produits, leurs propriétés médicales, trop nombreuses et trop variées, attirèrent l'attention du Collège des médecins; celui-ci intervint, fit la

preuve de leur mauvaise qualité et les proscrivit comme très
dangereux. La mairie en empêcha désormais la distribution.

1776, 29 octobre. — Le sieur Castoldi, l'aîné, marchand opticien, près
Notre-Dame, à Dijon, a appris la composition d'un médecin d'Italie, d'un
remède contre l'épilepsie. Il consiste en une fiole remplie de mercure,
applatie des deux côtés, et qu'on porte sur l'estomac. Prix, 3 livres.

Par lettres patentes [1] d'août 1778, la Société de médecine de
Paris fut chargée de l'examen des remèdes nouveaux qui ne
purent, dès lors, obtenir de brevets de vente sans son aveu.
De plus, tous les brevets d'anciens remèdes furent révoqués,
et ceux qui en étaient munis durent se pourvoir par devant
cette Société. C'était diminuer le nombre de ces remèdes,
mais c'était par contre reconnaître une valeur appréciable à
ceux qui étaient autorisés. Aussi, voyons-nous désormais les
grands remèdes secrets prospérer et devenir la première forme
de spécialités encore existantes de nos jours. Tel le Rob Laffecteur.

1779, 4 mai. — « La Société royale de médecine ayant vu les effets avantageux du syrop du sieur Laffecteur, et n'ayant rien reconnu de métallique
dans ce syrop, en avoit fait un rapport favorable ; qu'en conséquence le
Gouvernement en avoit permis la distribution.

« Mais, M. Bucquet, ayant examiné par voie d'analyse un mélange de
mélasse et de syrop de longue-vie avec une quantité de sublimé corrosif
proportionnée à celle que peuvent prendre les malades, a reconnu que sur
ce point la chymie ne pouvoit nous éclairer et qu'une petite quantité de ce
sel mercuriel, enveloppée par le corps muqueux sucré, ne pouvoit par
aucune expérience être rendue sensible. »

En conséquence, « la Société royale, craignant que le Rob anti-syphili-
tique ne dût son efficacité au sublimé corrosif, comme la plupart des remèdes
que les empyriques distribuent aujourd'hui, a délibéré : 1° Que ce remède
sera préparé devant les commissaires qu'elle a nommés, et qui se procure-
ront eux-mêmes les drogues nécessaires à sa composition ; conditions
auxquelles le sieur Laffecteur ne s'est point refusé ; 2° que le rob antisyphilitique préparé par les commissaires qu'elle a nommés sera administré
à des malades, afin de pouvoir porter un jugement assuré sur sa composition et sur ses propriétés, d'après des expériences exécutées avec la plus
grande circonspection. »

Ainsi « la Société royale, sans priver les citoyens des découvertes utiles,
ne permet plus que leurs jours soient exposés aux prestiges de l'empyrisme. »

On le voit, les règles sont étroites ; les permissions accordées précédemment n'ont plus d'effet ; les possesseurs des remèdes proposés sont

---

(1) Confirmées par la déclaration du 26 mai 1780, l'arrêt du Conseil d'État du 5 mai
1781, etc. — Ces décisions royales annihilaient les privilèges locaux du Collège de
médecine de Dijon, aussi voyons-nous ce dernier protester dès le 6 janvier 1773, au
sujet de la déclaration du roi du 25 avril 1772, concernant l'établissement d'une commission chargée d'établir les attributions de la Société royale. (Arch. de Dijon, G, 53).

tenus de communiquer leurs recettes et leurs procédés à deux commissaires, sous le secret. Ils doivent en faire la préparation devant les commissaires. Ceux-ci doivent rechercher si ces formules n'existent pas déjà dans les pharmacopées, faire rapport à la Société, laquelle délibère. La Société espère pouvoir proscrire l'énorme quantité de recettes inutiles ou dangereuses répandues dans tout le royaume.

Les remèdes secrets sont donc préparés avec certaines garanties, mais leur vente reste entre les mains de marchands et de dépositaires quelconques, dont le nom et l'adresse doivent toutefois être déclarés à la Société royale de médecine.

1785, 1er février. — M. Bonnet, marchand à Dijon, rue Condé, vend les véritables pillules de Belloste, connues depuis plus d'un siècle.

1787, 30 janvier. — Dépôt chez la demoiselle veuve Coillot, marchande, rue du Griffon, près les Halles, de l'élixir américain Decourcelle. La fiole, 3 livres.

1787, 13 novembre. — Dépôt chez la demoiselle Chantaume, marchande fripière, rue de la Chouette, de l'extrait contre les hémorroïdes.

1788, 7 octobre. — Isabey, le quincailler, ayant quitté Dijon, ce fut le sieur Traizegnies, marchand gantier et parfumeur, qui le remplaça dans la vente des spécialités anglaises.

1789, 11 août. — Chez Mademoiselle Martret, rue de Suzon, on vend le Vinaigre des quatre voleurs.

1789, 10 novembre. — C'est Madame Boiteux, rue du Vieux Collège, qui tient maintenant l'Élixir américain.

La difficulté d'obtenir des brevets de vente, les contrefaçons de toute espèce, le besoin de développer cette industrie, avaient réalisé l'établissement, dans les principales villes, de dépôts généraux pour tous les remèdes secrets débités pour le compte des auteurs.

Mais ceci n'empêcha pas le similaire :

1790, 29 juin. — M. Bellay, chirurgien à Dijon, tient des pilules connues sous le nom de pilules de Belloste, dont le prix est très inférieur à celles qui se vendent sous ce nom; 6 livres l'once au lieu de 24 livres.

Ce chirurgien tient aussi l'Élixir suédois ou de longue-vie.

A remarquer, dans celle-ci, l'équivalent de nos prix très modérés :

1790, 7 décembre. — Le sieur Deferière, rue du Vertbois, tient chez lui le seul dépôt de l'Eau ophtalmique du sieur Loche, oculiste du Roi, connue pour ses guérisons miraculeuses. Il tient aussi les pois à cautères et les vrais papiers anglais pour le même objet ; le tout, au plus juste prix.

Puis, voici la forme spécialité avec cachet et signature :

1793, 8 janvier. — Essence odontalgique J.-B. Feuillant. « Chaque bouteille est scellée de mon cachet, et l'imprimé signé de ma main. Mon essence se distribue à Dijon, au Bureau du journal, place Notre-Dame. »

Citons enfin :

1795, an III, 23 février. — Élixir aromatique et stomachique du citoyen Lafosse, pour l'estomac, l'asthme, l'épilepsie, etc. Dépôt au bureau du journal.

1796, an IV, 20 mars. — Anti-goutte. — Dépôt de ce spécifique chez le citoyen Borsary, aîné, marchand droguiste, rue Porte-de-la-Liberté, qui, en outre, tient le Rob Laffecteur, des eaux pour les dents et des bandages.

1800, an VIII, 25 ventôse. — Onguent Canet. — Dépôt chez le citoyen Lavoisot, homme de loi, place Notre-Dame.

1800, an VIII, 5 prairial. — Borsary, père, reçoit tous les dépôts de remèdes secrets autant toutefois que leur efficacité est constatée.

1800, an VIII, 10 prairial. — Le véritable Rob du citoyen Boyveau-Laffecteur se trouve uniquement chez le directeur de la poste aux lettres, place Charbonnerie. On y trouve aussi la pommade épispastique au mézéréon.

1802, an X, 15 vendémiaire. — Chez le citoyen Trézegnies, marchand parfumeur et gantier, rue de la Liberté. — Eau muriatique oxygène (eau chlorée), pour les engelures.

1802, an X, 30 brumaire. — Chez le citoyen Martenot, épicier, rue de la Comédie. — Tablettes de santé pour le rhume ; excellent chocolat de santé ; sirop pectoral, contre les vers, et autres.

1802, an X, 10 nivôse. — Mademoiselle Robelot, Bureau de la loterie nationale, tient le dépôt de l'Eau antiscorbutique du citoyen Désirabode.

1802, an X, 5 ventôse. — Chez le citoyen Segret, employé des postes, place Charbonnerie, le baume acoustique de Brown, le collyre d'Helvétius, l'eau antisyphilitique, l'eau balsamique pour purifier le sang, l'eau mordante de Kennedy, le Vulnéraire Suisse, l'onguent populeum, la pâte de guimauve, les pilules du docteur Willis, le sel fondant de Switon pour purger, le baume de Tolu, la tablette d'ipécacuanha, le vinaigre des quatre voleurs.

1802, an X, 25 ventôse. — Chez Madame Champagne-Dessuleau, rue de la Liberté. — Sirop pectoral et incisif de Deharambure, 1 franc 50 la bouteille ; pastilles et poudre d'Erlach, 60 cent. la boîte ; teinture stomachique d'Upsal.

II. *Le remède secret chez l'apothicaire.* — Les mesures restrictives que nous venons de signaler avaient été avantageuses pour l'apothicaire qui sut en profiter, même pendant la Révolution, en s'appropriant partie des procédés de cette concurrence qui, désarmée, venait à lui.

C'est vers 1785, que nous le voyons employer couramment à son profit l'annonce et la réclame en faveur de remèdes secrets de sa composition ou non.

Voici d'abord le dépôt d'un apothicaire chez un de ses confrères :

1785, 18 janvier. — 1786, 18 février. — 1787, 16 janvier. — Le sieur Auprêtre, maître apothicaire à Dijon, tient le dépôt de la Farine pectorale du
Sr Goujaud, maître apothicaire à la Rochelle. Ce remède est approuvé par
la Société royale de Médecine de Paris. Prix, 3 livres.

Il est à remarquer que le remède secret préparé par un apothicaire, et vendu par un autre apothicaire, ne jouissait
d'aucune prérogative et était, comme les autres, soumis aux
règlements généraux, c'est-à-dire au contrôle et à l'approbation de la Société de médecine.

1787, 28 août. — Le Sr Bounder, apothicaire, rue Charrue, vend des tablettes pectorales du Sr Lacassaigne, apothicaire du roi.

1787, 13 novembre. — Chez le Sr Milsand, apothicaire, rue Notre-Dame,
se vendent les tablettes pectorales et stomachiques du Sr Bour, maître en
pharmacie de Lyon.

Soit trois apothicaires sur cinq qui préconisent chacun de
leur côté le pectoral d'un autre.

Le similaire, aussi, avait pénétré l'apothicaire.

1790, 21 septembre. — Le Sr Caillet, apothicaire, rue Vannerie, fait et vend
les pilules mercurielles de Belloste ; 5 l. l'once.

Le Sr Caillet profite de l'occasion pour signaler son excellent chocolat de santé, ses sirops à l'instar des confiseurs, son
eau de fraises pour la blancheur du teint, etc.

Car les apothicaires vendaient quantité de ces produits de
consommation de luxe, tel M. Bessy, apothicaire à Chalon, qui
recommande ses liqueurs de table (12 octobre 1790).

Plus tard, l'apothicaire se décide à préconiser sa panacée
personnelle.

Élixir de Vie, composé par le Sr Milsand, doyen des maîtres apothicaires,
place St Michel, souverain contre les vers, les pâles couleurs, les mauvais
levains de l'estomac, dissipe la mélancolie, etc., etc., enfin il guérit sûre-
ment et promptement ; le prix de la demi-bouteille est de 40 s. — Teinture
végétale à 30 s., sirop pectoral à 3 l., et quantité d'autres spécifiques contre
les maladies les plus dangereuses. Il compose d'ailleurs aussi toutes sortes
de liqueurs bonnes et agréables à boire après le repas, etc. [1]

An II, 8 messidor. — Le citoyen Salomon, apothicaire nouvellement établi,
rue d'Assas, compose une pommade spécifique pour la maladie des yeux.

Par contre, l'apothicaire accueille quelquefois des remèdes
non préparés par ses collègues, ou encore il fait un dépôt de
ses produits chez un marchand quelconque.

An X, 10 frimaire. — Eau de Mettemberg, chez le citoyen Guichard, apothicaire, rue Madeleine, dépuratif très puissant.

---

(1) Communiqué par M. Poupon, pharmacien à Dijon.

An X, 5 pluviose. — Le sirop pectoral de mou de veau, par distillation, composé par le citoyen Macors, pharmacien à Lyon, se trouve à Dijon, en son entrepôt de sirop vermifuge, chez Traizegnies, parfumeur et gantier.

Il convient toutefois de remarquer qu'à Lyon il existait une différence entre le pharmacien et l'apothicaire.

III. *Recettes domestiques.* — Ici, c'est un dédale de bon sens et de fantaisie, de remèdes salutaires, innocents ou dangereux.

1776, 12 novembre. — Contre la piqûre des guêpes : le jus de persil ou de cerfeuil.

1777, 11 novembre. — Panaris : mettre le doigt attaqué dans la gueule d'une grenouille vivante et l'y laisser jusqu'à ce que cet animal en devienne bouffi. Réussite complète à Nuits.

1777, 18 novembre. — Pour la guérison des plaies invétérées : le miel, les fleurs de lys à l'eau-de-vie. Robelot, curé de Saint-Léger.

Pour les anciens ulcères : l'onguent vert composé de vert de gris, de beurre, de cire, de poix et de colophane. Même auteur.

Pour l'esquinancie : topique de poivre blanc, sucre, eau-de-vie. Même auteur.

1784, 1er juin. — Contre l'empoisonnement par l'arsenic ou le vert de gris : mélange de jus de citron et de poudre d'yeux d'écrevisses.

1784, 7 décembre. — Poison pour les loups : appât fait avec une poignée d'oignons de vachettes ou fausses tulipes (colchique).

1791, 8 novembre. — Contre les obstructions : tous les matins, un verre de jus d'oignons et de carottes par parties égales. Ceux qui en ont fait usage sont priés d'en annoncer le résultat dans ce journal.

IV. — A titre général, citons les odontalgiques et les eaux pour le soin des dents, les teintures pour les cheveux et les lotions pour le teint, les poudres et emplâtres pour les cors, l'eau de fleur d'oranger, l'élixir de la Grande-Chartreuse, le sucre de lait, à 30 s. la livre, 22 s. en gros, et tant d'autres produits hygiéniques qui se vendaient chez quantité de marchands. De même les bandages élastiques à 6 livres, ou simples à 3 livres, les ceintures, les bougies uréthrales et autres accessoires se trouvaient chez les chirurgiens, sages-femmes, marchands ambulants, culottiers-guêtriers, etc.

Mais si le remède empirique ou charlatanesque avait atteint de tels développements, le charlatanisme ou l'empirisme originels n'étaient pas entièrement disparus. On les retrouve encore incidemment, essayant de rénover leurs succès, à la faveur de ces temps troublés.

1795, 24 mai. — 5 prairial an III. — « La citoyenne Béraud, dentiste connue par ses talens,.... reçue aux écoles..... a fait différentes opérations dignes d'admiration, tant pour la transplantation des dents naturelles, que pour celle des artificielles... Elle tire rarement les dents... et les fait même tomber sans qu'elles soient gâtées.

« Elle raffermit les dents, tant déchaussées qu'elles soient..... pourvu qu'elles ne soient pas sorties de leurs alvéoles... par un élixir approuvé... etc.

An VIII, 5 fructidor. — « Une femme à miracles s'est établie nouvellement à Saint-Apollinaire, dans un petit cabaret, sur la route de Varois ;.... elle juge, à l'inspection des urines, de la maladie qui affecte la personne pour laquelle on consulte, et, après avoir quelque temps médité, elle donne une petite bouteille d'une décoction de fruit d'hièble.....».

An X, 10 messidor. — Il existe, près de Nuits, un charlatan dont tout le mérite est d'en imposer à la multitude. « La crédulité remplit son domicile d'une foule d'individus....., et ses prières et les remèdes qu'il administre guérissent si radicalement ceux qui s'adressent à lui, qu'une fille qui a obtenu la faveur des unes et des autres est en ce moment à l'hôpital de Nuits, nous dit-on, dans un état extrêmement inquiétant. Cet empirique réalise bien la farce de l'homme de Varennes.... » (v. p. 321).

An XI, 20 ventôse. — « .... Notre département possède un de ces hommes qui ont le don des miracles ;.... le bruit de sa bienfaisante apparition.... a rempli son appartement de gens qui, pleins de foi, venoient solliciter son regard miraculeux. L'Anti-dartreux, assis avec dignité dans un fauteuil, s'entoure de ses malades, puis promène sur eux un œil bénin ; c'en est fait, tous sont radicalement guéris et s'en retournent en chantant les louanges de ce favori du ciel. Mais ce qui dans ces tems où la passion de l'or domine tous les hommes, rend celui-ci bien plus précieux, c'est que, n'abusant pas du don des miracles, il vous guérit gratuitement.

« Or, voici comme ce secret merveilleux est parvenu à son heureux possesseur : son garde de bois qui, lui-même, l'avoit reçu de son père, lequel l'avoit eu de son aïeul, et ainsi, de génération en génération, jusqu'au père des humains, son garde donc, étant au lit de la mort..... notre homme, désireux de faire aussi des prodiges, lui demanda son secret qui, une fois transmis étoit perdu pour le révélateur ;.... et voilà le maître devenu aussi guérisseur. Mais, contre toute espérance, le garde revint des portes du tombeau ; il redemanda ce don que l'impitoyable propriétaire ne voulut ni ne put lui rendre, et, depuis ce tems, le malheureux garde gémit de voir éteinte sa vertu miraculeuse qu'il exerçoit, sans doute, d'une manière moins désintéressée ».

Pourquoi ces menus faits que l'on croirait écrits d'hier, tellement ils semblent relater ce qui se passe encore de nos jours ? Sinon pour affirmer que le charlatanisme et l'empirisme ignorant représentent les parties extrêmes de la pharmacie et, en quelque sorte, l'excès de deux de ses qualités fondamentales. Nous nous proposons de revenir sur cette idée dans notre conclusion.

CHAPITRE IV

Les Apothicaires pendant la Révolution

La fin des Communautés. — La Pharmacie libre. — Les Commissions de Santé. — Officiers de santé et Vendeurs de remèdes. — Quelques Apothicaires mêlés à la Révolution. — Liste des Apothicaires de la Côte-d'Or, en l'an XI.

DE 1782 à 1803, l'histoire des apothicaires peut se diviser en trois parties nettement définies :

1º 1782-1791. — L'agonie de la Communauté ; l'anéantissement de toutes les corporations, supprimées par la loi du 17 mars 1791.

2º 1791-1797. — L'anarchie ; la Pharmacie libre, presque sans contrôle et sans garantie.

3º 1797-1803. — La reconstitution par le système des Commissions de santé, premières assises du régime actuel, défini par la loi de 1803 (germinal an XI).

I. — De la première partie, nous n'avons rien de plus à dire. La Communauté se prolonge en s'affaiblissant. D'ailleurs, lorsque le sujet le comportait et malgré les limites de dates attribuées à notre quatrième période, nous en avons conduit les chapitres jusqu'à l'année 1791.

II. — Dans la seconde partie, 1791 à 1797, nous nous trouvons en présence des apothicaires anciennement reçus par les Communautés, jouissant malgré tout d'une considération légitime. A côté d'eux, la profession, comme toutes les autres, étant libre, quantité de gens quelconques s'approprient ce titre d'apothicaire et provoquent assez rapidement la confusion, l'anarchie, l'abus, qui appellent dans la suite l'intervention de l'autorité.

Voici un exemple curieux de cette confusion[1] :

« ... l'abbé René Barrier, — après avoir été successivement, en 1791, vicaire de l'évêque constitutionnel de Saône-et-Loire, puis en 1793, curé assermenté de la paroisse de Chaudenay-la-Ville (Côte-d'Or), — exerçait, vers 1795, le métier de marchand apothicaire à Pontarlier, par suite de l'extrême confusion que les événements avaient introduite dans les situations et les fortunes.... »

Encore les curés étaient-ils plus que beaucoup d'autres en état de pratiquer ouvertement la pharmacie. Souvent, en effet, nous avons vu, dans les campagnes, les autorités médicales ou civiles utiliser leur concours pour aider à la dispensation des remèdes.

Les hôpitaux gardaient à peu près leur service pharmaceutique. La pharmacie de l'Hôtel-Dieu de Beaune subit même, en l'été de 1793, de notables améliorations[2]. Les sœurs hospitalières étaient, le plus souvent, appelées à continuer leurs services[3], sous réserve, certaines fois, de ne plus vivre en communauté. De même, dans les Bureaux de charité, les sœurs grises, les membres des confréries de Pénitents devaient individuellement assurer leurs soins aux malades pauvres.

La médecine, comme la pharmacie, présentait une égale confusion, et la limite péniblement établie entre l'une et l'autre, avait disparu avec les institutions mêmes. Certains médecins, de valeur professionnelle discutable, en étaient revenus à la médecine primitive, préparant eux-mêmes les remèdes ou abandonnant ce travail à un employé subalterne, ainsi que le montre l'annonce suivante :

1794, 11 février. — 23 pluviôse an II. — Le médecin Laurent est visible de 8 h. à midi. A l'inspection des urines, il se flatte de connaître les maladies quelconques.... Ce médecin, certain de l'effet des médicaments manipulés sous sa surveillance dans son laboratoire, en fait des envois à toutes demandes[4].

---

(1) *Mémoires de la Société Éduenne*, t. XXIII, p. 235.
(2) L'Abbé E. B., *L'Hôtel-Dieu de Beaune*, p. 282.
(3) Arch. de Dijon, G. 53. Délibération du Collège de médecine, du 28 avril 1791. — *Mém. de la Société Éduenne*, t. XXV, p. 187.
(4) *Journal de la Côte-d'Or*. 23 pluviôse an II.

Ainsi les épaves de l'ancienne organisation s'effritaient, et, lorsqu'il n'y eut plus que désordre et abus, on sentit le besoin de l'ordre. L'établissement des Commissions de santé fut le premier pas dans cette voie.

Signalons en passant que l'impôt de patente date du 6 fructidor an IV (1796) ; les apothicaires et les pharmaciens étaient compris dans la 2me classe.

. . . .
Le médecin, le perruquier,
Le traiteur et l'apothicaire,
Tous, jusqu'au simple chiffonnier,
Payent cet impôt salutaire [1].
. . . .

III. — De 1797 à 1803. — *Organisation des Commissions de santé. — Administration départementale. — Arrêté du 29 floréal an V.*

« Il demeure établi à Dijon une Commission composée de médecins, de chirurgiens et de pharmaciens, laquelle est chargée spécialement d'examiner les citoyens qui se destinent à exercer dans l'étendue du département, la profession d'*officier de santé,* ou à *vendre des remèdes.* Celui qui voudra se livrer à ces deux professions justifiera auprès de l'administration municipale de son domicile, d'un certificat de la Commission d'examen [2] qui attestera qu'il a la capacité et l'instruction suffisantes pour professer son art ou exercer son industrie. La Commission dressera procès-verbal de son examen et l'enverra en minute à l'administration centrale, où il en sera délivré les expéditions nécessaires. Aucune patente ne sera délivrée par le receveur de l'Enregistrement, pour exercer l'état d'officier de santé ou pour vendre des remèdes, qu'au préalable on n'ait justifié du certificat de la Commission d'examen, et il en sera fait mention dans la patente. Tout individu vendant des remèdes ou exerçant la profession d'officier de santé, qui ne justifiera pas du certificat de la Commission d'examen et de la patente, sera, sur le champ, mis en état d'arrestation et traduit au tribunal de police correctionnelle.

« Il est expressément défendu aux administrations municipales, aux commissaires et aux agens des communes de donner permission aux citoyens non domiciliés, connus sous le nom de charlatans, d'établir des tréteaux, vendre des remèdes et traiter les maladies, sauf à eux de justifier de certificats suffisans, à les faire approuver par la Commission d'examen et viser par l'administration centrale. Les contrevenans seront arrêtés et punis conformément aux dispositions précédentes.

« Tout individu professant actuellement l'art de guérir et qui n'a pas trois mois de domicile, est tenu de se pourvoir à la Commission d'examen et d'en justifier à l'administration municipale de son canton, faute de quoi il sera dénoncé au juge de paix et poursuivi au tribunal correctionnel [3] ».

---

(1) *Journal de la Côte-d'Or,* 25 vendémiaire an V.
(2) Commissions d'examen, connues aussi sous le nom de *jurys.*
(3) *Journal de la Côte-d'Or,* 10 prairial an V.

Le mot de vendeurs de remèdes, à la suite du mouvement de retour à une organisation médicale confuse, telle que la comprenaient certains médecins de 1794, semble vouloir ressusciter, à côté des temps primitifs, l'idée de la boutique d'apothicaireries du xiiie siècle ; et l'on se surprend à recommencer l'histoire. Mais tout n'avait pas sombré dans la Révolution ; les vieilles institutions épurées vinrent s'adapter à à ce renouveau vivace, et ce fut l'aurore de la pharmacie du xixe siècle.

La Bourgogne n'existait plus : l'histoire des départements nés d'elle se rattache désormais à l'histoire de France. Aussi devons-nous terminer en nous bornant à dire quelques mots sur les anciens apothicaires qui furent mêlés personnellement, ou par leurs proches, aux troubles révolutionnaires.

L'apothicaire BARUEL[1]. — A Autun, en 1790, il y avait trois apothicaires, dont J.-B. Baruel était le syndic. Lors du vote à deux degrés pour les élections à la Convention nationale, il fut, par ses compatriotes, choisi comme l'un des dix électeurs pour la ville d'Autun. En 1791 et en 1793 (juillet et septembre), il fait partie de la municipalité d'Autun. Parmi ses enfants, son fils aîné fut fusillé à Lyon, en 1793, sur ordre de la Convention nationale, comme contre-révolutionnaire, dans l'affaire de la résistance de la ville de Lyon ; un autre de ses fils fut le célèbre chimiste Baruel, professeur à l'École polytechnique.

L'apothicaire TRIPIER[2]. — Jean-Baptiste Tripier, dit Cadet, aussi apothicaire à Autun, fut, en compagnie de 150 Autunois, mis en prison comme suspect. Plus tard, il est dénoncé par la municipalité comme l'un des auteurs, fauteurs et complices présumés des évènements de pluviôse an V. On remarquera que dans cette poursuite, il est en compagnie du troisième apothicaire d'Autun, Gabriel COSSERET. Quelques mois après, en mars 1797, son parti l'emporta en obtenant une énorme majorité dans la nouvelle municipalité, ce qui fit espérer un régime de tolérance et de modération.

J.-B. Tripier était le frère du chirurgien Tripier, que nous trouvons soignant gratuitement les malades de l'hôpital en 1796. Le chirurgien Tripier eut un fils, procureur au Châtelet, dont l'intervention chez Fouquier-Tinville, sauva la tête d'un compatriote, M. Beaune.

L'apothicaire Tripier fut le père de Nicolas-Jean-Baptiste Tripier, avocat et jurisconsulte, devenu pair de France, qui, pendant la Terreur, fut incarcéré comme suspect.

L'apothicaire AUPRÊTRE[3]. — A Dijon, Etienne Auprêtre figure dans la liste de 136 personnes détenues dans les prisons de l'Hôtel-de-Ville, les 28 août et jours suivants de 1792.

---

(1) *Mém. de la Société Éduenne,* t. II, p. 141 ; t. XXIII, p. 421 ; t. XXIV, p. 122; t. XXV, p. 114 ; t. XXVI, p. 338.
(2) *Ibid.,* t. XXIV, p. 177 ; t. XXV, p. 123 et 247.
(3) Bibliothèque de Dijon, Fonds Baudot. mss n° 57, fol. 348.

L'apothicaire TARTELIN. — Celui-ci appartient au contraire au monde révolutionnaire, ainsi que nous l'avons vu plus haut [1]. Il fut membre de la municipalité dijonnaise, notamment de 1790 à 1799.

L'apothicaire BERNARD. — Comme Tartelin, il fit partie des corps élus : le 19 brumaire an III, il est assesseur du tribunal criminel de Dijon ; le 25 fructidor suivant, il est électeur du premier degré, en compagnie de Tartelin. Quelques mois auparavant, il s'était fait remarquer par son zèle à mutiler les sculptures de l'église Notre-Dame :

Après la cessation du culte à l'église Notre-Dame (17 février 1794), Pauffard, entrepreneur des hautes œuvres jacobines, « avait trouvé un complice bénévole et moins excusable qu'un ouvrier en service commandé, dans un imbécile, le citoyen Bernard, apothicaire, rue Chaudronnerie, qui, chaque matin, après son déjeuner, emportait une échelle et martelait en conscience l'imagerie du portail [2] ».

L'apothicaire Oxygène SALLES [3]. — « L'apothicaire en chef des hôpitaux militaires de la commune de Dijon, aux départements, districts, etc., de la Côte-d'Or, Saône-et-Loire et Haute-Marne,

« Salut !

« Chargé, citoyens, plus particulièrement par mes fonctions, qu'aucun autre citoyen, du soin de procurer à nos braves frères d'armes malades, tout ce qui peut contribuer au rétablissement de leur santé, j'ai cru ne devoir rien négliger pour vous faire partager ce plaisir, si doux à des âmes vraiment républicaines.

« La cantharide, cette mouche si précieuse et si essentielle à l'homme en maladie.... va paroître dans peu de jours.... »

Suit la description de la mouche, et de la meilleure méthode de la récolter.

« Je compte sur votre zèle, citoyens, pour cette récolte ; il me suffira de vous dire qu'elle est aussi essentielle à nos braves frères d'armes malades, que le salpêtre à la République, pour détruire les tyrans,... et ce faisant vous aurez encore une fois bien mérité de la patrie et de ses braves défenseurs. — Signé : Oxygène Salles ».

Prairial an II, Armée du Rhin, Hôpitaux militaires, 18e division.

L'apothicaire CHAPUIS [4]. — A Saint-Julien-de-Civry, Antoine Chapuis était apothicaire. Son fils, lieutenant-colonel du 5me bataillon des volontaires de Saône-et-Loire, fut condamné à mort et exécuté à Paris le 8 février 1794 (22 pluviôse). L'apothicaire Chapuis était parti à Paris aussitôt qu'il avait appris le renvoi de son fils devant le tribunal, mais il ne revint pas à Saint-Julien-de-Civry, et on ne sait quel fut son sort.

---

(1) Voir page 506.
(2) H. CHABEUF, *Dijon, Monuments et Souvenirs*, p. 242.
(3) Bibliothèque de Dijon, Fonds Milsand, n° 5025.
(4) *Mém. de la Société Éduenne*. t. XXVI, p. 341 et 348.

1803. — **LISTE DES PHARMACIENS**

établis dans le département de la **Côte-d'Or**[1]

dressée en exécution des lois des 19 ventôse et 21 germinal an XI

<table>
<tr><td colspan="3" align="center">MAITRES EN PHARMACIE
reçus d'après les formes anciennes des maitrises.</td></tr>
<tr><td>DIJON.......</td><td>TARTELIN (Jacques) ....</td><td>reçu à Dijon, le 4 juillet 1774.</td></tr>
<tr><td></td><td>BERNARD (Benoît) ....</td><td>—   —   le 20 octobre 1783.</td></tr>
<tr><td></td><td>BLONDEL (Claude-Modeste).</td><td>— à Bourges, le 25 mai 1791.</td></tr>
<tr><td>BEAUNE ....</td><td>POIROT (Pierre) ....</td><td>— à Beaune, le 9 septembre 1773.</td></tr>
<tr><td></td><td>PALLEREAU (André)........</td><td>— à Abbeville, le 12 juin 1778.</td></tr>
<tr><td>SEMUR ......</td><td>GONTARD (Antoine)........</td><td>— à Semur, le 28 mai 1774.</td></tr>
<tr><td></td><td>DROUHIN (Étienne)........</td><td>—   —   le 18 juin 1774.</td></tr>
<tr><td>SEURRE ....</td><td>ROYER (Simon) ....</td><td>— à Saulieu, le 10 février 1789.</td></tr>
<tr><td colspan="3" align="center">PHARMACIENS
reçus pendant la Révolution, par les jurys, provisoirement établis sous
l'autorité des administrations du département.</td></tr>
<tr><td>DIJON.......</td><td>GUICHARD (Jean-Pierre)....</td><td>reçu à Dijon, le 28 prairial an VI (1798).</td></tr>
<tr><td></td><td>CHOPARD-AUPRÊTRE (Pierre)</td><td>—   —   le 18 thermidor an X (1802).</td></tr>
<tr><td>CHATILLON</td><td>JOUBERT (Claude)..........</td><td>—   —   le 7 nivôse an X (1801).</td></tr>
<tr><td>AUXONNE ..</td><td>MALOT (Antoine) ....</td><td>—   —   le 12 messidor an VI (1798).</td></tr>
<tr><td>SAULIEU....</td><td>FINOT (Gaspard-Michel)....</td><td>—   —   le 8 frimaire an VII (1798).</td></tr>
</table>

(1) Bibliothèque de Dijon, brochure n° 595.

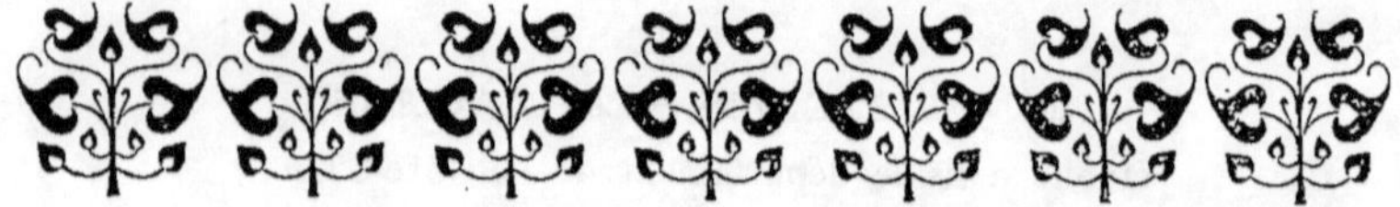

CHAPITRE V

Conclusion

Dans ces séries d'études, il semble, à première vue, que nous ayons voulu retracer l'historique de la corporation et de la communauté en tant que groupements professionels, historique dont nos archives renferment assurément les matériaux. Mais le hasard des recherches est difficilement compatible avec un travail déterminé sur un sujet restreint, aussi avons-nous dû forcément nous borner à développer certaines études pour lesquelles les documents rencontrés nous ont paru ou plus nombreux ou moins incomplets. C'est de leur ensemble qu'il convient de tirer ici quelques considérations générales.

De préférence, nous nous sommes attaché à l'homme qui fait œuvre de pharmacie, laissant de côté l'étude progressive et comparée des remèdes en Bourgogne, ce qui nous aurait entraîné à un développement trop étendu. De plus, nous nous sommes limité à la province de Bourgogne proprement dite, représentée surtout par les villes de Dijon, Autun, Beaune, Chalon, à l'exclusion des villes d'Auxerre, Mâcon, Bourg, toutes trois placées aux frontières des influences parisienne, lyonnaise, savoisienne. Ces dernières villes, du reste, aujourd'hui chefs-lieux de départements pourvus d'archives départementales et communales importantes, peuvent prêter à des travaux particuliers des plus intéressants. Celles de Dijon, Autun, Beaune et Chalon étaient d'ailleurs nettement soumises au régime des institutions bourguignonnes, et, en les comprenant seules dans ces études, il nous a été plus facile d'en mettre en relief la physionomie bien locale.

Disons aussi qu'après avoir déterminé de façon précise les caractères de ces institutions, il eût fallu sans doute les comparer aux institutions voisines, puis à celles de l'étranger ; mais les points de repère, bien que de jour en jour mieux connus, manquent encore souvent, ce qui explique notre abstention, en ce sens, de tous essais historiques comparés.

Aussi dirons-nous ici simplement l'idée qui, pour nous, ressort de ce travail, et quelle impression il nous reste de cette pharmacie d'autrefois, étudiée lentement dans ses transformations successives.

La fin comporte volontiers l'idée d'un total, et, s'il en est ainsi, il convient, à cette place, de totaliser les éléments constitutifs qui se sont surajoutés à travers les âges dans la pharmacie de notre région et dans la personnalité du pharmacien bourguignon. Tout d'abord, dans notre première période, la forme *sacerdotale* domine la médecine et la pharmacie druidiques. Puis, la seconde période nous montre, à la suite de conquêtes et d'invasions, la pharmacie essentiellement accaparée par le *commerce* de l'épicier-apothicaire. Plus tard, à la troisième période, l'apothicaire s'élève parmi les gens de métier, et développe *l'art* de pharmacie. La quatrième période suit ce même apothicaire parvenu au sein des *professions médicales*, et enfin la cinquième nous fait pressentir la *science* de pharmacie.

C'est dire en somme que l'homme préposé en dernier lieu aux fonctions pharmaceutiques doit, pour ne rien perdre du passé, exercer un sacerdoce, être un commerçant avisé, un travailleur d'art, un professionnel médical, un esprit soucieux de tous progrès scientifiques.

Ce sont beaucoup de qualités éminentes requises dans un seul individu, et cependant, nous l'avons vu en détail, et nous allons le voir en général, tous ces éléments doivent nécessairement coexister dans ce seul être et se fondre harmonieusement sans opposition et sans contrainte. Ceci nous oblige, si nous voulons être équitable, à supposer que chacun de ces éléments

constitue une faible partie du tout, idée que l'on pourrait
ainsi formuler : un ensemble de qualités moyennes. Toutefois, pourrait-on dire d'une façon moins absolue et se rapprochant davantage de la réalité, que ceux qui sont préposés à
l'exercice de la pharmacie doivent être pourvus raisonnablement et sans excès, de qualités supérieures heureusement
équilibrées. Cette formule s'est trouvée confirmée toutes les
fois que l'une de ces qualités vint à dominer les autres, qualité
dominante aussitôt balancée par une réaction qui l'égalait ou
la supplantait.

Par exemple, — au Sacerdoce exagéré des druides, vient
s'opposer le Travail manuel de l'affranchi romain, qui, à son
tour, voit réagir sur lui la Sorcellerie, forme druidique dégé-
nérée. Le Commerce uniquement rémunérateur de l'apothicaire se laisse absorber par le Marchand ou l'Épicier essentiellement commerçants, tandis que le dédain irraisonné de
cet apothicaire pour toutes considérations morales étrangères
aux propriétés physiques du remède. lui oppose la médication toute de confiance de l'Infirmier de couvent et de la
Sœur apothicaire. Ses aspirations médicales trop élevées lui
créent, en haut l'opposition du Médecin, en bas lui suscite
l'accroissement de l'Empirique ignorant. Négligeant les menus
soins à donner aux malades, l'apothicaire, peu à peu,
se laisse supplanter par le Chirurgien, et, devenu trop sceptique comme les hautes classes où il est parvenu, il prépare
l'apogée du Charlatan trop fantaisiste. Enfin, si, plus tard, il
y a chez lui excès de science, une réaction sans doute sera
appelée à prévaloir.

Voilà donc le professionnel pharmaceutique étroitement
limité, et le supposer maintenu théoriquement dans ces frontières serait vouloir sa disparition, car aucune société, aussi restreinte qu'on la puisse concevoir, ne saurait vivre et prospérer
sans hommes supérieurs et sans modèles. Mais, dans notre cas,
cette double idée comporte nécessairement pour celui en qui
elle se vérifierait, la possession, à un degré ultime, non pas de
toutes ces qualités primordiales, ce que nous avons vu impossible, mais bien seulement de quelques-unes d'entre elles.

Cette nécessité de qualités dominantes nous force à reconnaître précisément en elles, la cause des réactions variées que

nous avons vues se succéder dans la suite de nos chapitres. Le raisonnement contraire, par la considération des infériorités contrastantes, que nous avons également rencontrées, nous conduirait, d'ailleurs, au même résultat.

Si donc, en théorie, tous ces éléments réactifs doivent être annihilés, ils ne sauraient l'être en pratique, car ils doivent coexister pour maintenir l'équilibre intérieur; d'où l'on peut dire qu'aux frontières de la pharmacie proprement dite, une place plus ou moins large doit être réservée, par contraste et comme complément nécessaire, au charlatanisme et à l'empirisme; que, par exemple, le vendeur de drogues et la sœur pharmacienne, affirment par leur présence même l'existence d'une élite au sein du corps pharmaceutique : supprimer tout ce qu'on appelle l'exercice illégal serait obliger les pharmaciens à être tous égaux et médiocres.

Atténuons de tout ceci les angles, voilons discrètement les reliefs ou les creux, les points de suture ou les lignes de rupture, et nous aurons ainsi, accusée avec quelque justesse, la caractéristique du professionnel type.

Ces considérations nous permettent de grouper bon nombre de réflexions émises au cours de ce travail et, pour n'en citer que trois exemples importants :

Elles nous expliquent pourquoi l'apothicaire dut s'arrêter au sommet des classes moyennes, pourquoi, pour lui, les honneurs ne dépassèrent pas les bornes locales, et pourquoi, ayant exceptionnellement atteint les hauteurs sociales, on le vit oublier son nom d'apothicaire que ses petits-enfants négligèrent de ressusciter.

Elles nous expliquent aussi pourquoi l'abandon du travail effectif par tout préparateur et dispensateur de médicaments, a toujours été la cause initiale d'une décadence, tout aussi bien que le moindre affaiblissement de sa moralité professionnelle.

Elles nous font enfin comprendre pourquoi la préparation et la dispensation du remède comportent deux préoccupations indispensables dans son développement indéfini : préoccupations, d'une part, de ses propriétés matérielles, mises en lumière par l'étude et la connaissance des forces naturelles; de l'autre, de ses propriétés immatérielles, intimement liées

à la valeur intellectuelle et morale de l'homme faisant œuvre
de pharmacie.

La pharmacie étant ainsi délimitée vis-à-vis des actions
intérieures, ou immédiatement voisines, il nous reste à la
suivre au milieu des considérations extérieures générales.

C'est dans ce but que ce travail a emprunté ses principales
divisions aux divisions naturelles de notre histoire locale.
Aussi nous a-t-il paru nécessaire de tracer, au début de chaque
période, les grandes lignes de la vie politique et sociale qui y
correspondent, afin de mieux suivre, en nous laissant guider
par elles, l'évolution de la Pharmacie bourguignonne. Nous
avons même essayé de rattacher au vaste ensemble de notre
histoire provinciale les détails caractéristiques de la vie pharmaceutique propre, telle que nous l'avons vue s'y développer
au cours des âges ; et à la suivre, nous avons cru entrevoir
des formules de lois simples, rendant l'une et l'autre essentiellement solidaires.

Ainsi, nous avons pu rapprocher des grands changements
politiques les grandes transformations de notre profession et
remarquer, entre autres, que les mouvements professionnels
semblent toujours précéder les mouvements politiques. Ces
modifications profondes, nées, sans doute, de causes analogues, sinon identiques, nous ont semblé opérer leur évolution
plus aisément et plus rapidement dans ce monde particulier
de la pharmacie que dans le monde général de la société.

En voici des exemples : le développement de l'épicier vendeur de remèdes commence quelque peu avant l'avènement
des ducs de la maison de Valois ; la personnalité de l'apothicaire proprement dit s'accuse nettement, moins d'une demi-
génération avant l'effondrement de la puissance ducale et
l'absorption française ; l'apogée de l'apothicaire précède de
quelques années seulement l'apogée de la puissance royale ;
enfin, lorsque la Révolution bat son plein, la pharmacie, depuis
dix ans, a opéré sa rénovation, et, pendant ces temps troublés,
semble sommeiller pour ne reprendre sa vie active qu'avec le
retour de l'ordre momentanément suspendu.

Ce monde pharmaceutique peu nombreux, choisi et actif,
sut donc pressentir son évolution et la conduire avantageusement à son but.

La pharmacie traditionnelle comporte nécessairement le souci et l'accord des forces matérielles naturelles et des forces immatérielles et morales.

Les ancêtres du pharmacien actuel ont su s'adapter aux circonstances séculaires et se hausser graduellement jusqu'à l'élite du monde du travail.

Telles sont les deux idées, dont ces études nous ont paru être le développement.

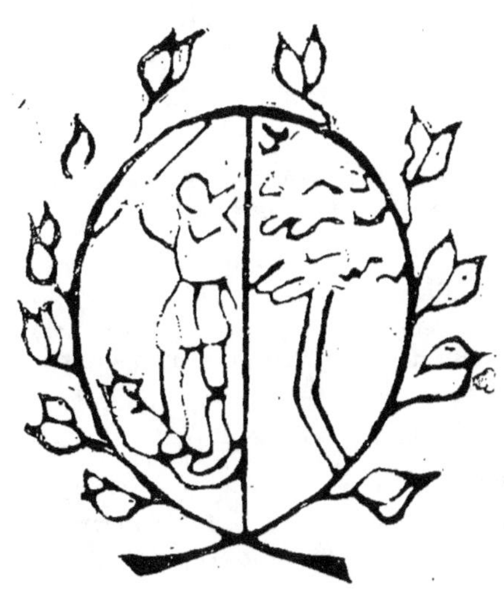

Fig. 12. — NUITS, Armoiries de l'Apothicaire Louis MICHEL., mort en 1627.

(Extrait de : ÉM. BERGERET, *Armorial nuiton*. Beaune, 1894, p. 166).

Table des Matières

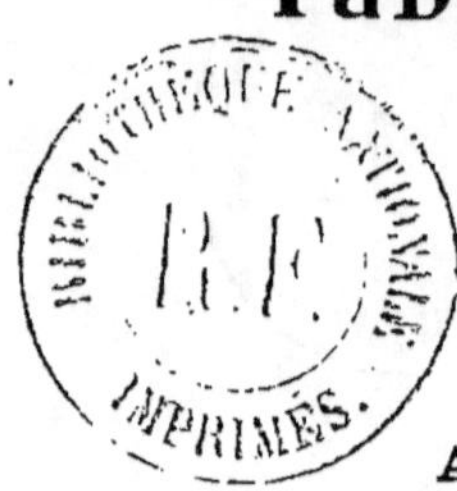

PREMIÈRE PÉRIODE

Antérieure au XIII⁴ siècle.

DEUXIÈME PÉRIODE

Du XIII⁴ siècle à 1480.

LA BOURGOGNE DUCALE. — ÉTAT SOUVERAIN.
LA PHARMACIE DANS LES BOUTIQUES. — COMMERCE.

CHAPITRE II

CHAPITRE III

TROISIÈME PÉRIODE

1480-1630.

LA BOURGOGNE FRANÇAISE. — PAYS D'ÉTATS.
LA PHARMACIE PARMI LES GENS DE MÉTIER. — L'ART DE PHARMACIE.

CHAPITRE PREMIER

CHAPITRE II

CHAPITRE III

CHAPITRE IV

CHAPITRE V

CHAPITRE VI

CHAPITRE VII

CHAPITRE VIII

CINQUIÈME PÉRIODE

1782-1803.

LA BOURGOGNE PENDANT LA RÉVOLUTION.
LA PHARMACIE, PROFESSION SCIENTIFIQUE (PÉRIODE PRÉPARATOIRE).

CHAPITRE PREMIER

CHAPITRE II

CHAPITRE III

La Publicité du Remède à la fin du XVIIIe siècle 519

CHAPITRE IV

Les Apothicaires pendant la Révolution 529

CHAPITRE V

Conclusion 535

DIJON, IMPRIMERIE JACQUOT ET FLORET

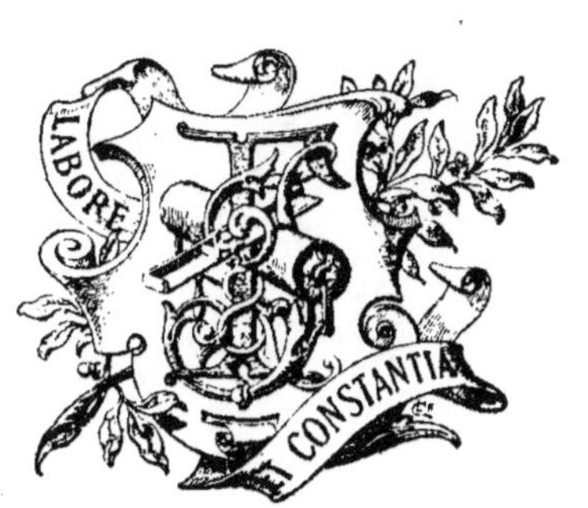
LABORE
ET CONSTANTIA